보건의료인을 위한

감염관리와 병원미생물학

집필진

권필승(원광보건대학교)

김혜란(동의과학대학교)

김혜영(신성대학교)

류재기(김천대학교)

박영남(김천대학교)

박창은(남서울대학교)

박훈희(안산대학교)

성지연(극동대학교)

육근돌(대전보건대학교)

정선도(신한대학교)

조혜현(대전과학기술대학교)

허지혜(동강대학교)

보건의료인을 위한

감염관리와 병원미생물학

권필승 · 김혜란 · 김혜영 · 류재기 · 박영남 · 박창은
박훈희 · 성지연 · 육근돌 · 정선도 · 조혜현 · 허지혜

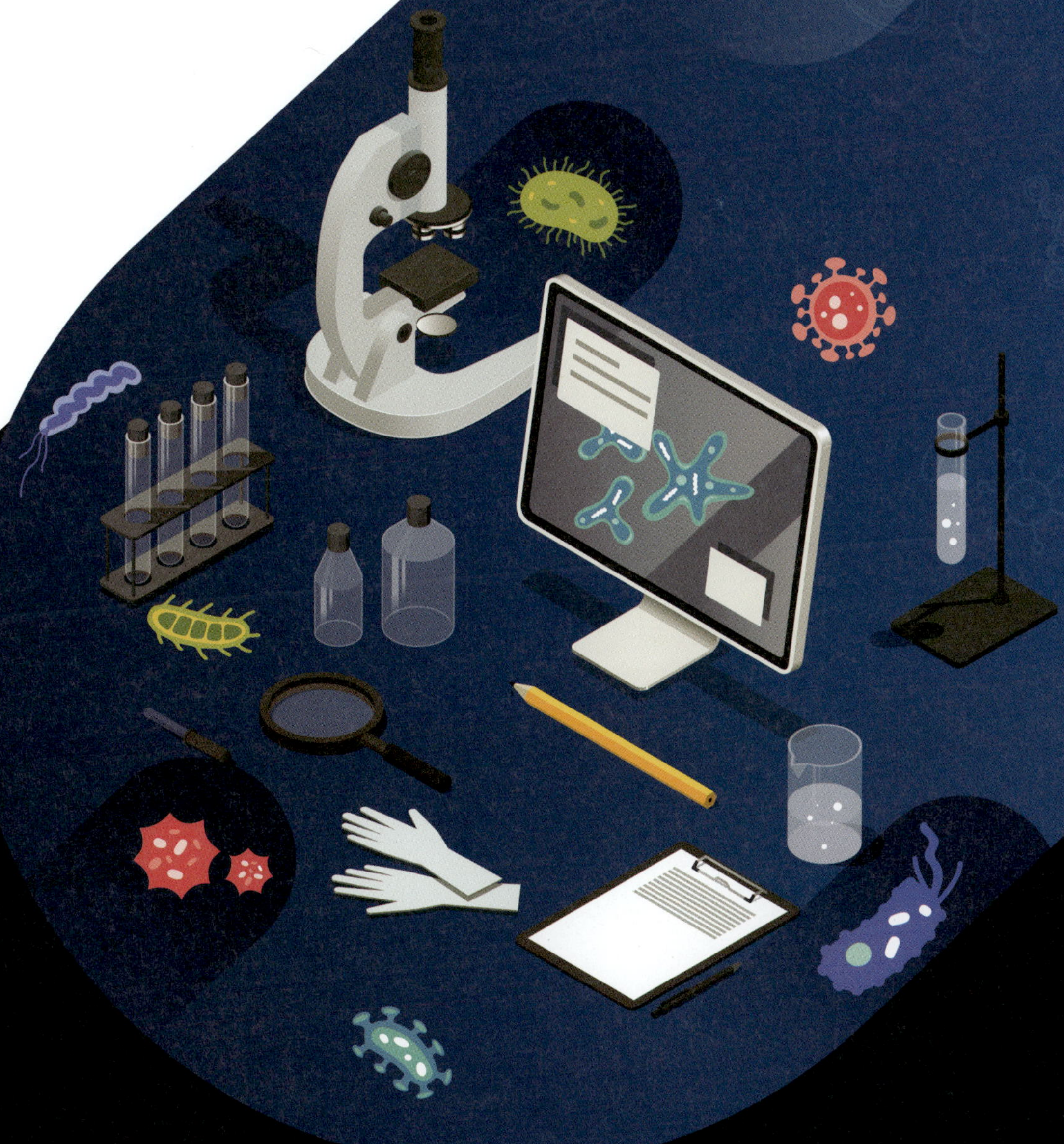

머리말

우리의 인체는 세균과 공생하는 관계에 있으며 정상균무리 또는 병원성 세균으로서의 대사를 하기에 중요한 학문이라 여겨지고 이에 의학적으로 중요한 기초 미생물의 특성과 병원성에 대해 학습하여 보건의료인으로서 임상실무현장의 실무고양에 도움이 되기를 희망합니다.

또한, 환자의 생명과 직결되는 의료관련 감염은 감염발생 현장의 최일선에서 감염원을 찾아내는 감시배양검사 뿐만 아니라 감염발생을 감시하고 감염전파를 차단하는 감염관리 분야에서 역할을 수행하여 예방 가능하도록 하는 요구가 대두되고 있습니다. 최근 코로나, 신종플루, 에볼라, 메르스, 지카바이러스 등으로 국가감염관리정책의 개선에 대한 여론이 일고 있으며 또한 기후환경의 변화 및 항생제 남용 등으로 인한 슈퍼박테리아 (MRSA, VRE, CRE 등), 신 · 변종 및 재유행 감염병이 급증하고 있으나 아직까지도 확실한 대응책이 미흡한 상황입니다.

이에 국가에서는 의료법 시행규칙 43조에 병원(병상이 200개 이상인 경우) 및 종합병원으로서 중환자실을 운영하는 의료기관의 장은 병원감염 예방을 위하여 인력 구성을 법제화하여 매년 발생하는 유행병, 논란이 계속되는 의료감염 문제 등 보건의료 현장에서 감염균의 실체를 증명하고 감시하는 업무를 관리하고 있습니다.

본 교재에서는 의료 환경에서 환자의 생명과 직결되는 감염원에 대해 일반적인 특성 및 병원성에 대해 학습하여 감시배양 검사뿐만 아니라 미생물검사 결과를 실시간으로 모니터링하여 감염발생을 감시하고 감염전파를 차단하는 보건의료전문인력으로서의 소양을 함양하는데 있습니다. 환자의 안전을 위해 중요한 과제로 대두되는 효율적인 감염 관리가 환자의 건강과 생명을 최우선하는 전문인으로서 살아가기를 희망합니다. 그리고 본 교재가 간호사, 치위생사, 임상병리사를 비롯한 학생들에게 길잡이의 역할을 하게 되기를 기대합니다.

마지막으로 『보건의료인을 위한 감염관리와 병원미생물학』을 발간하기 까지 전과정은 다년간의 현장경험이 있는 교수들이 함께 모여 집필하였지만, 아직도 미흡한 점이 많을 것이라 생각됩니다. 앞으로 더욱더 좋은 교재가 되도록 보완하고 수정하는 작업에 노력도 아끼지 않을 것입니다.

이 책이 나오기까지 집필을 위해 고생하신 집필진 교수님들에게 찬사를 보내며 편집을 위해 노력해 주신 고려의학 편집부 직원 여러분께 진심으로 감사의 인사를 드립니다.

2023. 2.

저자 일동

CONTENTS

1편 총론

2편 임상세균학

1편

총론

CHAPTER 01

의학 미생물학의 역사적 배경

학/습/목/표

1. 미생물학의 발전에 공헌한 다음 두 학자의 업적을 설명한다.
   1) 파스퇴르 2) 코흐
2. 코흐의 4대 가설을 설명한다.

1 미생물학의 역사적 배경

미생물학(microbiology)은 세균(bacteria), 고균(archaea), 진균(fungi), 조류(algae), 원생동물(protozoa) 및 바이러스(virus)를 포함하는 미생물(microorganism)을 연구하는 학문으로 육안으로 볼 수 없는 생물체인 미생물이 네덜란드 과학자 레벤후크(Antoni van Leeuwenhoek, 1632~1723)에 의해 1676년 발견된 이후 지금까지 과학자들의 연구가 축적되어 하나의 체계화된 학문으로 발전하게 되었다. 인류 역사 속에서 다양한 기록을 통해 전해지는 미생물의 역사적 배경에 대해 살펴보고자 한다.

1) 신벌설과 독기설

인류의 역사가 시작된 원시시대에는 전염병(infectious disease)의 원인을 초자연적인 힘에서 찾았다. 즉, 악마의 소행이나 신의 벌에 의한 결과라고 생각한 신벌설(theurgical theory)을 믿어왔다. 그리스 시대에는 전염병이 발생하는 양상을 보다 주의 깊게 관찰하여, 합리적인 사고방식으로 설명하려고 시도하였다. 그로 인해 전염병의 유행은 오염된 공기에 따라 일어난다고 생각한 독기설(miasma theory)이 생겨났다. 의학의 아버지라고 불리는 히포크라테스(Hippocrates, B.C. 460~377년경)도 기후나 풍토의 변화에 따라 공기의 오염을 중시했으며, 신벌설에 맞서기도 하였다.

2) 접촉전염설

중세시대에 유럽에서는 페스트균(*Yersinia pestis*)에 의한 흑사병(plague, pest)이 대유행하였고, 1492년 콜럼버스(Christopher Columbus, 1451~1506)가 아메리카 대륙을 발견하면서 트리포네마 팔리듐균(*Treponema pallidum*)에 의한 매독(syphilis)이 유럽 전역에 전파되었다. 이와 같은 역사적 배경에 의해 공기 오염이 아닌, 환자와의 접촉이 직접 전염의 원인이 된다고 하는 것이 밝혀지며, 르네상스 시대에 이르러, 프라카스토로(Girolamo Fracastoro, 1476~1553)의 접촉전염(contagion)설이 분명해졌다. 그는 여러 가지 전염병에 대하여 살아 있는 전염원이 존재하여, 이것이 직접 접촉에 의해 혹은 매개물이나 공기를 통해서 전염하는 것으로 생각하였다. 전염원인 미생물의 존재에 대해서는 그 당시 아직 병원체의 존재를 발견하지 못했기 때문에 신벌설이나 독기설을 완전하게 부정하지는 못하였다.

2 미생물학의 발전사

1) 레벤후크에 의한 최초 미생물의 발견

로버트 훅(Robert Hooke, 1635~1703)은 1665년 곰팡이 포자를 현미경을 관찰하고, 레벤후크는 약 270배 가량의 확대율을 가진 일종의 현미경을 만들어서 냇물과 빗물, 구강 등에서 세균, 원충, 조류, 효모 등 미생물의 형태와 구조를 관찰하였다(그림 1-1). 이것이 현미경의 창시와 미생물을 관찰한 최초의 일이다. 레벤후크는 자기가 발견한 미생물을 소동물(animalcule)이라고 하였으며 그의 형태와 구조를 그림으로 그려 영국 런던에 있는 영국 왕립 학사원에 편지를 보냈다. 이것이 기점이 되어 미생물학의 연구가 시작되었다.

2) 근대 미생물학의 개척자

과학으로서 체계를 갖춘 미생물학은 프랑스의 미생물학자 파스퇴르(Louis Pasteur, 1822~1895)와 독일의 코흐(Robert Koch, 1843~1910)에 의해서 개척되

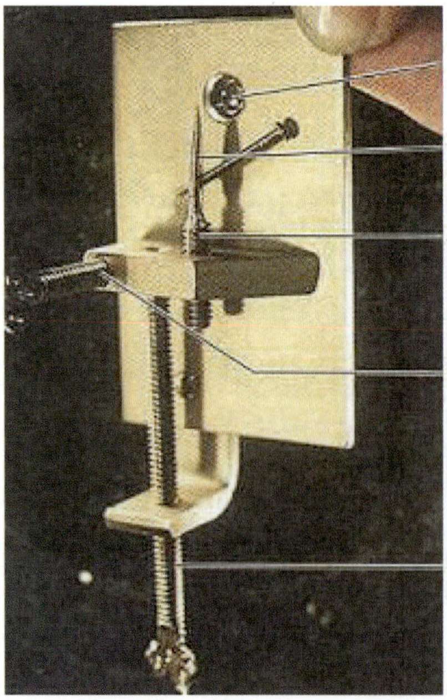

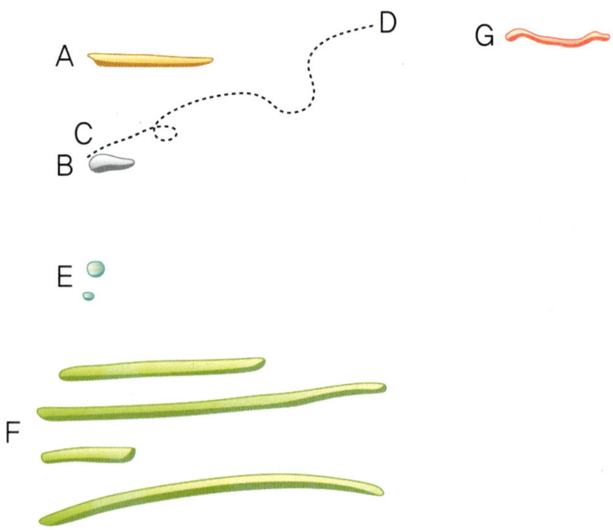

그림 1-1. 레벤후크가 최초로 만들어 생물 관찰에 사용했던 40~270배 정도의 배율을 가진 단안현미경(왼쪽)과 사람 구강 내 검체를 관찰하여 영국 왕립 학사원에 보냈던 미생물 형태의 그림(오른쪽).
A : 막대균, B-D : *Selenomonas* spp, E : *Micrococcus*, F : *Leptothrix* spp, G : *Spirochaeta bucalis*(나선균)로 추정된다.

었다. 이들의 미생물학의 발전을 위하여 세워 놓은 업적은 가장 높이 평가되고 있다.

(1) 자연발생설의 부정과 파스퇴르 업적

1857년 파스퇴르는 포도주 발효(fermentation)는 단순 화학적 분해가 아닌 발효 과정에 미생물이 관여한다고 여겨 현미경 관찰을 통해 포도주에 효모(yeast) 세포와 같은 작은 미생물을 발견하였다. 이후 파스퇴르는 발효 상태가 다른 플라스크에서 서로 다른 종류의 미생물을 분리하였으며, 이들 발효균의 일부는 무산소성 조건에서 증식할 수 있다는 사실을 알게 되었다. 또한, 포도주에 열을 가하여 세균을 모두 제거하면 산패되지 않는 것을 발견하여 이는 저온 살균(pasteurization) 방법으로 이용되고 있다.

그의 우수한 연구의 하나는 자연발생설의 부정에 관한 실험이다. 자연발생설은 니이드함(John Needham, 1713~1781)이 주장한 이론으로 육즙(beef broth)을 끓여서 미생물을 모두 죽인 다음 며칠 두면 미생물이 자연적으로 발생해서 육즙이 썩게 되는 것을 보고 생물은 자연 발생한다고 주장한 것이다. 그 당시 사람들은 이 자연발생설을 믿고 있었다. 하지만, 파스퇴르는 백조 목 플라스크(그림 1-2)를 이용한 실험으로 자연발생설을 부정하였다. 즉 플라스크 내에 가열하여 멸균시킨 육즙을 넣고 외부로부터 먼지 등과 함께 미생물이 침입하는 것을 막아 놓으면 부패가 일어나지 않았다. 반대로 미생물이 침입하면 부패 된다는 것이 실험적으로 증명되면서 자연발생설을 부정한 것이다. 또한 가압증기멸균법(autoclaving, 121℃, 15~20분, 1.1 kg/cm^2(15 파운드))과 액체 배양법(broth culture) 같은 현대 미생물학의 기본적 기술을 확립하였다. 이와 같이 파스퇴르는 견사병(silk worm disease)의 발견, 자연발생설의 부정, 저온살균법과 가압증기멸균법 및 건열멸균법의 개발, 탄저병과 광견병 예방백신개발 등 수많은 업적을 이루어낸 미생물학의 위대한 개척자이다.

파스퇴르의 멸균법에 기인하여, 영국 외과의사인 리스터(Joseph Lister, 1827~1912)는 석탄산(phenol)인 소독약으로 외과 수술법을 개량, 소위 무균수술법(aseptic technique)을 고안하여 화농 방지에 큰 성공을 거두었다. 이로 인한 외과 수술에서 감염 예방 원리가 확립되었으며, 많은 생명을 구하는 데 이바지하였다.

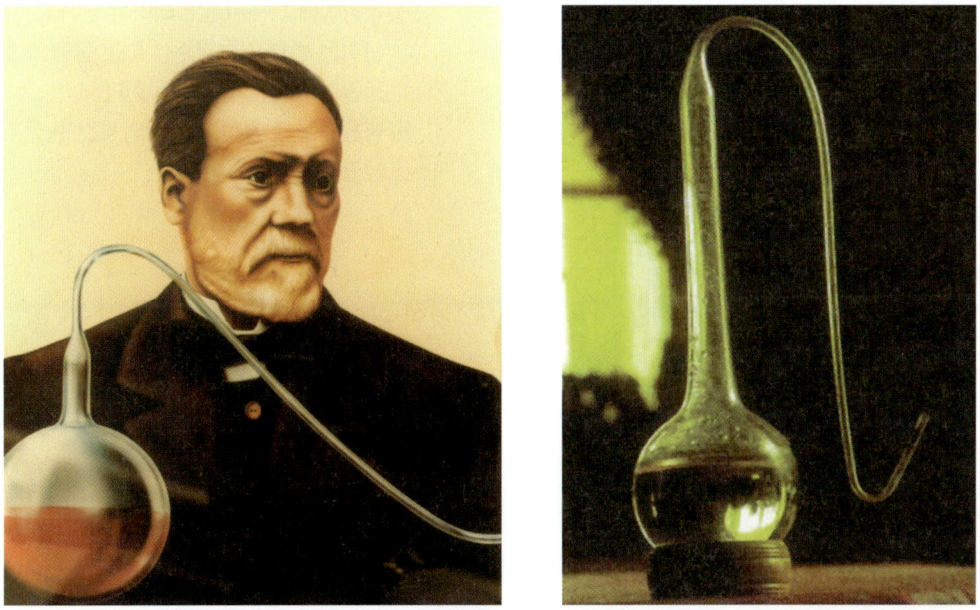

그림 1-2. 파스퇴르(1822~1895)(좌)와 그가 자연발생설을 부정할 때 사용한 백조목 플라스크(우)

파스퇴르의 업적

1. 발효 현상 발견
2. 견사병(silk worm disease) 원인균 발견
3. 자연발생설의 부정
4. 멸균법 발견
   1) 저온살균법(pasteurization, 63℃ 30분)
   2) 간헐멸균법(tyndallization)
   3) 가압증기멸균법(autoclaving, 121℃, 1.1 kg/cm^2(15 pound), 15~20분)
   4) 건열멸균법(dry heat sterilization, 170℃, 60분)
5. 액체배양법 발견
6. 예방백신 개발
   1) 탄저병 백신
   2) 광견병 백신

(2) 코흐의 업적

코흐(Robert Koch)는 한천과 젤라틴을 이용해서 고형배지(solid media)를 제작하였고 집락(colony)들을 배양하였다. 배양된 집락들을 각각 새로운 배지에 옮겨 배양하면 한 종류의 순수한 세균을 얻을 수 있다는 것을 발견하였다. 이렇게 확립된 배양법을 순수배양(pure culture)이라고 하며, 현재 미생물학에 통상적으로 사용되고 있는 기본적인 세균 분리법이다. 탄저균(*Bacillus anthracis*), 고초균(*Bacillus subtilis*), 결핵균(*Mycobacterium tuberculosis*) 및 콜레라균(*Vibrio cholerae*)은 그에 의해 발견된 것이다(그림 1-3).

이러한 코흐의 업적은 '질병은 미생물에 의한다'는 미생물설(germ theory)을 확증하는 계기가 되었으며, 코흐의 실험은 코흐의 4대 가설로 알려지게 되었다. 하지만, 현재 모든 병원체가 반드시 이 원칙의 전부를 만족시키지는 못한다. 세균 중에는 인공배양이 안 되는 매독균(*Treponema pallidum*)과 한센균(*Mycobacterium leprae*), 특히 바이러스 중에는 이 원칙대로 되지 않는 것이 많다. 그러나 바이러스들도 다른 여러 가지 연구에 의해 각각의 감염증의 병원체인 것이 확인되었다.

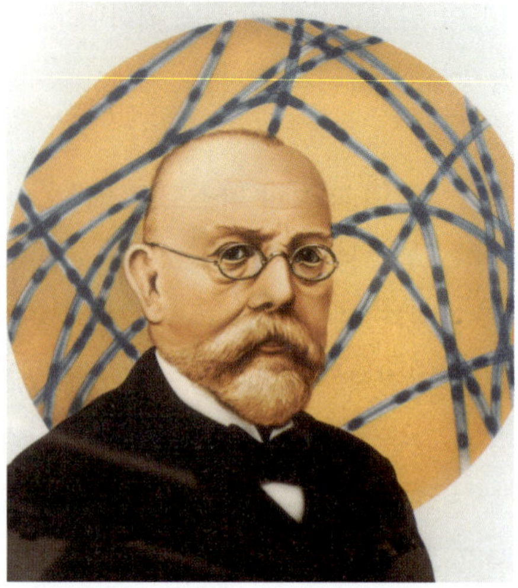

그림 1-3. 코흐(1843~1910)와 탄저균

코흐의 4대 가설(Koch's postulates)

코흐(Robert Koch)는 자기가 만든 고형배지에서 순수배양으로 탄저균을 분리할 수 있었으며, 여러 번 계대배양한 그 균을 동물에 접종하게 되면 같은 증상을 일으키는 질병의 원인균이 된다는 것을 증명하였다. 우리는 이것을 '코흐의 가설'라고 한다. 즉 어떤 세균이 특정 전염병의 병원체라고 인정받기 위해서는 다음 조건을 만족해야 한다.

① 병원균은 질병(감염병)을 앓고 있는 환자나 동물에서 반드시 발견되어야 한다.
② 병원균은 질병을 앓고 있는 환자나 동물로부터 순수배양법에 의해서 분리되어야 한다.
③ 분리된 병원균을 감수성 있는 동물에 접종하였을 때 동일한 질병을 일으켜야 한다.
④ 병원균을 실험적으로 감염시킨 동물로부터 동일한 세균이 분리되어야 한다.

코흐의 업적을 보면 이와 같이 고체배지를 이용한 순수분리배양법 발견, 세균염색법의 개발, 동물실험법의 설정, 결핵균과 콜레라균의 발견, 병원균을 입증하는 코흐의 4대 가설 등 수많은 연구업적을 발표하여 파스퇴르와 함께 현대미생물학의 위대한 개척자로 알려져 있다.

코흐의 업적

1. 순수분리 배양(pure culture)법 개발
2. 세균염색법 개발(1876)
3. 동물실험법 설정
4. 병원균 발견
   1) 탄저균(*Bacillus anthracis*, 1876)
   2) 결핵균(*Mycobacterium tuberculosis*, 1882) 과 콜레라균(*Vibrio cholerae*, 1883)
5. 병원균을 규정하는 코흐의 4대 가설 설정 등

(3) 예방접종

영국의 젠너(Edward Jenner 1749~1823)는 우두백신(cowpox vaccine)을 사람에게 접종함으로써 공포의 전염병이었던 천연두(smallpox) 예방법을 발견하였다. 파스퇴르는 백신(vaccine)에 의한 예방 접종의 문제를 계통적으로 연구하여 탄저병(anthrax), 광견병(rabies), 단독(erysipelas) 등에 대한 약독화 생균 백신을 개발하여 면역학의 초석을 이루었다.

치료에 사용하는 면역혈청의 응용은 그 후 코흐의 제자인 베링(Emil von Behring, 1854~1917) 및 키타사토(Kitasato Shibasaburō, 1852~1931)에 의한 디프테리아 항독소 발견으로 시작되었다. 그 이후 결핵(tuberculosis), 소아마비(poliomylitis), 홍역(measle), 볼거리(mumps), 풍진(rubella), B형 간염(hepatitis B) 및 DPT (diphtheria-pertusiss-tetanus) 등 백신이 개발되어 많은 감염병을 예방할 수 있게 되었다.

(4) 바이러스의 발견

1892년 러시아의 이바노프스키(Dimitri Ivanovski, 1864~1920)는 담배의 모자이크병(담뱃잎에 모자이크 모양으로 반점을 일으키는 전염병)을 유발하는 병원체가 세균이 통과되지 않는 세균 여과기를 통과하는 것을 발견했다. 그 후 1898년 베이제린크(Martinus Beijerinck, 1851~1931)는 이것을 확인함과 동시에 세균보다 작아 광학 현미경으로 확인되지는 않지만, 증식하는 병원체가 존재한다고 생각하였다. 이것과 때를 같이 하여 독일의 뢰플러(Friedrich Loeffler, 1852~1915)와 프로슈(Paul Frosch, 1860~1928)는 동물의 구제병(foot and mouth disease)의 병원체가 역시 세균 여과기를 통과하는 것을 발견했다. 이 병원체는 여과성 바이러스(filtrable virus) 또는 불가시성 바이러스(invisible virus)라고 불렸으나, 현재는 바이러스(virus)라고 한다. 바이러스는 미생물 중에서 가장 작은 감염입자로 지름이 18~300 nm 정도이어서 광학현미경으로는 관찰이 어려워 전자현미경으로 관찰이 가능하며 대부분이 세균여과장치를 통과할 수 있다. 숙주에 따라 동물바이러스, 식물바이러스 및 세균바이러스(파지, bacteriophage) 등 크게 3종류가 있으며, 40속(genus) 이상이 알려져 있다. 세균을 숙주로 하는 바이러스, 즉 세균바이러스는 영국의 트워트(Frederick Twort, 1877~1950)나 데렐(Félix d'Hérelle, 1873~1949)에 의해 발견되었으나, 당시는 이것이 바이러스인지 아닌지 분명하지는 않았다. 그 후 1935년 미국의 스탠리(Wendell M. Stanley, 1904~1971)는 담배 모자이크 바이러스를 결정형으로 추출하는 데 성공하여, 바이러스의 연구에 새 시대를 열었다.

바이러스는 증식에 필요한 한 종류의 핵산 즉 DNA 또는 RNA 중에 한 가지와 단백질로 구성되어 있으며, 바이러스 핵산은 캡시드(capsid)로 둘러싸여 있고 캡시드의 외부에는 지질막 외피를 가진 것이 있어 외피보유바이러스(enveloped virus)와 외피비보유바이러스(nonenveloped virus)로 구분된다. 바이러스는 절대 기생체로 살아 있는 숙주세포에서만 증식할 수 있다. 또한 미국의 미생물학자인 엔더스(John Franklin Enders, 1879~1985)는 바이러스 세포배양(cell culture)을 최초로 성공하여 많은 종류의 바이러스백신의 대량생산을 가능하게 하였다.

바이러스는 숙주세포에 감염되면 신속한 증식과 세포파괴를 일으키게 되어 다양한 임상증상을 나타내기도 하지만 바이러스의 유전정보가 숙주세포의 유전체에 삽입되어 장기간 잠복감염을 일으키기도 한다. 특히 AIDS (acquired immume deficiency syndrome, 후천성면역결핍증)의 병원체인 HIV (human immunodefiency virus, 사람 면역 결핍바이러스)는 CD4 림프구의 잠복감염을 일으키기도 하며 활발한 증식으로 주요 면역세포를 파괴한다. 바이러스 감염병은 감기나 위장염(gastgroenteritis) 같은 가벼운 질병부터 광견병, 천연두, 사스(SARS, severe acute respiratory syndrome, 중증급성호흡기증), 조류독감(avian influenza, AI) 및 AIDS와 같은 치명적인 질병을 일으킬 수도 있다.

3) 항균제의 개발

감염병 치료에 사용하는 항균제(antimicrobial agents)는 미생물에 의해 생산되는 항생제(antibiotic)와 화학적으로 합성되는 화학요법제(chemotherapeutic agent)로 크게 구분된다. 1910년 독일의 에를리히(Paul Ehrlich, 1854~1915)는 매독의 치료제로써 비소 화합물인 살바르산(salvarsan) 606호를 개발하여 최초로 화학요법(chemotherapy)시대의 문을 열었다.

화학요법이란 항균제를 사람에게 투여하여 감염증을 치료하는 방법을 말한다. 1928년 영국인 플레밍(Allexander Fleming, 1881~1955)은 푸른곰팡이(*penicillium notatum*)에서 항생물질인 페니실린을 발견하였고, 1935년 도마크(Gerhard Domak, 1895~1964)는 사슬알균(*Streptococcus*) 감염병에 설파제(sulfa agent)인 프론토실(prontosil)을 발견하였으며, 1940년 플로리(Howard Florey, 1898~1968)와 체인(Ernst Chain, 1906~1979) 등은 플레밍이 발견했던 페니실린을 대량 생산과 상품화에 성공하여 감염병 치료에 널리 사용하기 시작하면서 항균제에 대한 개발이 본격적으로 시작되었다. 또한 1942년에 왁스먼(Selman Waksma, 1888~1973)은 토양 미생물로부터 결핵 치료제인 스트렙토마이신(streptomycin)을 발견하였고, 항생제란 용어를 처음으로 사용하기 시작하였다. 그 뒤에 클로람페니콜(chloramphenicol, 1947), 테트라사이클린(tetracycline, 1948), 에리트로마이신(erythromycin, 1952) 등과 같은 항생제들의 합성법이 개발되었고, 시간이 지남에 따라 합성 페니실린, 합성 세파로스포린(cephalosporin) 등 많은 항생제가 개발되었다. 그러나 치료에 저항하는 내성균이 증가하면서 새로운 항균제의 유도체를 찾아내기 위하여 끊임없는 신약개발 연구가 추구되고 있다.

4) 유전학과 분자생물학

분자생물학(molecular biology)은 핵산, 단백질의 구조와 기능을 연구하는 학문이다. 1920년대 그리피스(Fred Griffith, 1877~1941)는 죽은 협막보유 폐렴알균(pneumococcus)이 살아있는 협막비보유 폐렴알균에게 협막을 보유하는 능력을 전달할 수 있는 형질전환(transformation) 현상을 최초로 발견하였다(그림 1-4). 이러한 발견을 통하여 유전정보의 저장장소로써 DNA가 중심적인 역할을 할 것이라고 시사하였다. 이어서 1940년대 초기에 에이버리(Oswald Avery, 1877~1955) 등은 이러한 형질전환의 유전물질이 'DNA'라는 사실을 증명하였다. 또한 왓슨(James Watson, 1928~)과 크릭(Francis Crick, 1916~2004)은 DNA 구조의 이중나선 모형을 규명하였고, 한 가닥의 DNA가 주형이 되어 다른 가닥의 상보적인 DNA를 합성한다는 사실을 규명함으로 스스로 영구보존하려는 유전자의 복제과정과 연속성을 설명하였다(그림 1-5).

유전정보는 DNA에 대하여 상보적인 염기서열로 합성되어 전령 RNA (mRNA) 형태로 전사(transcription)된다는 사실을 밝히고, 전령 RNA는 리보솜에서 번

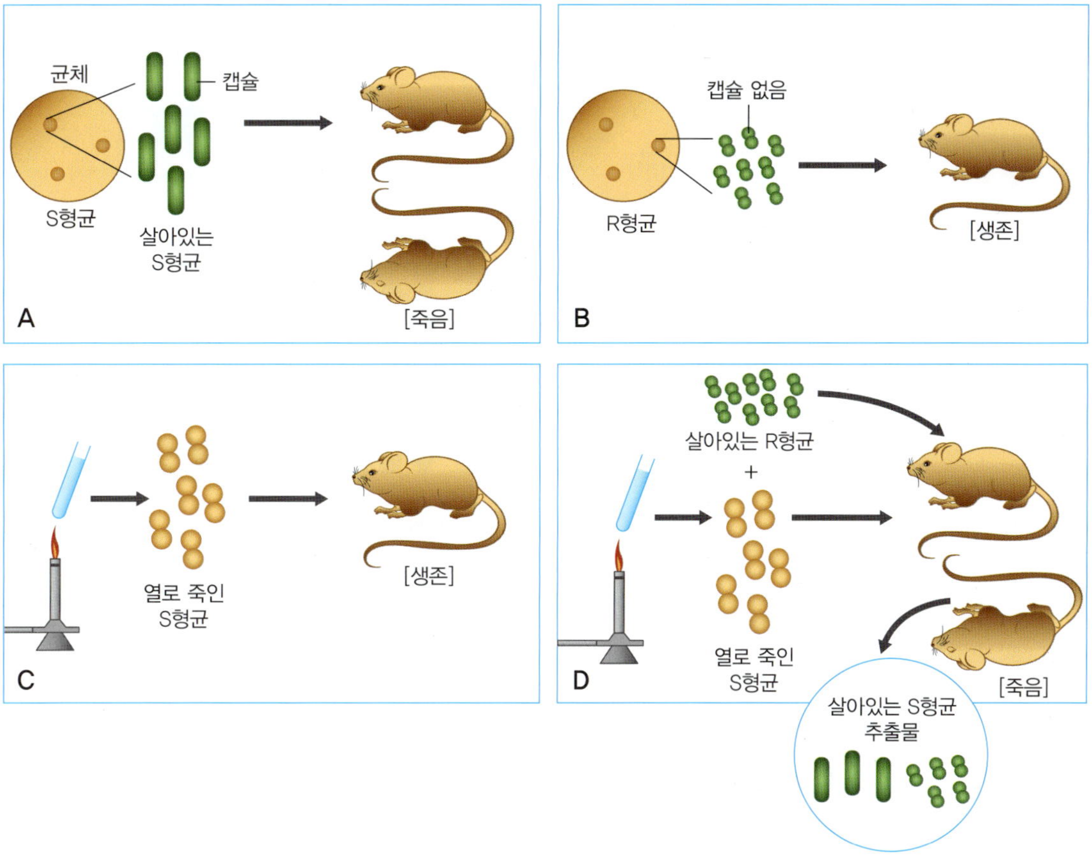

그림 1-4. 그리피스의 두 종류의 폐렴알균의 형질전환실험

역(translation)되어 폴리펩티드로 합성된다는 사실도 규명하였다. 1985년에 멀리스(Kary Mullis)에 의해서 유전자 일부를 증폭시키는 중합효소 연쇄반응(polymerase chain reaction, PCR)법이 개발됨으로써 분자생물학의 일대 변혁이 일어났으며 이어서 1987

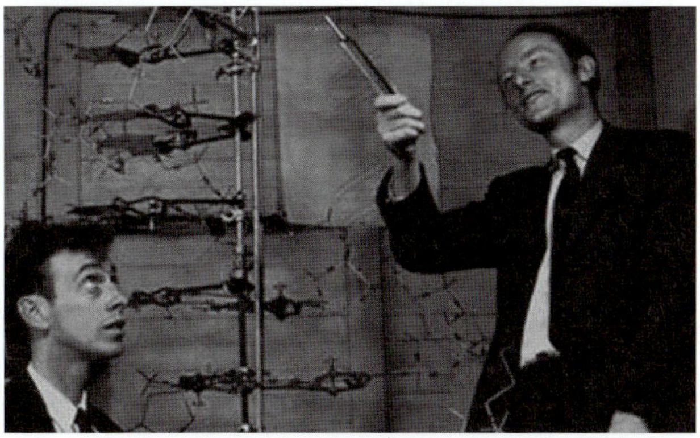

그림 1-5. 왓슨과 크릭의 DNA 이중나선 모형

년에 사이키(Saiki) 등은 고열에도 안정한 *Taq* DNA polymerase를 발견함으로써 PCR법을 자동화할 수 있게 되어 분자생물학의 기술이 빠르게 발전하는 계기가 되었다(그림 1-6). 미생물학에서 유래된 분자생물학은 유전자발현의 다양한 조절기전에 대한 관심이 집중되면서 분자유전학이라는 새로운 학문으로 발전하였다.

최근에는 미생물뿐만 아니라 고등동물의 세포들도 분자유전학에 많이 사용되고 있다.

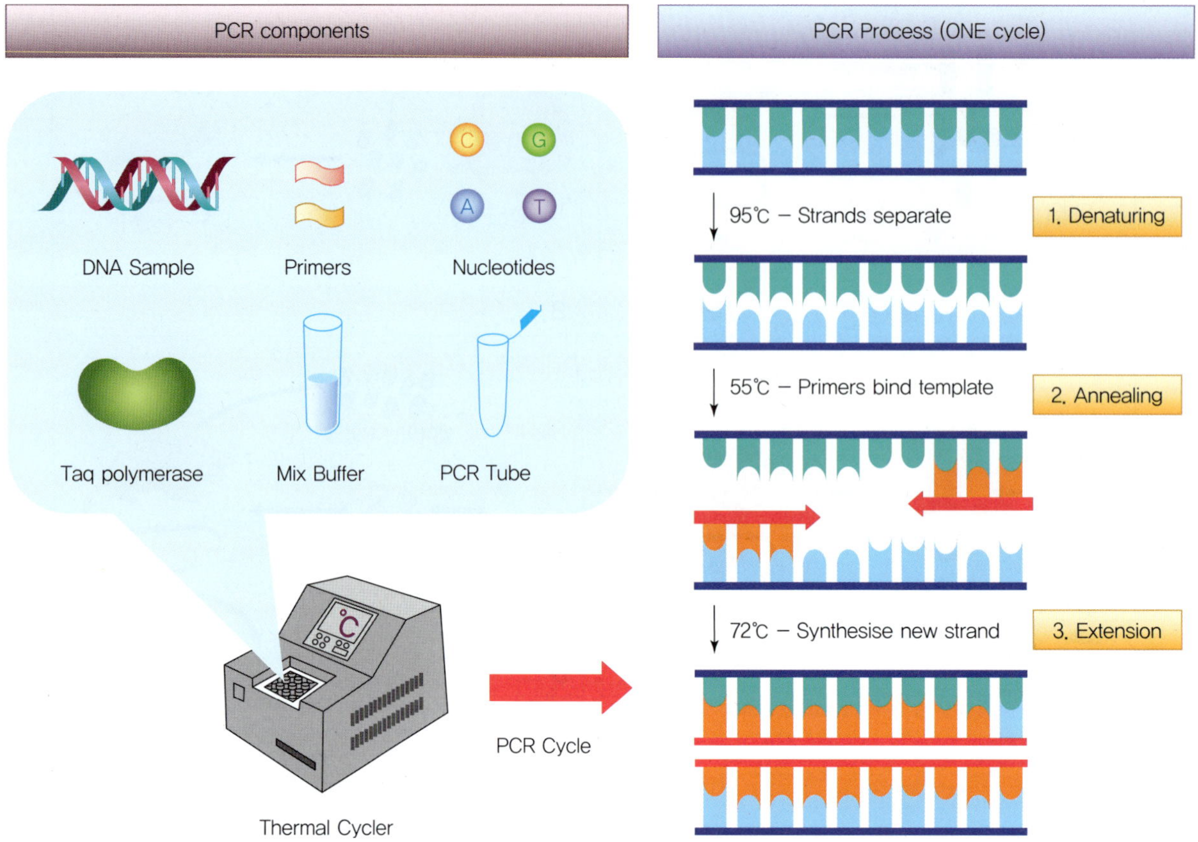
PCR components
DNA Sample
Primers
C
G
A
T
Nucleotides
Taq polymerase
Mix Buffer
PCR Tube
Thermal Cycler
PCR Cycle
PCR Process (ONE cycle)
95℃ – Strands separate
1. Denaturing
55℃ – Primers bind template
2. Annealing
72℃ – Synthesise new strand
3. Extension

그림 1-6. **PCR의 원리**

CHAPTER 02

세균의 분류 및 동정

학/습/목/표

1. 세균의 분류법을 설명한다.
2. 진핵세포와 원핵세포의 차이점을 세 가지 이상 열거한다.
3. 세균에 대한 다음 용어를 설명한다.
   1) 생물형 2) 혈청형 3) 이명법

1 세균의 분류법

1) 세균의 종(species)과 주(strain)

세균을 분류하는 기본이 되는 단위는 균주(strain)이다. 균주라는 것은 1개의 세균세포가 분열한 세균의 집단(클론, clone)이다. 생물분류의 기본은 종(species) 결정이다. 미생물에서는 여러 균주에 대해서 형태학적 · 생리학적 성상을 조사하여 동일하거나 아주 유사한 성상을 가지고 있는 최소의 분류군(taxon)을 종으로 정의하고 분류의 최소단위로 한다. 그리고 분류체계(표 2-1)는 성상이 가장 유사한 균종(species)들을 모아서 속(genus)으로, 같은 방법으로 과(family, 어미는 -aceae를 붙임), 목(order, 어미는 -ales를 붙임), 강(class), 문(division), 계(kingdom)로 넓게 묶어서 체계적인 분류군으로 나눈다. 또한 종은 아종(subspecies), 변종(var.=variety), 균형(type)으로 나누기도 하며, 아종 밑으로 분류로서는 생물형(biotype 또는 biovar; 미생물의 생물학적 혹은 생화학적 성상으로 분류하는 형을 말하며 같은 생물형에 속하는 미생물은 같은 생물학적 혹은 생화학적 성상을 보인다), 혈청형(serotype 또는 serovar : 항원에 의해서 분류하는 형), 파지형(phagotype 또는 phagovar), 상(phase) 등이 있고, 이와 같은 형(type)은 명명학상의 지위가 없다. 분류단계의 최상위는 계(kingdom)이며, 최하위는 아종(subspecies)이다.

세균의 명명법은 국제세균명명규약(International Code of Nomenclature of Bacteria)에 따라 학명은 이명법(binomial nomenclature)을 사용하며, 라틴어 또

는 그리스어로 표기한다. 균의 학명, 즉 이명법은 균속(genus)과 종명(species)으로 표시하고, 속명은 명사형으로 제1격을, 종명은 속명을 수식하는 종형용명을 사용한다. 균속의 첫 자는 대문자, 균종의 첫 자는 소문자로 시작하고, 학명은 이탤릭체로 쓰거나, 밑줄을 그어 대신할 수 있으며, 균속을 약어로 표기할 때는 균속의 첫 자만을 대문자로 쓴다. 또한 실제로 가장 많이 사용하는 분류군은 과(family), 속(genus), 종(species)이다. 예를 들면, 결핵균의 학명은 *Mycobacterium tuberculosis* 또는 *M. tuberculosis* 로 표기할 수 있다. 여기에서 *Mycobacterium*은 속명, *tuberculosis*는 종명이고, 결핵균은 통상적인 용어(속명, casual name)이며 일상어로 사용되고 있으나 학명은 아니다.

이외에도 임균(gonococcus)이라는 균명도 통상적인 용어이며 학명은 *Neisseria gonorrhoeae*이다. 이와 같이 학명은 반드시 이탤릭체나 밑줄을 그어 사용하나 특히 주의할 것은 의학적인 내용으로 글을 쓸 때 통상적인 명칭으로 균속을 표기할 때도 있는데, 이때는 소문자로 시작하고 보통체로(예, enterococcus, staphylococcus) 표기하고, 학명으로 표기할 때는 균속의 첫 자는 대문자로 역시 이탤릭체로(예, *Enterococcus*, *Staphylococcus*) 사용한다. 균종이 국제적으로 승인받기 위해서는 표준균주 또는 기준균주(type strain or standard strain, reference strain)가 현실적으로 균주 보존기관에 등록되어야 한다. 각국에는 공인된 균주 보존기관이 있으며, 우리나라에는 Korean Type Culture Collection (KTCC), 미국은 American Type Culture Collection (ATCC), 영국에는 National Collection of Type Culture (NCTC)가 있어서 이들 기관의 요구에 따라 등록하면 된다. 또한 새로운 균을 발견하여 학명을 부여 시 또는 변경 시에는 공인된 학회지『International Journal Systematic and Evolutionary』에 논문을 발표하여야 한다.

2) 진핵세포와 원핵세포

생물은 헤켈(Ernst Haeckel, 1834~1919)이 제안한 분류법에 따라 식물계(kingdom plant), 동물계(kingdom animal), 미생물을 포함한 원생생물계(kingdom protista)로 구분한다(표 2-2). 식물이나 동물

표 2-1. 세균의 분류체계

분류체계	어미	아명	예
계(Kingdom)			Procaryotae
문(division)	- phyta		Protophyta
강(class)	- phyceae		*Schizomycetes*
목(order)	- ales	아목(suborder)	*Eubacteriales*
과(family)	- aceae	아과(subfamily)	*Enterobacteriaceae*
족(tribe)	- eae	아족(subtribe)	*Salmonelleae*
속(genus)		아속(subgenus)	*Salmonella*
종(species)			*Salmenella enterica*
아종(subspecies)			*Salmonella enterica subsp. enterica*
균주(type strain) 또는 표준균주(standard strain 또는 type strain) 또는 참고균주 (reference strain)			*Salmonella enterica subsp. enterica* *serovar* Choleraesuis ATCC13313 약어로 *Salmonella* Choleraesuis ATCC13313

의 세포같이 고도로 진화되어 핵막을 갖는 핵이 있고, 유사분열(mitotic division)을 하며, 미토콘드리아 등의 세포 소기관을 세포 내에 보유하는 복잡한 구조를 가진 세포를 진핵세포(eukaryote)라 하며 미생물 중에서 진균을 비롯하여 조류, 원충류, 점균류 및 진균이 여기에 속한다.

한편 세균, 시아노박테리아, 아케박테리아는 세포 구조가 아주 간단하며 즉 핵막이 없고, 유사분열을 하지 않고, DNA 한 분자로 된 단일염색체에 엽록체, 미토콘드리아와 같은 소기관이 없으며, 리보솜의 침강계수가 다른것을 원핵세포(prokaryote)라고 한다(표 2-3). 바이러스는 이와 같이 분류할 수 없는 다른 종류의 것이다.

(1) 원핵세포(Prokaryote)

세균이나 원시세균과 같은 전형적인 원핵세포는 일반적으로 세포벽, 세포막, 리보솜, 함유물, 핵부위 등을 가지고 있다(그림 2-1).

세포막(cytoplasmic membrane)은 세포 내부와 외부를 구분하는 중요한 투과장벽이다. 세포벽(cell wall)은 세포막 바깥쪽에 존재하는 견고한 구조물로서, 삼투용해로부터 세포를 지탱하고 보호해주는 역할을 한다. 리보솜(ribosome)은 투과전자현미경(TEM)으로 관찰할 수 있는 단백질과 리보핵산(RNA)으로 구성된 작은 과립체이다. 한 개의 원핵세포는 10,000개 정도의 리보솜을 가지고 있다. 리보솜은 번역 장치의 일부분이며, 이곳에서 세포의 단백질 합성이 이루어진다. 통상적으로 원핵세포는 탄소, 질소, 황, 인 등으로 이루어진 저장물질을 저장하는 함유물(inclusion)을 가지고 있다. 이러한 함유물은 이들 영양물질이 주위 환경에 과잉으로 존재할 때 형성될 수 있으며 결핍 시 이들 영양물질의 보급창고 역할을 한다.

원핵세포의 핵 부위는 진핵세포의 핵 부위와 현저하게 차이가 있다. 원핵세포는 진정한 핵을 가지고 있지 않으며, 핵의 기능은 한 분자의 DNA에 의해 수행된다. DNA는 원핵세포 내에서 어느 정도 자유로운 상태로 존재하며, 때때로 전자현미경 사진에서처럼 핵부위(nucleoid, 핵양체)라고 하는 응집된 형태로 관찰되고 있다. 원핵생물의 DNA 분자는 진핵생물의 염색체(chromosome)에 해당한다. 원핵세포의 운동은 보통 편모(flagellum)라고 하는 구조에 의해서 이루어진다.

각각의 편모는 단백질이 나선형으로 배열된 하나의 관으로 이루어져 있다. 세포는 편모의 회전운동(rotation)으로 인해 액체 속에서 움직이게 된다. 특별한 염색법을 사용한다면 세균 편모를 광학현미경으로 관찰할 수가 있으며 전자현미경으로는 쉽게 관찰할 수 있다.

표 2-2. 생물의 분류

생물계(biological world)		미생물의 주요 집단
식물계(kingdom plant) 동물계(kingdom animal)	진핵세포(eukaryote)	
미생물의 분류 (원생생물계, kingdom protista)	진핵세포(eukaryote)	고등원생생물(high protista) ① 조류(algae) ② 원충류(protozoa) ③ 점균류(slime molds) ④ 진균(fungi)
	원핵세포(prokaryote)	하등원생생물(lower protista) ① 세균(bacteria) : 클라미디아(Chlamydia), 리케치아(Rickettsia) ② 시아노박테리아(cyanobacteria) ③ 아케박테리아(원시세균, archaebacteria)

표 2-3. 원핵세포와 진핵세포의 차이점

분류체계	원핵세포(prokaryote)	진핵세포(eukaryote)
주요 군	세균, 시아노박테리아, 아케박테리아 (하등원생생물계, lower protista)	진균, 원충, 조류, 점균, 동물, 식물 (고등원생생물계, higher protista)
크기	0.5~3 μm	> 5 μm
핵구조		
핵막	핵막 없음(핵양체)	전형적인 핵막 있음
염색체	한 가닥 원형 DNA 일배체 게놈(haploid genome)	DNA, Histone 이배체 게놈(diploid)
세포질 구조		
미토콘드리아	없음	있음
골지체	없음	있음
소포체	없음	있음
리보솜(침강계수)	70S(50S+30S)	80S(60S+40S)
세포질막 스테롤 성분	Sterol 없음(예외, Mycoplasma)	Sterol 있음
세포벽	복잡한 구조, Mycoplasma 있음 (펩티도글리칸, 단백질, 지질로 구성)	없음(예외: 식물 cellulose로 구성, 진균 cnitin으로 구성)
증식방법	유사분열 없음	유사분열 있음
운동성	있다면 편모나 축사(나선균)	있다면 복합 편모
호흡	세포질막	미토콘드리아(사립체)

(2) 진핵세포(eukaryote)

진핵세포는 원핵세포보다 크고 더 복잡한 구조를 가지고 있으며, 진핵생물이 원핵생물과 다른 중요한 차이점은 진핵생물에는 진정한 핵(true nuclei)이 있다는 점이다(그림 2-1). 핵(nucleus)은 핵막으로 둘러싸여 있는 구조로 그 안에는 DNA가 들어 있다. 핵 안에서 DNA는 세포분열 시에만 관찰할 수 있는 구조인 염색체(chromosome)를 구성하고 있다.

세포분열이 일어나기 전 염색체가 먼저 2배로 증가하고 응축해서 두꺼워진 다음, 핵이 양분되면서 세포분열이 일어난다. 진핵생물에서의 핵분열과정을 유사분열(mitosis)이라고 하며 이 과정은 복잡하기는 하지만 잘 조직화되어 있다. 하나의 모세포가 분열하여 2개의 동일한 딸세포가 만들어지는데 각각의 딸세포는 동일한 한 세트의 염색체를 갖는 핵을 받게 된다. 또한 진핵세포는 소기관(organelle)이라고 하는 독특한 구조를 가지고 있으며 그 속에서 중요한 세포 기능이 일어난다. 소기관에서 일어나는 주요 생리과정인 호흡과 광합성이 원핵세포 내에서도 일어날 수 있지만, 원핵생물에는 소기관이 존재하지 않는다. 모든 진핵생물에 존재하는 또 하나의 소기관은 미토콘드리아이다. 미토콘드리아는 세포에 필요한 에너지의 생산을 담당하는 소기관이다. 미토콘드리아에서 생산되는 에너지는 세포 전체에서 사용된다.

조류(algae)는 광합성을 수행하는 진핵미생물이다. 녹색식물뿐만 아니라 조류에는 또 하나의 소기관인 엽록체(chloroplast)가 더 들어 있다. 엽록체는 녹색을 띠며 그 안에 엽록소(chlorophyll)가 존재하고, 광합성할 때 빛을 끌어 모으는 기능을 담당한다.

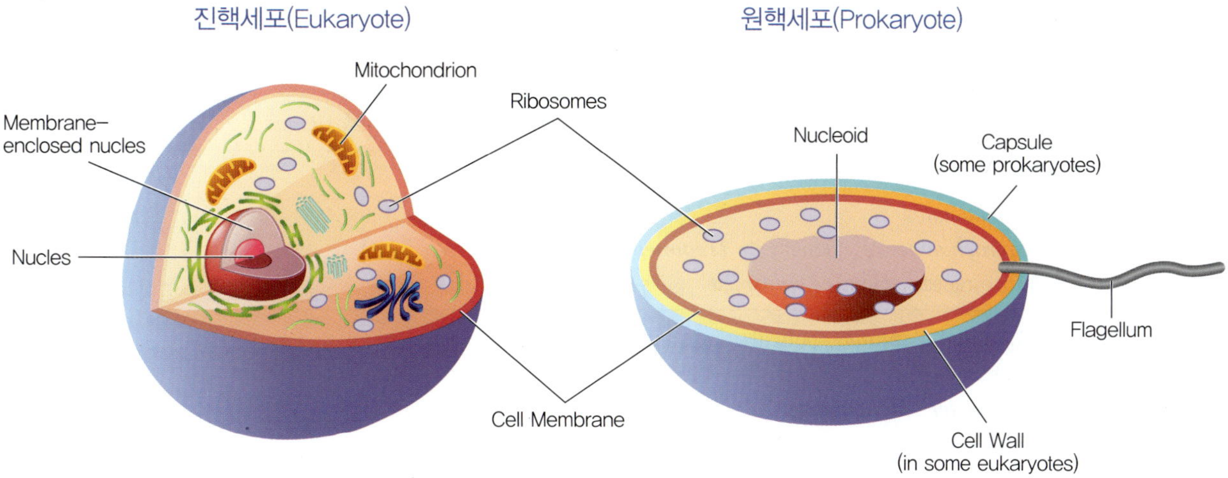

그림 2-1. 진핵세포와 원핵세포

3) 세균의 분류법

세균의 분류(classification)는 세균이 가진 생물학적·생리학적 성상을 조사하여 그 성상이 동일하거나 유사성 있는 세균을 모아서 하나의 집합을 만들어 분류군(taxon, taxanomic group)으로 정리한 것을 말한다. 분류체계의 기초가 되는 체계이론을 연구하는 학문이 분류학(taxonomy)이다. 분류학에는 분류(classification), 명명(nomenclature, 분류군에게 국제적인 규약과 기준에 따라 이름을 부여하는 체계를 말함) 및 동정(identification, ID, 어느 한 개의 생물개체가 어떤 종류의 분류군에 속하는지를 결정하는 과정을 말함)은 서로 밀접한 관계가 있다. 미생물의 분류군을 정리하기 위해서는 분류형질인 특성인 ① 표현형(그람염색성과 형태, 운동성과 아포 유무, 집락성상, 생화학적성상, 생물형, 혈청형, 파지형 및 항생제 내성 양상 등) ② 세포성분(지방산, 지질 및 단백질) ③ 핵산(유전자형, GC 비율, DNA 부합화, 핵산의 염기서열 분석, plasmid 분석비교, ribotyping 등)에 대한 정보를 이용하여 가까운 군을 균종으로 선정하고 세균을 분류한다. 이외에도 근년에는 전자현미경을 이용한 세포의 미세구조 또는 표면구조를 진균류 등의 분류형질로 이용한다.

(1) Bergey's manual 분류법

동정 작업은 순수 분리된 균이 확실한 것인가를 증명하고, 임상적으로 의의가 있는 질병의 원인균을 정한 방법(동정개요, identification scheme)으로 검사해서 많은 자료를 모아 정리하고 신뢰성있는 분류체계로 나타낸 분류기준에 따라 종합 판단하여 최종 동정한다. 임상미생물학에서 기본적으로 가장 중요한 것은 감염증 환자에서 원인균만 ① 순수 배양(pure culture)하여 ② 신속하고 정확하게 동정하고, ③ 항균제 감수성 시험하여 적절한 치료를 할 수 있게 하는 것이다. 인공배양이 안되는 경우나 또는 배양이 까다로운 것들은 분자생물학적 진단방법(핵산의 부합화, 핵산의 증폭, 핵산의 염기서열 분석 등)을 이용할 수 있다.

세균의 분류, 동정 및 기준주(type strain, 또는 표준균주) 등에 대한 입문서로써 세계 각국에서 널리 이용되고 있는 Bergey's Manual은 1923년 미국 세균학자인 Bergey를 중심으로 위원회에서 『Bergey's Manual of Determinative Bacteriology』이름으로 출판되었다. 본문에서는 Bergey's Manual 8판을 기초로 2005년 개정내용을 일부 포함하여 표 2-4에 요약하였다.

표 2-4. Bergey's manual에 의한 분류체계

Kingdom(계) : *Procaryotae*

Division 또는 Phylum(문) : I. *Gracilicutes* II. *Firmicutes* III. *Tenericutes* IV. *Mendosicutes*

Section 1. The Spirochetes(나선균)
Order(목) I. : *Spirochaetales*
Family(과) I. *Spirochaetaceae*; Genus(속) ***Treponema***, ***Borrelia***
Family II. Leptospiraceae; Genus ***Leptospira***

Section 2. Aerobic/microphilic, motile, helical/vibriod gram-negative bacteria
(산소성 혹은 미산소성, 운동성, 나선상 혹은 비브리오양 그람음성균)
; Genus ***Campylobacter***, ***Helicobacter***

ᑐᑐ 2005년도 개정

Phylum X IV ; *Proteobacteria*
Class V. *Epsilonproteobacteria*
Order I. *Campylobacterales*
Family I. *Campylobacteraceae* Genus I. ***Campylobacter***
Family II. *Helicobacteraceae* Genus I. ***Helicobacter***

Section 3. 생략

Section 4. Gram-negative aerobic rods and cocci 그람음성 산소성 막대균 및 알균
Family I. *Pseudomonadaceae*; Genus *Pseudomonas*
Family VII. *Legionellaceae*; Genus *Legionella*
Family VIII. *Neisseriaceae*; Genus *Neisseria*, *Acinetobacter* 등
Other Genera ; Genus *Brucella*, *Bordetella*, *Francisella* 등

ᑐᑐ 2005년도 개정

Order IV. *Neisseriales*
Family I. *Neisseriaceae*; Genus *Neisseria*, *Eikenella*
Order IX. Pseudomonadales
Family II. *Moraxellaceae*; Genus *Moraxella*, *Acinetobacter*

Section 5. Facultatively anaerobic gram-negative rods(조건무산소성 그람음성 막대균)
Family I. *Enterobacteriaceae*; Genus *Escherichia*, *Shigella*, *Salmonella*, *Yersinia* 등 총 20균속
Family II. *Vibrionaceae*; Genus *Vibrio*, *Photobacterium*, *Aeromonas*, *Plesiomonas*
Family III. *Pasteurellaceae*; Genus *Pasteurella*, *Haemophilus*, *Actinobacillus*

ᑐᑐ 2005년도 개정

Order X III. *Enterobacteriales*
Family I. *Enterobacteriaceae*; Genus *Escherichia*, *Shigella*, *Salmonella*, *Yersinia* 등 총 42균속
Order XI. *Vibrionales*
Family II. *Vibrionaceae*; Genus *Vibrio*, *Photobacterium*, *Salinivibrio*
Order XII. *Aeromonasales*
Family I. *Aeromonadaceae*; Genus *Aeromonas* 등

Section 7-8. 생략

Section 9. The Rickettsias and Chlamydia(리케치아 및 클라미디아)
Order I. *Rickettiales*
Family I. *Rickettsiaceae*;
Tribe I. *Rickettsieae*; Genus *Rickettsia*, *Rochalimaea*, *Coxiella*
Order II. *Chlamydiales*
Family I. *Chlamydiaceae*; Genus *Chlamydia*

Section 10. The Mycoplsmas
Division *Tenericutes*
Class I. *Mollicutes*
Order I. *Mycoplsmatales*
Family I. *Mycoplasmataceae*; Genus *Mycoplsma*, *Ureaplasma*

Section 11. 생략

Section 12. Gram-positive cocci(그람양성 알균)
Family I. *Micrococcaceae*; Genus *Micrococci*, *Staphylococcus* 등
Other Genera : 조건무산소성균, Genus *Streptococcus*
무산소성균, *Peptococcus*, *Peptostreptococcus*, *Streptococcus*, *Coprococcus Ruminococcus*

Section 13. Endospore-forming gram-positive rods and cocci(내생아포형성 그람양성 막대균 및 알균)
Genus *Bacillus*, *Clostridium*

Section 14. Regular, nonsporing, gram-positive rods(규칙적인 모양의 비아포형성 그람양성 막대균)
Genus *Listeria*, *Erysipelothrix*, *Lactobacillus* 등

Secton 15. Irregular, nonsporing, gram-positive rods(불규칙적인 모양의 비아포형성 그람양성 막대균)
조건 무산소성균; Genus *Corynebacterium*, *Gardnerella*
무산소성균; *Actinomyces*, *Propionobacterium*, *Eubacterium*, *Bifidobacterium* 등

Section 16. The Mycobacteria
Family *Mycobacteriaceae*; Genus *Mycobacterium*

Section 17. Nocardiforms 〔Nocardia양 형태균〕
Genus *Nocardia*, *Rhodococcus*

(2) 수치분류법(numerical classification)

수치분류법은 전체 형질을 기준으로 유사도(overall similarity)가 높은 세균을 모아서 분류균을 만들고, 점차로 유사도가 낮은 것들을 큰 분류군으로 통합하여 유사계수(similarity index)를 산출함으로써 분류하는 방법이다. 이와 같이 얻어진 유사계수치는 균주 간의 유사도를 표현하기 위해서 표(table), 그림표(diagram), 계통나무(dendrogram)로 정리하여 모형(matrix)으로 표시한다.

(3) 유전학적 분류법(genetic classification)

분자생물학 혹은 세균유전학의 도입에 의해서 지금까지 표현형의 유사성을 기초로 한 세균의 분류가, 유전학적 관련성을 포함해서 고찰할 수 있게 되었다. 유전학적 분류법은 DNA의 염기조성, DNA 부합(hybridizaton), 유전자 재조합에 의한 방법 등이 있다.

① GC 함유량(mol % G+C)

균체에서 DNA를 추출해서 DNA 염기 중에 아데닌(adenine, A), 구아닌(guanine, G), 시토신(cytosine,

C) 및 티민(thymine, T) 함유량에 대하여, (G+C)만의 GC 함유량을(mole 백분율 혹은 mol% G+C)을 구할 수 있다. 즉 다음과 같다.

$$\frac{G+C}{G+C+A+T} \times 100 = \text{GC 함유량(mol\% G+C)}$$

균 상호 간의 GC 함유량이 다른 것은 유전학적 유사성이 아닌 것을 나타내고, 가까운 GC 함유량은 유전학적 유사성을 나타내는 것이 많다. 1개의 균속은 유사한 GC 함유량을 가진 균에 의해서 구성되는 개념이 확립되었다. 각 균종은 특징적인 GC 함유량을 보이지만, GC 함유량은 각 균종에 따라서 각각 특징적으로 동일 균종에서도 균주에 따라 조금 다른 것이 있다. 또한 유전학적으로 안정되기 때문에 균종 속성의 하나로써 GC 함유량이 분류에 사용되고 있다.

② DNA 부합화(hybridization)

다른 균종 세균 간에 대해서 GC 함유량이 같아도 다른 염기배열를 가질 수 있기 때문에, 별도로 DNA 분자 간의 염기배열 상동성(homology)을 양적으로 비교하는 것이 시험되고 있는데 이것을 DNA 부합화라고 부르며, 이 원리를 이용하는 방법은 한 가닥의 핵산 서열이 상보적인 다른 한 가닥의 핵산과 특이적으로 결합하여 부합화를 형성하는 성상 때문에 가능하다. 염색체의 DNA는 통상 두 개의 핵산가닥이 이중의 나선상 구조를 가지고 있고, 아데닌, 구아닌, 시토신 및 티민의 4종류의 염기가 인산 에스테르(phosphoester) 결합으로 이어져서 polynucleotide 사슬을 형성하고, 아데닌은 티민과, 구아닌은 시토신과 수소결합을 해서 상보적인 두 가닥을 이어가고 있다.

이 두 가닥의 DNA는 한 가닥으로 풀어졌다가도 서로의 상보적 염기서열 때문에 다시 두 가닥의 원 상태로 결합체를 형성하는데 풀어졌다 다시 결합하는 DNA 양은 각 가닥 DNA들이 서로 같은 염기서열을 얼마나 갖는가에 따른 것이다. 이와 같이 결합량을 측정해서 동종의 결합량과 비율을 산출하여 DNA 유사도를 추정함으로 DNA 구조를 직접적으로 반영하고 있다. 각각 다른 미생물에서 유래된 두 개의 핵산 가닥이 부합화를 형성하면 이 두 미생물은 유전적으로 관계가 있음을 뜻한다. De Ley(1968)는 유전학적 균종(genetic species)은 DNA 70% 이상이 상호 부합 DNA를 만드는 생물의 집단으로 간주하고 있다. 즉 비교한 두 균주는 동일한 균종으로 판단한다. 최근에는 어느 균종에 특이성이 높은 DNA 프로브(probe, 알고 있는 미생물에서 유래된 한 가닥 핵산)를 이용한 부합화 시험을 응용해서 병원미생물의 직접검출이나 동정에 이용되고 있다.

근년에 이용되고 있는 액상법인 핵산 부합화의 원리는 알고 있는 미생물의 한 가닥 핵산으로 프로브를 만들어 표지(reporter molecule)를 붙이고, 검출하거나 동정하려는 미생물의 핵산을 분리하여 섞고 반응시켜, 상보적인 서열의 핵산이 검출 중에 있으면 프로브와 짝을 이룬다(부합화 형성). 결합 안 된 프로브를 씻어서 버리고 나면 결합된 프로브만 남아 표지된 물질이 반응을 나타내어 양성반응을 보인다.

③ 핵산의 염기서열 분석(sequence analysis of nucleic acid)

핵산의 염기서열 분석은 미생물의 동정, 변이, 병독성 인자, 분자역학 및 항균제 내성연구에 이용된다. DNA 염기서열 분석은 아주 가까운 유전자들의 genetic distance를 확인하기에 좋은 방법이며, ribosomal RNA (rRNA) 상동성은 아주 다양한 세균군들의 연관성을 측정하는 장점이 있다. rRNA는 오래 진화 과정을 거쳐서도 아주 잘 보존되어 있는데, 특히 16S rRNA 또는 16S rDNA는 염기서열 자료가 많이 축적되어 세균에서도 이것을 많이 사용되고 있다.

또한 염기서열 분석법은 Maxime-Gilbert법과 dideoxy법(dideoxy-nucleotide chain termination)이 있는데 흔히 사용하는 dideoxy법의 개요는 다음과 같다. 즉 중합효소연쇄반응(polymerase chain reaction, PCR)에 의해서 표적 DNA에 상보적인 증폭산물을 얻는다. 여기에 사용되는 공통 시발체(primer)는 vector의 일부 nucleotide로부터 증폭을 시작한다. 반응액에는 보통 증폭 시에 사용되는 dATP, dCTP, dTTP, 및 dGTP 이외에 4종류의 특이적 연장 억제제(dideoxy-nucleotide triphosphate)가 한 가지씩 들어 있으며, 연장 억제제가 DNA 사슬에 들어가면 합성이 중단된다. 그 결과 생성된 DNA의 5' 말단은 공통 시발체로부터 합성되었기 때문에 같지만 3' 말단은 ddATP, ddCTP, ddTTP 혹은 ddGTP로 끝나는 여러 가지 길이의 상보적 DNA가 된다. 각 반응액을 전기영동하면 길이가 다른 증폭산물들이 분리된다. 합성한 상보쇄 DNA는 ^{32}P로 표지되어 있으므로 전기영동 후 X-선 필름을 노출시키면 AGCT의 band의 순서를 알게 된다.

2 세균의 동정방법

1) 전통적 동정법(conventional identification method)

환자의 재료에서 병원미생물을 분리하는 방법은 재료와 목적에 따라 다르며, 크게 전통적 동정방법(그림 2-2)과 DNA 균종의 동정법(그림 2-3)이 있다. 사람유래의 임상 재료는 설사변, 객담, 혈액, 척수액, 농양 및 분비액 등이 있고 임상재료에서 미생물을 분리하는 방법은 여러 가지가 있다. 세균성 질환이 의심되는 병원체를 임상 재료에서 분리배양하면 통상적으로 균의

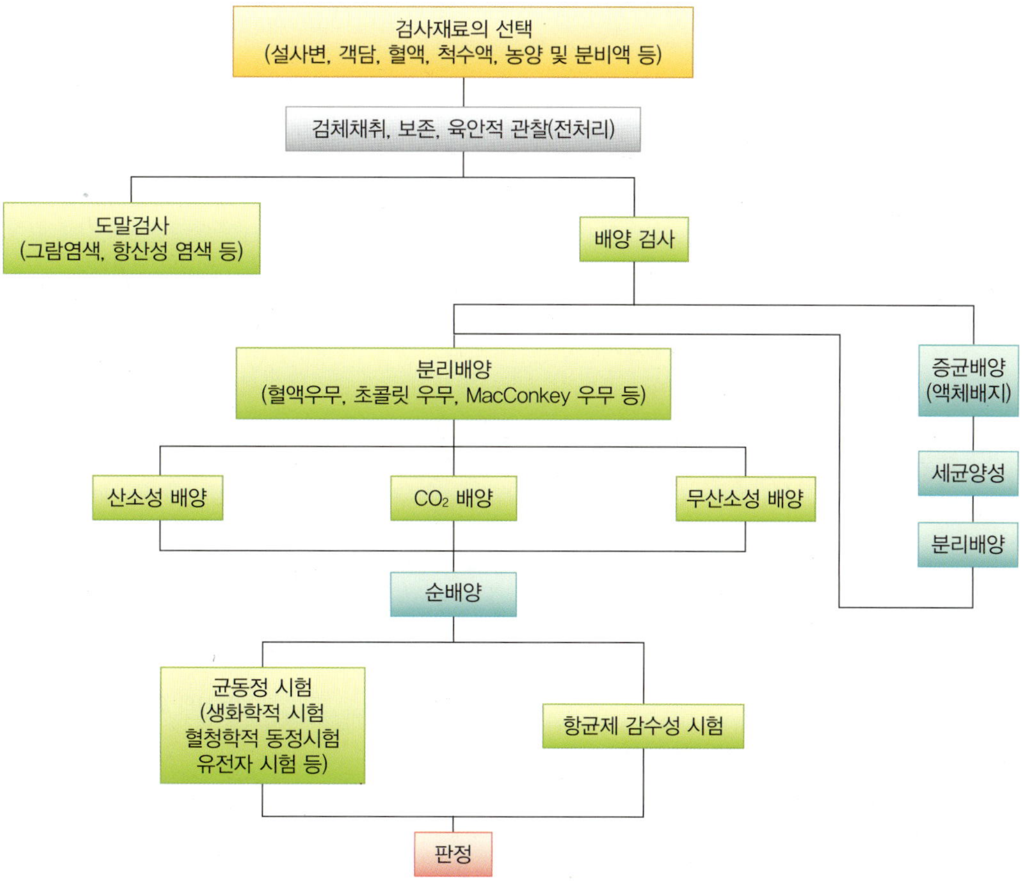

그림 2-2. 전통적 동정방법 과정

발육에 수일이 걸릴 수도 있다. 특히 결핵균 분리 배양은 1개월 이상이 걸린다. 분리 배양에 사용하는 배지도 혈액배지, 초콜릿 우무배지 등 각종 선택분리 배지를 사용한다. 설사의 병원체에는 MacConkey 우무, SS 우무 및 TCBS 우무 배지 등 병원체 분리에 적절한 배지의 선택이 필요하다. 또한 병원체에 따라 30℃, 37℃, 42℃ 등의 배양온도를 선택하여야 한다. 진균 중 효모(yeast)나 사상균(mold)의 분리에는 30℃ 이하의 온도에서 1주 내지는 수주 간 분리배양을 하여야 한다.

배양 환경에 따라서 산소성배양법(aerobic culture method), 무산소성배양법(anaerobic culture method), 탄산가스 배양법(capneic culture method), 미산소성 배양법(microaerophilic culture method)을 선택하여야 한다. 무산소성균 감염증을 의심하는 경우에는 산화환원전위(oxidation reduction potential)가 낮은 무산소성균용 배지(prereduced media)를 사용하고 무산소성 상자나 무산소성 단지(GasPak jar, BBL Co.)법을 사용해서 배양하여야 한다.

병원체에서 병원성 세균을 분리 배양할 때는 ① 의심스러운 집락이 평판배지에 발육되면 ② 그람염색에 의해서 그람성 및 형태를 확인한 후 그림 2-2에 따라 ③ 동정을 위한 적절한 생화학적 검사를 하여야 한다. 생화학적 검사는 통상 24시간 이상이 소요되지만 병원성으로 의심되는 균종이 발견되었을 때 병원균의 동정 과정은 필요하다. 예를 들면, 대장균(*Escherichia coli*, *E. coli*)이 설사변에서 분리되었을 경우 정상균무리인 대장균과 장염대장균(병원인자를 가진 대장균)의 감별이 필요하다. 장염을 일으키는 대장균에는 장독소원성 대장균(enterotoxigenic *E. coli*, EPEC), 장관세포침습성 대장균(enteroinvasive *E. coli*, EIEC), 장출혈성 대장균(enterohemorrhagic *E. coli*, EHEC) 등이 있으며 병원인자를 검출해서 감별할 필요가 있다.

살모넬라(*Salmonella*)의 혈청형(serovar)은 균체(O)

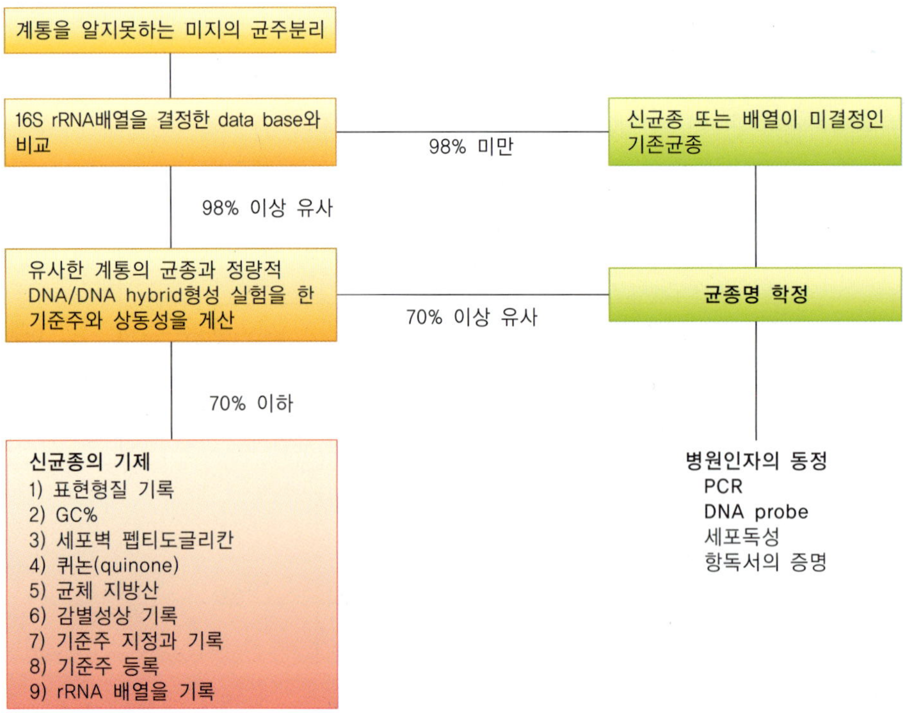

그림 2-3. DNA를 사용한 균종 결정 과정

항원과 편모(H)항원의 1 및 2상(phase)을 이용해서 혈청형을 확인 동정하는데, 약 2,500여 혈청형이 있기 때문에 임상검체에서 살모넬라 균주가 분리되었을 때에는 혈청형까지 동정해야 한다. 그러나 이러한 혈청형 검사는 방법이 복잡하기 때문에 우리나라에서는 보건환경연구원이나 질병관리청에서 시험하고 있으며, 병원검사실에서는 *Salmonella* serovar들의 항원성이 비슷한 것들은 묶어서 A, B, C, D, E 혈청군(serogroup)으로 나누는 시험을 슬라이드 응집반응으로 하고 있다.

2) DNA를 사용한 균종의 동정법 (Identification method of species by DNA)

현대 과학이 발달하면서 정확하고 신속한 미생물의 동정을 위하여 분자생물학적인 방법을 이용하게 되었다. 이러한 배경에는 세균 같은 원핵생물 리보솜의 30S 소단위체를 구성하고 있는 16S rRNA의 염기서열의 특성이 밝혀진 것에 있다. 16S rRNA의 서열은 일부구간에서 높은 염기서열 다양성을 나타내는 특성이 있기 때문에 이 RNA의 염기서열을 분석함으로써 대부분의 병원성 세균을 동정할 수 있다.

계통분류와는 달리, 동정할 때는 수백 염기배열을 결정하면 충분하기 때문에, 수시간에서 균종이 확정될 수 있다. 이러한 방법의 순서는 그림 2-3에 표시하였다. 16S rRNA의 배열을 분석해서 98% 이상이 기존의 균종과 배열이 일치하면 동정되었다고 인정한다. 병원세균의 경우, 병원 인자의 동정이 필요하기 때문에 이와 같은 인자는 항체, 중합효소연쇄반응(polymerase chain reaction, PCR), 프로브(probe) 등을 조합해서 균종의 병원성 균주를 감별할 수 있다. 그러나 분류학적인 균종의 동정은 이것만으로는 불충분하다. 결정된 배열이 특정의 균종과 가까운 배열을 가지고 있어도 전 염색체에서 보면 동일종이 아닌 경우가 있다. 그러므로 정량적 DNA/DNA 잡종(hybrid)법에 의해서 유사도를 측정하여 리보솜 배열이 가장 가까운 균종과 70% 이상의 유사도가 어느 것인지를 검정할 필요가 있다.

진균(곰팡이)은 분리 배양된 균주의 집락특징, 슬라이드 배양 등으로 동정을 진행한다. 효모나 사상균의 18S rRNA의 자료도 축적되어 세균과 같은 검출동정이 가능하다.

세포 내 기생세균인 클라미디아, 리케치아, 콕시엘라(Coxiella)를 분리하는 경우는 바이러스와 같이 부화계란에 접종하거나 감수성 동물에 접종하는 방법이 전통적으로 취급되어 왔다. 현재에는 이러한 병원체에 감수성인 사람이나 동물 세포를 주화해서 조직세포 배양을 사용한 분리방법이 이용되고 있다. 병원체를 배양하기 위하여 세포배양을 하는 경우에는 세포의 불멸화(immotalization) 등의 기술이 필요하기 때문에 환자 검체에서 세포 내 기생세균이나 바이러스를 분리하는 방법은 연구실에서 취급하며 임상검사에서는 통상적으로 실시하지 않는다. 하지만 근래에 우리나라 대학병원에서 바이러스 배양이 점차로 늘고 있다. 리케치아, 클라미디아 및 바이러스에 특이적인 DNA 혹은 RNA 배열을 검출하기도 하지만, 아직은 대부분의 임상검사에서 항체를 사용해서 항원을 검출하는 검사가 사용되고 있다. 또한 전신 감염하는 리켓치아나 바이러스 감염은 혈중 항체가를 측정하는 검사도 감염을 증명하는 증거로써 중요한 위치를 차지하고 있다.

CHAPTER 03

세균의 형태 및 미세구조

학/습/목/표

1. 세균의 기본형태(알균, 막대균, 나선균 등)를 설명한다.
2. 세균의 다음 미세구조와 기능을 설명한다.
   1) 편모 2) 섬모 3) 아포 4) 협막 5) 세포막 – 세포질막 6) 세포벽
3. 그람양성균과 그람음성균의 차이점을 열거한다.

1 세균의 형태와 크기

세균은 자가증식할 수 있는 가장 작은 단위의 단세포 원핵생물(prokaryotes)이다. 세균은 단세포의 증식에 필요한 핵산, 단백질, 지질 및 당질이 있으며, 특히 유전체(genome)에는 생존과 증식을 위한 모든 유전정보를 가지고 있다. 이러한 유전정보는 DNA에 대하여 상보적인 염기서열로 합성되어 mRNA 형태로 전사하고 있으며 mRNA는 리보솜에서 번역되어 단백질을 합성한다.

세균은 육안으로는 관찰되지 않으며 현미경 등으로 볼 수 있는 미세한 단세포 생물로 크기는 광학현미경에서 마이크로미터(micrometer, μm)로 측정한다. 세균의 크기는 약 1.5~0.2 μm이지만, 대부분은 1 μm 내외이고, 사람의 백혈구 지름의 약 1/10 크기이다. 세균 중에서 미코플라스마(*Mycoplasma*), 클라미디아(*Chlamydia*) 및 리케치아(*Rickettsia*)와 같이 지름이 0.1~0.2 μm 정도로 작은 세균도 있으며, 근래에는 수십 μm 정도가 되는 큰 세균도 발견되었다. 미생물의 크기의 단위로써는 마이크로미터(μm), 나노미터(nm)를 사용하며 바이러스에서는 옹스트롬(Å)을 사용하는 경우도 있다(표 3-1). 그 관계는 10^{-3} mm = 1 μm; 10^{-6} mm = 1 nm; 10^{-7} mm = 0.1 nm = 1 Å이다.

세균의 형태(표 3-2)는 세포가 구형인 ① 알균(coccus, 복수 cocci), 길고 가느다란 막대상인 ② 막대균(bacillus, 복수 bacilli), 나선형인 ③ 나선균(spirillum)의 세 가지 형태로 분류한다. 알균도 원형, 란셋형(lancet-shaped), 강낭콩 모양(kidney bean-

표 3-1. 미생물에 관계되는 길이 단위

단위	mm와 관계	m와의 관계
1 mm(밀리미터)	1 mm	10^{-3} m
1 μm(마이크로 미터)	10^{-3} mm	10^{-6} m
1 nm(나노미터)	10^{-6} mm	10^{-9} m
1 Å(옹스트롬)	10^{-7} mm(0.1 nm)	10^{-10} m
1 pm(피코미터)	10^{-9} nm	10^{-12} m

표 3-2. 세균의 형태

세균의 형태			대표균	모양
알균	원형		포도알균, 사슬알균	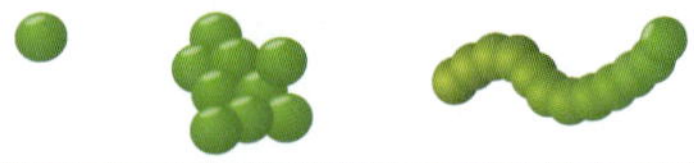
	쌍알균	란셋형	폐렴사슬알균	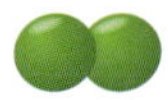
		강남콩모양	*Neisseria* 속	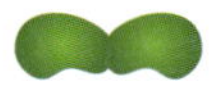
막대균	라운드		대장균	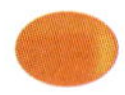
	직사각형		탄저균	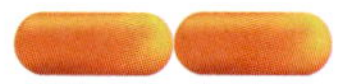
	콤마형		*Vibrio*	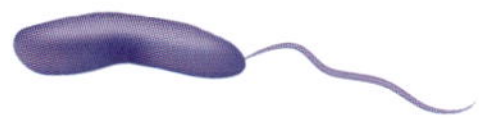
	S자형		*Campylobaeter*	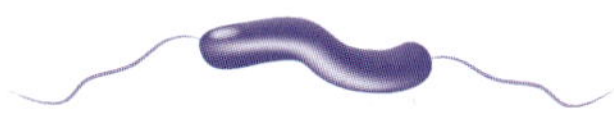
	방추형		*Fusobacterium*	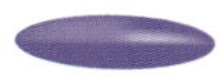
	나선형		*Spirillium*	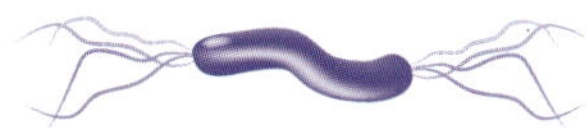
나선균	약간 굵고 물결수 촘촘		*Borrelia*	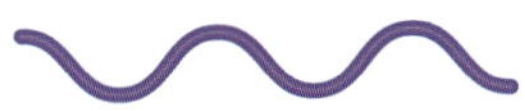
	가늘고 물결수 촘촘		*Treponema*	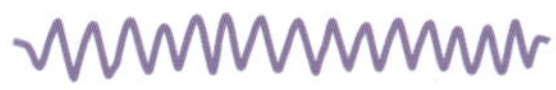
	구부러진 갈고리 모양		*Leptospira*	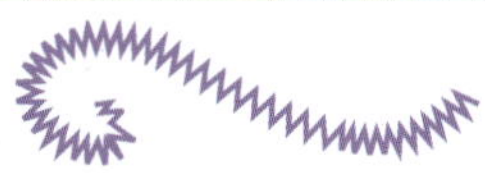

shaped) 등으로 분류되며, 막대균은 대부분 가늘고 긴 막대모양이나 쌍알균과 같이 보이는 짧은막대균(coccobacillus)도 있다. 막대균 중에는 대장균과 같이 균 끝이 둥근 것, 직각으로 되어 있는 것, 점점 뾰족해져 방추형을 하고 있는 것도 있다. 콤마형의 비브리오(*Vibrio*)는 막대균의 일종이다. 막대균 중에는 2~3회 축사를 이용하여 회전하는 나선 모양의 세균인 스피릴룸(*Spirillum*), 나선균 중에는 약간 굵고 물결의 수가 촘촘한 보렐리아(*Borrelia*), 가늘고 물결이 촘촘한 트레포네마(*Treponema*), 균단이 구부러져 갈고리 모양의 렙토스피라(*Leptospira*)가 있다.

세균을 현미경으로 관찰하면 균종에 따라서 특유의 공간배열을 하고 있다. 예를 들면, 알균 중에는 포도송이 모양으로 균이 덩어리진 포도알균(*Staphylococcus*), 진주 목걸이와 같이 사슬모양으로 연결된 사슬알균(*Streptococcus*), 2개씩 마주보고 있는 쌍알균(diplococcus), 4개씩의 배열인 네알균(tetrad), 8개가 모여 있는 팔알균(sarcina 혹은 octad) 등이 있다. 이와 같은 배열은 각각의 세균 분열 양식에 의한 것이다. 또 막대균 중에서도 사슬로 배열하고 있는 것이 있어 사슬막대균(streptobacillus)이라고 불리고 있다. 디프테리아균과 같이 V, L, Y자형 배열하는 것도 있고, 결핵균 같은 강한 병원성을 갖는 균주는 뱀 모양 같은 배열을 하는 수가 있다. 이상과 같이 세균의 종류에 따라 형태, 크기, 배열은 어느 정도 일정된 것으로 세균의 분류나 진단에 유용하게 이용하고 있으나, 이와 같은 성상은 배양기간, 유전적 변이 등에 의해서 변화하기 때문에 주의를 해야 한다.

2 염색성

세균의 형태를 관찰하기 위하여 염색을 할 때는 세균을 슬라이드 유리 위에 고정하고, 염기성 아닐린(aniline) 색소로 염색하여, 현미경으로 관찰한다. 염색을 하면 통상 광학 현미경으로 관찰하는데, 색소 및 염색법은 세균의 종류에 따라 선택한다. 세균을 살아 있는 대로 관찰하기 위해서는 특별한 방법, 즉 위상차 현미경이나 암시야 현미경을 사용한다.

염색에는 ① 단염색(simple stain)과 ② 감별염색(differential stain) 등이 있다. 단염색은 한 가지 염료를 쓰기 때문에 형태는 보이지만 모든 구조가 한 가지 색으로 보인다. 감별염색에는 두 가지 이상의 염료가 쓰이므로 세균이나 그 구조에 따라 서로 다른 색으로 염색된다. 감별염색법에는 그람 염색법, 항산성 염색법 및 형광 염색법(fluorochrome stain) 등이 있다. 특히 그람 염색법은 임상에서 가장 많이 사용하는 중요한 염색법으로, 모든 세균의 종류를 그람 염색에 의해 그람 양성균(청색으로 염색)과 그람음성균(적색으로 염색)으로 구별하며, 형태, 크기, 배열, 그람 염색성 등의 성상은 다른 생화학적 성상과 함께 세균학 진단에 필수적이다.

그람양성 세균으로는 알균으로 사슬알균(그림 3-1), 포도알균(그림 3-2), 폐렴알균, 장알균 등이 있고, 막대균으로는 아포형성균(*Clostridium*, *Bacillus*), 아포를 형성하지 않는 균(디프테리아균, 결핵균, 방선균, *Listeria*, *Nocardia*) 및 모든 진균이 있다. 그람음성 세균으로는 쌍알균인 임균, 수막알균 등이 있으며, 막대균으로는 대장균을 비롯한 장내세균, 녹농균을 비롯한 포도당 비발효균 및 백일해균 등이 있고, 원충을 비롯한 고등생물군이나 조직 및 백혈구도 그람음성이다(표 3-3).

3 세균의 구조

전자 현미경 기술의 발전과 함께 세균과 같은 작은 생물도 그 구조는 복잡하게 되어 있음을 알게 되었다. 그람양성균과 그람음성균의 외부 구조는 다르지만 내부 구조는 유사하다(그림 3-3, 표 3-4, 5, 6).

표 3-3. 그람양성균과 그람음성균

그람양성				그람음성			
알균(coccus)		막대균(bacillus or rod)		알균(coccus)		막대균(bacillus or rod)	
산소성 혹은 조건무산소성	무산소성	산소성 혹은 조건무산소성	무산소성	산소성 혹은 조건무산소성	무산소성	산소성 혹은 조건무산소성	무산소성
Micrococcus *Staphylococcus* *Streptococcus* *Enterococcus*	*Peptostreptococcus* *Peptococus*	*Bacillus* *Listeria* *Mycobacterium* *Nocardia*	*Actinomyces* *Clostridium* *Propionibacterium*	*Neisseria*	*Veillonella*	*Escherichia* *Klebsiella* *Enterobacter* *Pseudomonas*	*Bacteroides* *Fusobacterium*

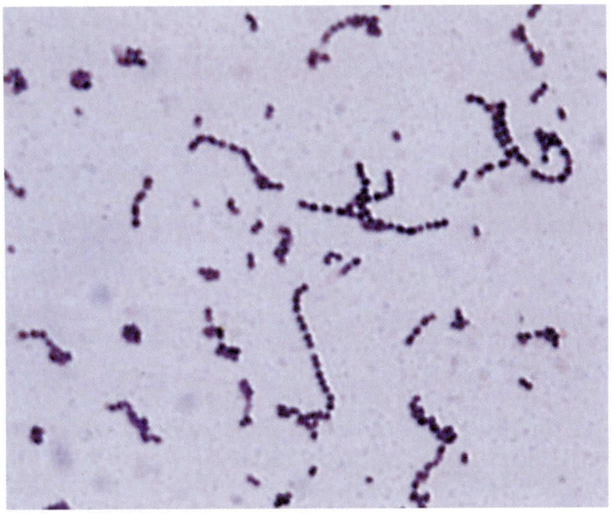

그림 3-1. 그람염색된 사슬알균(*Streptococcus*)
액체배지에서 배양된 그람양성 사슬 알균의 배열이다.

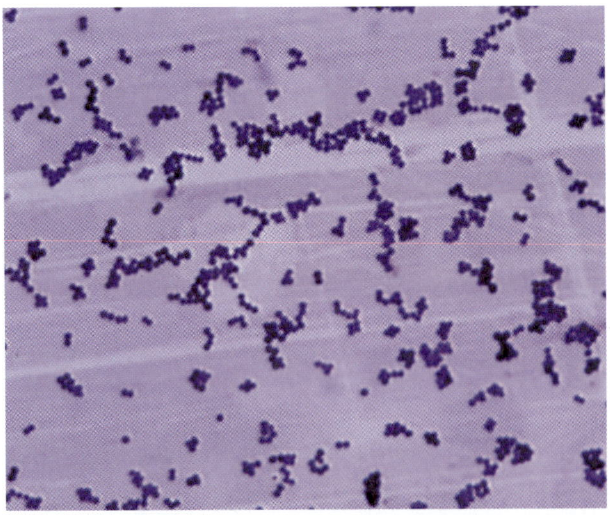

그림 3-2. 그람염색된 황색 포도알균(*Staphylococcus aureus*)
그람양성 알균으로 포도송이 같은 배열이다.

세균의 외층은 ① 세포벽(cell wall)이라는 피막이 있고, 그 내부에 얇은 ② 세포질막(cytoplasmic membrane)에 둘러싸인 ③ 세포질(cytoplasm)과 ④ 핵(nucleus)이 있다. 이 구조는 모든 세균에 공통이지만, 균의 종류에 따라 기타의 부속물을 가지는 것이 있다. 세포벽의 외측에 ⑤ 협막(capsule) 또는 점액층(slime layer)을 가지는 것이 있고, 운동을 하는 균에는 ⑥ 편모(flagella)가 있다. 그 밖에 운동성과는 관계없이 균체의 주위에 가는 머리카락 모양의 ⑦ 섬모(pili 혹은 fimbriae)를 갖는 것이 있으며, 세포질 내에는 세포막이 휘어져 들어간 막 구조물인 ⑧ 메소솜(mesosome)이라고 한다. 그밖에 여러 가지 영양분이 원형질 내에 과립(granule) 또는 봉입체(inclusion body)로 되어 존재한다. 어떤 종류의 균에서는 생활의 일부로 ⑨ 아포(spore)를 형성하는 것이 있다.

1) 세포벽

세포벽은 다당류를 주성분으로 하는 견고한 막으로 세균의 형태 유지, 삼투압에 대한 저항 및 세포분열 시 중요한 역할을 하며 세균의 주요 항원 결정기가 존재한다. 세균 세포의 내부에는 상당한 양의 팽압이 형성되는데 대장균과 같은 세균에서는 타이어의 압력인 2기압 정도의 압력이 형성된다. 이러한 압력에 세균이 견디기 위하여 세포벽이 필요한 것이다.

원핵생물의 세포벽은 광학현미경으로는 잘 관찰되

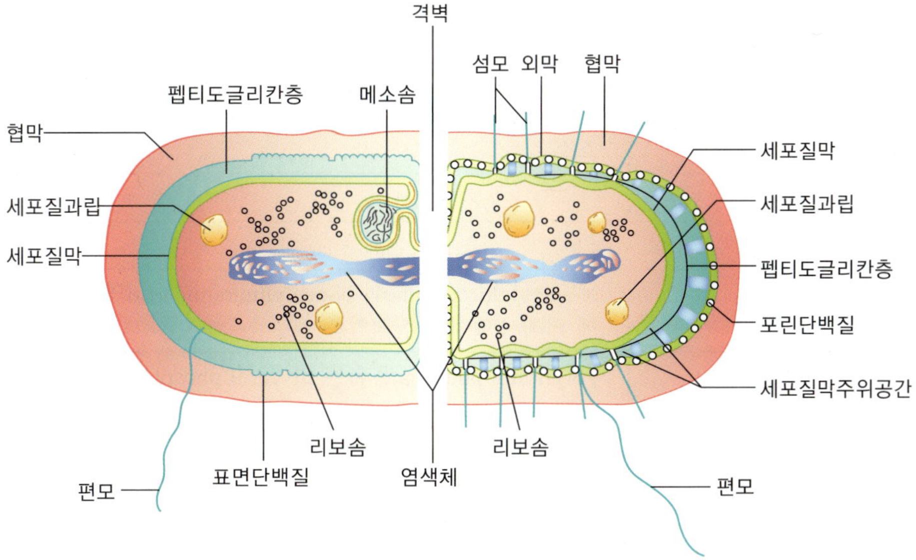

그림 3-3. 세균의 미세구조

표 3-4. 세균의 미세구조

세균의 구조	세균의 미세구조
외부구조	세포질막, 세포벽, 협막
세포질 구조	염색체(핵양체, nucleoid), 리보솜(ribosome), 메소솜(mesosome), 과립(granule), 대사물질(mRNA, 단백질, 당류, 아미노산, 무기물 등)
외부 돌기물	편모(flagella), 섬모(pili), 아포(spore)

지 않지만, 전자현미경으로는 세포의 박절편을 간단하게 관찰할 수 있다. 세포벽의 구성은 펩티도글리칸이라고 하는 다당류 성분으로 되어 있고 그람 양성균과 음성균이 다소 다르며(표 3-5, 6, 그림 3-4), *Mycoplasma* 및 호염성(halophilic) 세균, 메탄 생성균 등, 약간의 예외를 제외하고 거의 모든 세균에 공통된 성분이다. 펩티도글리칸은 N-acetylglucosamine과 N-acetylmuramic acid와 상호 연쇄로 구성되어 있고, 고중합성의 망상막을 형성하고 있다. 이 결합양식은 세균의 종류에 따라 다르다.

혈청단백 중의 리소자임(lysozyme)과 자가용해소(autolysin), 원생동물 및 포식세포들의 효소는 세균의 세포벽 성분인 펩티도글리칸을 녹여 세균을 파괴한다. 장내 세균의 균체(somatic, O) 항원은 세포벽에 있으며, 그 구성성분의 일부(lipid A)는 내독소로써 작용한다.

(1) 그람양성균의 세포벽

주성분은 두꺼운 펩티도글리칸으로(표 3-5, 6), 벽의 가장 내층에 위치하여 있으므로 기저층(basic layer)이라고 하며, 펩티도글리칸 외에도 테이코산(teichoic acid), 지질테이코산(lipoteichoic acid) 및 복합 다당류로 되어 있다. 테이코산은 항원성이 있으며, 균 특이성을 결정한다. 이 외에도 면역학적 특성이 있는 사슬알균의 C-다당류(C-polysaccharide)는 군 특이성 항원(group specific antigen)을, M 단백은 형 특이성(type specific)을 결정하며, 펩티도글리칸과 역시 관련이 있다.

표 3-5. 세균 막 구조

세균 막 구조	화학적 성분
원형질막(plasma membrane)	인지질(phospholipid), 단백질, 에너지 생산, 막전위 및 수송에 필요한 효소
세포벽(cell wall)	
그람양성균	
펩티도글리칸(peptidoglycan)	N-acetylglucosamine과 N-acetylmuramic acid의 글루칸사슬이 펩티드 연결에 의해서 교차 결합되었음
테이코산(teichoic acid)	Polyribitol phosphate 혹은 glycerol phosphate가 peptidoglycan과 교차 결합됨
지질테이코산(lipoteichoic acid)	지질이 테이코산과 결합됨
그람음성균	
펩티도글리칸(peptidoglycan	그람양성균보다 얇은 판
원형질막주위 공간(periplasmic space)	수송, 분해(β-lactamase), 합성(penicillin binding protein 등)에 관여하는 효소가 포함됨
외막(outer membrane)	포화지방산을 가진 인지질
단백질(protein)	포린(porin), 지질단백(lipoprotein), 수송단백
지질다당체(lipopolysaccharide, LPS)	지질A(lipid A), 핵심다당류(core polysaccharide), O항원(O antigen)
다른 구조	
협막(capsule)	다당류(이당류와 삼당류)와 폴리펩티드
섬모(pili)	가는털단백(pilin), 부착소(adhesin)
편모(flagellum)	운동단백(motor protein), 편모단위단백(flagellin)
단백질(protein)	예) 사슬알균(streptococci) M 단백

표 3-6. 그람양성균과 그람음성균의 막 특성

특성(characteristics)	그람양성(gram-positive)	그람음성(gram-negative)
외막(outer menbrane)	−	+
세포벽(cell wall)	두껍다(thicker)	얇다(thinner)
지질다당류(lipopolysaccaride, LPS)	−	+
내독소(endotoxin)	−	+
테이코산(teichoic acid)	흔히 존재(often present)	없다(absent)
아포형성(sporulation)	일부 균주에서 일어남(some strains)	없다(none)
협막(capsule)	간혹 있음(sometimes present)	간혹 있음(sometimes present)
리소자임(lysozyme)	감수성(sensitive)	내성(resistant)
페니실린의 항균작용 (antibacterial activity of penicillin)	감수성이 높다(more susceptible)	내성이 크다(more resistant)
외독소 생산(exotoxin production)	일부 균주(some strains)	일부 균주(some strains)

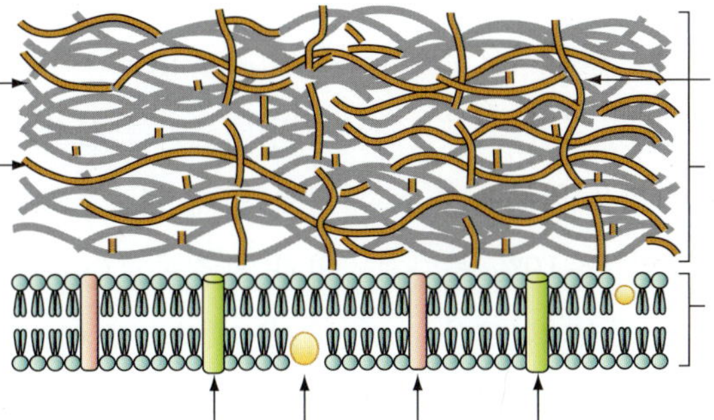

A

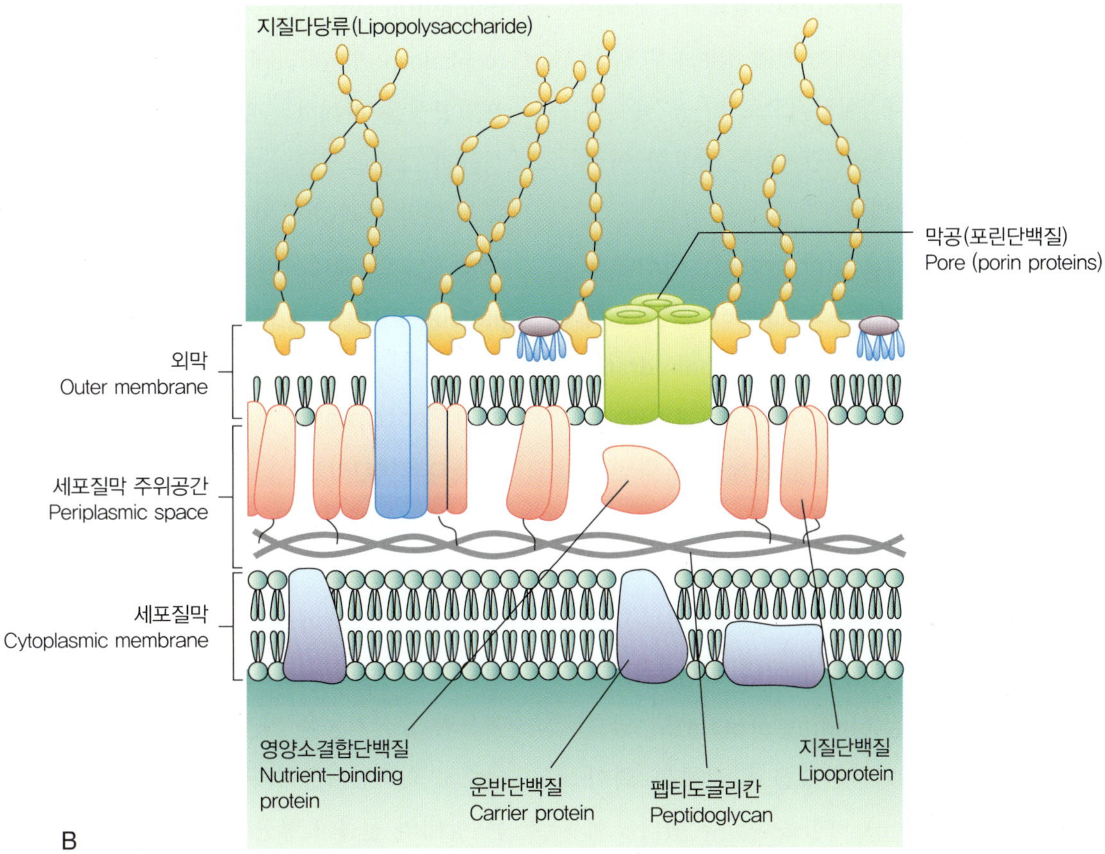

B

그림 3-4. 그람양성균과 그람음성균의 세포벽 비교

(A) 그람양성균은 teichoic acid와 lipoteichoic acid가 포함된 두꺼운 peptidoglycan층이 있다.

(B) 그람음성균은 얇은 peptidoglycan층과 lipopolysaccharide, phospholipid 및 porin 단백질이 포함된 외막이 있다. 세포질막과 외막(outer membrane) 사이에 원형질막 주위 공간(periplasmic space)이 있고, 여기에는 수송, 분해효소(β-lactamase), 세포벽합성 단백질효소가 포함되어 있다. 외막은 lipoprotein 고리에 의해서 peptidoglycan과 부착되고, 부착점에 세포질막과 연결되어 있다. 또한 penicillin-binding protein(PBP)는 세포질막에 위치한다.

(2) 그람음성균의 세포벽

그람음성균은 그람양성균보다 구조적 · 화학적으로 더 복잡하다. 그람음성균의 세포벽은 세포질막 외부에 2층으로 되어 있다. 세포질막 바로 가까운 외부에는 얇은 펩티도글리칸(그람양성균 세포벽의 5~10% 무게 정도)있고, 테이코산(teichoic acid)과 지질테이코산(lipoteichoic acid)은 가지고 있지 않다. 또한 펩티도글리칸 외부의 다른 층은 그람음성균에만 유일하게 있는 외막(outer membrane)이 위치하고 있으며, 세포질막 바깥쪽과 외막의 안쪽 사이에는 원형질막 주위 공간(periplasmic space)이 있다. 실질적으로 이 공간은 세균대사의 거대분자를 분해 등에 관여하는 중요한 여러 가지 가수분해효소가 들어 있다.

이들 효소에는 단백분해효소(protease), 인산분해효소(phosphatase), 지질분해효소(lipase), 핵산분해효소(nuclease) 및 탄수화물분해효소(carbohydrate-degrading enzyme)가 있다. 이외에도 원형질막 주위 공간에는 병원성 그람음성균의 용해성 독력인자(virulence factor)인 아교질분해효소(collagenase), 히알루론산분해효소(hyaluronidase), 단백분해효소, 베타락탐파괴효소(β-lactamase)를 가지고 있다. 또한 당수송계, 여러 가지 대사물질이나 화합물의 흡수를 촉진하는 결합단백질(binding protein)도 있으며, 어떤 결합단백질은 외부환경을 감각하는 화학주성계(chemotaxis system) 역할을 할 수 있다. 외막은 지질다당류(lipopolysaccharide, LPS)와 인지질(phospholipd)로 구성되어 있는 그람음성에서만 관찰되는 독특한 구조이며, 특히 LPS는 내독소(endotoxin)와 균체특이항원(somatic specific antigen, O항원)의 두 작용을 가지고 있다.

LPS는 lipid A와 균체 다당류(O polysaccharide)로 나뉘는데, lipd A는 내독소작용을 하고, 다당류는 O 항원이 되며 그 항원 특이성에 대해 수많은 항원형(항원에 의한 분류를 혈청형이라고 한다)으로 분류된다. LPS는 이와 같이 면역반응을 강력하게 자극하는 내독소(endotoxin)로서 그람음성 감염 시에는 여러 가지 병태생리를 일으키게 된다. 또한 외막은 물질의 투과를 억제하는 투과성(penetrability) 성질이 있다. 외막과 포린통로(porin channel)는 대사물질과 분자량이 작은 친수성 항생제를 통과시키나 큰 분자나 소수성 항생제와 리소자임과 같은 단백질에 대해서는 투과장벽으로 작용한다. 베타락탐계열인 페니실린계(penicillin system), 세팔로스포린계 혹은 세펨계열(cephalosporin or cephem system) 등의 항균제는 세포벽합성을 저해하는 항균작용이 있는 것으로 그람양성균과 그람음성균의 항균작용이 다른 것은 그람음성균의 외막 투과성에 차이가 있기 때문이다. 세포벽 합성에 중요한 페니실린 결합 단백질(penicillin-binding protein, PBP)은 세포질막에 위치한다.

(3) Protoplast, Spheroplast, L형균(L-form bacteria)

세포벽이 제거되고, 세포질막만으로 둘러싸여 있는 상태의 균을 세포벽완전제거균(protoplast)이라고 하고, 세포벽 성분이 일부만 남아 있는 것을 세포벽불완전제거균(spheroplast)이라고 한다. 이들은 독자적인 대사와 증식기능을 가지며, 적당한 조건이 되면 원래 균주로 회복한다. 이와 같이 세포벽을 가지고 있지 않는 상태의 균을 L형균(L-form bacteria)이라고 한다. 베타락탐계(β-lactam system) 항균제 투여로 병원균이 L형균이 되어 만성 질환의 원인이 될 수가 있다. 세포벽완전제거균이나 세포벽불완전제거균은 막대균일지라도 외형은 원형을 하고 있다. 세포벽의 펩티도글리칸은 리소자임(lysozyme)과 EDTA와 같은 성분에 의해서도 파괴되며, 그람음성균은 펩티도글리칸 층이라는 외막이 있기 때문에 리소자임에 소화되지 않는다.

2) 세포막

세포막(cytoplasmic membrane)은 세포질(cytoplasm)을 둘러 싸고 있으며, 바깥쪽은 세포벽이 인접하고 있는 5~10 nm 정도의 얇은 막구조로 구성되어 있다.

세균인 경우 단백질 60~70%, 인지질 30~40%로 구성되어 있는 인지질 이중층(phospholipid bilayer)로 되어 있으며, 단백질과 인지질 이중층은 유동모자이크형(fluid mosaic model)로 존재한다. 원핵세포인 세균의 세포막에는 스테로이드(steroid, 예로써 콜레스테롤 성분)는 없으나(예외; *Mycoplasma*는 스테로이드가 있음), 진핵세포인 진균 같은 균에는 세포막에 스테로이드가 있다.

물질수송, 에너지생산, 단백질합성, 세포벽합성 등 많은 기능이 세포막에서 이루어진다. 진핵세포의 미토콘드리아에서 작용하는 전자전달과 adenosine triphosphate (ATP)를 생성한다. 또한 수송단백과 막전위를 유지하는 이온펌프를 가지고 있어서 균체내외의 물질 투과를 조절하는 삼투압 장벽(osmotic barrier)의 역할을 하고 있다. 세포벽의 투과성(penetrability)에 대하여 세포질막의 투과성(permeability)의 영어 표현은 각각 다르다. 낮은 삼투압에서 세포 내용물이 유출되어 세포막만 남게 되는데, 이것을 빈껍질세포(ghost cell)라고 한다.

3) 세포질

세포질은 얇은 반투과성의 세포질막으로 둘러싸여 있으며, 내부는 염색체(핵양체, nucleoid), 단백합성에 관여하는 리보솜(ribosome), 세포질과립(봉입체, inclusion body), 대사물질(mRNA, 단백질, 당류, 아미노산, 무기물 등) 및 액체성분으로 되어 있다. 균종에 따라서는 이염소체 과립(metachromatic granule 혹은 volutin granule), 다당체 과립, 유전에 관여하는 DNA (plasmid) 등이 포함된다.

리보솜은 리보핵산(RNA, ribonucleic acid) 단백질의 과립이다. 핵은 환상의 2개 사슬 즉, 데옥시리보핵산(DNA, deoxyribonucleic acid) 분자를 주성분으로 하는 섬유이다. 세균은 핵막을 가지고 있지 않는 점이 고등생물의 핵과 다르다. 그 밖에 소포체, 미토콘드리아 등 분화한 막구조도 존재하지 않는다. 산화-인산화계에 관여하는 효소들이 세포질막에 있고 해당작용계와 중간대사의 효소가 세포질 내에 들어 있다. 또한 세포질막이 세포질 내로 주름 잡혀 있는 작은 주머니 모양의 메소솜(mesosome)은 세포분열 시에 딸세포의 염색체가 결합되어 분리되는 닻(anchor) 역할을 한다.

(1) 세균염색체

염색체(chromosome)란 유전정보를 담고 있는 DNA가 모여서 이루는 구조물로 핵 속에 위치하며, 진균과 같은 진핵세포에서는 염색체(chromosome)에 핵양체(nucleoid)와 세포질 간에 경계가 뚜렷한 핵막이 있으나, 세균과 같은 원핵세포는 핵막이 없기 때문에 이러한 명확한 경계가 없다.

세균염색체에는 이중사슬 원형의 DNA (double-standed circular DNA)로 구성되어 있고, 한 가닥의 염색체가 세포질 내에 유리되어 있으며, 어떤 경우는 세포질막에 직접 부착되어 있다. 세균의 염색체는 일배체(haploid)로, 이배체(diploid)인 사람의 체세포보다 여러 가지 돌연변이가 일어나기 쉽다. 세균의 유전인자에는 염색체성인 것과 염색체 외의 세포질성인 것이 있다. 즉 핵염색체 외의 세포질 속에 있는 유전자 DNA를 플라스미드(plasmid)라고 한다.

플라스미드는 염색체 DNA와 같이 이중나선 구조를 가지고 있는 DNA이며, 세균의 생존을 위해서 꼭 필요한 것이 아니다. 핵염색체와 별도로 떨어져 세포질 속에 있으며, 자율적으로 복제될 수 있고, 동종 또는 이종 세균 간에 교환되거나 세균 염색체에 통합될 수 있다. 보통 접합 플라스미드(conjugative plasmid)는 접합(conjugation)을 통하여 세균 간에 전달되며, 플라스미드가 접합에 의해 전달되지 않는 것을 비접합플라스미드(nonconjugative plasmid)라 한다. 비접합플라스미드는 형질도입이나 형질전환에 의해서 다른 균으로 이행할 수 있다. 한편 같은 플라스미드는 한 개의 세포 내에서는 공존할 수 없는 성질이 있는데 이것을 불일치성(incompatibility)이라고 하며, 이 성질을 이용해서 플라스미드를 분류할 수 있다. 플라스미드는 배양 중에 자연히 상실되는 수도 있다. 또한 아크리딘(acridine)계 색소를 배지에 넣어줌으로써, 효과적으로 제거할 수가 있다. 플라스미드는 항균제내성, 독소생산 및 항생물질 생산 등의 의학적으로 중요한 새로운 형질을 발현할 수 있다. 전위유전 단위 또는 트랜스포존(transposon)은 세균의 염색체, 플라스미드, 세균파지상에서 이동하여 삽입되면 특정 유전자의 기능을 상실시키거나 활성화시키는 다양한 변이를 유발시킬 수 있다. 가장 단순한 형태의 전위유전 단위는 삽입서열(insertion sequence)이다. 전위유전 단위는 플라스미드와는 달리 독립적으로 복제될 수 없으며 수용체 DNA의 일부분으로 복제된다. 보통 플라스미드에는 다수의 약제내성 유전자를 운반하는 전위유전 단위를 가지고 있다.

(2) 리보솜

세균의 리보솜(ribosome)은 세포질 내에 다수의 리보솜 입자가 균일하게 포함되어 있다. 리보솜은 RNA와 단백질로 구성되어 있고, 리보솜은 단백질 합성에 관여하며, 리보솜의 긴 사슬의 집단을 무리리보솜(polyribosome 또는 polysome)이라고 한다.

원핵세포인 세균의 리보솜은 진균과 같은 진핵세포의 리보솜보다 크기가 작다. 리보솜은 30S와 50S 소단위로 구성되어 있고 합쳐지면 70S 리보솜을 이룬다. 세균의 70S 리보솜은 진핵세포의 40S와 60S 소단위로 구성된 80S 리보솜과는 크기와 조성이 다르다. 스트렙토마이신(streptomycin)은 30S 리보솜과 에리스로마이신(erythromycin)은 50S 리보솜과 특이적으로 결합하여 단백질 합성을 저해하는 항균제이다. 이와 같이 특이적으로 항생제의 선택독성(selective toxicity)을 나타내는 주요 표적(target)이 된다.

세균 리보솜 50S 입자는 23S와 5S의 2개 RNA와 34종류의 단백질이 된다. 30S 입자는 16S RNA와 21종류의 단백질에서 생긴다. 핵막이 없는 세균은 단백질 합성에 조절기능이 단순하여 전사와 해독이 동시에 연속적으로 일어난다. 즉 DNA는 만들어진 mRNA는 리보솜과 결합하여 단백질 합성을 시작하며, 1개의 mRNA는 다수의 리보솜과 결합하여 무리리보솜을 만든다.

(3) 봉입체

세균의 세포질 내에 포함되어 있는 작은 소체를 봉입체(inclusion body) 또는 과립(granule) 또는 소포(vesicle)라고 부른다. 이러한 세포질에 있는 봉입체는 영양소의 보존 장소이며, 다당류, 지방, 다인산염 등의 영양소를 저장하는데 세포질 봉입체는 적절한 염색으로 확인할 수 있다.

다인산염 과립(polyphosphate granule)을 이염색과립(metachromatic granule) 또는 회전과립(volutin granule)이라고 부르는데, 그 이유는 세균 염색 시에 염색성이 다르게 나타나기 때문이며 이염색과립은 디프테리아 균 동정에 유용하게 사용된다. 장내세균 일부는 다당체 과립인 글리코겐 과립을 일정한 장소에 저장하고 있으며 일부 *Bacillius* 균종과 *Pseudomonas* 균종은 굴절률이 높은 β-hydroxybutylate 과립을 함유하고 있으며, 지질을 염색하는 색소로 염색할 수 있다.

4) 외부 구조

(1) 아포

세균 중에는 아포(spore, 또는 내아포, endospore 라고 부름)를 형성하는 균종이 있는데, 그람음성균은 아포를 형성하지 못하고, 그람양성 막대균의 일부인 바실루스균 속(*Bacillus*)과 클로스트리디움균 속(*Clostridium*)은, 어떤 발육조건 때문에 균체 내 중앙부(cetral) 또는 아말단(subterminal) 또는 말단(terminal)에 아포(spore)를 형성한다. 아포의 위치와 크기는 세균의 균종에 따라 다르기 때문에 감별에 이용되고 있다.

세균에서는 spore를 아포라고 부르고, 진균에서는 spore를 포자라고 부르는데, 그 기능은 서로 다르다. 즉, 세균의 아포는 단지 생존을 돕는 것이고 생식(reproduction)의 의미는 아니다. 진균은 수많은 포자를 생성하고, 진균의 생존을 돕고, 생식하는 의미를 가지고 있다. 아포는 구조적으로 핵심(core), 핵심을 둘러싸여 있는 피질(cortex)과 아포외층(spore coat)으로 구성되어 있다. 핵심은 외부핵심벽(outer core wall), 세포막, 핵 부위 및 다른 구조로 되어 있다(그림 3-5, 6).

일반적으로 아포형성균은 영양소가 고갈되는 열악한 환경이 되면 증식형 세균이 모든 대사가 정지되는 휴지상태가 되고, 저항력이 강한 아포로 변형하여 수년에서 수십 년간 생존할 수 있다. 아포는 일시적인 휴지기 세포로 주위 환경이 좋아지면 모세포와 동일

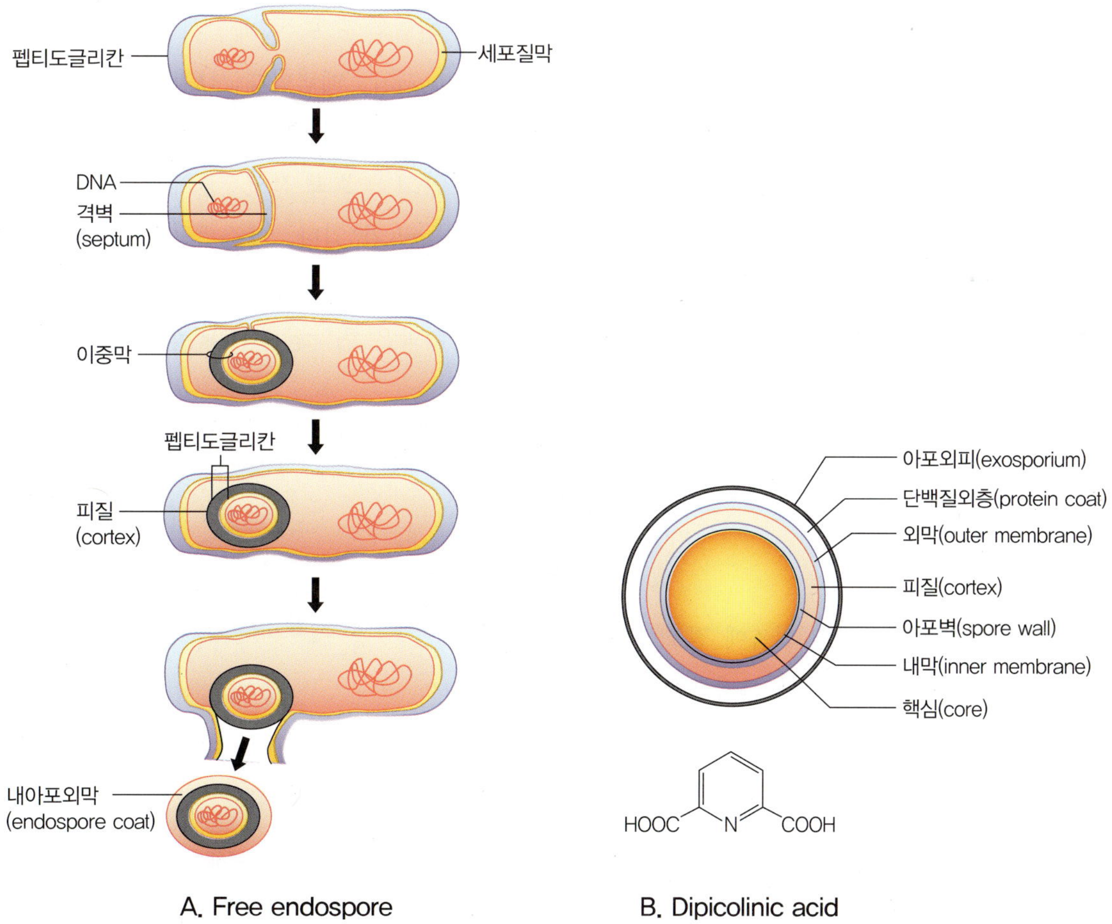

그림 3-5. 아포의 구조와 아포 형성과정. (A) 아포의 형성과정 (B) 아포의 구조

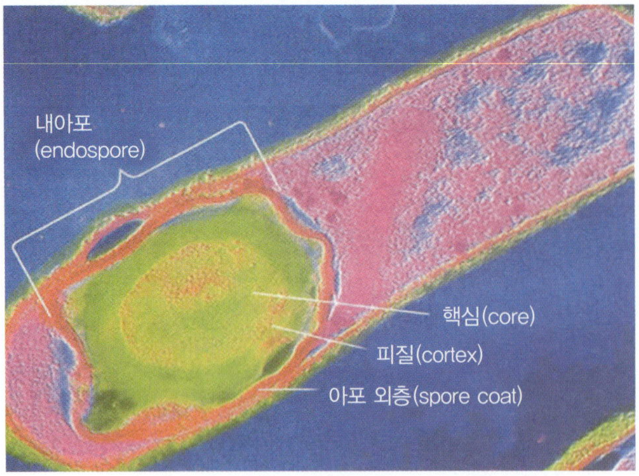

그림 3-6. 전자현미경으로 관찰한 *Clostridium perfringens*의 아포구조

한 한 개의 증식형균체를 형성하는 일종의 재생기관이다. 이에 반하여 아포를 형성하지 않는 균을 영양형(vegetative form)이라고 한다.

아포의 핵심에는 고농도의 칼슘과 dipicolinic acid(DPA)가 포함된 치밀한 단백층으로 둘러싸여 있다. 이와 같이 아포는 그 주위에 두꺼운 껍질을 만들기 때문에 건조, 고열, 산과 염기(acid and base), 방사선, 소독약과 같은 화학제에 대하여 매우 저항력이 강하다. 아포는 모든 생명체 중에 열에 대한 저항성이 가장 강한 구조로 100℃ 가열로는 사멸되지 않기 때문에 간헐멸균법이나 가압증기멸균법[121.3℃, 1.1 kg/cm^2(15 파운드), 15~20분]으로 대부분 멸균이 가능하다.

(2) 협막

일부 세균 중에는 균체 세포벽의 외측에 점조성 층을 가진 것이 있는데, 외계와 경계가 분명하고 비교적 치밀한 다당류로 구성된 당질층(glycocalyx)을 협막(capsule)(그림 3-7)이라 하고, 비교적 느슨한 표면 부착물이며, 외계의 경계가 분명치 않은 것을 점액층(slime layer) 혹은 피막(envelope)이라고 한다. 협막은 주로 다당류로 구성되어 있으며, 예외적으로 탄저균(*Bacillus anthracis*)은 폴리펩티드로 구성되어 있다.

협막의 기능은 생체 내(*in vivo*)에서 증식했을 경우 외래인자(예: 리소자임, 보체, 파지 등)에 의한 용균작용이나 식균작용(phagocytosis)을 막는 작용을 갖고 있다.

협막이 있는 세균은 대개 독력(virulence)이 강하다. 협막은 항원성이 있으며, 협막항원(capsular antigen, K 항원)의 특이성에 의해 세균이 분류되는데, 특히 장티푸스균(*Salmonella* Typhi)에서는 발병인자로 작용하기 때문에 Vi항원이라고 부른다.

특이항체와 협막이 항원-항체반응을 일으키며 협막이 뚜렷이 보여 마치 팽창한 것처럼 보이는데, 이것을 협막팽화시험(Quellung test 혹은 capsule swelling test)이라고 부르며, 협막이 있는 세균의 혈청형을 알아내는 데 이용된다. 협막을 가진 대표적인 세균으로써, 폐렴알균 또는 폐렴사슬알균(*Streptococcus pneumoniae*), 폐렴막대균(*Klebsiella pneumoniae*), 탄저균(*Bacillus anthracis*), *Haemophilus influenzae* 등이 있고, 효모진균 중에는 *Cryptococcus neoformans*가 있다. 페스트균(*Yersinia pestis*)의 경우는 피막(envelope)이라고 불리는 단백성의 협막이 있다. 협막은 협막염색(Hiss 염색)에 의해서 광학 현

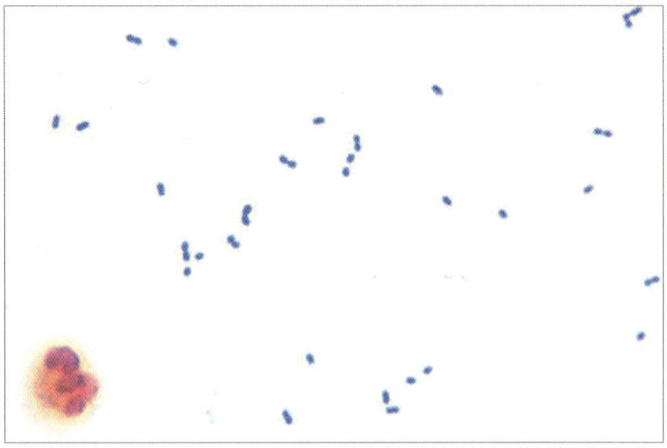

그림 3-7. 혼탁된 척수액에서 그람염색된 폐렴알균 (*Streptococcus pneumoniae*).
1개의 다형핵백혈구와 그람양성 란셋트 모양의 쌍알균 주위에 협막이 뚜렷하게 보인다.

미경으로 볼 수 있으며, 단염색 혹은 그람염색에서는 균체주위에 투명상(halo)으로 관찰될 수가 있다(그림 3-7).

(3) 편모

편모(flagella)는 화학주성에 따라 영양물질을 향하여 접근하기도 하고, 유해물질로부터 기피하는 운동기관이다. 편모는 나선형으로 꼬인 소단위 단백질(flagellin)로 되어 있고, 기저소체(basal body), 갈고리(hook) 및 미세섬유(filament)의 세 부분으로 구성되어 있다. 운동성 세균은 균체 주위에 1개에서 수백 개의 단백질 편모를 가지고 있다. 편모의 수 및 위치는 세균의 종류에 따라서 다르다(그림 3-8). 또한 그 파장도 균종에 따라 특징이 있다. 편모는 단백질이므로 항원성을 가지고 있으며 H (flagella)항원이라고 한다.

① 무편모균(atrichous flagella) : 세균성 이질균(*Shigella* species)과 같이 편모가 없는 세균

② 단편모균(monotrichous flagella) : 콜레라균과 같이 1개의 편모를 가진 세균

③ 양편모균(amphitrichous flagella) : 나선균과 같이 양쪽에 한 개씩의 편모가 있는 세균

④ 총편모균(lophotrichous flagella) : 서교열(rat-bite fever)의 원인균인 *Spirillum minus*와 같이 양쪽에 많은 수의 편모를 가진 세균이나 혹은 *Pseudomonas fluorescens*와 같이 한쪽의 극성쪽에만 많은 수의 편모를 가진 세균

⑤ 주편모균(peritrichous flagella) : 장티푸스균과 같이 대부분의 장내세균은 균체 주변에 편모를 가지고 있다.

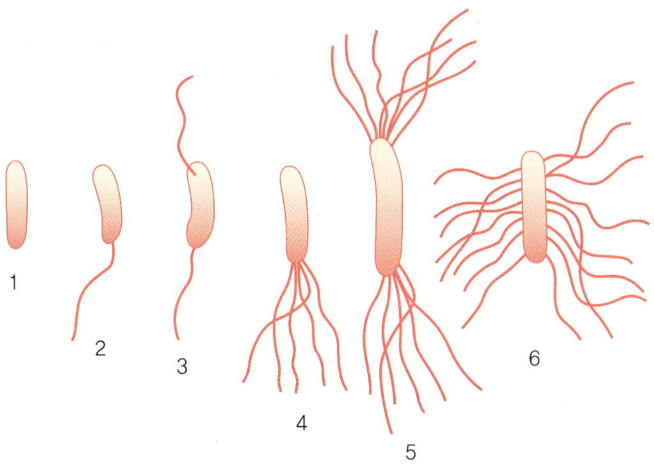

그림 3-8. 편모의 위치와 종류
1. 무모균, 2. 단모균, 3. 양모균, 4와 5. 총모균, 6. 주모균

(4) 섬모

섬모(fimbriae 또는 pili)는 그람음성과 그람양성균의 표면에서 부착되는 편모보다 훨씬 작은 미세섬유로써 전자현미경으로만 관찰되는 부가기관이다. 섬모는 피린(pilin)이라는 부르는 섬모단백질 소단위(subunit)의 집합체로서, 운동성과는 관계가 없다.

세균의 섬모는 다른 세균이나 세포의 표면에 부착하는 기능을 갖는 ① 균체섬모(somatic pili)와 세균 접합에 의해서 유전물질을 전달하는 ② 성세포(sex pili)로 분류된다. 이들 섬모의 두 가지 기본적인 기능은 첫 번째로 균체섬모는 다른 세균이나 세포의 표면에 부착하는 기능을 갖는 부착인자이다. 그러므로 정착 인자라고도 부른다. 예를 들면, 부착소(adhesin)로서의 섬모는 임균(*Neisseria gonorrhoeae*), 대장균(*Escherichia coli*) 등의 중요한 발병인자이다.

균체섬모는 세균이 숙주세포에 접착할 때 숙주 측의 수용체(receptor)를 인식해서 결합에 의해서 부착하고, 세균의 숙주 내에 집락을 형성하여 감염에 큰 역할을 하게 된다. 이와 같이 세균섬모의 유무는 세균의 병원성과 관계가 있다. 숙주세포의 수용체는 일반적으로 세포막의 당단백질과 당지질이다. 섬모는 당질의 구조를 인식해서 숙주세포의 표면에 결합하는데, 대장균의 섬모는 만노스(mannose)나 갈락토오스(galactose)를 가진 수용체와 결합한다. 섬모가 부착되었을 때 질병을 일으킬 수 있는 능력을 가지며, 섬모가 없어지면(유전적 돌연변이 결과) 질병을 일으키는

능력을 상실한다. 두 번째 기능은 생식에 도움을 준다. 즉 F플라스미드에 의해 발현되는 성세포(F-pili)는 세균접합(conjugation)으로 세균간의 부착과 공여세포로부터 피전달균에 유전물질을 전달하는 수송관 역할을 한다. 이와 같이 성섬모인 성세포는 세균이 서로 접합하여 유전자를 전달하는 기능을 갖는다. 이러한 섬모를 성섬모(sex pili)라고 하며 세포당 소수(10개 이하)가 존재한다.

CHAPTER 04

세균의 영양 및 증식

학/습/목/표

1. 세균의 발육과 성장에 필요한 영양물질을 설명한다.
2. 세균의 발육환경을 설명한다.
3. 세균의 발육과 증식곡선을 설명한다.

1 세균의 발육과 성장에 필요한 영양물질

세균의 발육은 복잡한 생화학 반응의 연속이다. 생물이 구성성분의 합성을 동반하여 크기가 불어나는 것을 발육(growth)이라 하고, 개체의 수가 많아지는 것을 증식(multiplication)이라고 한다. 세균은 엄밀하게는 발육의 결과증식이 일어나기 때문에 발육을 증식과 같은 의미로 사용되는 경우가 많다. 세균은 하나의 세포로부터 두 개의 세포가 생산되는 이분열(binary fission)로 증식한다.

세균이 증식하기 위해서는 균체 성분의 합성 및 에너지 획득을 위한 물질을 섭취해야 하는데, 이러한 물질을 영양소(nutrient)라 한다. 또한 증식에는 수분, 온도, pH(수소이온농도), 산소, 탄산가스 등의 환경조건이 적절해야 한다.

1) 영양소(세균증식에 필요한 조건)

세균은 탄소원과 같은 무기물만으로 증식할 수 있는 자가독립영양균(autotroph)과 유기물을 필요로 하는 종속영양균(heterotroph)이 있다. 대부분의 병원성균은 종속영양균이기 때문에 아래와 같은 종속영양균에 대하여 기술한다. 세균증식에 필요한 영양소는 세균이 증식하기 위해서는 ① 탄소원 ② 질소원 ③ 무기염류 ④ 발육인자 및 ⑤ 물을 필요로 한다.

(1) 탄소원

대부분의 세균은 포도당을 비롯한 당류 등의 유기화합물을 탄소원 및 에너지원으로 이용하는데, 구연산(citric acid), 타르타르산(tartaric acid), 말산(malic acid) 등의 유기산이나 알코올도 탄소원으로 사용한다. 많은 종류의 세균들이 아미노산, 지방산, 유기산, 당 질소를 함유한 염기, 방향족 화합물 등 많은 종류의 유기물을 이용하는 것으로 나타났다. 건조 무게에 미뤄볼 때 일반적인 세포는 탄소가 약 50%이고 탄소가 모든 고분자 물질의 주요 구성성분이다.

(2) 질소원

탄소 다음으로 세포에 많이 함유되어 있는 성분은 질소이다. 일반적인 세포는 건조무게의 약 12%가 질소화합물로서 단백질, 핵산 형태로 존재한다. 질소는 유기적 형태와 무기적 형태가 모두 자연계에서 발견된다. 그러나 자연계에서 이용할 수 있는 대부분의 질소는 NH_3나 NO_3^- 또는 N_2 형태의 무기질소 형태이다. 대부분의 세균은 암모니아를 질소원으로 이용할 수 있으며, 질산염을 이용하는 세균도 많다 하지만 질소기체(N_2)는 질소고정세균(nitrogen fixing bacteria)과 같은 몇몇 세균만이 질소원으로 이용할 수 있다.

균체의 성분은 대부분 단백질로 구성되어 있기 때문에 질소원은 각종 아미노산 합성에 필수적이다. 대부분의 병원성 세균은 아미노산, 펩톤, 단백질 등의 질소원으로 이용하고, 대장균 등의 장내세균은 암모늄염, 아질산염, 질산염 등의 무기질소를 이용할 수가 있다. 질소원은 각종 아미노산 합성에 필수적이다.

(3) 무기염류

무기염류로서는 인(P), 황(S), 탄소(C) 등이 비교적 많은 양을 필요로 한다. 인은 인산염으로서 ATP, 핵산, NAD 및 NADP 등의 보조효소의 구성원소로서 필수적이고 황은 메티오닌(methionine), 시스틴(cystine) 등에 포함된 아미노산의 구성성분으로서 필요하다. 효소활성화에는 K^+, Na^+, Mg^{2+}, Ca^{2+}, Fe^{3+} 등의 양이온과 Cl^-, PO_4^{3-}, SO_4^{2-} 등의 음이온을 필요로 한다. 이러한 무기이온들은 사용되는 배지에 함유되어 있으므로 배지에 첨가할 필요는 없다.

(4) 발육인자

세균의 증식에 필수적이지만 세균 스스로 합성할 수 없는 물질을 발육인자(growth factor)라고 한다. 발육인자로는 비타민(Vitamin B_1, B_2, B_6, B_{12}, nicotinic acid, folic acid 등), 아미노산, 퓨린(purine), 피리미딘(pyrimidine) 등이 있으며, 세균에 따라 필요로 하는 발육인자가 다양한다. 예를 들면, *Haemophilus influenzae*는 헤민(hemin)은 X인자, NAD (nicotinamide adenine dinucleotide)는 V인자를, *Legionella*는 시스테인(cysteine)과 철(Fe)을 발육인자로 필요로 한다.

(5) 물

세균 균체의 75~85%는 수분이고, 균체 내의 화학반응은 수분의 존재하에서 이루어지며 또한, 영양소는 수용액상태에서 균체 내로 섭취된다. 세균의 증식에는 충분한 수분이 필요하고 건조 상태에서는 영양소가 충분해도 증식할 수 없다. 진균류는 수분량이 적은 상태에서도 증식할 수 있다.

2) 증식인자

(1) 산소

유리산소(O_2)의 영양의 정도에 따라서 나누면 다음과 같다.

① **절대산소성균**(obligate aerobe)

증식에 산소를 필요로 하는 균이며 산소가 없으면 증식 못하는 세균이다. 산소를 이용한 호흡에 의해서 에너지 대사를 행한다.

예) 결핵균(*Mycobacterium tuberculosis*), 녹농균(*Pseudomonas aeruginosa*), 백일해균(*Bordetella pertussis*)

② **절대무산소성균**(obligate anaerobe)

산소가 없는 상태에서만 증식할 수 있는 세균이다.

산소는 증식에 장애가 되며 산소 존재하에서는 세균은 사멸되기 때문에 증식할 수가 없고, 발효에 의해서 에너지대사를 한다.

예)파상풍균(*Clostridium tetani*), *Clostridium perfringens*, 보툴리누스균(*Clostridium botulinum*). *Bacteroides*

③ **조건무산소성균**(facultative anaerobe)

산소성으로도 무산소성으로도 증식되는 세균이다. 에너지대사는 산소의 존재하에서 호흡을, 무산소 상태에서는 발효를 행하는 균으로는 대장균(*Escherichia coli*), 이질균(*Shigella*)이 있고, 산소유무에 관계없이 발효만을 행하는 균은 사슬알균(*Streptococcus*), 젖산균(*Lactobacillus*)이 있다. 젖산균은 무산소성 상태일 때 발육이 좋고, 산소내성균이다.

임상에서는 조건무산소성균도 산소성균이라고 부르는 경우가 많다.

④ **미산소성균**(microaerophile)

산소가 감소된 환경에서만 증식할 수 있고 산소성이나 무산소성으로는 증식 못하는 세균이다.

예) 캄필로박터(*Campylobacter*), 헬리코박터(*Helicobacter*)는 산소농도가 5%에서만 증식하기 때문에 미산소성균이라고 한다.

(2) 탄산가스

탄산가스(CO_2)는 모든 세균의 증식에 필수적이지만 보통은 유기산의 분해 대사 때에 균 자체에 의해서 생산되는 양으로 충분하다. 그러나 임균(*Neisseria gonorrhoeae*), 수막염균(*Neisseria meningitidis*), 캄필로박터(*Campylobacter*), *Brucella abortus* 등의 증식에는 5~10%의 탄산가스가 필요하다. 대기 중에 탄산가스 농도는 0.03%이기 때문에, 5~10% 탄산가스를 공급하기 위해서는 간단한 양초단지법(candle jar method)이나 탄산가스 배양기(CO_2 incubator)를 이용한다.

(3) 온도

세균증식에 가장 적당한 온도를 최적온도(optimum temperature)라 하며, 증식 가능한 온도는 균종에 따라 다르다. 최적온도에 따라 세균을 다음과 같이 세 가지로 나눌 수 있다.

① **저온세균**(psychrophile)

최적온도는 15~20℃, 증식가능온도의 범위는 0~30℃, *Pseudomonas* 균속 등으로 바다 밑의 물속에 사는 세균이다. 냉장고 내에 보관된 수혈용 혈액에서 저온균이 증식할 수 있고, 또 냉장고에 저장된 식품에서도 저온균에 의해서 부패할 수 있는 이유이다.

② **중온세균**(mesophile)

최적온도는 30~37℃, 증식가능온도의 범위는 30~43℃, 사람에게 감염을 일으키는 병원성균은 여기에 속하는 것이 많다.

임상검체에서 분리되는 병원균의 대부분은 인체 체온 전후에 최적온도를 갖는 중온균이며 자연계에서는 저온균에 속하는 것이 많다. 임균이나 수막염균은 35~37℃와 같이 폭이 대단히 좁은 증식온도가 있는 곳에서부터 10~45℃의 폭넓은 포도알균이나 *Bacillus*와 같은 균도 있다.

③ **고온세균**(thermophile)

최적온도는 55~60℃, 증식가능온도의 범위는 50~90℃, 온천수에서 발육할 수 있는 세균으로 대부분은 *Bacillus*균속이며, 특히 PCR 반응에 사용된 *Taq* polymerase는 온천수에 살고 있는 Thermus aquaticus로부터 분리한 DNA 중합 효소이다.

(4) 삼투압 및 이온강도

세균은 삼투압 및 이온강도의 변화에는 꽤 적응할 수 있다. 대부분의 세균은 10 mOsm (milliosmolar, 밀리오스몰 : 삼투압농도) 정도에서 600 mOsm 정도의 삼투압에서 발육할 수 있다.

세균의 증식에는 외부환경의 이온강도나 삼투압을 보통은 엄밀하게 조정할 필요는 없다. 그러나 해수 중에 생식하는 세균(*Vibrio*) 등은 고삼투압(또는 이온강도)이 아니면 발육할 수 없는 균도 있다. 이와 같이 고염성 농도를 요구하는 세균을 일반적으로 호염균이라고 부르며, 호염균(halophile)은 증식을 위해 높은 농도의 식염(1~3% NaCl)이 있어야 하고, 식염이 없으면 증식 못하는 세균이다. 예를 들면, 장염비브리오균(*Vibrio parahemolyticus*)이 있는데 이 세균을 증식시키기 위해서는 배지 속에 1~3% NaCl이 들어 있어야 하며, 식염이 없으면 증식할 수 없고, 증식발육이 가능한 NaCl 농도는 0.5~8% 이다.

증식에 고농도의 식염은 필요 없지만, 고농도의 식염에 내성이 있는 성질을 내염성(halotolerant)이라고 한다. 예를 들면, 포도알균은 다른 대부분의 세균이 증식할 수 없는 7.5% 식염농도에서도 보통은 증식할 수 있고, 10~15% 식염에서도 증식 가능한 내염성이 높은 세균이다.

(5) 수소이온농도(pH)

환경의 pH는 세균의 증식에 크게 영향이 있다. 증식의 최적 pH는 보통은 6~8 범위 내이다.

대부분의 병원균은 중성부근(pH 7.2~7.6)에서 발육한다. 세균 중에는 낮은 pH에 발육하는 것, 즉 pH 1~4에 발육하는 아세토박터(*Acetobacter*), pH 5~6에 발육하는 결핵균(*Mycobacterium tuberculosis*), pH 6.9에 발육하는 레지오넬라(*Legionella*), 알칼리(pH 7.6~8.2)에 발육하는 것(콜레라균, *Vibrio cholerae*)도 있다.

(6) 산화환원전위

배지 중에 수소분자와 산소분자가 들어 있는 비율, 그 밖에 산화력이 있는 물질과 환원력이 있는 물질이 들어 있는 비율 등에 따라 배지의 전위가 정해지는데, 이것을 산화환원전위(oxidation-fermentation potential 또는 redox potential potential, *Eh*)라고 한다. 산화환원 전위는 보통 *Eh* 기호를 사용하고, volt로 표시한다. 보통 배지의 *Eh*는 pH 7.0에서 0.2~0.3 V이고, 무산소성균의 *Eh*는 -0.2 V 이하에서 증식한다. 무산소성균은 배지 내에 산소를 제거하거나 환원물질인 sodium thioglycollate 등의 환원제를 넣어 *Eh*를 낮추면 증식이 촉진된다. 또한 산소성 세균이 증식하면 *Eh*가 저하되며 이차적으로 무산소성균이 증식하기 쉽게 되므로 임상에서는 중요시 되고 있다. 복강 내 농양이나 폐화농증 등에서 산소성균과 무산소성균의 복합감염이 일어나기 쉬운데 이와 같은 것을 이상성 감염(biphasic infection)이라고 한다.

2 세균의 발육과 증식곡선

1) 세균의 발육

세균은 이분열(binary fission)에 의해 증식한다. 분열된 세균은 체적이 증가하며, 막대균에서는 길이가 커진다. 분열 이전에는 우선 핵의 분열이 일어나고, 1개의 세포에 2개의 핵이 있는 상태가 발생한다. 이어서 균체에 잘록 혹은 격벽이 생겨 둘로 분열한다. 이 분열 방법은 대부분의 세포에서 볼 수 있는 유사분열과 다르다. 또한 진균의 증식방법인 분아(bud)와도 다르다. 알균은 1, 2 또는 3방향으로 분열하여 각기 두 개의 딸세포가 생기고, 이 딸세포는 다시 이분열을 하여 증식되어 간다. 사슬알균 등은 한 방향으로 분열하며 또 포도알균, *Peptococcus* 등은 분열방향이 불규칙적으로 분열한다. 막대균(rod 또는 bacillus)은 장축에 수직되게 칸막이를 만들듯이 세포질막이 나와서 세포질이 이분열한 후 이것을 둘러싸서 두 개의 딸세포가 완성되며, 이것을 계속적으로 반복된다. 결핵균(*Mycobacterium tuberculosis*)이나 디프테리아균(*Corynebacterium diphtheriae*)은 분지에 의해서 증식하며, 분열될 때는 모세포와 유전적으로 같은 형질이 딸세포로 전해진다. 한 개의 세균이 이분열로 증식되어 2배가 되기까지 즉, 분열에서 다음 분열까지를 1세대(generation)라고 하며, 2배가 되는 데 소요되는 시간을 세대시간(generation time)이라고 한다.

2) 증식곡선

적당한 액체배지에 소수의 균을 접종(inoculate)하면 세균은 일정속도로 증식되어 간다. 배양액 중에 균수를 측정하여 그래프상에 나타난 것을 증식곡선(growth curve)이라고 한다(그림 4-1). 이와 같은 증식곡선을 다음과 같이 4기로 구분된다.

(1) 유도기(lag phase)

접종 후 0.5~1시간은 균수의 증가가 안보이고, 세균세포가 새로운 환경에 적응하는 데 필요한 시간을 유도기라고 한다. 이 시기는 보통 크기의 2~3배로 커지고 효소활성이 심하게 증대되어 증식개시에 필요한 조건을 정돈하는 시기로 새로운 효소와 보조인자(cofactor) 및 기본적인 대사 중간체를 합성하는 기간이다.

(2) 대수증식기(logarithmic or exponential phase)

일정의 세대시간에서 이분열을 반복하여 균수가 대수적으로 증가하는 시기를 대수증식기(logarithmic or exponential phase)라고 한다. 이것은 일정시간(대장균은 37℃에서 20분) 규칙적으로 이분열을 계속하고 있으며, 세균의 증식은 각 균주 성질에 따른 세대시간과 배양조건에 의해서 결정된다. 대수증식기 기간 동안 세균의 수는 2^n(^{n}은 세대수)으로 증가한다. 최적조건하에서 장염비브리오균(*Vibrio parahemolyticus*)은 5~8분, 대장균(*E. coli*)은 약 20분으로 세대시간이 짧으나, 결핵균은 14~15시간으로 세대시간이 길다. 대장균의 경우 1개의 세균이 10시간에서 2^{10}(약 10^{10})개 정도가 된다. 포도알균이나 장내세균 등의 세균을 항균제 감수성 시험 시 배지에 접종할 세균농도를 맞추기 위해서 tryptic soy broth (TSB) 배지에 세균을 접종

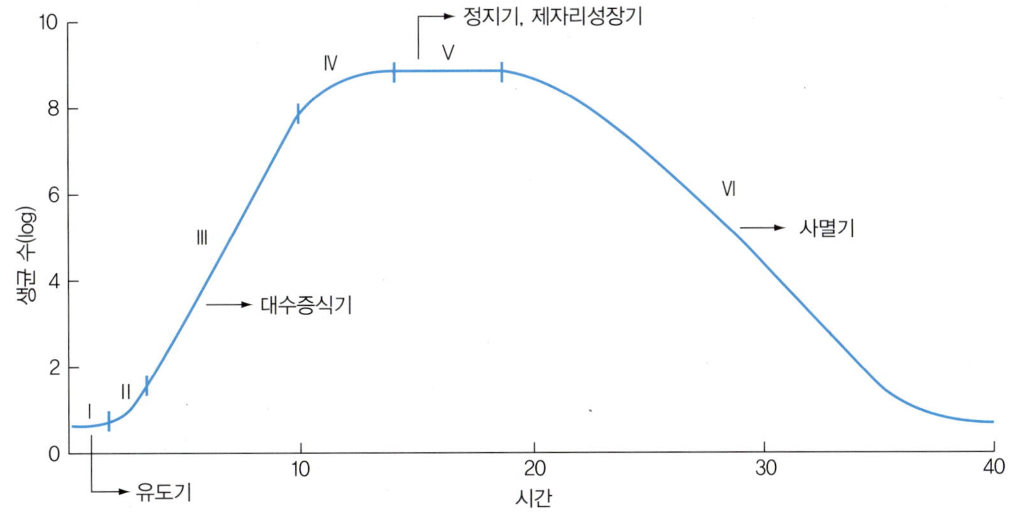

그림 4-1. 세균의 증식곡선

후 37℃에서 2～5시간 배양하는 이유는, 대수적으로 증식하여 대사가 왕성한 대수증식기(약칭, log phase)를 이용하기 위해서이다.

(3) 제자리성장기(stationary phase, 정지기)

대수 증식기가 진행되면 환경 내의 영양분이 적어져서, 대사산물이 축적하여 pH가 변화를 일으키고, 대사가 끝나며 마침내 세균은 증식을 정지하는데, 이 시기를 제자리성장기(stationary phase)라고 한다.

(4) 사멸기(death phase) 또는 감퇴기(declining phase)

제자리 성장기(정지기)를 지나면 세균은 배양시험관 내 영양물질이 소모되고 대사산물이 축적되며, 산소분압이 낮아져 세균이 사멸되기 시작하여 생균수는 점차로 감소하는데, 이 시기를 사멸기(death phase)라고 한다. 사멸된 균수가 증식균수를 상회하고 생균수가 감소하는 시기이다.

고형배지 표면에서 세균은 집단으로 증식하여, 한 개의 세균은 육안으로 볼 수 있는 크기의 집단이 된다. 이것을 집락(colony)이라고 한다. 한 개 집락은 약 10^7～10^8 세균 정도이고, 그 크기는 지름을 mm로 기록하거나, 대(large, >1 mm)로, 중(medium, 1 mm 정도), 소(small, <1 mm) 및 또는 극소(pinpoint)로 표시한다. 그러나 *Bacillus* 균종 중에는 10 mm 이상의 큰 집락을 만드는 균도 있으며, 집락은 크기, 형태, 색깔, 표면, 투명도 및 경도 등으로 세균의 특성을 알 수 있다.

CHAPTER 05

검체의 채취 및 세균의 배양법

학/습/목/표

1. 검사재료의 채취 및 보존에 대하여 설명한다.
2. 세균의 염색법을 설명한다.
3. 세균의 배양법에 대하여 설명한다.

1 검사재료의 채취 및 보존

1) 검사의뢰

환자의 감염증을 진단하기 위해서 임상의사가 미생물검사를 의뢰할 때는 의뢰지에 여러 가지 정보자료를 써서 미생물검사실에 알려야 한다.

즉, ① 의심되는 감염증의 종류, ② 의심되는 병원체, ③ 검체의 종류, ④ 농성검체의 경우는 채취된 해부학적 부위, ⑤ 검체채취 일시, ⑥ 환자의 연령과 성별을 포함한 인적사항, ⑦ 항생제 투여여부, ⑧ 의뢰한 과와 입원실 등을 검사의뢰지에 써야 한다.

미생물 검사방법은 임상증상이나 의심되는 또는 검사하려는 미생물의 종류에 따라서 크게 달라진다. 어느 한 가지 방법으로 모든 미생물의 검사가 되지 않으며 따라서 혈액검사나 화학검사 등의 경우보다 미생물검사를 위해서는 임상소견이 훨씬 더 중요하다. 특히 *Brucella*, *Pasteurella*, *Moraxella*, *Leptospira*, *Vibrio*, *Campylobacter*, *Legionella* 등은 특별한 배지를 써야 배양된다. 결핵균 등의 *Mycobacterium*이나 진균 감염이 의심될 때, *Haemophilus*, 임균 및 수막염균을 배양하고자 할 때도 특수한 배지를 사용하기 때문에 이 세균의 배양목적을 의뢰지에 써야 한다.

2) 검사재료의 채취

미생물의 배양성적을 좌우하는 가장 중요한 것은 적절한 검체이다. 검체가 나쁘면 병원균을 분리할 수 없을 뿐만 아니라, 오염균이 병원균으로 잘못 판단되어 잘못 진단하게 된다. 폐렴환자에서 상기도 분비물이 섞인 객담을 채취하여 배양하면 배양된 정상균무리인

*Klebsiella pneumoniae*가 병원균으로 오인될 수 있다. 근래에 감염을 일으키는 세균의 대부분은 건강인에서 정상균무리로 있는 균종이기 때문에 이러한 잘못된 판단을 할 위험이 크다. 감염증이 의심되면 적당한 시험을 의뢰해야 한다. 즉, 배양검사, 항원과 항체의 혈청학적 검사 또는 핵산의 분자생물학적 검사 등이다.

(1) 검체는 감염이 있는 바로 그 부위에서 채취해야 하며, 인접부위에서 오염 균이 들어가는 것을 막아야 한다.

사슬알균성(연쇄구균성) 선별(streptococcal screening)을 위한 인후면봉(throat swab)은 편도선 주위오목(peritonsillar fossae) 부위나 또는 뒤인두벽(posterior pharyngeal wall)에서 채취해야 하며, 좋지 않은 검체의 예는 :

① 구인두 분비물이나 타액이 섞인 객담
② 창상의 표면에서 채취된 검체
③ 요도 끝을 씻지 않고 채취한 요
④ 질 분비물로 오염된 자궁 내 검체
⑤ 깊은 농양까지 흡인바늘이 들어가지 않은 것을 모르고 채취한 검체 등이다.

(2) 병원균의 분리를 위해서는 가장 적절한 시기를 선택해야 한다.

감염병에서 가장 적절한 검체와 검체채취 시기는 다르다. 장티푸스에서 병의 시기에 따른 배양양성률은 좋은 예이다. 병의 첫 주에는 혈액에서, 제2주와 3주에는 요와 변에서의 분리율이 높다.

혈청 중의 응집항체가는 2주일이 되어야 상승되기 시작한다(그림 5-1). 객담이나 요 등 검체를 24시간 동안 채취하여 모으면 오염이 되거나, 정상균무리가 증식되므로 좋지 않다. 반대로 요의 pH가 5.5 이하이거나, 삼투압이 높거나, 요소 농도가 높으면 일반 세균에 대해 살균작용이 있다. 과거에는 객담이나 요에서의 결핵균 검출률이 높지 않았기 때문에 24시간 검체의 채취가 필요했다. 그러나 지금은 그 방법이 개선되

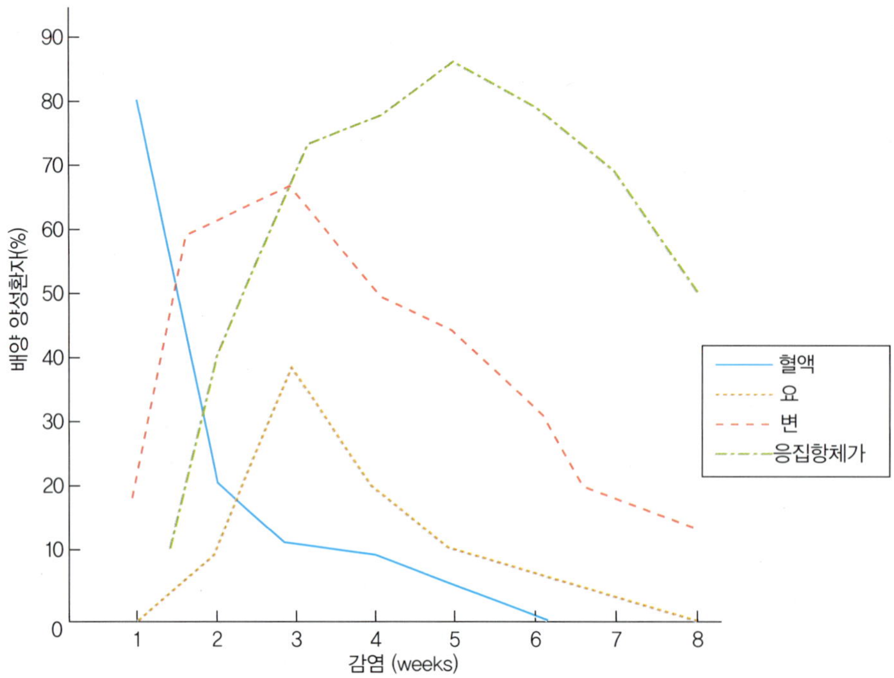

그림 5-1. 장티푸스의 시기에 따른 각 검체에서의 *Salmonella* Typhi 양성률

어서 소량의 검체에서도 양성 결과를 얻을 수 있게 되었다. 결핵균의 검사를 위한 검체로도 이른 아침에 한 번 채취한 농축된 객담이나 요가 더 좋다.

(3) 충분한 양의 검체를 채취해야 한다.

검체별로 채취할 양을 정해야 한다. 대개의 활동성 세균감염에서는 충분한 양의 농을 채취할 수 있으나, 만성이거나 경한 감염에서는 충분한 양을 얻기가 어렵다. 검체를 조금 묻힌 면봉은 마르기 쉬우며, 이런 검체를 검사해서는 양성 결과를 얻기 어렵다. 마른 검체를 접수했을 때는 새로운 검체를 채취할 수 없는지 병실에 문의한다, 새로운 검체를 채취할 수 없을 때는 부적당한 검체일지라도 검사에 쓸 수밖에 없으며, 이 때에는 접수된 검체가 부적합하다는 것을 결과 보고지에 기록해야 한다. 상용검사(routine test)나 또는 Acid Fast bacilli (AFB, 항산성균) 배양 및 진균 배양을 위한 객담이 0.5 mL 정도면 검사하기에 부족하다. 1~3 mL이면 일반세균의 검사에, 10 mL는 결핵균의 검사에 적당하다.

(4) 미생물의 검출률을 높이기 위해서는 적당한 채취기구, 검체용기 및 배양용 배지를 사용해야 한다.

용기는 무균적이고, 검체를 채취하기 좋은 모양이어야 한다. 입구가 좁은 용기로 객담(sputum)이나 요를 환자가 채취하도록 해서는 안되며, 뚜껑이 꼭 맞아서 수송 중에 검체가 새지 않아야 되며 채취기구는 면봉(swab)이 흔히 사용되며 솜으로 만든 면봉에는 지방산이 있고 이것은 예민한 세균에게 해롭다. Calcium alginate나 Dacron (polyester) 섬유로 만든 것이 좋다. 특히 면봉에 묻힌 검체는 될 수 있으면 빨리 처리해야 한다. 사슬알균(연쇄상구균)을 분리하기 위해 인두검체는 말라도 괜찮지만, 다른 면봉은 수송배지에 넣어서 세균이 말라죽지 않게 해야 한다. Stuart, Amies, Cary-Blair 등의 여러가지 상표의 수송배지(transport media)가 있으며 시험관에 만들어서 써도 된다. 보통 세균은 48시간까지 보존된다. 무산소성 세균배양을 위한 검체는 면봉에 채취하는 것보다는 가급적 주사기로 흡인한 액을 쓰는 것이 좋다. 면봉에 채취한 검체이든 흡인액이든 공기 노출을 줄이고, 즉시 배양하는 것이 좋다. 무산소성 배양용 검체가 면봉에 채취되었을 때는 반드시 수송배지에 넣어서 보존해야 하며 여러 가지 수송배지가 시판되고 있다. 수송배지를 만들어 쓸 때는 산소가 들어가는 것을 막기 위해서 질소 가스를 채우고 고무마개로 밀폐한 후 멸균하고, 만든 지 오래되어 산소가 들어간 것은 사용하지 말아야 한다. 이러한 목적을 위해서는 산화환원 지시약인 methylene blue가 첨가되어 있는 Stuart 수송배지가 편리하다. 숯가루(charcoal)가 들은 것은 독성 물질을 흡수하므로 좋지만, 도말표본을 만들기에는 좋지 않다. 수송배지는 산소성, 미산소성, 조건무산소성 등 모든 세균의 보존에 쓸 수 있다. 어떠한 방법으로 수송하더라도 즉시 배지에 접종하도록 해야 한다.

(5) 가능한 항균제 투여 전에 검체를 채취해야 한다.

특히 항균제에 대한 감수성이 큰 세균인 인후검체로부터 *β-hemolytic Streptococcus*, 뇌척수액으로부터 폐렴알균(*Streptococcus pneumoniae*), 수막염균(*N. menigitidis*), *Haemophilus influenzae*, 생식기로부터 임균(*Neisseria gonorrhoeae*)을 분리할 때는 항균제 투여 후의 성적은 좋지 않다. 다른 세균의 배양에 대한 영향은 덜하며 항균제가 투여되었더라도 세균배양을 시도할 수밖에 없다. 살균성(bactericidal)이 아니고 정균성(bacteriostatic)인 항균제가 많이 있으며 이러한 것은 투여했더라도 배지에 접종하여 항균제가 희석되면 세균이 증식될 수 있다. 감염부위의 항균제 농도가 낮을 때도 있다. 따라서 배양은 시도되어야 한다.

(6) 검체용기에는 표지(label, 라벨)를 붙여야 한다.

배양용기에 적어도 아래와 같은 최소정보를 표지에 써야 한다.

① 환자 이름(patient name)

② 환자 번호(patient identification number)

③ 검체 종류(source of specimen)

④ 임상의사 및 의뢰한 관여병실(clinician and requested part or ward)

⑤ 검체채취 일자 및 시간(date. hour collected)

3) 검체의 보존

검체는 채취 즉시 검사실에 보내어 검사해야 정확한 성적을 얻을 수 있다. 예를 들면, 채취한지 오래된 변 중에서 *Shigella*는 죽고, 정상균무리는 증식하므로 *Shigella*의 분비율이 떨어지게 된다. 세균에 따라서는 환자 곁에 배지를 가지고 가서 접종해야 좋은 성적을 얻을 때가 있다. 특히 임균 배양을 위해서는 이러한 접종 방법이 가장 좋다. 대부분의 병원성 세균은 온도의 적은 변화에는 영향을 받지 않으나, 수막알균은 낮은 온도에 노출되면 죽으므로 척수액은 즉시 배양해야 한다.

척수액의 세균검사가 지연되면 실온이나 37℃에 보관한다. 건조되면 살아 있는 세균의 수가 급격히 감소하므로, 면봉에 채취된 검체를 마르게 해서는 안 된다. 세균이 많이 든 검체를 즉시 배양할 수 없을 때는 4~6℃의 냉장고에 보존해야 한다. 요, 변, 면봉에 채취된 각종 검체를 냉장하면 대부분의 병원균이 죽지 않고 보존되며, 또한 정상균무리가 증식하지 못한다. 정상균무리기 증식하여 많아지면 병원균의 분리가 어려워진다. 4일 이상 오랫동안 보존 시에는 -70℃ 저온냉동기(deep freezer)에 보존하는 것이 가장 좋으며, 그러나 검체가 많을 때 -20℃ 냉동기에서도 보존할 수 있으며, 그 기간은 -70℃에 비하여 보존기간이 짧다. 그리고 바이러스 배양을 위해서는 -70℃ 저온냉동기(deep freezer)에 보존해야 하며, 당일 검사 시에는 냉장고(2~6℃)에 보존하면 된다.

(1) 무산소성 배양용 검체의 보존

무산소성 세균은 공기에 노출되면 죽기 쉬우며 따라서 배양성적이 나빠지게 된다. 따라서 검체의 수송을 잘 해야 한다. 산소에 노출되는 것을 막기 위해서는, 우무(한천, agar)나 액체배지에 함께 CO_2나 N_2 가스(산소가 제거된)를 채운 시험관이나 병(Scott laboratories : Gibco diagnostics : BBL 등)의 사용이 권장된다.

검체를 주사기로 흡인했을 때는 주사기에서 공기를 배출시킨 뒤에 고무마개를 통해서 검체를 병에 넣는다. 검사실에서는 주사기로 검체를 병에서 다시 뽑아내어서 배지에 접종하고 무산소성으로 배양한다. 무산소성 병이 없을 때는 검체를 흡입한 주사기의 바늘을 고무마개에 찔러서 막고 검사실로 보낼 수 있다. 이러한 검체는 30분 이내에 배양해야 한다. 면봉으로 검체를 채취할 수밖에 없을 때는 산소가 제거된 시험관에 넣고 멸균한 면봉을 써서 검체를 채취하고 이것을 prereduced anaerobically sterilized (PRAS) transport medium의 고층에 넣는 것이 좋다. 이러한 배지는 시판되는 것이 외국에서는 널리 쓰이고 있지만 만들어서 쓸 수도 있다. 고무마개가 꼭 맞는 시험관에 Stuart, Amies 및 Cary-Blair (Difco)의 수송배지(표 5-1)를 분주하고 질소가스를 채운 뒤에 고무마개를 막는다. 고무마개가 벗겨지지 않게 시험관을 누르고서 가압증기멸균하면 수송배지의 보존기간이 길어진다.

Anaerobic Culture (Bacton Dickinson)에는 수송배지가 들어 있어서 검체가 마르지 않으며, 또한 무산소성 조건을 만드는 화학약품이 들어 있다. Bio-Bag (Bacton Dickinson)이나 Gas Pak Pouch (BBL)는 무산소성 배양을 위해서 뿐만 아니라 주사기로 흡인한 검체나 조직 검체를 보존하기 위해서 쓸 수도 있다.

표 5-1. Stuart 수송배지

Sodium chloride	3.0 g
Potassium chloride	0.2 g
Disodium phosphate	1.25 g
Monopoptassium phosphate	0.2 g
Sodium thioglycollate	1.0 g
Calcium chlortide	10.0 g
Magnesium chloride	10.0 g
Methylene blue	10.0 g
Agar	4.0 g
증류수(distilled water)	1,000 mL
pH = 7.3	

무산소성 방법은 산소성이나 미산소성 세균 등 모든 세균의 보존에 적절하다.

4) 검체의 수송

외국에서는 먼 곳에 우편으로 검체를 보낼 수 있다. 바이러스 분리를 위한 검체는 냉장 또는 냉동된 상태로 보내야 하지만 분리된 세균을 보낼 때는 상온에서 보낼 수 있다. 우편으로 미생물 검체를 보낼 때는 용기가 깨지지 않게 해야 하고 혹시 깨지더라도 새지 않게 포장해야 한다. 미국의 규정은 미생물 검체를 우편으로 보낼 때는 50 mL 이하의 검체를 새지 않는 용기에 넣고 이것을 다시 흡습성 물질을 채운 새지 않는 용기에 넣는다. 이것을 단단한 종이 용기에 다시 넣는다. 겉포장에는 'Etiological agent/Biomedical material'이라고 표지를 붙여야 한다.

5) 검사실에서의 검체의 처리

검사물을 받으면 검사실에서는 가장 적절한 방법으로 검사가 진행되게 해야 한다. 모든 검체를 접수 즉시 검사하는 것이 가장 좋은 성적을 얻게 되지만 즉시 검사하는 일이 늘 가능하지는 않다. 즉시 검사할 수 없을 때는 대부분의 검체는 4~6°C에 보존하는 것이 좋다. 그러나 백일해균(*Bordertella pertussis*) 배양을 위한 검체는 즉시 접종하는 것이 가장 좋다. 임균이나 수막알균 배양을 위한 검체도 즉시 접종해야 좋지만 즉시 접종할 수 없을 때는 실온에 보존해야 한다. *Clostroides difficile* 독소 검사를 위한 변검체는 즉시 냉동시켜야 한다. 냉장할 수 있는 기간은 검체에 따라서 다르다. 무산소성 배양용 이외의 창상 검체나, 비뇨생식기, 인두, 변, 객담검체는 2~3시간 냉장해도 병원균의 감소는 거의 없다. 요 검체는 냉장하면 24시간까지는 결과에 차이가 없다. 결핵균 검사용 요 검체는 24시간까지 보존하면 성적이 좋지 않게 된다. 위액이나 절제한 폐 조직 속에 있는 결핵균은 쉽게 죽으므로 접주 즉시 배양해야 한다. 진균 검사용 모발이나 피부 찰과물은 실온에 수일간 두어도 된다. 그러나 전신진균증 진단을 위한 객담, 기관지 분비물, 골수, 농성검체 등은 즉시 접종해야 한다.

검체의 평가 : 접수된 미생물 검사용 검체는 검사에 적합한 것인지를 육안이나 현미경으로 판단해야 한다.

다음과 같은 검체는 새 것을 받도록 하는 것이 좋다. ① 채취방법이 잘못된 것, ② 양이 적은 것, ③ 용기가 부적당한 것, ④ 검체의 배달이 지연된 것.

검체의 냄새가 나쁜지, 액체 검체가 농성인지, 가스나 유황과립이 있는지 등을 관찰한다. 또한 검체 중에 이물질이나 색소가 들어 있지 않는지 본다. 현미경으로 검사하는 것은 대단히 중요하다. 호중구의 수와 비율은 염증반응의 정도와 급성여부를 알게 한다. 또한 세균, 균사, 효모양 진균 등이 있으면 예비 진단을 내려 치료를 시작하게 할 수 있다.

습윤표본(wet mount)을 위상차나 암시야 현미경으로 관찰하면 세균의 운동성, 나선균, 아포 등을 볼 수 있다. 염색이 잘 안되거나, 배경 때문에 잘 안보일 때는 giemsa, wright 혹은 acridine orange 염색이 도움이 된다. 객담이 검사에 적당한 것인지 보기 위해서는 그람염색표본을 현미경으로 관찰한다. 농성부분을 택하여 도말하고 그람염색을 한다. 100배 확대로 경검하여 편평상피세포의 수와, 다형핵 백혈구와 대식세포를 합한 수를 센다. Bartlett법 및 Murray와 Washington법이 있다. Bartlett법에서는 호중구(neutrophil)와 점액(mucus)에는 +점수를, 상피세포(epithelial cell)에는 −점수를 주고 두 가지를 합한 것이 0 이하이면 염증이 없거나 상기도 분비물이 오염 되었으므로 검사할 가치가 없는 검체로 판단한다. Murray와 Washington의 변법에서는 두 가지 세포수의 비율에 따라서 6개의 군으로 나누어 1~3군은 검사에 부적당하다고 판단한다(표 5-2, 3).

2 세균의 각종 염색법

1) 무염색 표본 검사

염색 안한 검체를 현미경으로 직접 검사하는 방법은 미생물 검사나 혈청검사에 이용된다. 가장 흔히 세균검사에 이용되는 무염색 검사의 종류와 목적 및 술식은 표 5-4와 같다. 미생물과 봉입제(mounting medium)의 광선 굴절률은 비슷하기 때문에 명시아 현미경으로는 보이지 않으며, 별다른 조명을 하여야 보인다. 집광기를 낮추어 광선을 산란시키는 방법은 가장 간단한 방법이다. 조리개를 줄일 수도 있다. 편광현미경으로는 미생물을 관찰할 수 있다.

현적법(hanging-drop method)은 운동성 검사에 흔히 쓰인다.

2) 염색 표본 검사

세균 등 미생물은 작고, 원형질의 굴절률은 물의 굴절률과 비슷하므로 염색을 하여야 잘 보인다. 19세기에 염색법이 이용되기 시작하여 세균학의 발달이 촉진되었다.

염색액은 수용액도 있고 유기용매에 녹인 것도 있다. 염색액에 따라서 미생물, 식물이나 동물조직이 여

표 5-2. 객담의 정도관리(Bartlett법)

100배 시야당(20~30시야의 평균)		점수
호중구	10 10~25 >25	0 +1 +2
점액 상피세포	10~25 >25	+1 −1 −2 점수의 합계[a]

[a] 점수의 합계가 0 이하인 검체는 검사할 가치가 없다.

표 5-3. 객담의 정도관리(Washington의 변법)

100배 시야당		Group[a]
상피세포(epithelial cell)	백혈구(leukocyte)	
>25	<10	1
>25	10~25	2
>25	>25	3
10~25	>25	4
<10	>25	5
<10	<10	6

[a] 1~3군인 검체는 검사할 가치가 없다.

표 5-4. 무염색 표본의 현미경 검사

방법 및 재료	목적	술식
식염수 표본 무균 생리식염수 슬라이드 유리 덮개 유리 Paraffin-vaseline	운동성 검사	슬라이드 유리에 식염수 한 방울을 넣고 검체 소량을 섞는다. 덮개 유리를 덮는다. 집광기를 낮추고 100배 또는 400배로 관찰한다. 마르지 않게 하려면 paraffinvaseline을 덮개 유리 가장자리에 바른다.
현적(hanging-drop) 표본 현적표본용 슬라이드 유리 덮개 유리 무균 식염수	운동성 검사 (식염수 표본보다 좋다)	현적표본용 슬라이드 유리의 구멍 가장자리에 vaseline를 바른다. 덮개 유리의 중앙에 무균 식염수를 한 방울 놓는다. 슬라이드를 뒤집어서 덮개 유리에 덮고 뒤집어서 물방울이 슬라이드의 구멍위에 매달리게 한다. 오래된 멸균식염수에는 오염균이 들어 있기 쉬우므로 사용하지 말아야 한다.
Potassium hydroxide 표본 KOH 10% 슬라이드 유리 덮개 유리	진한 점액이나 각질화된 검체 즉 표피, 손톱, 모발중의 진균 검사. KOH가 조직은 녹이지만 진균은 녹이지 못하여 뚜렷이 보이게 된다.	슬라이드 유리에 10% KOH 한 방울을 놓는다. 그 위에 검체를 놓는다. 덮개 유리를 덮고 실온에 1시간 놓아둔다. 약하게 가열하면 더욱 빨리 조직이 녹는다. 100배나 400배 확대로 균사나 포자가 있는지 본다.
먹물(India ink) 표본 먹물 또는 nigrosin 슬라이드 유리 덮개 유리	여러 가지 미생물의 협막 검사에 쓰인다. 먹물의 미세한 과립이 배경을 검게 하여 협막이 희게 보인다. 척수액이나 객담 등의 분비물에서 *Cryptococcus* 검사에 특히 유용하다.	척수액을 원침하여 침사를 얻는다. 먹물 한 방울과 침사를 슬라이드 유리 위에서 섞고 덮개 유리를 덮는다. 너무 두꺼우면 관찰하기 어렵다. 100배 확대로 우선 관찰하고, 400배 확대로 확인한다.
암시야(dark field) 검사 암시야 집광기를 끼운 현미경 슬라이드 유리 덮개 유리 식염수	염색이 잘 안되기 때문에 광학현미경으로 보이지 않는 세균의 관찰에 쓰인다. 요중의 *Leptospira*, 하감이 의심되는 병변에서 *Treponema pallidum* 검사에서 유용하다.	하감으로 생각되는 피부병변에서 표면의 오염을 제거하고 조직액 조금을 슬라이드 유리에 옮긴다. 가장자리를 vaseline로 두른 덮개 유리를 덮는다. 암시야 집광기를 끼운 현미경의 400배나, 1,000배 확대로 관찰한다. 배경은 어둡고, 매독균은 나선형으로 밝게 보이며 운동성이 있다.
Neufeld's 협막팽화 시험 항협막 혈청 식염수 슬라이드 유리 덮개 유리	협막이 있는 세균인 폐렴알균이나 *Haemophilus influenzae*를 동정하기에 유용하다. 검체중의 세균이나 순수배양된 세균에 대해 이용된다. 동종(同種)항체에 접촉된 세균의 협막은 부풀어서 현미경으로 관찰이 된다.	객담, 척수액, 순수배양된 액체배지 등을 슬라이드 유리의 두 곳에 1 cm 크기로 놓는다. 한쪽에는 항혈청을 다른 쪽에는 대조로써 식염수를 한 방울 놓는다. 덮개 유리를 덮고 1,000배 확대로 관찰한다. 균체를 둘러싼 협막이 부풀은 것이 보이면 양성이다. 음성대조와 비교한다.

러 가지 빛깔을 나타내게 된다. 염색액은 염색을 위해서 쓰일 뿐만 아니라 미생물의 생리기능을 증명하기 위해서도 이용되는데, 이때는 supravital technique이라고 한다. 대부분의 염료는 콜타르(coal tar)로부터 만들며 benzene ring 구조가 있다. 세균검사에 쓰이는 대부분의 염료는 아닐린(aniline) 유도체이므로 아닐린(aniline) 염료라고 한다. 염색액은 반드시 제조법에 따라서 만들어야 한다. pH가 다르거나 장기간 보관한 염색액을 쓰면 염색이 잘 안될 수도 있다. 새로 만든 염색액은 알고 있는 대조세균을 염색하여 만족스런 결과를 얻은 후에 써야 한다.

(1) 염색 방법의 선택

염색표본은 검체나 배양한 세균으로 만든다. 염색표본은 세균의 추정동정에 극히 유용하고 또한 진균이나 기생충의 확정동정을 위해 쓰인다.

염색에는 ① 단염색과 ② 감별염색이 있다. 단염색은 한 가지 염료를 쓰기 때문에 형태는 보이지만 모든 구조가 한 가지 색으로 보인다. 감별염색에는 두 가지 이상의 염료가 쓰이므로 세균이나 그 구조에 따라 서로 다른 색으로 염색된다.

① 도말표본의 제작

깨끗하고 마른 슬라이드 유리에 액체는 한 방울을 놓아서, 면봉 검체는 굴려서 도말한다. 유리에 도말한 면봉을 다시 배지의 접종에 사용해서는 안 된다. 고체 배지에 생긴 집락은 백금이로 소량을 따서 식염수 한 방울과 슬라이드 위에서 섞는다. 너무 많은 세균을 따거나, 너무 심하게 저어서 풀면 배열을 볼 수 가 없다. 도말하는 자리는 미리 유리칼로 칸을 만들면 경검 시에 위치를 찾기가 쉽다. 한 슬라이드에 4~5개의 도말을 만들 수가 있다. 도말한 표본을 실온에서 말리거나 60℃의 가열판에 10분간 둔다. 공기 중에서 말린 표본은 불꽃을 2~3번과 통과시켜서 고정한다. 고정을 하면 슬라이드에 표본이 붙고, 세균이 죽고, 염색액이 잘 침투된다. 식은 뒤에 염색한다.

(2) 그람 염색법

1884년 Christian Gram이 최초로 개발한 염색법으로 최근에는 1921년 Hucker에 의해 시약의 안정성과 균종 감별이 개선된 방법을 사용한다. 그람 염색법에서는 주 염색약으로 crystal violet을 사용한다. 이 염색액은 요오드 용액의 매염작용으로 세포벽에 결합한다. 그람양성 세균은 그 세포벽의 성분이 그람음성 세균과 달라서 acetone과 alcohol의 혼합액으로 탈색이 되지 않지만 그람음성 세균은 탈색이 되는데, 이는 그람음성균에 비하여 그람양성균은 세포벽에 두꺼운 peptidoglycan 층을 가지기 때문이다. 이후 대조염색약인 safranin O로 염색한다. 그람양성 세균은 청색으로, 그람음성 세균은 적색으로 보인다.

(3) 항산성(Acid fast) 염색

*Mycobacterium*은 왁스 같은 물질로 덮여 있어서 염색이 잘 안 된다. phenol은 염색액이 침투되는 것을 돕지만 열을 가하면 염색이 더욱 촉진된다. 키년(kinyoun) 변법에서는 가열하는 대신에 표면활성제(계면활성제, surface active agent)인 터지톨(tergitol)을 넣은 염색액을 쓴다. carbol-fuchsin 염색과 마찬가지로 형광색소(fluorochrome dye)도 항산균의 세포벽에 있는 mycolic acid를 선택적으로 염색해서 형광현미경으로 관찰하면 노란색으로 보인다. 250~400배의 확대로 찾으므로 단시간에 넓은 시야를 조사할 수 있다. 의심되는 세균이 관찰되면 강확대로 확인해야 한다.

항결핵치료를 받는 환자 검체의 항산성 염색에서는 죽는 결핵균이 보일 수 있으며, 이러한 경우에는 배양에서 결핵균이 검출되지 않는다. 보편적으로 사용되는 Ziehl-Neelsen법에서는 우선 carbol-fuchsin을 슬라이드 전체에 얹고 불꽃 또는 전기 가열판을 사용하여 김이 날 때까지 가열한다. 이후 acid alcohol로 탈색시킨 후 대조염색약인 methylene blue로 다시 염색한다. AFB는 적색, AFB 이외의 세균이나 세포는 청색으로 보인다.

3 세균의 배양법

환자의 감염증을 진단하기 위해서 환자로부터 채취한 검체에서 살아 있는 병원균을 배양하여 동정하는 방법이 가장 실용적인 검출방법이며 또한 항균제 감수성시험을 위해서는 세균의 분리가 필요하다. 최근에는 세균을 배양하지 않고 검출하는 중합효소연쇄반응(polymerase chain reaction, PCR)법 등 빠른 방법도 있으나 이 방법으로는 환자의 치료를 위해서 항균제 감수성시험을 할 수가 없다. 한 개의 세균에서 유래된 균만을 채취하여 배양하는 일을 순수배양(pure culture)이라고 하며, 또한 어떤 세균인지 생물학적 성상 등의 여러 검사를 하여 어떤 균종인지를 결정하는 일을 동정이라고 한다. 동정은 순수배양에서 얻은 세균으로 시험해야 하며 두 가지 세균이 섞여 있으면 균종 동정이나 감수성 시험의 결과가 잘못된다.

1) 배지의 종류

배지(medium, 복수는 media)는 세균을 인공적으로 증식시키기 위한 적당한 영양소가 함유한 재료를 말한다. 배지는 목적으로 하는 균의 필요에 따라서 영양분, 발육인자, 무기이온 등이 함유되어 있고 적당한 삼투압, 수소이온농도(pH), 산화환원전위를 표시해야 한다. 배지는 그 형상, 구성성분, 목적 등에 의해서 첨가물이 들어 있다.

(1) 배지 형태에 의한 분류

① **고체배지**(solid medium)

우무(한천, agar), 혈청 및 계란 등을 사용해서 굳힌 배지로 특히 고체배지는 우무(한천)농도가 1~2%이다.

㉠ 평판배지(plate media) : 페트리 접시(petri dish)에 4 mm 정도 두께로 굳힌 배지이며 세균의 분리 및 집락관찰에 이용된다.

㉡ 사면배지(slant media) : 시험관에 사면되게 굳힌 것이며, 세균의 증식 및 보존 등에 쓰인다.

㉢ 고층배지 : 시험관을 수직상태로 배지를 굳힌 것이며, 당시험(CTA 배지, OF 배지)과 균주의 보존 등에 쓰인다.

㉣ 경사면배지(semi-slant media, 옛이름 : 반사면배지) : 고층 배지의 상부에 1/3 정도를 경사로 만든 것이며, 반고층배지(slant with butt media)라고 한다. 장내세균 등의 감별배지인 TSI 혹은 KIA 배지 등이 있다.

② **액체배지**(liquid medium 또는 broth medium)

우무(한천)가 안 들어 있는 배지로써 세균의 증균 및 대사산물의 검사목적으로 사용한다.

③ **반유동배지**(semi-solid medium)

우무(한천) 농도를 0.3~0.5%로 한 고층배지이며 세균에 운동성 시험 및 균주의 보존 등에 사용한다. SIM, MIO 및 CTA 배지 등이 있다.

(2) 구성 성분에 의한 분류

① **천연복합배지**(complex media)

배지에 구성성분으로써 천연물질의 혼합물, 즉 beef extract, peptone, 혈액 등 충분한 영양분을 포함하고 있지만 그 각각의 성분 종류 및 양 등을 정확히 알 수 없다. 예를 들어서 nutrient agar 등이 있으며, 세균의 분리배양에 사용된다.

② **합성배지**(synthetic medium)

화학적으로 순수물질을 일정량 혼합하여 만든 것으로 각각의 구성 성분을 알 수 있다. 세균의 생화학적 시험, 균체의 성분, 대사 등의 연구에 사용한다. tryptophan broth 등, MR-VP broth 등이 있다. 어느 세균의 발육에 필요한 최소한의 성분이 들어 있는 배지를 최소영양배지(minimal medium)이라고 한다.

(3) 목적에 의한 분류

목적에 의해서 증균배지(enrichment medium), 감별배지(differential medium), 선택배지(selective medium) 등이 있으며, 대부분의 배지는 제품화되어 있고 건조분말상태로 시판되고 있다. 일정량을 녹여서 멸균하여 사용된다.

① **증균배지**

증균배지는 액체배지이며 거의 모든 세균을 증식시키는 thioglycollate broth 같은 것도 있고, 원하는 세균만을 증식시키는 선택 증균배지인 selenite broth (*Salmonella* 증균배지), gram negative broth (*Shigella* 증균배지) 등이 있다.

② **영양강화배지**(enriched media)

대부분의 세균이 증식할 수 있는 고체배지를 supportive 또는 nutrient medium이라고 한다. 이러한 배지에는 nutrient agar나 brain heart infusion agar가 있다. 이들 배지에 영양분을 더 첨가하면 영양강화(enriched) 배지가 된다. 예) 일반 세균이 잘 자라는 혈액 한천 배지, 임균이나 수막알균 및 *Haemophilus* 배양에 사용하는 초콜릿 한천 배지 등이 있다.

③ **선택배지**(selective medium)

억제물질을 넣어서 원하는 세균만 증식되게 하면 선택(selective) 배지가 되며, 염료(dye), 담즙(bile) 등 화학물질이나 항균제를 넣어서 만든다. 그람음성 막대균의 선택배지에는 억제력이 약한 것(MacConkey agar 또는 EMB agar), 중등도인 것(SS agar 또는 XLD agar), 강한 것(Bismuth sulfite agar)이 있다.

④ **감별배지**(differential medium)

감별(differential) 배지에는 감별을 원하는 세균이 그 특성을 나타내게 하는 성분이 들어 있다. 혈액한천은 영양강화 배지임과 동시에 용혈성을 감별하는 감별배지도 된다.

MacConkey agar는 그람음성 막대균의 선택배지이기도 하고 젖당(유당, lactose) 발효 세균의 감별배지이기도 하다. 장내세균 등의 동정을 위해서 사용하는 TSI agar나 KIA 배지는 당과 H_2S 및 가스를 감별하는 배지이다.

⑤ **수송배지**(transfer medium)

면봉에 묻힌 검체는 될 수 있으면 빨리 처리해야 한다. 사슬알균을 분리하기 위한 검체는 말라도 괜찮지만 다른 면봉은 수송배지에 넣어서 세균이 말라죽지 않게 해야 한다. 이와 같이 검체를 배양하기까지 시간이 지연되거나 먼 거리에 수송할 때 수송배지를 사용한다. 여러 가지 상표의 수송배지가 있으며 여기에는 Stuart, Amies, Cary-Blair 등의 수송배지를 시험관에 만들어 사용하며 보통 세균은 48시간까지 보존된다.

2) 배지의 제조와 가압증기멸균

(1) 배지의 제조

분말배지는 특히 여름에는 습기가 들어가지 않도록 병마개를 단단히 막아서 보관해야 한다. 병에는 구입날짜와 마개를 뜯은 날짜를 기록해 둔다. 배지는 병에 붙은 설명서에 따라서 제조한다.

배지제조에 쓰는 용기는 깨끗한 것이라도 한번 증류수로 헹구어 사용한다. 그릇 용량의 2/3 이상을 채우면 끓이거나 가압증기멸균할 때 넘치게 된다. 정확히 무게를 단 가루를 물을 조금 넣은 플라스크에 넣고 잘 저은 후에 나머지 물을 넣는다. 물은 증류수나 탈이온수(deionized water)를 쓴다. 한천이 안들은 배지가루는 물에 풀어서 맑게 되면 그대로 멸균을 한다. 그러나 한천이 들어 있는 배지는 계속 저으면서 거의 끓는 온도까지 가열하여 녹여야 한다. 자석으로 젓는 열판(hot plate)을 사용하면 편리하다. 작은 거품이 나다가 갑자기 넘치게 되므로 주의해서 지켜보고 있어야 한다. 시험관에 넣어서 멸균할 배지는 특히 완전히 녹여야 한천이 고루 섞인다.

플라스크는 거즈를 말아서 만든 마개로 막는다. 알루미늄호일(foil)로 만든 마개는 반복해서 여러 번 쓸 수 있다. 좋은 배지의 사용은 미생물 배양 성적에 큰 영향을 미친다. 분말배지를 가지고 배지를 만들 때는 제조회사의 지시서에 정확히 따라야 한다. 배지를 제조할 때는 다음과 같은 일반적인 원칙 또는 주의가 필요하다.

① 건조배지 병에는 유효기간이 찍혀 있다. 병을 새로 열 때는 그 날짜를 병에 적는다. 대부분의 배지는 실온에 보관한다. 여름철에는 수분이 들어가기 쉬우므로 무게를 단 후에는 즉시 마개를 꼭 닫고 습기가 적은 곳에 보관한다. 분말의 외관이 변한 것은 사용하지 말아야 한다.

② 분말 배지의 무게는 정확히 달아야 한다. 특히 억제물질이 들어 있는 선택배지는 정확히 달아야 한다. 배지를 녹이고 멸균한 플라스크는 증류수로 헹구고 써야 하며, 만들 배지의 2~3배 되는 크기의 것을 써야 한다.

③ 물은 배지에 따라서 증류수 또는 탈이온수(demineralized water)로 표시되어 있으나, 어느 것을 써도 된다.

④ 한천이 안든 액체배지는 가열하지 않아도 맑게 녹는 것이 있다. 이러한 배지는 가열하지 않고 멸균을 한다.

⑤ 한천이 들어 있는 배지를 시험관에 분주하여 멸균할 때는 한천을 완전히 녹인 뒤에 분주해야 한다. 자석젓개(magnetic stirrer, 또는 자력교반기)가 붙은 가열판(hot plate)으로 녹이면 편리하다. 배지가 그릇 바닥에 눌러 붙지 않게 해야 하며 배지가 넘쳐 화상을 입지 않게 조심한다. 플라스크는 거즈를 말아서 만든 마개 또는 알루미늄호일(foil)으로 만든 마개로 막는다.

⑥ 대부분의 배지는 121℃로 15분간 멸균한다. 멸균 압력을 미국 등에서는 SI Unit (International system unit)가 아닌 압력단위 즉 pound/inch^{2}로 흔히 표시해 왔다. 그러나 우리나라에서는 SI Unit의 압력단위인 kg/cm^{2}를 사용하며, 121℃ 15분간 15 pound/Inch^2 (PSI, Pound per Square Inch)는 1.1 kg/cm^{2}이다. 가압증기멸균 공기가 배제된 가압증기멸균의 압력과 온도의 관계는 표 5-5와 같다. 공기를 완전히 배출하지 않으면 온도가 낮게 된다(표 5-5). 가압증기멸균기에 넣은 배지의 양이 많을 때는 압력은 15 Ibs에 도달하였더라도 온도는 곧 121℃가 되지 않는다. 온도가 121℃가 된 뒤에 15분 멸균한다.

⑦ 열에 불안정한 첨가물을 배지에 넣을 때는 멸균한 배지를 45~50℃로 식힌 뒤에 넣는다.

⑧ 멸균한 후 배지를 분주할 때는 미리 50~55℃로 식힌다.

⑨ 대부분의 배지는 냉장고에, 티오글리콜레이트 액체배지(thioglycollate broth)는 실온에 보관한다. 수분이 마르지 않게 해야 한다. 평판배지는 1주

표 5-5. 가압증기멸균기의 멸균압력과 공기 배출의 온도에 대한 영향[a]

압력		온도(℃)	
Pound/Inch^2	Kg/cm^2	공기 완전 배출	2/3만 공기 배출
5	0.4	108	100
10	0.7	116	109
15	1.1	121	115
20	1.4	127	121
25	1.8	131	126
30	2.1	134	130

[a]Methods for general and molecular bacteriology, 1994, p. 732에서 인용.

일 보관할 수 있다. 시험관 배지는 마르지 않게 보관하면 6개월간 쓸 수 있는 것도 있다.

(2) 가압증기멸균

대부분의 배지는 가압증기멸균기(autoclave)에 넣고 온도가 121℃, 1.1 kg/cm^2(15 PSI)가 된 뒤부터 15분간 멸균한다. 큰 용기에 많은 배지가 들어 있을 때는 더 오래 멸균한다. 멸균이 끝난 뒤 압력을 천천히 낮추어야 넘치지 않는다. 멸균이 끝난 뒤에 멸균기 속에 배지를 놓아두면 변질이 된다. 가압증기멸균기는 대단히 위험한 기계이다. 압력 조절이 실패하더라도 폭발하지 않게 안전판(safety valve)이 잘 작동해야 한다. 멸균한 후에 유리병이 폭발하기도 한다. 가압증기멸균에는 압력계와 온도계가 있어야 한다. 멸균할 때마다 지시 테이프(autoclave tape)를 붙여서 변색(멸균이 되면 무색에서 검은색으로 변함)을 확인해야 한다. 또한 정기적으로 *Geobacillus stearothemophilus*의 아포를 동시에 넣고 멸균한 뒤에 배양하여 살균되었음을 확인해야 한다. 혈액 등의 첨가제를 넣을 때는 멸균한 배지를 45~50℃(대개는 50℃ 사용)의 수조에 넣어서 식힌 뒤에 넣는다. 한천은 가라앉으므로 거품이 안 나게 저은 뒤에 평판에 붓는다. 뚜껑을 조금 열어서 표면의 수분을 말리기도 하나 오염될 염려가 있다.

(3) 그외 멸균법

① 응고멸균법(Inspissation method)

혈청 등의 단백질이 든 배지를 85~90℃에서 1시간 멸균하는 방법으로, 디프테리아균 증균배지인 Loeffler serum 배지나 결핵균 분리배지인 Loewenstein-Jensen이나 Ogawa 배지가 있다.

② 간헐멸균법(Tyndallization method)

Loeffler 배지나 Loewenstein-Jensen 배지는 하루에 30분씩 3번 80~100℃로 가열한다. 이런 방법을 저온간헐멸균(tyndallization)이라고 한다. 오가와 배지는 85~90℃에서 1시간 가열하기도 한다.

③ 여과멸균(Filter stelization)

탄수화물, 요소배지(urea broth) 등은 구멍(pore)의 지름이 0.2 μm 또는 0.45 μm인 막거르개(membrane filter, 옛이름 : 막여과기)나 Seitz 여과기를 사용하여 여과 멸균한다. 상품화된 millipore membrane filter를 많이 사용한다.

(4) 배지의 저장

만든 배지는 냉장(2~6℃)을 한다. 수분이 적어지면 쓸 수 없으므로, 장기간 보관할 평판은 비닐 주머니에 넣어둔다. 티오글리콜레이트(thioglycollate) 배지만은 냉장온도에서 산소흡수가 빠르기 때문에 실온에 두어야 산소의 흡수가 느리다. thioglycollate 배지는 시험관의 반 정도 높이로 분주하고 산화환원 지시약이 배지 높이의 1/2까지 변색되면, 한 번 다시 끓인 후 사용한다.

3) 배지의 접종

검체의 종류나 의심되는 미생물의 종류에 따라서 그에 적절한 배지에 접종해야 한다(표 5-6). 특별한 검사가 의뢰되었을 때는 특수 배지에도 접종해야 한다. 즉 백일해가 의심되는 상기도 검체는 보르데-장구(Bordet-Gengou) 배지에 접종하고, 디프테리아가 의심되는 환자의 검체는 cystine tellurite blood agar (CTBA)에도 접종한다. 접종하는 배지는 지역에 따라서, 계절에 따라서도 달라질 수 있다. 우리나라에는 *Vibrio parahaemolyticus* 식중독이 많으므로 그 검사가 필요하다. 그러나 그 감염은 더운 계절에만 있으므로 겨울철에는 검사가 필요 없다. 우리나라와 같이 *Yersinia enterocolitica* 감염이 많지 않은 곳에서는 이 세균만을 위한 선택배지(CIN agar)를 사용하는 것은

표 5-6. 검체에 다른 접종할 배지와 그람염색의 필요성[a]

검체	채취기구, 용기	원심분리	BA	CHO	PEA	EA	기타	무산소성 분리배지	영양강화 thioglycollate	그람염색
인두강, 비인강	면봉		×		(×)					
객담, 기관지세액, 하기도 검체	입이 큰 나사마개 용기		×	×	(×)	×				×
경기관 흡인액	무산소성 용기		×	×	(×)	×		×		×
척수액, 뇌실액	나사마개시험관	×	×	×					×	×
흉수, 심낭액, 복수, 복막투석액	나사마개시험관	×	×	×	(×)	×		×	×	×
활막강액	나사마개시험관		×	×					×	×
혈액	주사기, 두 가지 배지									
귀, 눈 검체	면봉		×	×	(×)	×			×	×
창상, 농양, 궤양 삼출물, 조직 등	면봉, 병		×		(×)	×		×	×	×
질, 자궁경부, 요도, 전립선 등 검체	면봉		×		(×)	×	TM	검체에 따라	검체에 따라	×
요(중간뇨)	입이 큰 나사마개 용기		×			×				
담즙	나사마개 용기		×			×	ESA	×		×
변, 직장면봉	입이 큰 나사마개 용기, 면봉						CAM ESA EEB			

[a]Iseberg(1992) 및 Woods 등(1996)에서 변경. BA, blood agar; CHO, chocoate agar; PEA, phenylethanol agar; EA, entetic agar (MacConkey, EMB, desoxycholate 등); ESA, enteric selective agar (Hecktoen, desoxycholate citrate, salmonella shigella, xylose lysin desoxycholate 등); EEB, enteric enrichment broth (GN, selenite, tetrathionate broth 등); TM, Thayer-Martin 등 임균 선택배지; CAM, *Campylobacter* 선택배지; 무산소성 분리 배지, BA, Kanamycin vancomycin BA, PEA 등; 영양강화 thioglycollate, 10%의 동물혈청이나 Fields enrichment 또는 hemin 5 μg/mL와 VK1 0.1 μg/mL되게 첨가. CHO에 IsoVitaleX 등을 첨가하지 않았을 때는 *Haemophilus*가 증식되지 않으므로 Staphylococcus 획선을 해야 한다. 괄호 안의 배지도 접종하는 것이 좋음.

비용에 비해 효과가 적다.

정상균무리가 들어 있는 변 등 검체는 선택배지에 접종하여 분리하려는 균종만을 찾아내게 된다. 그러나 정상균무리가 없는 부위 즉 척수액, 흉수, 폐쇄된 농양 검체 등에서는 소수인 세균까지도 배양되는 방법을 써야 하므로 액체증균배지에도 반드시 접종해야 한다.

혈액에는 세균이 들어 있더라도 그 수가 대게 적으므로 고체배지에는 접종하지 않고 액체배지만을 쓰는 것이 보통이다. 대부분의 검체는 백금이나 백금침으로 접종한다(그림 5-2). 이들은 니크롬이나 백금의 합금 철사로 만들며, 1회용의 플라스틱제도 있다. 0.01 mL 또는 0.001 mL가 떠지는 정량백금이도 있다.

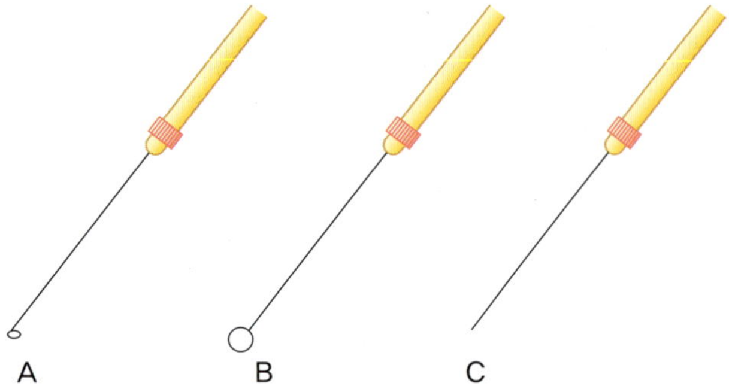

그림 5-2. A, B 세균 접종용 백금이(loop)
A: 10μl, B: 100μl
C. 세균 접종용 백금침(needle)

(1) 펴발라심기법(평판획선배양법)

펴발라심기(streak plate culture, 옛이름 : 평판획선배양법)법은 우무(한천)배지 표면에 접종된 균의 양을 희석하여 독립된 집락을 얻기 위한 목적이다. 독립된 집락이 생겨야 순수배양을 얻어서 검사를 진행할 수 있다. 반정량적 집락수 검사(colony count)를 위해서는 0.01 mL 또는 0.001 mL 백금이로 접종한다. 펴발라심기법(평판획선배양법)은 Petri dish의 1/4 구역에 면봉이나 백금이로 접종한다. 백금이를 써서 평판의 4 구역에 획선하여 검체를 펼쳐간다. 세균이 많이 들어 있다고 생각되는 검체를 접종할 때는 1/4 구역을 획선한 후 백금이를 멸균하고 이어서 획선하기도 한다(그림 5-3).

(2) 천자 배양법(stab culture)

Triple sugar iron agar(TSI, 삼당철우무) 등 고층과 사면이 있는 배지는 고층을 먼저 천자하고 이어서 사면의 밑에서 위를 향해 ㄹ자 모양으로 그어 올라간다(그림 5-4). 운동성 시험용 반고체 배지 시험관에 접종할 때는 배지의 깊이 5 cm 중 2 cm 정도까지만 백금침으로 똑바로 천자한다.

운동성이 없는 세균은 천자한 줄에 따라서만 증식되고 운동성이 있는 세균은 퍼져나가며 증식하기 때문에 배지의 대부분 또는 전부가 뿌옇게 된다.

(3) 액체 배양법(broth medium culture)

시험관 배지에는 액체, 반고체(0.3~0.5% 한천) 혹은 고체(1~2% 한천) 배지를 넣을 수 있다. 반고체 배

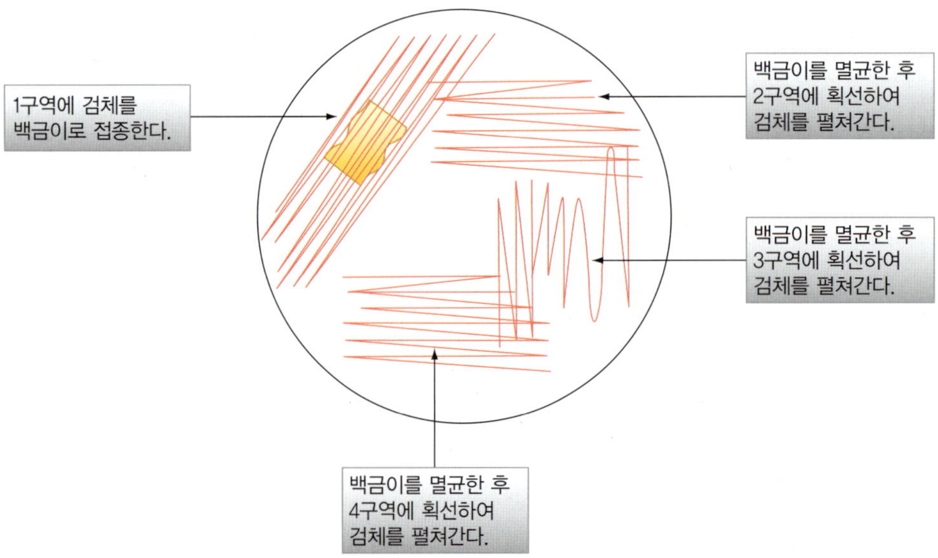

그림 5-3. 세균의 순수분리를 위하여 평판배지상에 선상도말 하는 법

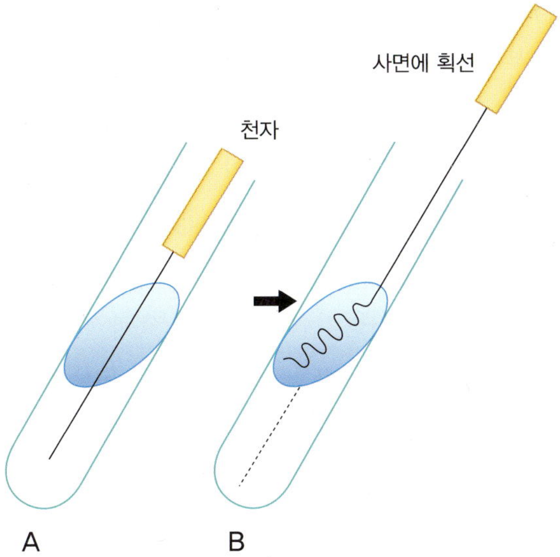

그림 5-4. TSI 우무배지의 접종
백금침으로 고층을 천자하고 이어서 사면을 획선한다.

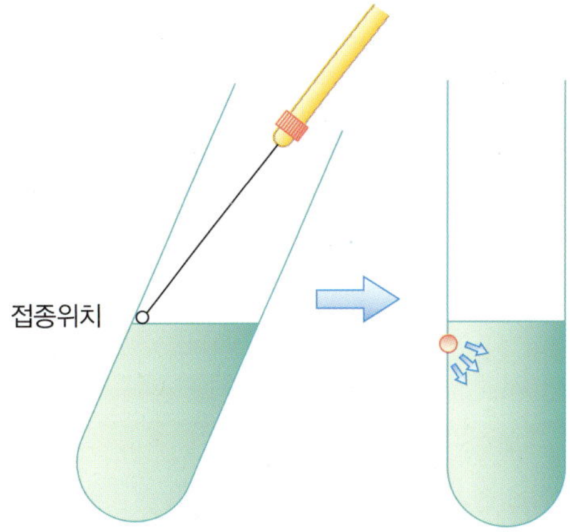

그림 5-5. 액체배지의 접종
기울인 시험관 내벽에 대고 백금이를 문지른 뒤에 시험관을 세우면 검체가 배지 속에 잠긴다.

지는 운동성 검사에 쓸 수 있다. 시험관 내 액체배지에 접종할 때는 시험관을 약 30°C로 기울이고 검체를 묻힌 백금이를 수면 바로 위의 시험관 벽에 문지른다. 시험관을 세우면 접종된 검체가 배지 속에 잠기게 된다(그림 5-5). 그러나 무산소성 세균을 배양하고자 할 때는 시험관 밑쪽에 검체를 접종해야 한다.

(4) 진탕 및 산소 배양법(shaking and aeration culture method)

액체배지를 써서 산소적으로 배양할 때 진탕을 하면 기포가 생겨 세균이 산소와 접촉을 잘하게 되어 세균의 발육이 양호하게 되어 균의 발육이 양호하게 균일적으로 되기 때문에 생화학적 유전학적 실험, phage 실험 및 독소생성 등에 이용되고 있다.

4) 배양 방법

접종한 배지는 검체나 분리하려는 목적에 따라 산소성, 무산소성 또는 미산소성 조건으로 배양하며 최근에는 산소성 배양에는 CO_2 배양기를 흔히 쓴다. 일정한 온도를 유지하기 위해서 온도가 조절된 배양기(incubator)가 가장 많이 사용하며, 액체배지는 배양기나 수욕조(water bath, 옛이름 : 항온수조)도 사용하기도 한다.

(1) 산소성(호기성) 배양법(aerobic culture method)

목적균에 따라서 42°C(녹농균), 35~37°C(일반세균) 및 25~30°C(진균) 등의 배양기를 공기 환경에서 배양하는 방법을 산소성 배양법이라고 한다.

(2) 이산화탄소(탄산가스) 배양법(carbon dioxide culture method)

탄산가스 배양은 5~10% CO_2 환경에서 배양하는 방법으로 산소성 배양법의 한 가지이다. CO_2에 의해 증식이 촉진되는 세균은 있어도 억제되는 세균은 없다. CO_2 배양기가 미산소성 세균을 배양할 환경은 되지 못한다. 임균, 수막알균(수막염균), *Haemophilus*, *Brucella abortus* 등의 배양에 사용하며, 간단한 방법으로는 촛불병배양법(candle jar method, 옛이름 : 양초단지법)이 있으나(그림 5-6), 내부 CO_2 농도는 3~5%가 된다. 흔히 5~10% CO_2 배양기를 가장 많이 사용한다.

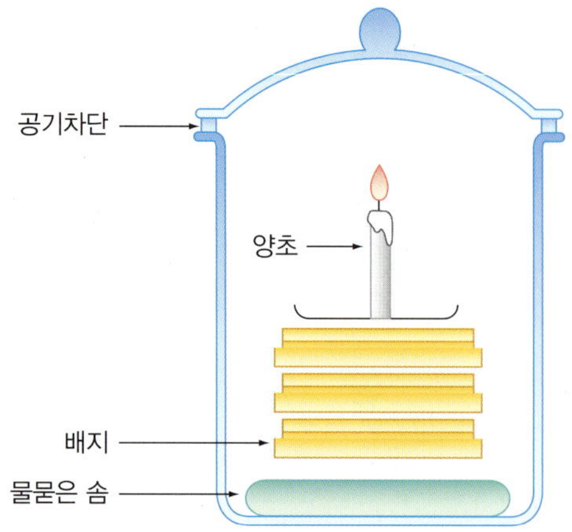

그림 5-6. 양초단지 배양(candle jar culture)

(3) 미산소성 배양법(microaerophilic culture method)

산소분압이 낮은 데에서 자라는 세균 배양 시 사용한다. 가장 좋은 미산소성 환경은 5% O_2, 10% CO_2, 85% N_2의 혼합가스 상태이다. 미산소성 세균은 산소성으로 배양한 고체배지 표면에서 증식하지 못하고 무산소성 조건으로도 잘 증식하지 못한다.

무산소성 배양에 사용하는 GasPak jar를 사용 시 뚜껑에 있는 촉매제(palladium)를 제거하여 사용하면 미산소성 환경이 되며, 상품화된 미산소성봉투도 시판되고 있다. *Campylobacter*나 *Helicobacter* 배양 시 이 배양법을 사용한다.

(4) 무산소 배양(혐기성) 배양법(anaerobic culture method)

산소분자가 거의 없거나 전혀 없어야 증식하는 배양 방법을 무산소성 배양법(anaerobic culture method)이라고 한다. 무산소성 환경을 만들기 위해서는 산화 환원전위(oxidation-reduction or redox potential, *Eh*)를 낮추거나 산소를 제거하는 방법이 있다.

배지의 산화 환원전위를 낮추기 위해서 시스틴(cystine), 티오글리콜산염(thioglycollate) 등의 환원제를 배지에 첨가한다. 또한, 무산소 환경을 만들기 위해서는 ① 무산소성 단지(anaerobic jar)법이 있는데, 무산소가스팩 단지(anaerobic GasPak jar)법(그림 5-7)이 가장 많이 사용하며, 이 방법은 화학반응으로 산소를 제거하는 방법이다. 이 외에도 무산소 배양법은 ② 무산소성 상자(anaerobic chamber, glove box)법(그림 5-8), ③ 무산소 주머니(예, GasPak pouch, Becton Dicknson)법(그림 5-9) 등도 효과적으로 쓸 수 있다. ④ 가스분사(roll tube)법은 좋은 무산소성 방법이지만, 임상검사실에서는 쓰이지 않는다.

① 무산소성 단지법(Anaerobic jar method)

㉠ GasPak jar (BBL, Oxoid)

ⓐ 원리

$$: 2H_2 + O_2 \xrightarrow[\text{Palladium(촉매제, catalyst)}]{} 2H_2O$$

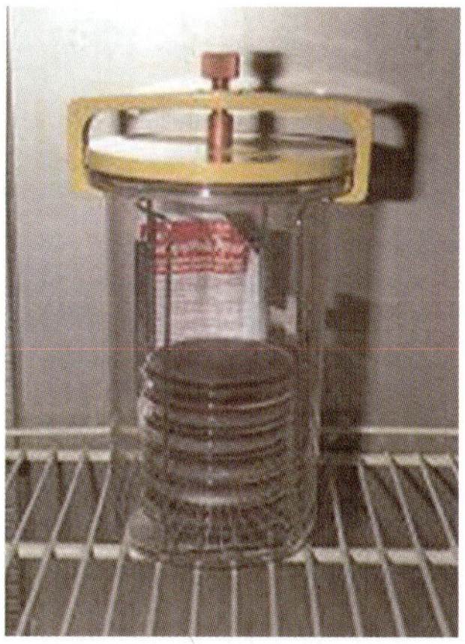

그림 5-7. GasPak 무산소성(혐기성)단지(BBL Co)

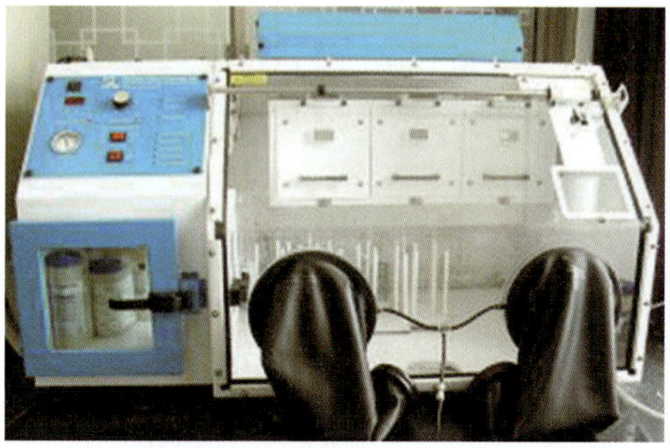

그림 5-8. Anaerobic chamber(무산소성 상자법)(BBL Co)

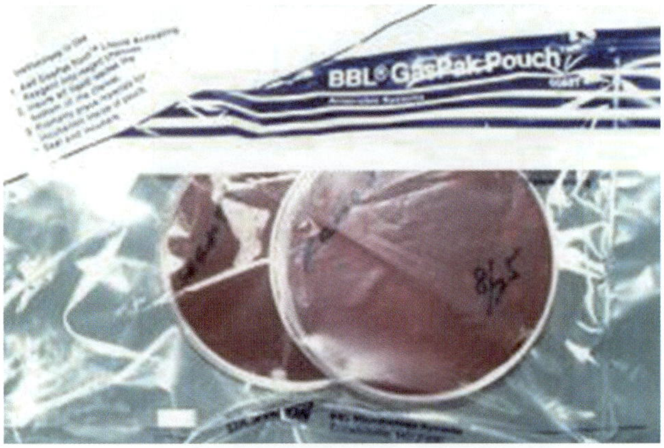

그림 5-9. 무산소성 주머니(GasPak anaerobic pouch)
무산소성 상태 즉 지시약(methylene blue) 청색에서 무색(→)으로 보인다.

ⓑ 재료

- GasPak 봉지(물 10 mL를 넣는다)

: H_2 + CO_2 생성봉지(Disposable hydrogen carbon dioxide generator)

- 촉매제(catalyst)

: palladium을 입힌 alumina 입자(160℃ 2시간 또는 불꽃가열하여 사용) 'cold' catalyst : palladium coated - alumina pellets

- 지시약(indicator)(표 5-7)

Disposable methylene blue indicator

② **무산소성 상자법**(Anaerobic chamber, glove box method)

㉠ 무산소성 상자의 내부는 무산소성 상태이고 이 안에서 검체의 접종, 배양을 하여 분리나 동정을 할 수 있다.

표 5-7. 지시약(indicator)

지시약	산소성(aerobic)	무산소성(anaerobic)
Methylene blue	청색(blue)	무색(colorless)
Resazulin	분홍색(pink)	무색(colorless)

㉡ 혼합 가스 : 제조 회사마다 약간은 다르다.

- N_2 85%, H_2 10%, CO_2 5% → Forma Scientic 회사

- N_2 90%, H_2 5%, CO_2 5% → Bactron 회사

③ **무산소성(혐기성)주머니법**(Anaerobic pouch method)

㉠ GasPak pouch (Becton Dickinson)(그림 5-9) 등 여러 가지가 상품이 있음

- 비닐 주머니 + 지시약(methylene blue) + 수소가스 발생시약 → Heat sealer로 봉합하여 공기 중에 배양한다.

④ Roll streak method

시험관 안에 PRAS(Pre-reduced anaerobically sterilized) 배지를 만들어서 굳혀 놓아두고 CO_2 가스를 흘려 넣음으로써 접종, 배지가 산소에 노출 안 됨. 임상 검사실에서 널리 쓰이지 않음

⑤ PRAS법(Pre-reduced anaerobically sterilized)

㉠ 무산소성 요구도가 높은 무산소성 세균 특히 무산소성 정상균무리 분리에 좋다.

㉡ 배지 제조와 세균 접종 시 O_2 free CO_2를 분사하는 방법

5) 집락의 관찰

24시간 배양한 후에 세균이 증식되었는지 관찰하고 계속해서 검사를 진행해야 할지를 결정한다. 이 결정은 다음에 따른다.

① 한천평판에 생긴 집락의 형태와 상대적인 수

② 그람염색성과 형태 및 순배양 여부

③ 집락주변 배지의 반응

증식이 없을 때는 검체에 따라 표 5-8의 기간 동안 배양을 계속한다. 그러나 혈액배양에서 대부분의 세균은 1주일 이내에 증식된다.

(1) 집락의 육안적 관찰

평판에 생긴 집락은 육안으로 관찰한다. 작은 집락의 관찰에는 확대경을 쓴다(그림 5-10). 평판의 판독에는 오랜 경험이 필요하고 정상균무리에 대해서도 알고 있어야 한다. 왼손으로 평판 밑을 들고 조심스럽게 관찰한다. 흔히 두 가지 이상의 세균이 섞여 있다. 작은 집락은 큰 집락에 덮여서 안보이기 쉽다. 혈액한천은 전등 앞에 대고 용혈이 있는지 관찰한다. 다른 배지도 투과광선으로 보면 투명도 등의 차이가 나타난다(그림 5-11). 이어서 반사광선으로 보되 접시를 이리저리 기울여 가면서 집락의 형태를 관찰한다(그림 5-12, 13). 표 5-9와 같은 집락의 특성은 세균의 동정을 진행하는데 도움이 된다.

균종에 따라서는 소수가 분리되더라도 중요한 것

표 5-8. 검체가 접종된 배지의 배양 기간과 관찰 빈도[a]

배양	배양 기간(일)	관찰 빈도
혈액	5～7	매일
체액	5[b]	매일
농양, 창상	5[b]	매일
조직	5[b]	매일
호흡기		
인두	2	매일
객담	1	한번
기관지 세액	5[b]	매일
생식비뇨기		
자궁경관, 질	2	매일
자궁, cul-de-sac	5[b]	매일
전립선	2	매일
요도	2	매일
요	1	한번
변	1[c]	한번
무산소성	5[b]	매일
Brucella	21～30	1주 3회
Actinomyces	14～21	1주 1회

[a]Woods 등(1996)에서 변경

[b]음성인 평판은 48시간 뒤에 버리고 thioglycollate 배지는 계속 배양한다.

[c]*Campylobacter* 선택배지는 2～3일간 배양하는 것이 좋다.

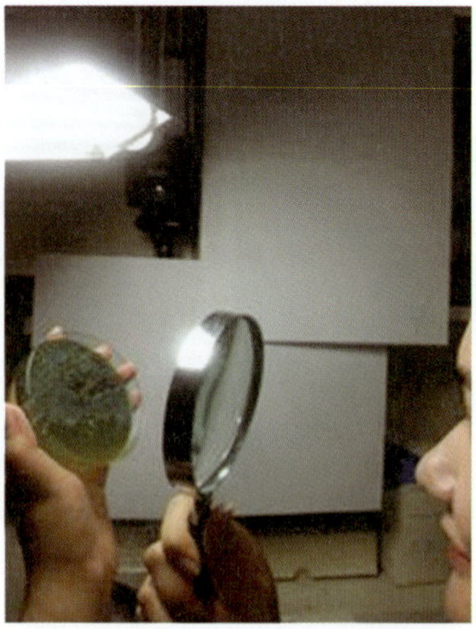

그림 5-10. 평판을 확대경으로 관찰한다.

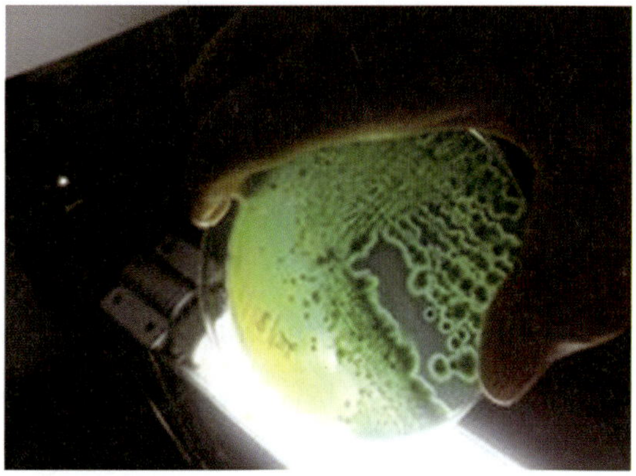

그림 5-11. 평판을 투과광선으로 관찰한다.

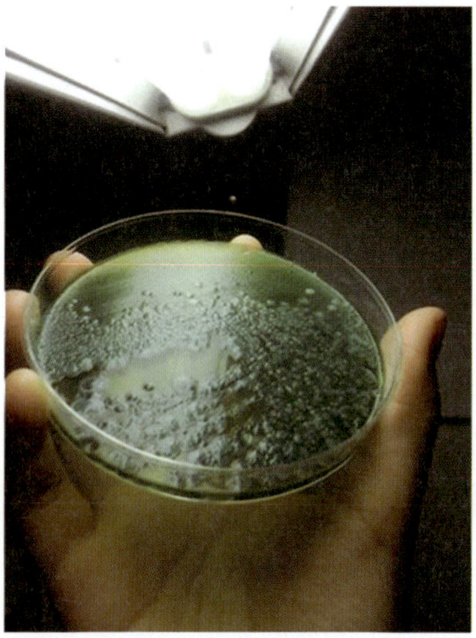

그림 5-12. 평판을 반사광선으로 관찰한다.

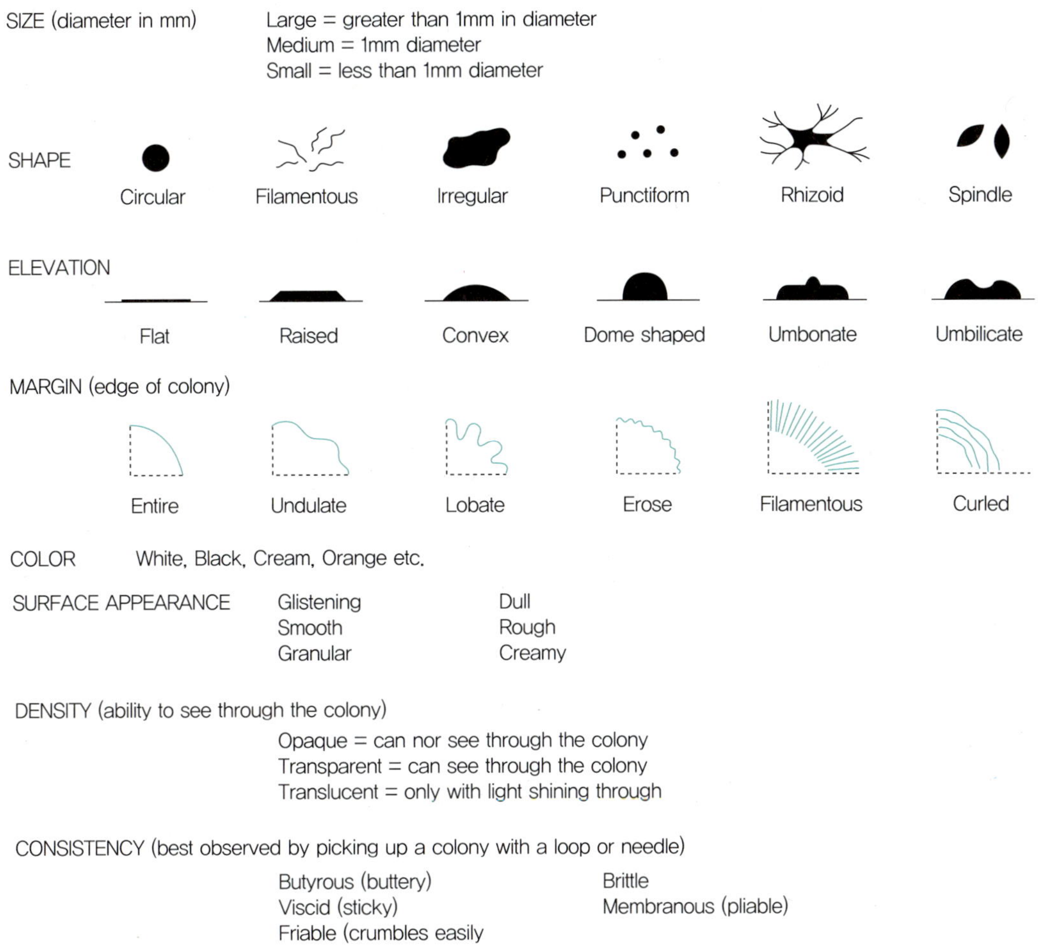

그림 5-13. 집락의 형태과 기술 용어, 집락의 용어

㉠ Size(크기) : mm 혹은 large(대), >1 mm; medium(중), 1 mm; small(소), <1 mm

㉡ Form(형태) : 위에서 보았을 때(top view) : circul ar(원형), filamentous(실모양, 사상형), irregular(불규칙), punctifirm(점상), rhizoid(뿌리모양), spindle(방추형)

㉢ Elevation(융기, 솟아오름) : 옆에서 보았을 때(side view) : flat(편평), rasied(융기), convex(볼록), dome shaped(무덤모양), umbonate(배꼽모양), umbilicate(오목)

㉣ Margin(가장자리) : entire(완전), undulate(물결모양), lobate(잎모양), erose(톱니모양),filamentous(실모양, 사상형), curled(곱슬머리 모양)

㉤ Color(빛깔) : white(흰), black(검은), cream(크림), orange(귤), buff(담황) 등

㉥ Surface appearance(표면) : Glistening(반짝임), dull(흐릿한), smooth(매끄러운, 평활平滑), rough(거칠은 조면粗面), granular(과립상), creamy(크림 같은)

㉦ Density(투명도) : ability to see through the colony : Opaque(불투명) = can not see through the colonyTransparent(투명) = can see through the colonyTranslucent(반투명) = only with light shining through

㉧ Consistency(경도, 硬度) : best obsered by picking up a colony with a loop or needle
: Butyrous(버터 모양의), brittle(부서지기 쉬운), viscid or mucoid(점질의), membranous(막 같은), friable(crumbless easily, 부서지기 쉬운)

이 있다. 이러한 세균의 예는 임균 등 정상균무리가 아닌 세균이다. 장티푸스, 이질균 등도 수에 관계없이 의의가 있지만 현증이 아닌 보균자에서 분리될 경우가 있다. 임상검체에서 가장 흔히 분리되는 세균은 사람의 피부나 점막에 있는 *Staphylococcus aureus*나 *Escherichia coli* 등이다. 이러한 세균이 정상균무리가

없는 곳, 즉 혈액, 척수액, 복강 내 등에서 분리될 때는 검체 취급 중 오염만 아니면 감염균으로 생각하여 동정을 진행시켜야 한다.

정상균무리가 항상 들어가게 되는 객담, 중간뇨 등의 검체에서는 병인균인지를 임상의사가 결정할 수 있게 하기 위해서 집락의 수를 보고 해야 한다. 요배양에서는 1 mL당의 집락수를 보고할 수가 있지만 다른 검체에서는 그렇지 못하다.

3째 구역 이상까지 집락이 있으면 다수(heavy, many, +++),

2째 구역까지만 중등도(moderate, some, ++),

첫째 구역만이면 소수(light, scant, few) 등으로 수를 표시한다(표 5-9). 우세한(predominant)이라는 용어는 3째 구역 이상 되는 것을 뜻하기도 하지만 가장 많은 세균이라는 뜻으로 더 흔히 쓰인다.

(2) 그람염색과 세균의 형태

집락의 형태를 가지고 세균의 종을 추측하고 이것이 옳은지 확인하기 위해서 염색표본을 만들어서 경검한다. 집락의 중심부를 백금침으로 따서(그림 5-14) 식염수를 놓은 슬라이드 유리위에 풀어서 고정하고 염색한다. 유침렌즈로 경검하여

① 세균의 염색성, 크기와 모양

② 배열

③ 아포, 이염색소체(metachromatic granule) 등의 특수구조가 있는지를 관찰한다. 세균을 동정할 때는 염색을 해야 하지만, 경험이 생긴 뒤에는 모든 집락을 염색하지는 않는다. 항생제에 노출된 세균은 형태가 달라지고, 배양시간이 너무 짧거나 길면 염색성이 변하기도 하며, 고체배지에 생긴 집락으로 만든 염색에서는 배열이 특징적이 아닐 수도 있으므로 염색성성에만 의존 할 수 없다. 염색표본의 경검 시에는 이러한 점을 유의해야 한다.

예비결과 보고가 틀리게 되는 일이 있기는 하지만, 혈액이나 척수액 등의 중요한 검체에서 분리된 세균에 대해서는 예비보고를 해서 환자치료를 일찍 시작할 수 있게 해야 한다.

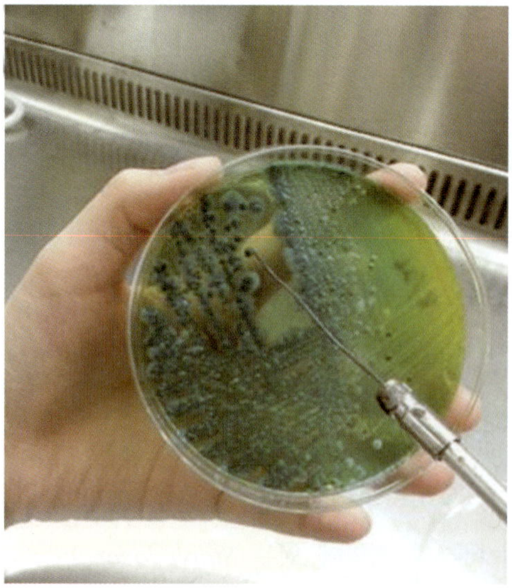

그림 5-14. 백금침을 사용해서 집락을 채취하는 방법

6) 세균의 동정

(1) 예비 동정

균종의 확정 동정을 위한 생화학적 시험은 전통적 방법으로는 1일 이상이 걸린다. 그러나 분리배지에 생긴 집락의 형태와 세균의 그람염색성과 형태로 예비 동정이 가능할 때가 많다. 예를 들면 유당에서 산을 생성하는 그람음성 막대균은 MacConkey agar에서 집락이 분홍색이다. SS (Salmonella Shigella) 한천에 검은색 집락을 형성하면 H_2S(황화수소)를 생성함을 알 수 있다. XLD (xylose lysine decarboxylase) 배지상의 집락이 분홍색이면 Lysine decarboxylase(라이신 탈탄산효소) 양성이다. 분리배지에 생긴 집락으로는 다음과 같은 시험을 할 수 있다.

① 카탈라아제(catalase) 시험

과산화수소 3%(hydrogen peroxide, H_2O_2) 두세 방울을 집락 위에 떨어뜨린다. 거품이 나면 양성이다.

표 5-9. 집락의 특성

집락의 특성	
집락의 크기(size)	mm 혹은 대(>1 mm), 중(1 mm), 소(<1 mm)
모양(form)	원형(circular), 실모양, 사상형(filamentous), 불규칙(irregular), 점상(punctifirm), 뿌리모양(rhizoid), 방추형(spindle)
높이(elevation)	편평(flat), 융기(rasied), 볼록(convex), 무덤모양(dome shaped), 배꼽모양(umbonate), 오목(umbilicate)
가장자리(margin)	완전(entire), 물결모양(undulate), 잎모양(lobate), 톱니모양(erose), 실모양, 사상형(filamentous), 곱슬머리모양(curled)
빛깔(color)	흰(white), 검은(black), 크림(cream), 귤(orange), 담황(buff) 등
표면(surface)	반짝임(glistening), 흐릿한(dull), 매끄러운, 평활平滑(smooth), 거친 조면粗面(rough),과립상(granular), 크림 같은(creamy)
투명도(density)	불투명(opaque), 투명(transparent), 반투명(translucent(반투명)
경도(consistency)	버터 모양의(butyrous), 부서지기 쉬운(brittle), 점질의(viscid or mucoid), 막 같은(membranous), 부서지기 쉬운(friable or crumbless easily)
용혈(hemolysis) : 혈액한천평판(blood agar plate, BAP) 배지	
알파 용혈(α-hemolysis)	부분적인 용혈, 집락주위가 녹색(Hb → metHb) 예) Viridans Streptococcus
베타용혈(β-hemolysis)	완전용혈, 집락주위가 투명. 예) A, C, F, G군 Streptococus
감마용혈(γ-hemolysis)	용혈 없음. Enterococcus(α, β, γ 용혈을 보일 수 있음)
이중용혈 (double zone-hemolysis)	집락 바로주위는 완전 용혈이 되고, 더 멀리는 불완전용혈 예) *Clostridium perfringens*
색소생성(pigment production)	
수용성 색소	예) pyocyanin(청색), fluorescein(황색) 예) *Pseudomonas aeruginosa*
불용성 색소	배지에 퍼지지 않고 집락에만 색소가 있음
난황 한천(egg-yolk agar) 반응	
Lecithinase	집락주위에 불투명한 침전. 예) *Clostridium perfringens*
Lipase	반사광선으로 보면 집락주위표면에 진주 빛 같은 광채가 보임 예) *Clostridium novyi*, *C. sporogenes*
단백분해(Poteolysis)	집락 주변이 투명해짐
감별배지의 변화	감별배지에 들어 있는 염료, pH 지시약 등이 변화를 보임
냄새(odor)	
Pseudomonas aeruginosa	포도 향기 냄새(grape-like odor)
Proteus	불에 탄 초콜릿(burned chocolate)
Nocardia	흙냄새, 곰팡이 냄새
Clostroides difficile	*p*-cresol 냄새, 변 냄새
Prevotella melaninogenica	썩은 냄새

05

혈액이 든 배지에서는 정확한 시험이 어렵다. 그러나 적혈구에 의한 반응은 느리므로 조심해서 시험하면 혈액 한천에서도 시험할 수 있다(그림 5-15).

② 담즙용해(bile solubility) 시험

폐렴알균(*Streptococcus pneumoniae*)이 의심되는 집락 위에 데옥시콜릭염(sodium desoxycholate) 용액을 두세 방울 떨어뜨린다. 폐렴알균은 용균되어서 30초 이내에 집락이 없어진다.

③ 슬라이드 혈장응고효소(coagulase) 시험

포도알균(*Staphyococcus*)이 의심되는 집락을 슬라이드 유리 위에서 토끼 혈장 한 방울과 섞는다. 1분 이내에 응집되면 균체결합혈장응고효소(bound coagulase) 양성이다.

④ Direct spot indole 시험

Kovac's 시약을 적신 여과지에 시험할 집락을 옮긴다. 즉시 분홍색이 나타나면 indole 양성이다. para-dimethyl-aminocinnamaldehyde (DMACA) 용액으로 하는 시험은 더 예민한데 양성은 청색이다.

⑤ 시토크롬 산화효소(cytochrome oxidase, 사이토크롬 옥시데이스) 시험

cytochrome oxidase 시약을 묻힌 여과지에 집락을 문지른다. 청색은 양성이다.

⑥ 혈청형 시험

슬라이드 유리 위에서 항혈청과 시험세균을 섞는다. 응집이 되면 양성이다.

(2) 확정 동정

균종의 확정 동정은 대개 여러 가지 생화학적 시험을 거친 뒤에 가능하다.

생화학적 시험은 효소활성을 보는 것이므로 순수배양으로 시험해야 하면 기질(substrate)과 지시약이 든 배지에 접종한 후 pH 변화나 대사산물 생성을 아래와 같이 관찰하게 된다. 여러 가지 성상이 동정에 이용된다. 소위 전통적 방법이나, 상품화된 동정용 kit나 생화학적 반응의 원리는 비슷하다.

- 기질(substrate) + 효소(enzyme) → 생성물(product) + 지시약(indicator) → 색깔(color)
- 생성물에서 색깔이 보이는 경우도 있다.

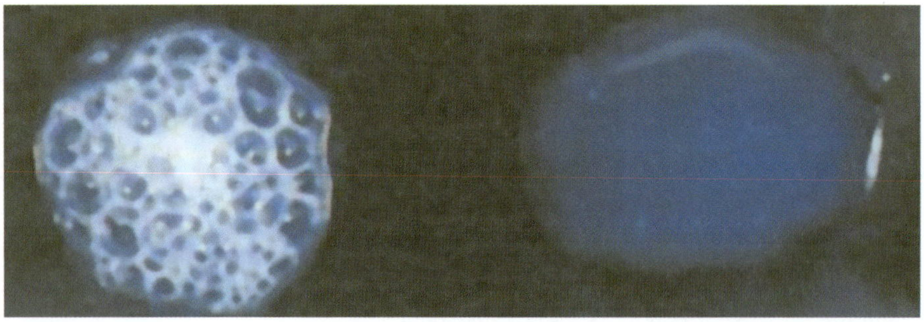

그림 5-15. Catalase 시험. 거품이 나면 양성이고(*Staphylococcus*), 거품이 없으면 음성(*Streptococcus*)이다.

CHAPTER 06

멸균과 소독

학/습/목/표

1. 멸균의 정의와 종류를 열거한다.
2. 가압증기멸균법에 대해 설명한다.
3. 소독의 정의와 소독제의 종류를 열거한다.

1 멸균과 소독에 관한 용어

미생물의 살균에 대한 개념은 크게 두 가지로 나눌 수 있다. 하나는 멸균이며, 다른 하나는 소독이다. 일반적으로 멸균은 가열, 여과 등의 물리적 수단을 사용하는 일이 많으며, 멸균은 통상 아포있는 세균 즉 바실루스속의 세균(*Bacillus stearothermophilus*)이 완전히 사멸했을 때를 멸균이라고 판정한다. 소독에서 멸균까지의 개념은 다음과 같다(그림 6-1). 세척(cleaning)은 토양, 유기물 등과 같은 모든 종류의 이물질을 제거하는 방법이며 소독(disinfection)은 물체의 표면에 있는 세균의 포자를 제외한 미생물을 죽이는 방법이며 멸균(sterilization)은 생활력이 있는 모든 종류의 미생물과 아포를 완전히 죽이는 방법이다. 이들의 멸균과 소독에 관한 용어는 다음과 같다(표 6-1).

2 멸균과 소독법의 종류

멸균과 소독의 목적을 달성하기 위해서는 여러 방법이 있다(표 6-2). 각각 특징이 있기 때문에 멸균과 소독할 재료에 대해서 멸균 및 소독할 적절한 방법을 선택해야 한다. 크게 열을 사용하는 것과 열을 사용하지 않는 방법으로 분류한다. 또한 물리 이학적 방법과 화학적 방법으로 분류할 수 있으며, 표 6-3과 표 6-4에 이해하기 쉽게 정리하였다.

소독제와 사용방법(표 6-5)과 소독수준에 따른 물품의 분류(표 6-6)는 이해하기 쉽게 정리하였다.

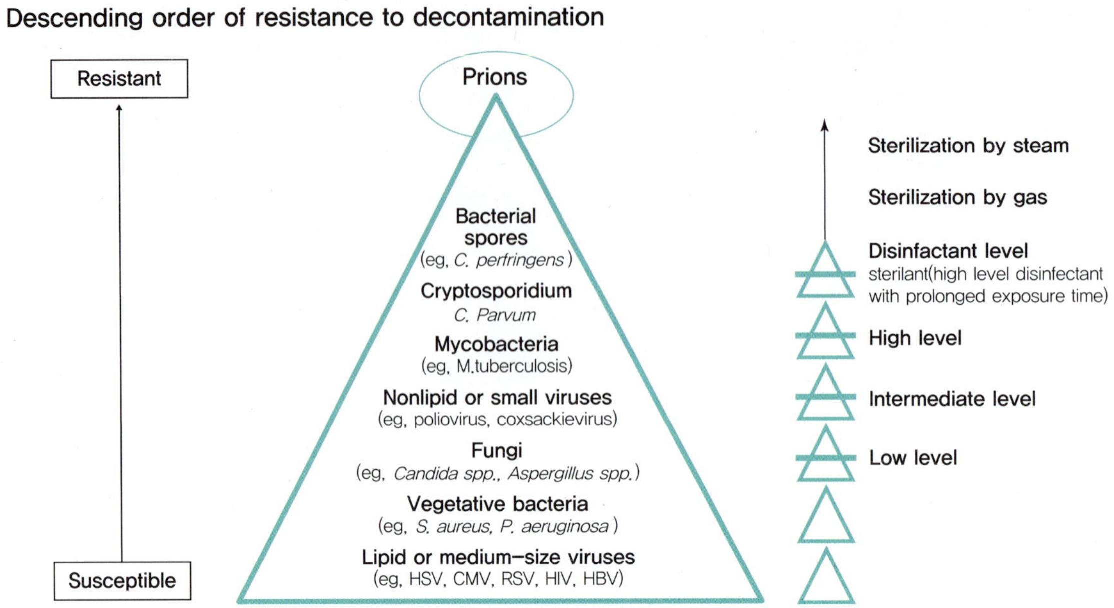

그림 6-1. 멸균 및 소독에 대한 원인체의 저항성과 소독 및 멸균의 수준
Effective decontamination for automated microbiology instruments, James W. Snyder, PhD, D (ABMM), F (AAM), 2016, 5(4), 2.

표 6-1. 멸균과 소독에 관한 용어

용어	정의
멸균(sterilization)	병원균과 비병원균을 포함한 모든 미생물(아포세균 포함)을 완전히 살균시켜 제거하는 것. 화염멸균, 건열멸균, 가압증기멸균, 가스멸균 등이 있다.
소독(disinfection)	병원미생물을 살균 혹은 감소시켜 감염을 방지하는 조작을 의미하며, 비병원성균은 아직 살아남아 있을 가능성이 있고, 아포 있는 세균은 사멸되지 않는다. 화학약품(70% 알코올 소독제 등), 자비소독, pasteurization(저온살균, 60℃에서 30분간 가열) 등이 있다.
오염제거(decontamination)	액체나 기체중의 미생물을 여과기 등으로 제거하는 것
방부(防腐, antisepsis)	음식물, 약품 등에 대해서 미생물의 발육을 약제, 가열, 건조 등으로 저지해서 물질의 분해와 부패를 방지하는 것

표 6-2. 멸균과 소독의 방법

Ⅰ. 열을 필요로 하는 멸균(가열 멸균법)	
1. 물을 필요로 하는 것(습열) 1) 증기멸균 (1) 상압(유통) 증기멸균(증기 소독법)* (2) 가압증기멸균(autoclaving) 2) 자비멸균* 간헐멸균*	 100℃ 1시간 121℃, 15~20분, 1.1 kg/cm²(15PSI) 100℃ 15분 80~100℃, 15~30분간씩 1일 1회, 3일간
2. 물을 필요로 하지 않는 것(건열) 1) 화염멸균(소각멸균) 2) 건열멸균	 171℃ 1시간, 160℃ 2시간, 121℃ 16시간
Ⅱ. 여과멸균(제균)법	
Ⅲ. 조사멸균법(照射滅菌法)	
1. 방사선 멸균법(이온화방사선) 2. 자외선(UV) 멸균법 3. 고주파 멸균법	극초단파(microwave) 또는 감마방사선에 노출 245 nm의 파장에 노출
Ⅳ. 화학적 멸균법	
1. 가스 멸균법(에틸렌 옥사이드, ethylene oxide, EO) 2. 약제 멸균법 1) 글루타르알데히드(glutaraldehyde) 2) 과초산(peracetic acid)	450~1,200 mg/L로 29~65℃에서 2~5시간 2% 0.2%

* 실제로는 소독법이다.

표 6-3. 멸균 소독법의 분류

Ⅰ. 물리 이학적 방법
1. 소각법 2. 자비 소독법 3. 증기 소독법 4. 가압증기멸균법(autoclave법) 5. 건열 멸균법 6. 자외선, 방사선 조사법
Ⅱ. 화학적 방법
1. 각종 약제 소독법

06

표 6-4. 멸균법(sterilization)

1. 물리적 방법	멸균 조건 및 용도
1) 가압증기멸균 (autoclaving)	121℃, 1.1 kg/cm^2(15 파운드, psi), 15~20분 – 아포세균 완전 사멸되나 일부 바이러스 사멸 안 됨, 각종 배지, 검체 및 의류 등의 멸균에 사용
2) 건열멸균(dry heat)	171℃ 1시간, 160℃ 2시간의 내부온도 상승시켰다가 건열멸균기를 끄고, 기다린다. 모든 미생물사멸. 유리기구, 플라스크 등 멸균
3) 간헐멸균(Tyndallization 혹은 intermittent sterilization)법	Loeffler 배지나 결핵균 배양에 이용하는 Ogawa 배지나 Lowenstein-Jensen 배지는 하루에 30분씩 3번, 80~100℃로 가열한다. 보통 한 번의 멸균으로 사멸되지 않는 아포세균을 다음날까지 영양형으로 증식시킨 다음 살균시키는 방법이다.
4) 화염멸균 혹은 소각멸균(flaming 혹은 incineration\ sterilization)법	세균검사에 사용되는 백금선, 백금이 또는 세균배양에서 솜이나 실리콘 마개를 취급할 때 시험관의 입구 등의 멸균에 쓰이는 방법이다. 분젠 버너(Bunsen burner)의 환원불꽃은 온도가 높아지므로, 산화불꽃의 부분에서 가열시켜 멸균한다. 백금선이나 백금이를 화염멸균하는데 박티시네레이터(Bacticinerator, 815℃)에서 10초간 멸균 사용하면서 멸균 중에 세균이 밖으로 튀는 것을 방지할 수 있는 편리한 기구가 사용되고 있다.
5) 여과멸균 (filtration)	1. 0.22~0.45 μm pore size 여과지 사용 가열에 변질되기 쉬운 용액에 사용. 바이러스는 여과기를 통과하여 제거안됨. Seiz filter, membrane filter 등이 있다. 2. HEPA filter : 공기 중 미생물제거에 사용하며, 특히 실험실 및 무균실의 안전상자 등에 이용
6) 자외선 (ultra-violet light)	260 nm의 부근의 자외선은 DNA에 잘 흡수되어 이 에너지에 의해서 핵산이 변성되어 미생물은 사멸한다.
7) 이온화방사선 (ionizing radiation)	극초단파(microwave), X-선이나 γ(감마)선도 단백질이나 핵산을 변성시켜 강한 살균력과 강한 침투력을 이용해서 열에 불안정한 플라스틱 제품이나 포장(밀폐)제 내부의 물질 멸균 등에 이용된다.
2. 가스 증기 멸균	
1) 에틸렌 옥사이드 (ethylene oxide, EO)	가열멸균할 수 없는 의료재료(플라스틱 제품, 내시경, 수술재료 등)를 멸균하기 위해서 쓰인다. 모든 미생물에 살균력과 침투성이 우수하지만 특별한 장치가 필요하고, 강한 인화성이 있고 또한 사람에게 독성이 강한 것 등이 단점이다. 에틸렌 옥사이드 이외에도 포름알데하이드 증기(Formaldehyde vapor), 과산화수소 증기(Hydrogen peroxide vapor), 플라즈마가스(Plasma gas), Chlorine dioxide gas 등이 있다.
3. 화학적 멸균(Chemical sterilization)	
1) 글루타르알데히드 (glutaraldehyde)	Sodium bicarbonate로 알칼리성(pH 7.5~8.5)으로 만든 2% 수용액을 사용한다. 3~10시간에 세균아포, B형간염 바이러스가 사멸되며, 위내시경(gastrofiberscope)이나 기관지경(bronchoscope)과 같은 의료기구, 카테터(catheter) 등 멸균 시 사용한다. 이 약재는 인체에 해롭기 때문에 주의가 필요하다.
2) 과초산 (Peracetic acid)	외과적 기구의 표면멸균에 사용되며 글루타르알데히드와 과초산을 한냉멸균(cold sterilization)이라고 부른다.

소독제와 사용방법은 다음과 같다(표 6-5)

표 6-5. 소독제와 사용방법

사용대상	소독제	농도	사용부위 및 방법
피부 및 점막	Povidone iodine	10%	창상소독, 수술환자 피부소독, 도뇨관 삽입 시 피부소독
		포비돈 탈지면볼 (10%)	드레싱 시 상처부위 소독
		7.5%	외과적 손소독
		0.75~1.4%	구강 함수용 : 원액(7.5%)을 10~20%로 희석(원내제조)
	Alcohol	83% 알코올	수술환자 피부소독, 혈액배양 검사 시 피부소독
		알코올 스펀지 (70~80%)	말초정맥 카테터 삽입 시 피부소독
	Chlorhexidine gluconate (CHG)	5% 알파헥시딘	신경외과 두부 수술시 두피소독
		2% 헥시타놀 (알코올 희석)	중심정맥관 삽입과 드레싱 시 피부소독
		0.5% 헥시타놀 (알코올 희석)	이식환자 처치 시 손소독
	H_2O_2	3%	성형외과, 정형외과 오염창상 사용 - 사용 후 증류수나 생리식염수로 닦아냄
	증류수, 생리식염수		상처 세척, 구강 및 점막 청결, 일상적 도뇨관 삽입부위 청결
내시경 기구류	Ortho-Phthalaldehyde (Cidex OPA)	0.55%	내시경 소독, 수술실 침습적 수술기구 소독, 체내 삽입초음파 probe 소독 - 환자 간 5분(사전세척 필수) 이상 침적 후 멸균수에 헹굼
	Pera safe	1.62%	내시경 소독 - 10분(사전세척 필수) 침적 후 멸균수에 헹굼
	하이크로 에스(메디락스)	50 ppm	이비인후과 내시경 소독 - 환자간 5분 침적 후 멸균수에 헹굼 - 마지막 검사 종료 후 10분 침적 후 멸균수 헹굼 - 감염 환자가 사용한 경우 0.5% 태고(Tego)에 20분 침적 후 멸균 의뢰
기구 및 환경소독	Tego(태고)	10%	격리병실 재사용품 1차 소독 - 0.5%로 희석하여 20분 침적
	파인캠	250 ppm	조유기구 소독, 인큐베이터 소독
	HBV Quat	64배 희석	소아용 장난감 소독
	Sodium hypochlorite NaOCl, 락스	10배 희석	엎지른 혈액이나 체액의 소독
		50배 희석	O_2 bottle 소독
		100배 희석	화장실, 격리병실 청소(격리카트와 햄퍼카트 포함), 의료비품(IV Pole, Infusion, pump 등)

소독제와 사용방법은 다음과 같다(표 6-6)

표 6-6. 소독수준에 따른 물품의 분류

사용대상	소독제 농도	사용부위 및 방법
고위험 물품 (critical item)	수술기구, 심장 및 혈관 카테터, 요로 카테터 implant, 내시경 부속품 중 Biopsy Forceps이나 cutting instrument	멸균/화학멸균제
준위험 물품 (Semi-critical item)	내시경류, 호흡기구 및 마취기구	화학멸균제/높은 수준의 소득제
	손상피부와 접촉하는 수치료기구	결핵균에 살균력이 있는 소득제
비위험 물품 (Non-critical item)	혈압계 커프, 청진기, 침대, 침대 부품, 린넨, 가구, 목발, 식기 등 환경표면	결핵균에 살균력이 없는 환경 소득제

1) 물리적 처리에 대한 미생물의 저항성

(1) 열

가열에 의해 미생물이 사멸하는 것은 균체 단백질의 변질에 의한 것이다. 일반세균의 영양형은 저항성이 약하고, 50~70°C, 수분간의 가열로 사멸한다. *Bacillus*나 *Clostridium*속의 아포(spore)는 저항이 강하고, 수시간에도 사멸하지 않는 것이 있으나, 방선균(*Actinomyces*)이나 진균(fungus)의 포자는 100°C, 15~30분간으로 사멸한다. 가열의 방법에는 건열(dry heat)법과 습열(moist heat)법이 있으며, 단백질의 변성온도는 건열의 경우는 대체로 습열의 경우에 비하여 고온이다.

(2) 저온

저온은 세균에 대하여 정균적으로 활동하므로, 균주의 보존에 사용된다. 그러나 수막알균과 임균은 저온에서도 사멸한다. 동결된 세균을 실온에서 융해하는 것을 되풀이하면 얼음결정에 의해 세균은 기계적으로 파괴되어 사멸한다. 이것을 동결융해법이라고 한다. 또 세균을 동결시킨 대로 진공상태에서 건조하는 방법을 동결건조법(lyophilization)이라고 한다. 이와 같이 건조된 세균은 장기 보존할 수 있다.

(3) 삼투압

세균은 동물세포에 비하면, 삼투의 변화에 대하여 저항성은 강하나 고삼투 용액 중에서는 원형질 분리를 일으켜 발육을 멈춘다. 야채, 어류, 육류의 소금 절임과 과실의 설탕절임은 이 원리를 응용하여 미생물의 발육을 억제하여 음식물의 부패를 방지한 것이다. 그러나 근년에 해산물 어류에 부착된 장염비브리오(*Vibrio parahaemolyticus*) 등의 호염균(halophilic bacteria)이라고 하는 고삼투압에 견디는 세균이 식중독의 원인이 되어 있으므로 주의를 해야 한다.

(4) 자외선 및 기타의 방사선

대부분의 미생물은 직사광선에 쬐면 그 속에 포함되는 파장 240~280 nm의 자외선의 영향으로 수분 내에 사멸한다. 미생물을 구성하는 핵산에 의한 자외선의 최대의 흡수파장은 260 nm이며, 이 자외선의 에너지에 의해 핵산이 변성하는 것이 사멸의 원인이다. 이 자외선에 의한 살균효과는 가시광선에 쬐이므로 무효하게 되는 것이 알려져 있으며, 이것을 광재활성화라고 한다.

2) 물리적 멸균 및 소독법

(1) 화염멸균(flaming sterilization)법

세균검사에 사용되는 백금선, 백금이 또는 세균배양에서 솜이나 실리콘 마개를 취급할 때 시험관의 입구 등의 멸균에 쓰이는 방법이다.

분젠 버너(Bunsen burner)의 환원불꽃은 온도가 높아지므로, 산화불꽃의 부분에서 가열시켜 멸균한다. 백금선이나 백금이를 화염멸균하는 데 박티시네레이터(Bacticinerator, 815°C, 10분)를 사용함으로써 멸균 중에 세균이 밖으로 튀는 것을 방지할 수 있는 편리한 기구가 사용되고 있다.

(2) 건열멸균(dry heat sterilization)법

유리기구(시험관, 피펫, 배양접시), 도기류, 금속제품의 멸균에 사용된다. 보통 160°C에서 2시간, 171°C에서 1시간 실시하며 멸균이 끝난 다음 자연히 냉각되는 것을 기다린다.

(3) 간헐멸균법

건열멸균에 적당하지 않는 것, 즉 배지와 같이 수분이 들어 있는 것의 멸균에 쓰인다. 보통은 코흐의 증기솥(Koch's steam sterilizer) 또는 코흐의 증기솥(Koch's steamer)이 사용되어, 100°C, 1시간에서 대체로 멸균의 목적을 달성할 수가 있으나, 저항이 강한 아포는 살아남아 있으므로, 이와 같은 경우에는 80~100°C, 15~30분간, 3일간, 3회 가열하는 간헐멸균법이 쓰인다. 80~100°C, 15~30분간의 가열로 배지 중의 영양형 세균은 사멸되지만, 아포는 남아 있으므로, 다음에 실온에서 하룻밤 방치하고 아포가 영양형으로 된 후 다시 80~100°C, 15~30분간 가열하여 사멸시킨다. 혈청이나 난황을 재료로 한 배지를 만들 때는 배지를 응고시키는 동시에 멸균도 하는 혈청응고기(inspissator)가 사용되는데 80~90°C에서 30분~1시간의 간헐멸균을 3일간 3회한다.

저온살균법을 Pasteurization이라고 하며, 우유 소독에 널리 사용되고 있다. 62~65°C의 온도의 물속에 우유병 채로 담가 30분간 방치한다. 이 조작에 의해 우유에 혼합될 우려가 많은 병원미생물은 죽게 되고 영양가는 파괴되지 않는다.

(4) 가압증기멸균(autoclaving, sterilization by steam under pressure)법

이 방법에는 가압증기멸균기(autoclave)를 사용한다. Autoclave 밑바닥의 물을 끓여서 증기를 발생시켜 평압에서 용기 내의 공기를 증기가 몰아내어 포화증기로 한다. 그때의 증기온도는 100°C이다. 그 후 배출구를 닫고 밀폐하면 용기 내의 증기압은 높아져 15 파운드(약 2기압, 1.1 kg/cm^2), 15~20분간 유지한다. 이 방법에 의하면, 배지 중 영양형의 세균은 물론 아포도 완전히 사멸하기 때문에 1회만 작동한다. 가수분해되기 쉬운 물질 즉 포도당이나 각종 탄수화물 용액의 멸균에는 가압증기멸균법은 부적당하다. 멸균 전에 반드시 멸균할 재료와 함께 멸균확인용 테이프(autoclave tape) 등을 넣어서 멸균 후에 확인을 해야 한다. 가압증기멸균이 끝나면 이 테이프가 무색에서 검은색으로 변한다.

생물학적 멸균 확인법으로는 상품화된 아포(spore) 있는 세균인 즉 *Bacillus stearothermophilus* 균주를 이용하는데, 이 세균이 들어 있는 앰플을 멸균대상의 가운데에 두고 가압증기멸균하고, 멸균이 끝나면 이 아포있는 세균을, 37°C에서 배양하여 아포균이 사멸하여 증식하지 않으면 멸균된 것이다.

(5) 자비법(boiling)

이 방법은 간편하기 때문에, 식기, 주사통, 주사침, 수술기구 등의 소독에 사용된다. 대부분의 병원균 영양형은 100°C에 5분 이상 견뎌 내는 것은 없으므로, 15분간 끓이는 것만으로 소독의 목적은 달성할 수 있다. 1~2%의 비율로 탄산나트륨을 물에 넣어 끓이면 살균작용이 강하여짐과 동시에 금속의 녹을 막는 효과가 있다. 혈액에 세균이나 바이러스가 존재한다고 생각될 때에는 물로 씻는 것은 위험하므로, 일단 다른 소독약으로 씻은 후 끓이는 것이 바람직하다. 특히 혈청 간염환자 또는 항원 보유자에 사용한 주사기는 감염의 위험이 크므로 반드시 한번 쓰고 버릴 때는 충분히 가압증기멸균하여 폐기한다.

(6) 세균여과법(filtration)

가열하면 변성을 일으키는 약제나 혈청 및 요소 등의 배지를 무균으로 만드는 방법이다. 여과기 종류에는 도기제의 Chamberland 여과기, 규조토로 만든 Berkefeld 여과기, 석면제품인 Seitz 여과기, 셀룰로스질이나 합성수지제의 membrane filter 여과기(Millipore 회사 등) 등이 있다.

세균을 여과 목적으로 사용할 때는 대개 0.45와 0.22 μm 구멍의 막필터(membrane filter, 막형 여과기)를 사용한다. 이 막필터는 작은 구멍을 무수히 가지고 있어 한쪽에서 다른 쪽으로 용액을 여과시키면 세균은 구멍에서 여과되고, 나온 여액은 무균이 되어 있다. 구멍의 지름을 작게 하면 대형의 바이러스라도 제거할 수 있다. 보통 사용되고 있는 세균여과기(0.5~0.22 μm 구멍의 membrane filter)는 세균을 여과하지만 바이러스는 통과한다. 이와 같이 세균여과관의 구멍은 작으므로 여과할 때에는 가압하든가, 여액이 나오는 용기쪽을 감압을 해야 한다. 주로 열을 가하면 변질되기 쉬운 요소(urea), 탄수화물, 혈청 등 배지를 만들 때 이용한다.

(7) 일광 및 자외선 소독

건열하든가 습열할 수가 없는 종이나 실내의 소독에는 이 방법을 사용한다. 일광의 살균력은 자외선에 의한 것이므로 자외선 살균도 널리 사용되고 있다.

3 간호 분야에서 멸균과 소독법의 이해

실제 간호업무에 멸균과 소독의 방법을 어떻게 활용할 것인가는 매우 중요하다.

감염증병동에서 간호는 간호자 자신이 감염의 위험에 직면하여 멸균과 소독법을 소홀히 하면 간호자가 감염될 뿐만 아니라 간호자를 매개로 하여 외부로 병원성 세균을 전파시키는 결과가 된다. 따라서 완전한 간호업무는 멸균과 소독법을 완전히 습득한 간호자에 의해서만 이루어질 수 있다.

1) 멸균기 관리

(1) 표지자 선택

① 기계적 확인(Mechanical monitoring)

가. 멸균기의 운행에 따라 멸균시간, 온도, 압력을 자동 기록함으로써 전 과정이 정상적으로 진행되었는지 확인한다.

나. 매회 멸균기 운전 시 이상 유무를 확인해야 하며 이상이 있을 경우 적절한 조치를 취해야 한다.

② 화학적 확인(Chemical monitoring)

가. External Chemical Indicator (External CI)

A. 멸균과정을 거쳤는지의 여부를 외부에서 확인하는 멸균감시방법이다.

B. 물품 포장의 외부에 부착하기 때문에 물품 이송과 적재과정에서 제거되지 않고, 물품을 사용하기 전까지 그 결과가 유지될 수 있도록 한다.

나. Internal chemical indicator (Internal CI)

A. 해당물품 내부 깊숙이 멸균제가 침투하였는지를 감시하는데 이용하는 멸균 감시도구로 물품 내부까지 멸균 조건이 충족하였는지를 알려준다.

B. 멸균될 Pack의 내부에 멸균제가 침투하기 어려운 부분에 사용한다.

③ **생물학적 확인(Biological indicator, BI)**

가. 아포의 생존여부를 직접 확인하고 멸균과정의 사멸력을 직접적으로 측정할 수 있는 가장 이상적인 감시방법으로 멸균물품 방출의 근거가 된다.

2) 멸균기의 멸균상태 모니터링

멸균기의 멸균상태 모니터링은 표 6-7과 같다.

3) 멸균방법

멸균방법은 표 6-8과 같다.

4) 멸균물품관리

포장방법에 따른 유효기간 : 모든 기구나 물품들은 적합한 재료와 방법을 이용하여 포장한다(표 6-9).

5) 멸균기 정도관리

① 병원 내 모든 부서에서 사용하고 있는 멸균기는 사용부서에서 가압증기멸균과 포르말린 멸균 및 플라즈마 멸균은 1일 1회, EO Gas(Ethylene Oxide) 멸균은 매회, 임플란트는 매회 생물학적 검사를 실시하여 멸균 과정을 확인한다.

② 중앙공급실은 병원 내에서 부서별로 개별 사용하고 있는 멸균기와 외부 감마멸균 의뢰업체에 대하여 통합적으로 관리하고 감독해야 한다.

가. 사용부서를 대상으로 연 1회 이상 멸균기 quality control 방법을 점검하고 해당 직원을 대상으로 교육을 실시한다.

나. 멸균기 quality control에 관한 세부지침은 중앙공급실의 업무매뉴얼에 따른다.

다. 점검일지, 교육자료 등 멸균기 quality control 결과는 의용공학팀, 감염관리실, 중앙공급실에서 공동으로 보관한다.

③ 멸균기의 고장 및 수리를 시행하는 경우 의용공학팀에서 중앙공급실과 감염관리실에 보고하도록 한다.

6) 일반 spill kit(general spill kit)

환자의 혈액이나 체액이 다량 노출된 경우 주변환경

표 6-7. 멸균기 멸균상태 모니터링

항목	검사내용	시행주기 및 내용
멸균과정 확인 (기계적 점검)	Bowie-Dick test (선진공 가압증기멸균용)	매일
	Leak test	매월 2회(Pre-vacuum type)
	일상점검	멸균기 프린터, Door packing 멸균기 내, 외부 청결상태
	멸균과정	멸균레코더(매회) 확인, 작동일지(매회) 기록 BI/CI 결과 확인 및 기록
	정기점검(저위험 의료기기)	연1회
화학적 지표	내부(Internal CI)	Set, 날개류(위생재료 제외)
	외부(Ecternal CI)	모든 물품
생물학적 지표	스팀멸균용 BI EO 가스멸균용 BI	Pre-vacuum 스팀멸균 : 매일 1회 EO gas 멸균 : 매회 Plasma 멸균 : 매일 1회 포르말린 멸균 : 매일 1회

표 6-8. 멸균방법

방법	검사내용	시행주기 및 내용	
스팀	온도 : 134℃ 기압 : 3기압 멸균시간 : 4분 건조시간 : 20분	• 금속류(Set류, 날개 기구 검사용 needle 등) • 일부 생고무제품 • 직물류, 소모품류(거즈 등)	• 열에 약한 제품은 금기
EO 가스	온도 : 55℃ 멸균시간 : 2시간 공기정화시간 : 60℃에서 8시간, 50℃에서 12시간	• 예리한 기구, 마모되기 쉬운 기구(scope류) • 열에 약한 제품(고무, 플라스틱 제품) • 스팀멸균 불가능한 것	• EO 가스는 독성으로 충분한 정화 필요 • 작업직원 보호구(방독면, 장갑) 착용(GAS 교체시)
플라즈마	온도 : 50℃ 멸균시간 : 43~73분 정화시간 필요없음	• 열과 습도에 민감한 물품 사용 • 대부분의 의료기구 가능 • 잔류 독성 없음	• 섬유질(종이), 린넨, 액체는 사용할 수 없음 • 관의 길이가 40 cm이상이거나 직경이 3 mm이하인 경우 부적합 • 합성팩(폴리프로필렌 포장지)이나 특수 포장 용기 필요
포르말린	온도 : 65℃ 멸균시간 : 30분 공기정화시간 : 7~8시간	• EO 가스 물품과 동일하나 진공에 파손되거나 Balloon long catheter는 제외	• 접촉시 피부자극, 과민반응 • 작업직원 보호구(방독면, 장갑) 착용
감마멸균	상온	• 비닐, 스티커, 오일, 파우더 • 스팀, EO 가스, 포르말린, 멸균으로 해결할 수 없는 물품	• 외부 멸균 의뢰 • 제품포장 제한 없음 • 잔류 독성 없음

표 6-9. 포장재료에 따른 유효기간과 적용품목

포장재료	유효기간	적용품목
1) 부직포 *두겹포 *한겹포	 28일 14일	 수술실 세트 병동 외래 세트
2) 멸균봉투(pouch) 1겹	180일	자주 사용하지 않는 기구 가스멸균물품
3) 멸균봉투(pouch) 1겹	90일	스팀멸균, 날개, 기구류
4) 컨테이너	28일	스팀멸균, EO 가스멸균
5) sterrad roll pouch(타이벡)	1년(365일)	플라즈마 멸균물품류
6) 기타(감마멸균 시)비닐 등	1년(365일)	감마멸균물품류

의 오염과 의료인의 감염노출을 예방하면서 안전하게 제거하기 위함이다. 일반 Spill Kit은 환자의 혈액이나 체액을 다량 엎지르거나 쏟은 경우 즉각적이고 안전하게 발생현장을 복구하고자 마련된 Kit이다. 이때 다량이라 함은 알콜 스폰지만으로 제거하기에 어려운 용량을 의미한다.

(1) 절차 및 구성

① 환자의 혈액이나 체액을 다루는 직원은 일반 spill kit 사용 방법을 교육받는다.

② 환자의 혈액이나 체액을 다루는 부서는 일반 spill kit를 구비한다.

③ 일반 spill kit의 사용 범위 : 환자의 혈액이나 체액을 다량 엎지르거나 쏟은 경우 주변 환경과 의료인의 감염노출을 예방하면서 안전하게 제거하고자 할 때 사용한다.

④ 일반 spill kit 구성

- 청결 라텍스 장갑 1켤레
- 비닐 앞치마
- 페이스 실드 마스크
- 종이 타월 15장(5장 + 5장 + 5장) : 5장을 한 뭉치로 하여 세 개
- 의료폐기물(주황색) 비닐봉지 1장
- 소변 컵 1개
- ④를 비닐 지퍼 백에 담아 완성한다.
- 사용 부서에서는 사용 즉시 구성 내용물을 보충 한다.

⑤ 일반 spill kit 비치

- 일반 spill kit는 각 사용 부서에서 제작하여 눈에 띄는 장소에 놓고 사용한다.
- 일반 spill kit는 부서별 필요수량을 비치한다(드레싱 카트 위, 청소 카트 위, 병동 처치실, 병동 스테이션에는 적어도 1개 이상).
- 일반 spill kit를 담은 비닐 지퍼백 표면에는 spill kit 사용범위, 구성, 사용방법이 기록된 카드를 부착한다.
- 일반 spill kit를 사용한 후에는 즉시 구성기준에 따라 필요물품을 보충하여 구비한다.
- 사용부서에서는 매일 비치 장소별 구성품 상태를 점검하고 해당 부서장은 이상 유무를 확인한다.

(2) 일반 spill kit 사용방법

① spill kit를 푼다.

② 장갑을 착용한 후 의료폐기물 비닐봉지를 벌려놓는다.

③ 종이타월을 덮고 종이타월이 충분히 젖도록 소독제를 붓는다(1차).

④ 소독제는 10배 희석한 락스(혈액량이 많으면 원액)를 사용하며, 희석하는 경우에는 비닐앞치마와 페이스 실드 마스크를 착용한 후 소변컵에 락스 원액 10 cc를 재고 눈금 100 cc가 될 때까지 물을 넣어 희석한다.

⑤ 흡수된 종이타월을 의료폐기물 비닐봉지에 버린다.

⑥ 새 종이타월을 덮고 다시 소독제를 붓는다(2 차).

⑦ 흡수된 종이타월을 의료폐기물 비닐봉지에 넣고 마지막으로 종이타월을 사용하여 노출된 환경을 깨끗이 정리한다.

⑧ 종이타월을 의료폐기물 비닐봉지에 넣고 장갑, 비닐앞치마, 페이스 실드 마스크도 벗어 같이 넣은 후 비닐봉지를 묶어 의료폐기물통에 버린다.

⑨ 손위생을 한다.

CHAPTER 07

세균의 대사

학/습/목/표

1. 대사의 개요를 설명한다.
2. 산화와 환원을 설명한다.
3. 효소에 대하여 설명한다.
4. 해당과정을 설명한다.

1 세균의 물질 대사

1) 물질 대사의 개요

생물의 세포 내에서 일어나는 모든 생화학적 변화를 대사(metabolism)라고 한다. '대사'는 세포가 생명현상을 유지하기 위하여 필요로 하는 에너지를 조달할 목적으로, 거대하고 복잡한 구조의 화합물을 작고 간단한 물질로 분해하여 에너지를 얻는 과정이다. 이러한 대사과정에는 크게 동화작용(anabolism 또는 assimilation 또는 생합성인 biosynthesis)과 이화작용(catabolism 또는 dissimilation)이 있다. 동화작용이란, 세포를 구성하는 분자들과 구조물들의 합성이 진행되는 과정으로, ATP를 소모해가면서 간단한 구조의 유기화합물을 보다 복잡한 구조의 고분자 화합물로 생합성하는 작용이다. 이화작용이란, 동화작용과 반대반응으로, 큰 분자의 화학결합을 끊어서 더 작은 분자로 만들며, 이 과정에서 유리되는 에너지, 즉 ATP를 얻는 과정이다. 세균에 대한 물질대사는 기본적으로 동물의 대사와 같지만, 원핵세포 및 단세포생물에서만 나타나는 여러 가지 특징이 있다(표 7-1).

미생물의 대사 에너지(energy)는 다른 생물과 마찬가지로 세포 내에 ATP와 같은 화학적 에너지로써 저장된다. 미생물에서 이러한 대사 에너지는 발효(fermentation)와 호흡(respiration) 과정에서 생성된다. 세균이 대사 에너지를 획득하는 방식에는 ① 화학유기영양균(chemoorganotroph 또는 타가영양균, heterotroph : 유기화합물로부터 에너지를 얻음), ② 화학무기영양균(chemolithotroph 또는 자가영양균 autotroph : 빛 에너지를 이용하여 탄산가스(CO_2)를 생성하여 탄소원으로 활용하는 빛 의존균이나, 무기물

표 7-1. 세균 대사의 특징

1. 의학적으로 주요한 세균은 유기화합물을 이용하여 발효와 호흡을 하는 과정에 ATP를 합성하여 에너지를 얻는다.
2. 세균의 에너지 생성은 균종 감별에 이용된다.
3. 유산소 및 무산소호흡계 효소는 세포막에 존재한다.
4. 유산소 환경에서 발육하는 세균은 과산소 디스뮤타아제(superoxide dismutase, SOD), 카탈라아제(catalase)로부터 활성 산소를 분해할 수 있다.
5. 세균이 분해하는 생체 고분자분해효소는 병원인자이다.

질을 에너지원으로 함), ③ 기생영양균(paratroph : 자기 자신에는 에너지 생성능이 없어서 다른 숙주 세포에 기생하여 에너지를 얻으며, 그 예는 리켓치아, 한센균 등)이 있다. 의학적으로 중요한 병원균은 거의 대부분이 화학유기영양균이다.

2) 효소(enzymes)

(1) 효소

효소(enzyme)란, 생명체의 화학반응을 촉매하는 분자를 일컫는 용어이다. 미생물의 세포 내에서 동화작용이나 이화작용 등의 생화학 반응이 일어나기 위해서는 효소가 필요하다. 효소가 일시적으로 기질에 결합함으로써 각종 생화학적 반응을 촉진시키기 위한 촉매 역할을 하기 때문이다. 촉매란, 일반적으로 충분한 반응을 일으키지 못하고 있는 화학반응의 속도를 높여주는 물질들을 말한다. 화학 반응의 속도를 높이는 일반적인 방법은 온도를 높이는 것이다. 반응 온도를 10도 올리면 반응속도는 2배가 되겠지만, 대개의 미생물 세포는 높은 온도에 감수성을 보이기 때문에 사멸할 수 있다. 따라서 생체 세포 내에서의 화학반응에서는 효소(촉매)를 통하여 반응속도를 높여야 하는 것이다. 이처럼 생체 내에서 어떠한 생화학적 반응이 일어나기 위해서는 활성부위에서 일시적인 효소-기질 결합 반응이 일어나야 한다. 효소와 기질의 결합은 '꼭 들어맞는 자물쇠와 열쇠'로 설명할 수 있다(그림 7-1).

간단한 구조를 지니는 효소는 단백질만으로 구성되기도 하지만, 일부 복합효소들은 단백질과 비단백질 분자가 결합하여 완전효소(화학적으로 촉매로써 활성을 띠는 효소)를 구성하기도 한다. 이는 하나의 단백질과 1개 이상의 조효소(coenzyme)나 보조인자(cofactor)들의 복합체로 구성된다.

(2) 효소들의 특성

일반적으로 에너지를 방출하는 화학반응은 주변 환경으로부터 에너지의 유입 없이 일어날 수 있다고 생각할 것이다. 그러나, 이러한 에너지 방출 화학반응조차 분자들이 화학반응을 시작하기 위해서는 에너지를 잃기 때문에 반응이 일어나기는 쉽지 않다. 예를 들어서, 포도당(glucose)의 산화 과정이 에너지를 방출할지라도, 반응을 시작하기 위한 에너지가 존재하지 않는 한 반응은 일어나지 않는다. 이처럼, 반응을 시작하기 위해 필요한 에너지를 활성에너지(activation energy)라고 부른다(그림 7-2). 비유하여 설명하자면, 산 너머에 있는 돌을 반대편으로 굴러 떨어뜨리기 위해서는 산 정상까지 돌을 끌고 올라간 뒤에 밀어야 하는데, 일단 산 정상까지 돌을 운반한 뒤에는 돌이 쉽게 굴러 떨어질 것이다. 활성에너지는 산 너머에 있는 돌을 언덕까지 끌고 올라가기 위해 필요한 에너지와 같다. 효소 존재하에서는 이러한 활성에너지가 감소하여 화학반응이 쉽게 일어나게 된다(그림 7-2).

각각의 효소는 표면에 기질(substrate)과 결합하는 지점인 활성부위(active site)를 가지고 있다. 세포 내외에 분포하던 기질이 다양한 효소들의 활성부위와 충돌하다가 구조적으로 결합 가능한 특정 효소의 활성부

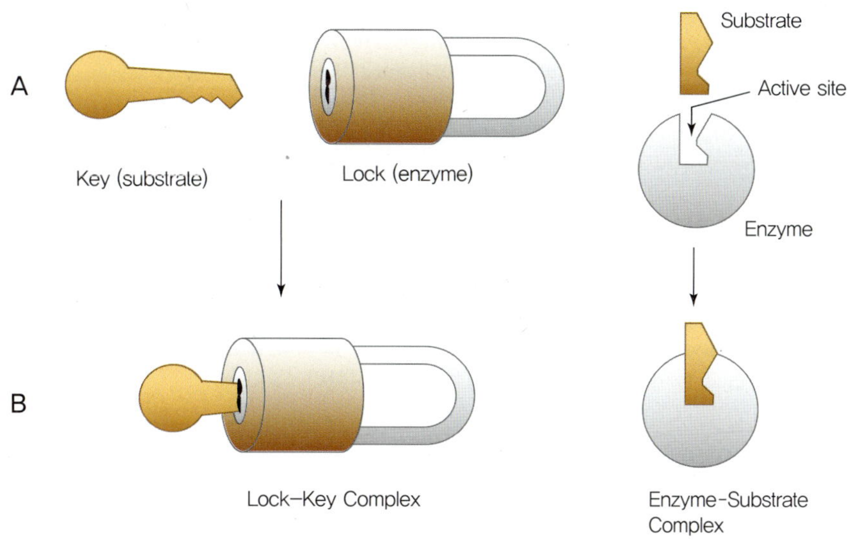

그림 7-1. 효소반응 (A) 기질(substrate)과 효소(enzyme)가 결합 가능한 상보적인 구조를 지니고 있어야만 상호간 결합이 가능하다. (B) 기질과 효소가 결합하는 동안에 촉매반응이 일어난다.

위를 만나게 되면 결합을 이루어, 효소–기질 복합체(enzyme-substrate complex)를 형성한다(그림 7-3). 이와 같은 효소와 기질 사이의 결합은 약한 가역적 결합을 이루기 때문에 효소–기질 복합체는 쉽게 깨지게 되는데, 이때 반응 생성물(products)들이 형성되고, 효소는 떨어진 뒤에 다른 상보적 구조의 기질과 다시 결합을 이루는 데 이용된다(그림 7-3).

화학반응을 촉매하는 효소들은 자신의 단백질 3차 구조의 모양에 따라 이처럼 높은 구조적 특이성(specificity)을 갖고 있기 때문에, 일반적으로 오직 한 개의 개별적 기질과 결합하여 한 종류의 반응만을 촉매한다. 효소들이 하나 이상의 기질에 결합하기도 하는데, 이러한 경우는 기질이 효소와 결합 가능한 작용 그룹이나 화학적 결합을 보유하고 있을 때 가능하다.

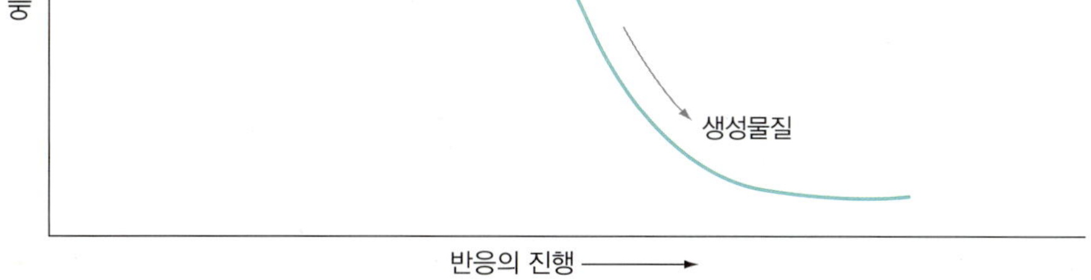

그림 7-2. 활성화에너지에 대한 효소의 영향 화학반응은 일정한 양의 활성화 에너지 없이는 일어날 수 없다.

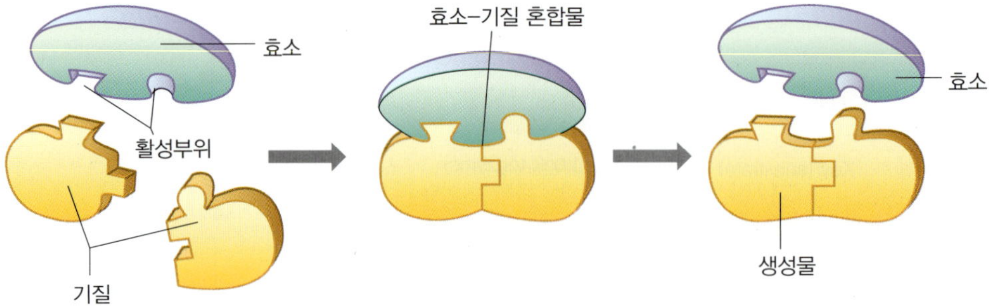

그림 7-3. 생성물 생성을 위해서 기질에 대한 효소의 반응으로, 각 기질은 효소의 활성 부위와 결합하고 효소-기질 복합체를 생성한다. 효소는 화학반응을 돕고 한 개 또는 그 이상의 생성물을 형성한다.

예를 들어, 단백질 분해 효소가 기질 단백질에 결합할 때, 다른 단백이기는 하지만 단백을 구성하는 펩티드(peptide) 결합 구조가 유사한 경우에는 결합을 이룰 수도 있다.

효소들은 일반적으로 그들이 작동하는 기질들의 이름에 접미사인 -ase를 붙임으로써 명명한다. 예를 들어서, 인산염(phosphate)에 결합하는 효소는 인산분해효소(phosphatase), 설탕(sucrose)을 분해하기 위하여 결합하는 효소는 설탕분해효소(sucrase), 지방을 분해하는 효소는 지질분해효소(lipase), 펩티드 결합을 분해하는 효소는 펩티드분해효소(peptidase)라고 부른다.

효소들은 그들이 생산되어 작동하는 위치에 따라서 세포내효소(endoenzyme), 세포외효소(exoenzyme)로 구분한다(그림 7-4). 세포내효소는 세포 내에서 합성된 뒤에 원형질막 안에 머물며 그 곳에서 기능을 한다. 물질대사 경로에 관여하는 대부분의 효소는 이러한 세포내효소이다. 세포외효소는 세포 내에서 합성되어지나 세포막을 통과하여 외부로 분비되는 효소이다. 주로 분자량이 큰 영양분 분자나 해로운 화학물질을 분해(가수분해)하는 역할을 한다.

3) 효소 억제(enzyme inhibition)

살아 있는 유기체는 대사 에너지를 효율적으로 활용하기 위하여 불필요한(과도한) 화학반응을 무한정

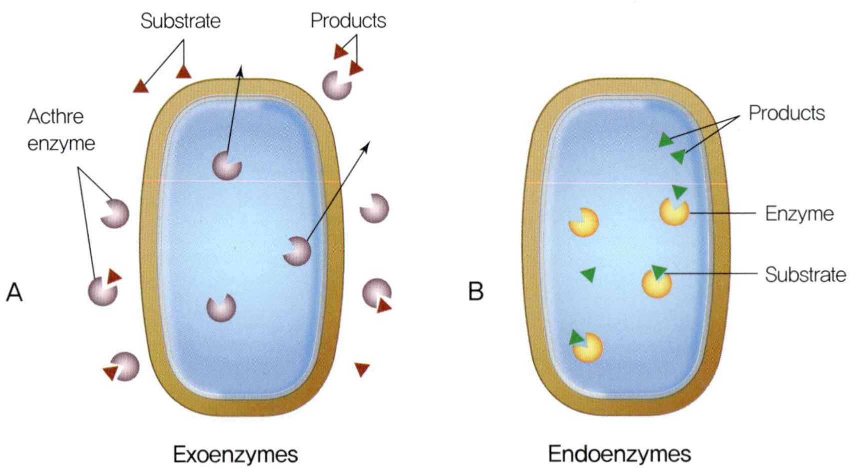

그림 7-4. 작용 장소에 따른 효소의 유형
(A) 세포외효소는 기능을 수행하기 위하여 세포 밖으로 분비된다. (B) 세포내효소는 세포 안에 남아서 기능을 수행한다.

으로 허용하지 않는다. 상당히 많은 생화학적 반응에서 ATP가 소모되기 때문이다. 또한, 세포 내 생화학적 반응의 대사산물 중에는 세포독성을 띄는 물질도 만들어지는데, 이러한 독성물질의 처리(가수분해)에도 ATP가 소모된다. 그러므로, 경우에 따라서 효소가 세포 내 화학반응에 더 이상 개입하지 못하도록 효소활성을 억제할 필요가 있다. 세포는 비기질 분자(nonsubstrate molecule)를 경쟁적 억제제(competitive inhibitor)로써 활용한다(그림 7-5). 비기질 분자란, 정상적인 기질과 구조적으로 비슷하여 효소의 활성부위에 결합할 수 있는 물질을 말한다. 즉, 비기질 분자가 기질 대신에 효소의 활성부위에 경쟁적으로 결합하여 효소의 활성을 억제하는 원리이다.

그러나, 경쟁적 억제제의 부착은 가역적이기 때문에 효소 활성의 억제 정도는 기질이나 경쟁적 억제제의 상대적인 농도에 의해 결정된다. 예를 들어, 기질의 농도가 높고, 경쟁적 억제제의 농도가 낮다면, 효소의 활성부위에 경쟁적 억제제가 낮은 빈도로 결합할 것이고, 화학 반응의 억제 비율은 낮아진다. 반면에 기질의 농도가 낮고, 경쟁적 억제제의 농도가 높다면, 효소 분자에 높은 빈도로 경쟁적 억제제가 결합하여, 화학 반응의 억제 비율은 높아질 것이다. 이러한 경쟁적 억제제의 예로 들 수 있는 것이 설파 계열의 항생제(sulfa drug)의 약리작용이다. 설파 계열의 항생제는 엽산의 전구체(기질)에 대한 경쟁적 억제제이다. 세균의 세포는 아미노산이나 핵산 합성을 위하여 엽산(folic acid)을 필요로 하는데, sulfa 계열의 항생제가 para-aminobenzoic acid (PABA)라는 엽산 전구체(기질) 대신에 효소와 경쟁적 결합을 함으로써 필수 비타민인 엽산(folic acid)의 합성을 억제하게 되고, 세균은 더 이상 증식하지 못하여 사멸하게 되는 것이다.

또한, 효소의 활성은 비경쟁적 억제제(noncompetitive inhibitor)라고 불리는 물질에 의해서도 억제될 수 있다. 비경쟁적 억제제는 효소의 활성부위와 관계없는 다른 알로스테릭 부위(allosteric site)에 결합하여 효소 활성 부위의 단백질 삼차단백질구조를 변형시킴으로써 효소 활성을 저해한다(그림 7-6). 이런 비경쟁적 억제제는 기질과의 상대적 농도에 상관없이 비경쟁적 억제제가 많을수록 효소의 활성을 감소시킨다. 비경쟁적 억제제가 아닐지라도 납, 수은 같은 중금속 이온들은 효소 분자의 알로스테릭 부위에 결합하여 영구적으로 효소 활성부위의 구조적 변화를 일으킨다.

비경쟁적 억제의 한 종류인 피드백 억제(feedback inhibiton)는 대사 반응의 정도에 따라 반응의 속도를

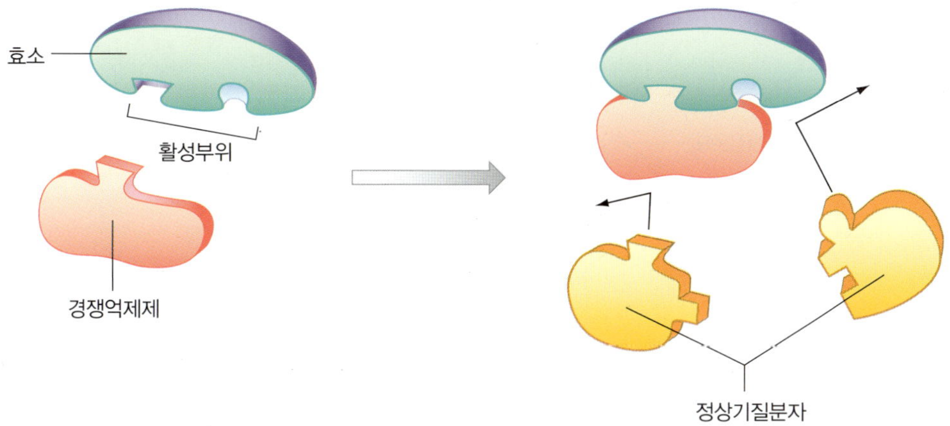

그림 7-5. 경쟁적 억제제에 의한 효소 활성 억제 효소의 활성부위에 경쟁적 억제제가 먼저 결합하면, 정상 기질이 효소와 결합하지 못하여 더 이상 효소가 화학반응을 촉매하지 못한다.

07

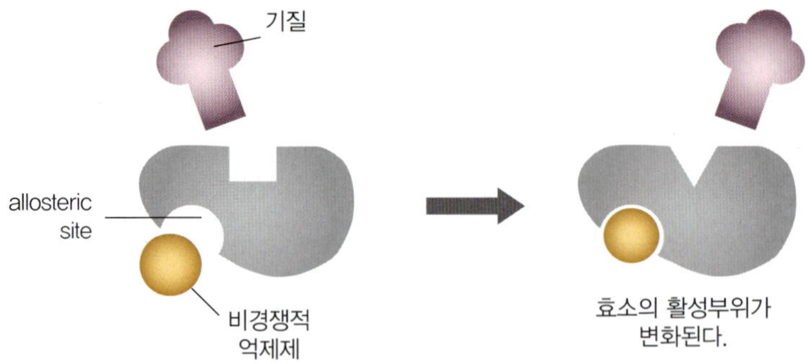

그림 7-6. 효소의 비경쟁적(알로스테릭, allosteric) 억제제는 보통 활성부위보다 다른 부위에 결합한다. 정상기질과 결합을 방해하기 때문에 효소형태의 변화가 나타난다.

조절하는 가역적 작용이다. 예를 들면, 어떠한 반응 경로의 최종 대사산물이 다량 축적되면, 피드백 억제 물질은 이 반응 경로의 첫 번째 촉매 효소에 결합함으로써 화학반응을 불활성화시킨다.

(1) 효소반응에 영향을 미치는 인자들

- 온도(temperature)
- 수소이온농도(pH)
- 기질(substrate), 생성물(product), 효소(enzyme)의 농도

① 온도와 수소이온 농도(temperature and pH)

다른 단백질들처럼, 효소 단백 역시 열이나 pH에 의해 영향을 받는다. 심지어 작은 pH의 변화가 효소 분자에서 다양한 화학적 그룹의 전기적 전위를 바꿈으로써 효소가 기질에 결합하는 빈도가 조절될 수 있다.

인간이 보유한 효소들은 인체의 정상 체온과 pH에서 반응 속도를 가장 빠르게 촉매하는데, 주요 병원성 미생물의 효소 또한 인체에 기생하기 위하여 인체의 환경과 비슷한 조건에서 최적의 촉매 반응을 나타낸다(그림 7-7). A의 그래프에서 눈여겨 볼 부분은, 미생물이 보유하는 효소들이 인체의 정상 체온에서 활성이 증가한다는 것 뿐 아니라, 40℃ 근처에서 효소가 급격하게 낮은 활성을 보인다는 점이다. 높은 온도에서 미생물의 효소들이 급격하게 변성되기 때문이다. 인체는 미생물 감염 시 탐식세포를 비롯한 백혈구들이 IL-1β, IL-6, TNF와 같은 염증성 사이토카인을 분비하여 체온을 상승시킨다. 그렇게 되면, 미생물 효소들의 활성

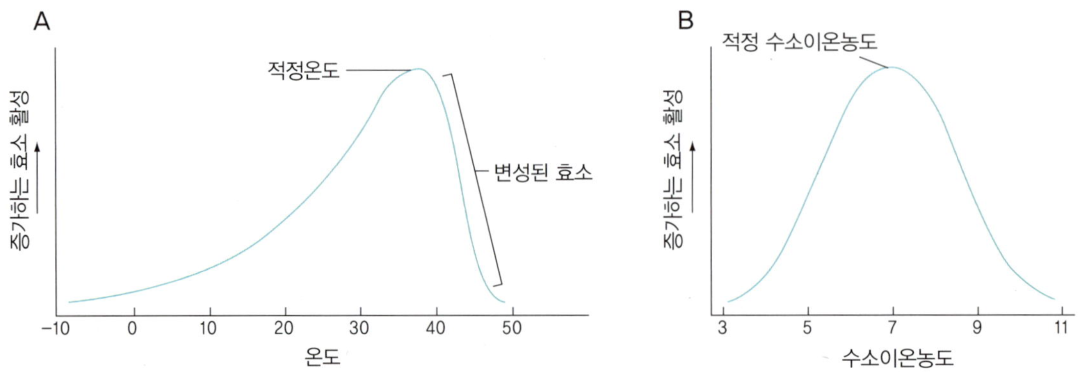

그림 7-7. 효소활성의 영향인자
(A) 온도가 상승하면 효소는 더 활성화된다. (B) 대부분의 효소는 적정 PH에서 기능이 가장 효과적으로 작용한다.

이 감소하여 대사와 관련된 화학반응들이 정상적으로 이루어지지 못하게 되고 미생물의 증식이 억제되거나, 사멸하게 된다. B의 그래프에서도 미생물이 보유하는 효소들은 인체의 정상 pH 조건에서 최대 활성을 보이지만, pH가 감소하거나 증가하면 활성은 감소한다.

② **농도**(concentration)

효소 촉매반응에서 기질과 생성물의 농도의 영향을 이해하기 위해서, 우리는 먼저 세포 내에서 일어나는 대부분의 화학반응은 이론적으로 가역적이라는 사실을 인지해야 한다. 즉, 상황에 따라 AB → A + B 혹은 A + B → AB 반응이 모두 일어날 수 있다. 이러한 반응의 방향은 기질과 생성물의 농도에 따라 결정된다. AB의 높은 농도는 이를 A와 B를 분해하는 방향으로 반응을 일으키며, 다른 화학 반응에서 A와 B를 소모하게 되면, A와 B를 생성하는 반응을 일으킨다. 반대로, AB의 농도가 낮아지면, AB를 생성하는 쪽으로 반응을 일으킨다. AB뿐만 아니라 A나 B가 더 이상 양적 변화를 일으키지 않는다면, 화학 반응은 결국 화학적 평형(chemical equilibrium)에 도달한다. 평형상태에서 AB, A 또는 B의 농도변화는 일어나지 않게 된다.

다만, 화학 반응의 속도는 효소나 기질의 농도에 의하여 조절된다. 반응속도는 기본적으로 효소 분자의 농도 증가에 따라 상승하게 되겠지만, 특정 효소 분자는 구조적 특이성에 따라 특정 기질 분자와 결합하기 때문에, 기질의 농도가 낮을 때에는 기질-효소 결합 빈도가 낮아지므로 경우에 따라 화학 반응의 속도가 기질의 농도에 따라 조절될 수도 있다.

대사의 과정에서 중요한 역할을 수행하는 효소에 대한 이해를 마쳤으니, 이제부터 우리는 보다 상세하게 해당작용(glycolysis), 발효, 산소호흡 등의 대사과정을 살펴볼 것이다.

4) 이화작용(catabolism)

세균의 에너지 생성 즉, ATP 생성에 관여하는 주 대사계는 호흡(respiration)과 발효(fermentation)이다. 발효는 산소가 존재하지 않는 상황에서 유기화합물의 산화 및 환원에 의하여 ATP가 생성되는 대사계이다. 반면, 호흡은 산소 존재하에서 유기화합물의 산화와 무기물질(주로 산소)의 환원에 의하여 ATP가 생성되는 대사계이다.

세균은 종에 따라 호흡 또는 발효를 통하여 각각 ATP를 생성하게 되는데, 그 방식에 큰 차이가 있다. 호흡을 통하여 ATP를 생성하는 세균은 절대산소성균(obligate aerobe), 미산소성균(microaerophilic bacteria), 조건무산소성균(facultative anaerobe)으로, 이들은 산소 존재하에서 '해당과정', 'TCA 회로', '전자전달계'를 모두 거치면서 총 38개의 ATP를 생산한다. 단, 호흡 과정을 통하여 생산된 ATP 중에서 실질적으로 사용할 수 있는 ATP는 36개이다.

07

발효를 통하여 ATP를 생성하는 세균은 절대무산소성균(obligate anaerobe), 조건무산소성균(facultative anaerobe), 내기성균(aerotolerant bacteria)으로, 이들은 산소가 없는 조건에서 오직 '해당과정'을 통하여 총 2개의 ATP만 생산한다.

발효적 대사에 의해 ATP가 생성되는 경우에는 전자전달계가 작동하지 않으므로, 중간 대사산물들에 의한 연쇄적 반응이 일어날 수 없어서 TCA 회로 또한 작동하지 못한다. 이에 따라 발효적 대사에서는 오직 해당과정을 통해서만 ATP가 생산될 수 있다. 호흡에 의한 전자전달은 cytochrome계를 거쳐 수행되며 종말산물은 물 또는 H_2O_2가 되고, 발효에서는 흔히 NAD가 유일한 전자 중간운반자가 되며 각종 유기화합물이 생성된다. 발효에서는 최종 대사산물의 종류와 생성량은 세균의 발효능력과 더불어 병원성 세균의 분류, 동정, 병원성 여부에 이용된다.

(1) 호기적 대사(호흡대사, respiratory metabolism)

호기적 대사(산소 호흡)는 전자들이 포도당과 같은 분자로부터 최종 전자수용체인 산소에 전달되는 일련의 효소-촉매반응이다. 이러한 경로는 산소성 종속영양생물에게는 주요한 에너지 생성 전략이며, 또한 단백질, 지방 및 탄수화물 합성의 경로를 포함한 세포 내의 다른 경로에 ATP 및 물질대사의 중간산물을 제공한다(그림 7-8).

호흡에 의해 ATP를 생성하는 균에는 발효계를 갖지 못하고 대기(공기) 중에서만 발육할 수 있는 절대산소성균(obligate aerobe) 및 낮은 농도의 산소환경에서 발육할 수 있는 미산소성균(microaerophilic bacteria)과 산소성 환경에서는 호흡을, 무산소성 환경에서 발육을 하는 조건무산소성균(facultative anaerobe)이 있다. 절대산소성균에는 녹농균, 결핵균, 백일해균, 임균 등이 있고, 미산소성균으로는 *Campylobacter*, *Helicobacter*, *Borrelia* 등이 있다. 조건무산소성균은 장내세균, 포도알균 등 많은 종류의 병원균이 있다.

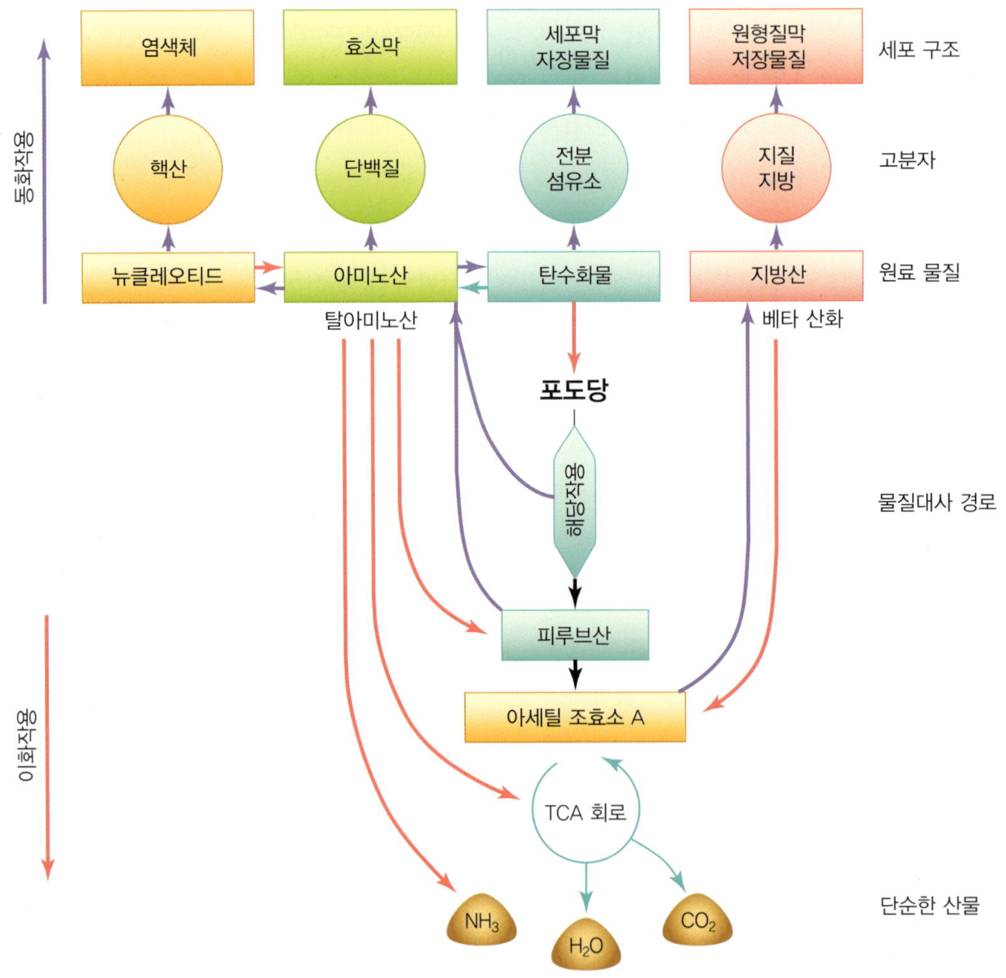

그림 7-8. 물질대사 과정
물질대사 과정에서 피루브산과 아세틸 조효소 A와 같은 중간대사산물은 여러 기능을 나타낸다. 이들은 다른 화합물로 전환되어 다른 경로 과정에도 개입한다. 포도당의 이화작용은 아미노산, 지방, 핵산과 탄수화물을 합성하는 동화작용 경로를 위한 수많은 중간물질을 공급한다는 사실에 주목한다. 이러한 원료물질은 여러 가지 세포의 구성 요소들을 만들기 위한 고분자의 합성에도 사용될 수 있다.

① 해당과정

산소 존재하에서의 호기적 대사는 '해당과정', 'TCA 회로', '전자전달계'를 모두 거치면서 총 38개의 ATP를 생산한다(단, 해당과정에서 2개의 ATP를 소모하므로, 생산된 ATP 중에서 실질적으로 사용할 수 있는 ATP는 36개이다). 당을 호흡에 의해서 대사하는 경우, 총 아홉 단계를 거쳐서 중간 대사산물로서 피루브산(pyruvic acid)이 생성되는데, 첫 번째 반응은 포도당의 활성화이며, 그 다음 반응은 포도당 조각의 산화, ATP 합성 및 피루브산의 생성이 뒤따른다(그림 7-9).

1 포도당(glucose)은 헥소키나아제(hexokinase) 존재하에서 ATP를 소모하여 인산화된다. 반응 산물은 포도당-6-인산이다.

2 포도당-6-인산은 포스포글루코이소머라아제(phosphoglucoisomerase) 존재하에서 이성체인 과당-6-인산으로 전환된다.

3 한 개의 ATP 분자를 더 소모하면서 과당-6-인산의 첫 번째 탄소를 인산화시킴으로써 과당-1,6-이인산을 생성한다. 이 반응까지는 에너지의 방출이나 산화반응이 일어나지 않으며, ATP 2분자가 소모된다.

4 두 번의 활성화 반응의 결과로 생성된 과당-1,6-이인산은 2개의 3-탄소 조각인 글리세르알데히드-3-인산(glyceraldehyde-3-phosphate, G-3-P)과 디하이드록시아세톤인산(dihydroxyacetone phosphate, DHAP)으로 분해된다. 이 분자는 이성체이며 DHAP는 계속되는 다음 반응에 의해 더욱 반응성이 큰 G-3-P로의 효소 전환이 이루어진다.

5 G-3-P의 각 분자는 ATP 합성을 위한 산화, 환원 반응에 관여한다. 2개의 반응이 동시에 일어나게 되며, 두 반응은 G-3-P 탈수소효소(dehydrogenase)라 불리는 효소에 의해 촉매된다. 조효소 NAD^+는 G-3-P로부터 수소를 취해서 NADH를 생성한다. 이 단계에서는 무기인산(PO_4^{3-})을 첨가하여 G-3-P 기질의 세 번째 탄소에 불안정한 결합을 형성한다. 이 반응의 산물은 디포스포글리세르산(diphosphoglyceric acid)이다. 산소호흡을 하는 미생물의 경우, 이 단계 동안 생성된 NADH는 최종 수소 수용체가 산소가 되는 전자전달계(electron transport system) 반응을 진행시키게 되며, 이 과정에서 추가로 NADH당 3개의 ATP가 생성된다. 포도당을 무산소적으로 발효시키는 미생물에서는 NADH가 NAD^+로 산화되며, 수소 수용체(hydrogen acceptor)는 유기화합물이 된다.

6 DHAP가 보유하는 고에너지 인산 중 하나는 ADP에 공여되어 기질 수준의 인산화를 거쳐 한 분자의 ATP를 생성한다. 이 반응의 산물은 3-포스포글리세르산(3-phosphoglyceric acid)이다.

7, 8이 과정 동안 두 번째 ATP를 생성하기 위한 기질은 두 가지 단계를 통하여 생산된다. 첫 번째 단계는, 3-포스포글리세르산이 2-포스포글리세르산(2-phosphoglyceric acid)으로 전환되는 것인데, 인산이 세 번째 탄소에서 두 번째 탄소로 위치 이동을 한다. 다음으로는, 2-포스포글리세르산으로부터 1개의 물 분자가 제거되어 고에너지 인산을 방출해야 하는 포스포에놀피루브산(phosphoenolpyruvic acid)을 생성한다.

9 해당 작용의 마지막 반응에서는 포스포에놀피루브산이 고에너지 인산을 버리고 다시 기질 수준의 인산화를 거쳐서 두 번째 ATP를 생성한다. 또한, 피루브산 키나아제(pyruvate kinase)에 의해 촉매반응이 일어나면서 피루브산이 생성된다. 조건무산소성균은 산소가 없는 환경에서 Embden-Meyerhof (EM) 경로를 통하여 발효를 수행하지만, 산소 존재하에서는 절대산소성균과 마찬가지로 Entner-Doudoroff (ED) 경로를 통하여 호

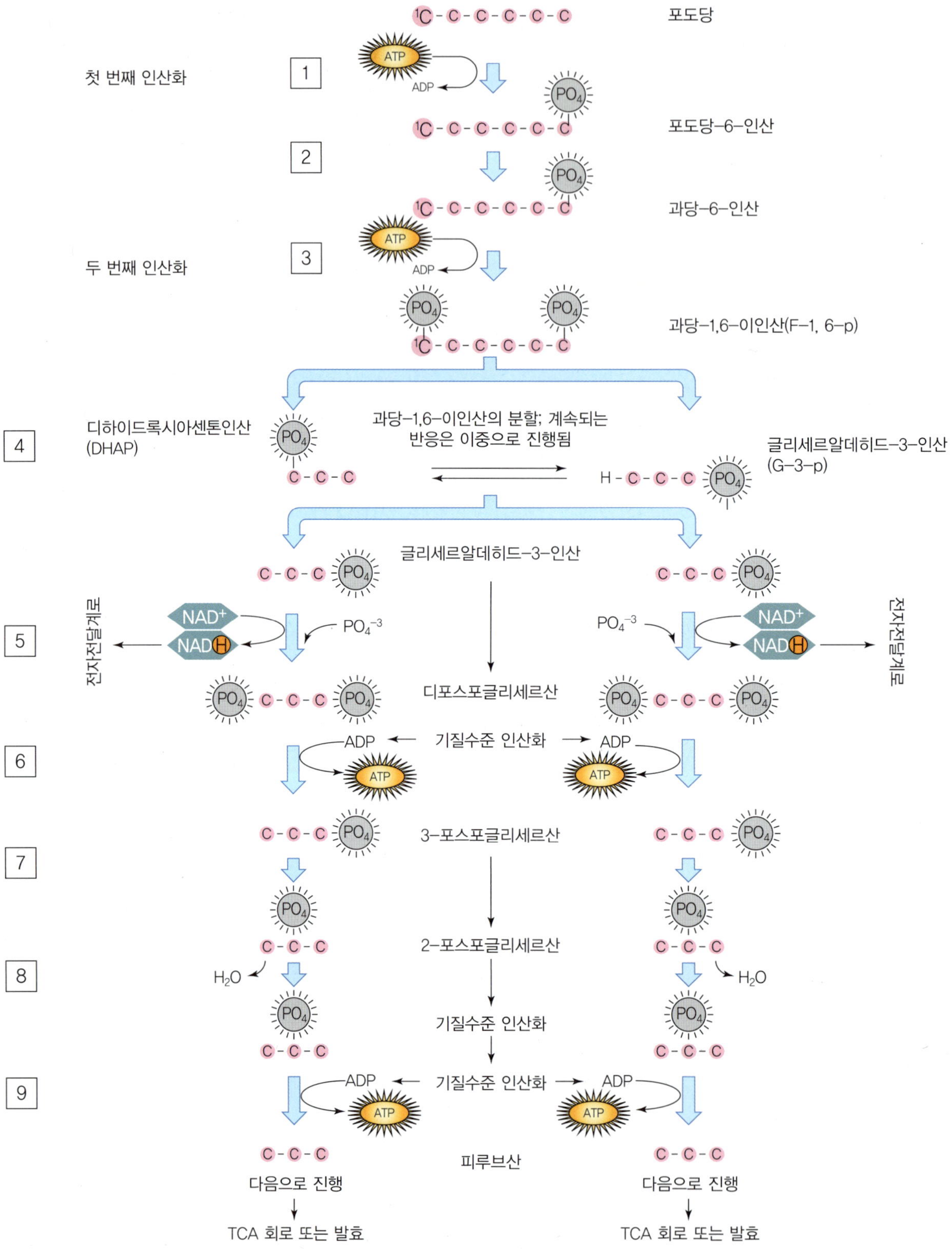

포도당
첫 번째 인산화
1
ATP
ADP
PO4
포도당-6-인산
2
과당-6-인산
두 번째 인산화
3
과당-1,6-이인산(F-1, 6-p)
4
디하이드록시아세톤인산
(DHAP)
과당-1,6-이인산의 분할; 계속되는
반응은 이중으로 진행됨
글리세르알데히드-3-인산
(G-3-p)
글리세르알데히드-3-인산
5
전자전달계로
NAD+
NADH
PO4-3
디포스포글리세르산
6
기질수준 인산화
3-포스포글리세르산
7
2-포스포글리세르산
8
H2O
기질수준 인산화
9
피루브산
다음으로 진행
TCA 회로 또는 발효

그림 7-9. **해당과정**

기적 대사도 수행한다. 포도당에서 glucose-6-phosphate, 6-phosphogluconic acid를 경유해서 피루브산(pyruvic acid)을 생성하는 것이다. 이때도 일반적인 호기적 대사와 마찬가지로 생성된 피루브산은 acetyl-Coenzyme A (acetyl-CoA) 또는 탄산고정반응에서 oxaloacetic acid가 되어 tricarboxylic acid (TCA) 회로에 들어가 CO_2와 H_2O로 완전 분해될 수 있다(그림 7-9, 10).

② TCA 회로

TCA 회로(tricarboxylic acid cycle)는 세포 호흡의 중간 과정 중 하나로, 해당과정을 거친 탄수화물, 지방, 아미노산 등의 대사 생성물을 산화시켜서 ATP에 그 에너지를 일부 저장하고, 나머지를 NAD^+, FAD 등의 중간 대사산물의 형태로 전자 전달계에 넘겨주는 과정이다. TCA 회로는 '시트르산 회로' 혹은 발견자의 이름을 차용하여 '크렙스 회로'라고도 불린다.

앞서, 우리는 분해된 포도당이 해당과정을 거쳐서 두 개의 피루브산으로 분해된다는 사실을 살펴보았다. 그 다음으로 피루브산은 탈탄산 효소와 조효소 A (coenzyme A)의 작용으로 활성 아세트산 또는 아세틸 조효소 A (acetyl-CoA)로 전환되고, 이것이 회로 내의 옥살로아세트산과 결합하여 시트르산을 생성함으로써 회로가 시작된다. 이 회로는 산소성 세균에

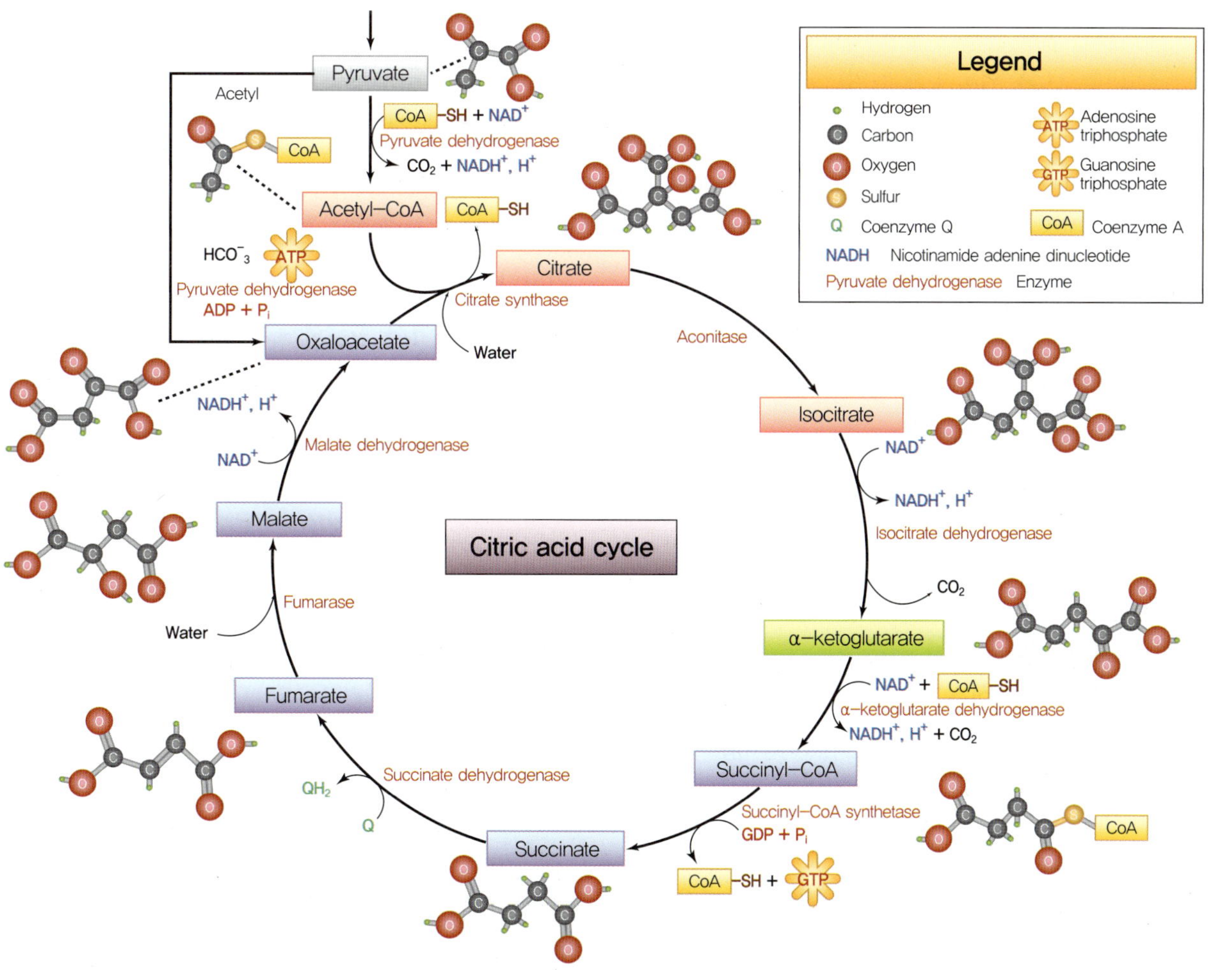

그림 7-10. Tricarboxylic acid (TCA) 회로는 호기적 환경에서 일어나며, 양성대사 회로(amphibolic cycle)이다.
아미노산과 nucleotide 합성에 필요한 전구물질도 합성한다. CoA = coenzyme A; GTP = guanosine triphosphate; FADH2 = flavin adenine dinucleotide

서 ATP 생성의 주요 경로이다. 즉 TCA 회로의 중간체에 부티르산(butyric acid)에 의해서 생성되는 환원형 NAD^+나 FAD에 의해서 세포막에 존재하는 flavin, cytochrome 등의 전달체가 환원됨으로써 최종적으로 산소가 환원되어 H_2O가 된다. 이러한 전자 전달의 과정에서 세포 외에서 H^+이 방출되기 때문에 막의 내외에서 H^+의 농도 구배가 발생한다. 그것에서 H^+가 세포막에 존재하는 H^+-ATPase에 의해서 세포 내로 유입되면 ADP와 인산에서 ATP가 합성된다. 이 과정을 산화적 인산화라 한다. 포도당 1 mol이 산화적 인산화에 의하여 분해될 때 생성되는 ATP 생성량은 34개이므로, 발효에 의한 생성되는 ATP 생성량이 2개인 것과 비교한다면, 조건무산소성균(호흡계와 발효계를 동시에 보유)의 발육이 호기적 환경에서 더 유리하다는 것을 알 수 있다. TCA 회로에서 일어나는 연쇄적 반응에 대하여 살펴보자.

1. 시트르산에 시트르산 탈수효소(citric acid dehydrase)를 가하면 아코니트산(aconitic acid)이 된다.
2. 여기에 아코니트산 가수효소(aconitic acid hydrase)와 함께 물 한 분자를 가하면 이소시트르산(Isocitric acid)으로 변한다.
3. 이소시트르산은 NAD^+(TPN)에 두 개의 수소 이온과 두 개의 전자를 넘겨주어 옥살로숙신산(석신산)(oxalosuccinic acid)으로 변하고, NAD^+는 NADH ($TPNH_2$)가 된다.
4. 옥살로숙신산(석신산)은 이산화탄소 한 분자를 방출하고 알파케토글루타르산(α-ketoglutaric Acid)이 된다.
5. 알파케토글루타르산은 또 한 분자의 이산화탄소를 방출하고 NAD^+(DPN)에 두 개의 수소 이온과 두 개의 전자를 넘겨주며 동시에 CoA과 결합하여 숙신산 CoA (succinyl coenzyme A)가 되며, 앞의 NAD^+는 NADH ($DPNH_2$)가 된다.
6. 숙신산 CoA는 다시 CoA와 떨어지며 ADP (adenosine diphosphate)와 인산에 에너지를 공급, 숙신산(succinic acid)이 된다(앞에서 ADP+Pi → ATP+H_2O).
7. 숙신산은 FAD (Fe^{2+} FA^+)에 두 개의 수소 이온과 두 개의 전자를 넘겨주어 $FADH_2$ (Fe^{2+} FA-H)를 만들고 푸마르산(fumaric acid)이 된다.
8. 푸마르산에 푸마르산 가수효소(fumaric acid hydrase)와 물 분자를 첨가하여 말산(malic acid)을 만든 후, NAD^+(DPN)에 두 개의 수소 이온과 두 개의 전자를 넘겨주어 NADH ($DPNH_2$)를 만들면 맨 처음의 옥살로아세트산이 된다.

또한 호기적 대사를 수행하는 세균은 당 외에도 각종 탄화수소, TCA 회로중간체나 아미노산을 에너지원으로 할 수도 있다. TCA 회로는 아미노산과 핵산에 필요한 전구물질도 합성할 수 있다. 지방은 생체 내에서 글리세린과 지방산으로 전환되는데, 글리세린은 일련의 과정을 통해 포도당으로 전환됨으로써 회로에 투입된다. 지방산은 베타 산화 과정을 거쳐 활성 아세트산으로 바뀌어서 회로에 투입된다. 아미노산의 경우, TCA 회로로부터 1분자의 ATP, 3분자의 NADH, 1분자의 $FADH_2$를 얻을 수 있다. 포도당으로부터 두 개의 아세틸기가 생겨나므로, 해당과정 이후 포도당 한 분자에서 얻을 수 있는 것은 위의 두 배이다. 또한 앞의 분자들은 또 다른 과정을 통해 ATP를 만들며, 낮은 에너지의 수소 이온과 전자는 산소와 결합하여 물을 만든다.

③ 전자전달계

고등동물에서 호흡은 미토콘드리아(mitochondria)에서 이루어지지만, 세균은 미토콘드리아를 가지지 않는다. 산소성균(호기성균)은 시토크롬 시(cytochrome C)를 가지고 있는데, 이것이 미토콘드리아와 구조적 기능적으로 유사해서 세균의 호기적 대사가 일어날 수 있다.

시토크롬(cytochrome)과 보조효소 같은 운반체(carrier) 분자들은 주로 산화반응에서 수소 원자나 전자들을 이동시킨다(그림 7-11). 보조효소가 수소원자나 전자들을 받으면, 보조효소는 환원되며, 이들을 떼어내면, 보조효소는 산화된다. 이러한 반응의 예를 들면, 보조효소 FAD (flavin adinine dinucleotide)는 $FADH_2$(환원된 FAD)가 되기 위해서 두 개의 수소원자를 받는다.

보조효소 NAD는 산화된 상태(NAD^+)에서 양성전위를 가진다. 이것이 환원된 상태, 즉 NADH는 세포원형질막 내부에 남아 있는 양성자나 수소원자로부터 수소원자와 전자를 이동시킨다. 이런 모든 산화환원 반응에서 전자들은 한 분자에서 다른 분자로 이동되는 에너지를 나른다.

④ 무산소호흡

어떤 세균들은 최종 전자수용체로써 유리된 산소가 아니라, 산소 원자를 포함하는 이온을 이용하는 경우가 있는데, 이를 무산소호흡이라 한다. 이러한 무산소호흡의 메커니즘 중에서 가장 널리 알려진 것이 질산염(NO_3^-)과 아질산염(NO_2^-) 환원체계이다.

장내세균과에 속하는 세균이나 *Pseudomonas* 등은 전자전달계와 함께한 질산염 환원효소로부터 ATP를 생산할 수도 있다. 즉, 산소 대신에 질산염(NO_3^-)이 환원되어 아질산염(NO_2^-)을 생성한다. 이와 같이 산소 이외의 물질을 최종 전자 수용체로 하는 에너지 생산계를 무산소호흡(anaerobic respiratation)이라고 한다.

⑤ 세균의 막수송계

대개의 세균은 protease, lipase, amylase 및 nuclease 등 각종 가수분해효소를 분비하고, 균체 외에 있는 고분자물질을 분해해서 영양원으로 한다. 감염국소에서 분비되는 세균효소는 병원인자가 된다. 즉 엘라스타아제(elastase), 콜라게나아제(collagenase)를 시작으로 하는 각종 프로테오스(proteose)는 생체의 구성 단백질이나 기능 단백질을 파괴하고 포스포리파아제(phospholipase)는 세포막을 파괴한다. 따라서 파상풍독소(tetanus toxin)나 보툴리누스 독소(botulinus toxin)도 신경세포의 자극전달계 단백질에 특이적으로 작용하는 proteose이다. 일부 당은 피루브산-인산 전이계(phosphoenol pyruvate-phosphotransferase system, PTS)에 의해 균체 내로 들어가든가, 다른 당

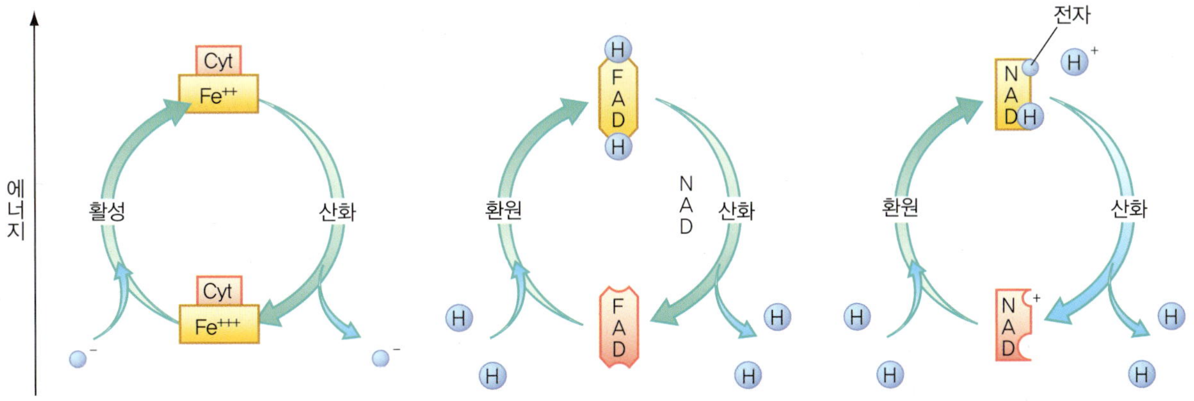

그림 7-11. 운반체 분자의 에너지 이동
시토크롬과 보조효소와 같은 운반체 분자는 많은 화학반응이 있어서 전자를 형성하는 데 에너지를 운반한다. FAD와 같은 보조효소는 전체 수소원자(proton과 함께 있는 전자)를 운반한다. NAD는 1개의 수소원자와 1개의 naked 전자를 운반한다. 보조효소는 환원되었을 때(전자 얻음) 그들은 에너지가 상승하고 그들은 산화되고 에너지가 감소한다(전자 잃음).

이 아미노산은 수소이온(H^+)과 함께 수송계에 의해 들어가든가 혹은 특이적인 결합단백질에 의해 밖에서 안으로 운반된다. 이와 같이 막수송계는 그 물질의 균체 외 농도가 균체 내 농도보다 낮을 때에도 작용할 수가 있고, 이를 능동수송계라하며 부르며 에너지 소비를 동반한다.

(2) 발효적 대사

① 당 발효

발효하는 대부분의 세균은 당을 탄소원으로 이용한다. 세균의 종마다 분해하는 당은 다르지만, 가장 많이 이용되는 당은 포도당(glucose 또는 dextrose)이다. 포도당은 주로 EMP 경로(Embden-Meyerhof-Parnas pathway)상의 해당과정(glycolysis)에 따라 발효되며, 그 결과로 대사 중간 산물인 피루브산(pyruvic acid)을 생성한다. 이 과정에서 1분자의 포도당이 분해되면 2분자의 ATP와 2분자의 NADH가 생성되며, NADH가 다시 산화되어 반응을 촉매하게 되면 발효 반응은 지속된다. 세포 내의 NAD^+ 양은 한정되어 있으므로, NADH가 다시 산화되지 않으면 발효는 정지된다(그림 7-12).

발효의 방법은 균종에 따라 다르다. *Streptococcus*나 *Staphylococcus* 균속은 주로 젖산(lactic acid) 발효를 하고, 대부분의 장내세균은 혼합산 발효를 한다. 예로서 *Escherichia coli*는 포도당 분해의 최종산물로서 젖산, 아세트산(acetic acid) 및 포름산(formic acid), 숙신산(succinic acid), 에탄올(ethanol)을 생성한다. *Klebsiella pneumoniae*이나 *Enterobacter* 등 일부 장내세균은 부틸렌 글리콜(butylene glycol) 발효를 한다. 즉 포도당에서 아세토인(acetoin), 부탄디올(butanediol), 포름산 및 에탄올이 생성된다. 부티르산(butyric acid) 발효는 *Clostridium perfringens*, *Fusobacterium*에, 프로피온산(propionic acid) 발효는 *Propionibacterium*, *Corynebacterium diphtheriae*에서 보이는 발효양식이다. 당을 발효하여 혼합산(강산, pH 매우 낮음)을 생성하는 세균을 감별배지에 접종하면, 배지에서 산성의 성상(pH 지시약에 의한 색상 변화)을 나타내지만, 부틸렌 글리콜 발효균에서는 산 생성량이 적다. 혼합산 발효나 부틸렌 글리콜 발효를 하는 세균의 대부분은 포도당을 분해하여 가스를 발생한다. 이것은 포름산에서 물에 잘 녹지 않는 수소를 생성하기 때문이다. 그러나 이질균이나 장티푸스균과 같이 포름산 분해효소가 없는 세균에서는 가스 생성이 없다.

② 아미노산의 발효

*Clostridium*은 protease를 균체 외에 분비해서 단백질을 분해하고, 이때 생성된 oligopeptide나 아미노산을 세포 내에 에워싸고 에너지원으로 사용한다. 예를 들면, *Clostridium botulinum*은 1쌍의 아미노산 산화와 환원에 의해서 ATP를 생성하는 스틱랜드(Stickland) 반응을 한다. 그 반응식은 알라닌(alanine)과 글리신(glycine)이 공유한 예에서 나타난다.

$$CH_3CHNH_2COOH + 2CH_2NH_2COOH + ADP + Pi \rightarrow 3NH_3 + 3CH_3COOH + CO_2 + ATP$$

대개의 세균은 각종 아미노산을 단독으로 발효하는 계를 가지고 있다. 아미노산의 발효는 암모니아(NH_3)를 생성함으로써 알칼리성이 된다.

ATP 생성을 주로 해서 아미노산의 발효에 의존하고 있는 병원균에는 *Clostridium tetani*, *Peptococcus* 등이 있고, 이들 균의 배양에는 대량의 단백질이나 아미노산을 넣어 줄 필요가 있다.

(3) 호흡계가 없는 세균

발효에 의하여 ATP를 생성하는 세균에는 산소가 있으면 신속하게 사멸하는 절대무산소성균(obligate anaerobe)과 산소가 있어도, 산소가 없어도 즉 산소성으로도 무산소성으로도 증식되는 조건무산소성

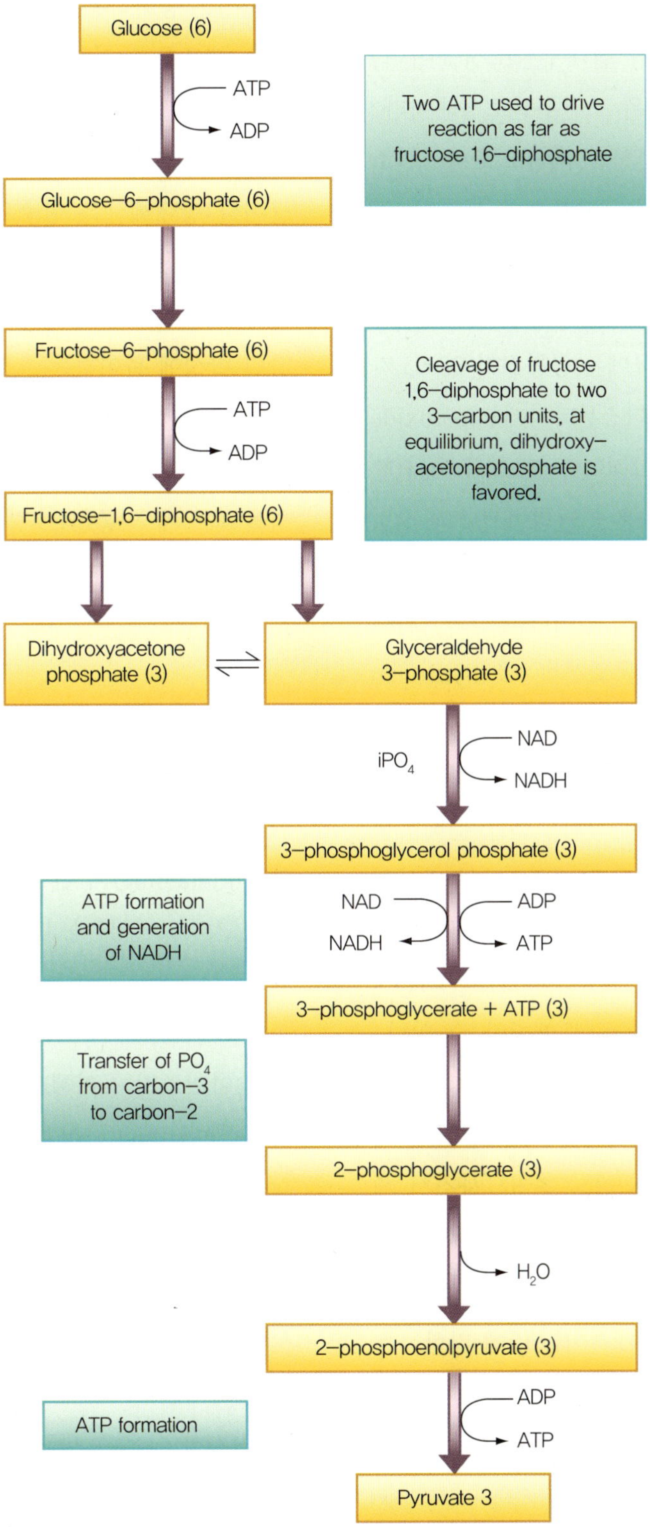

그림 7-12. Embden-Meyerhof-Parnas(EMP) 경로

해당경로(glycolytic pathway)는 포도당을 피루브산으로 전환시킨다. Glucose + 2ADP + 2Pi + 2NAD → 2pyruvate + 4ATP + 2NADH + 2H+. ADP = adenosine diphosphate; iPO4 = inorganic phosphate; pi = phosphate; ATP = adenosine triphosphate; NAD = nicotinamide adenine dinucleotide; NADH = redueced of NAD

균(facultative anaerobe)이 있다. *Clostridium*이나 *Bacteroides* 균속은 대표적인 절대무산소성균이며, 대부분의 장내세균과 세균들은 조건무산소성균이다. 또한, 산소를 잘 이용하지 못하는 세균으로서, 산소가 있으면 잘 증식하지는 않지만 약간은 증식할 수 있는 세균, 즉 내기성균(aerotolerant bacteria)도 주로 발효를 수행하는 무리이다.

호기적 대사를 수행하는 세균에는 공통점이 있다. 카탈라아제(catalase)와 과산소 디스뮤타아제(superoxide dismutase)를 가진다는 점이 그것이다. 발효적 대사(혐기적 대사)를 수행하는 세균들은 카탈라아제나 과산소 디스뮤타아제를 가지지 않기 때문에 호기적 환경에서 사멸하게 된다. 산소 존재하에서 일어나는 산화, 환원 반응 과정에서는 세포에 유해한 과산화수소(hydrogen peroxide, H_2O_2), 과산화물(superoxide, O_2^-), 하이드록시 라디칼(hydroxy radical, OH^-) 등이 생성된다. 따라서 산소성 세균들은 과산화수소를 분해하는 카탈라아제(catalase, $H_2O_2 \rightarrow H_2O + ½O_2$)와 과산화물(superoxide, O_2^-)을 분해하는 과산소 디스뮤타아제(superoxide dismutase, SOD, $2O_2^- + 2H^+ \rightarrow H_2O_2 + O_2$)를 보유하여 유해 산화물들을 제거할 수 있다. *Streptococcus* 균속의 세균들은 카탈라아제를 가지고 있지 않으나, 과산소 디스뮤타아제를 가지고 있기 때문에 산소에 내성을 나타낼 수 있는 조건무산소성 세균의 성격을 띤다는 것도 알아두자. 기생세균에서 카탈라아제나 과산소 디스뮤타아제는 감염국소에 대해서 탐식세포의 산화적 살균능(O_2^-, H_2O_2)에 저항하는 기능도 나타낸다.

5) 동화작용

동화작용(anabolism)이란, 세포가 저분자 유기물이나 무기물을 흡수하여, 고분자 화합물을 합성하는 과정을 의미한다. 녹색식물이 이산화탄소와 같은 작은 분자를 이용하여 녹말과 같은 복잡한 분자를 합성하는 광합성은 동화작용의 좋은 예이다. 세균에서의 동화작용은 세포를 구성하는 구조물을 생성하는 과정이라고 할 수 있다.

Vibrio, *Pseudomonas* 등 주로 환경에 서식하는 세균이나 장내세균은 탄소원(carbon source)이나, 질소원(nitrogen source)만 함유한 배지에 접종해도 쉽게 배양할 수 있다. 이것은 이들 세균이 아미노산이나 비타민 합성에 관여하는 효소의 유전자를 보유하기 때문이다. 반면에 사람이나 동물에 기생하는 병원성 세균들은 아미노산, 비타민, hemin과 같은 발육 인자의 합성을 숙주에 의존하는 경우가 많기 때문에 인공 배양을 위해서는 다양한 영양원을 배지에 포함시켜서 배양해야 한다.

(1) 무기염의 이용

질소원으로써 가장 일반적인 것은 암모늄이다. 암모늄은 글루타민산(glutamic acid)에 둘러싸여 우선 글루타민(glutamine)이 합성되고, 이어서 α-ketoglutamate에 넘겨주고 글루타민산이 생성된다(글루타민산 합성효소). 이러한 아미노산은 그 자신이 단백질 합성의 소재로 되는 것 이외에, 다른 아미노산이나 핵산 염기 등의 아미노기 공여체로써 대단히 중요한 역할을 갖는다. 질산염(NO_3^-)이 아질산염(NO_2^-)을 통해서 암모니아로 환원할 수 있는 세균이나 요소 분해 균에서는 질산염이나 요소도 질소원으로 이용될 수 있다. 대개의 세균은 유황을 황산염 형태로 주면 이것을 환원해서 황화수소(H_2S, hydrogen sulfite)를 생성한다. H_2S는 시스테인(cysteine) 등 SH 화합물의 합성에 사용된다. 3가철 이온은 세균이 분비하는 킬레이트(chelate) 화합물인 철포획체(siderophore)와 결합해서 세포 내에 둘러싸여 헴단백질이나 비헴철효소의 합성에 사용된다. 철이온 획득계가 있는 철포획체(siderophore)와 그 수용체는 세포 외의 철이온 농도가 저하될 때 유도 합성된다. 사람이나 동물 체내의 철은 페리틴

(ferritin), 트란스페린(transferrin) 및 다른 단백질과 결합해서 유리철 이온은 적다. 따라서 세균은 감염 시에 철이온 획득계를 작용시켜 이것을 효율 좋게 취할 필요가 있다.

인산은 세균 내에 둘러싸이면 우선 ADP와 반응해서 ATP가 되고, 인산전이 반응으로 각종 nucleotide가 합성되어, 보조효소, 핵산, 인지질, 인단백질 등 세포 내에 중요한 기능을 영위하는 물질이 합성된다.

(2) 탄산가스와 아세트산(초산)의 이용

세균을 구성하는 대부분의 탄소원자는 탄소원으로 둘러싸인 유기화합물에서 유래하지만 일부는 탄산가스에서 유래한다. 중요한 탄산가스고정반응은 피루브산(pyruvic acid) 또는 포스포에놀피루브산(phosphoenolpyruvate)에서 TCA 회로 중간체에 있는 옥살로아세트산(oxaloacetic acid)의 생성이다. TCA 회로는 산소성균(호기성균)의 ATP 생성에 필요할 뿐만 아니라 옥살로아세트산, 알파케토글루타르산(α-ketoglutaric acid), 숙신산(succinic acid), 아미노산, nucleotide, 포르피린(porphyrin) 및 당의 전구체를 공급하는 또 하나의 중요한 역할을 가진다. 무산소성균도 알파케토글루타르산에서 숙신산을 생성하는 효소 이외 TCA 회로의 효소를 모두 가지고 있고, 중간체를 동화작용에 이용할 수 있다.

다른 탄산가스고정반응으로써 글루타민(glutamine), ATP, CO_2에서 카르바모일 인산염(carbamoyl phosphate)의 생성, 퓨린(purine) 합성의 중간체의 탄산고정반응 및 아세틸 CoA(acetyl-CoA)에서 malonyl-CoA를 생성하는 반응이 있다. 카르바모일 인산염은 아르지닌(arginine)이나 피리미딘(pyrimidine)합성의 전구체이며, 또한 malonyl-CoA는 지방산 합성의 기질이다.

Neisseria meningitidis, *Brucella*, *Haemophilus* 균종 등의 세균이 감염된 병적 재료에서 이들 세균을 분리 배양할 때, 5~10% CO_2가 없으면 발육하지 않는다. 이러한 세균은 탄산가스 고정반응의 기질인 탄산가스에 대한 효소의 친화성이 낮기 때문에 고농도의 탄산가스를 요구하기 때문이라고 생각된다. 그러나 어느 정도 발육되면 균 자체의 호흡에 의해서 탄산가스가 발생하기 때문에 외부에서 공급은 불필요하게 된다.

산소성균(호기성균)은 아세트산(초산)과 같이 피루브산은 생기지 않고, 직접 아세틸 CoA에 변화하는 물질을 유일의 탄산으로 발효하는 것이 있다. 이 경우 ATP는 아세트산(초산)의 완전 산화로 얻어지지만 동화작용 때문에 필요한 옥살로아세트산은 합성되지 않는다. 그래서 글리옥실산(glyoxylic acid) 회로가 작용된다. 즉 TCA 회로의 중간체에 있는 동위구연산(이소시트르산, isocitric acid)이 숙신산과 글리옥실산에 분해되어 아세트산에서 생성된 아세틸 CoA와 글리옥실산이 축합되어 말산(malic acid)이 되고 옥살로아세트산을 생성한다. 이 회로에 의해서 아세트산(초산)의 탄소를 동화작용에 이용할 수 있다.

(3) 핵산 합성(nucleic acid synthesis)

다른 생물과 같이 세균 세포는 유전 정보를 담당하는 디옥시리보핵산(deoxyribonucleic acid, DNA)과 단백질 합성에 필요한 리보핵산(ribonucleic acid, RNA)이라 부르는 두 종류의 핵산을 가지고 있다. RNA를 구성하고 있는 리보뉴클레오티드(ribonucleotide)의 리보스-5-인산염(ribose-5-phosphate)은 인산 펜토스 경로(pentose phosphate pathway)에 따라 포도당에서, 퓨린(purine) 염기는 세 종류의 아미노산과 테트라히드로폴산(tetrahydrofolic acid)에서, 피리미딘(pyrimidine)은 카르바모일 인산염(carbamoly phosphate)과 아스파르트산염(aspartate)에서 합성된다. DNA 구성 성분이 있는 deoxyribonucleic acid는 ribonucleic acid에서 합성된다.

DNA는 deoxyribose의 5′와 3′를 인산에스테르화(phosphoester) 결합으로 직선 결합해서, 5′-인산기와 3′-수산기가 말단에 붙은 극성이 있는 사슬상 분자이다. 세포 중에서는 2개의 DNA 사슬이 상호 반대방향의 평행(antiparallel)으로, 사슬 사이에 돌출한 염기가 특이적인 염기쌍 즉 구아닌(guanine)과 시토신(cytosine), 아데닌(adenine)과 티민(thymine) 사이에서 수소결합을 형성한 2중 나선구조를 가진다(그림 7-13).

세균염색체(genome, 유전체)의 DNA는 분자량이 $1-3\times10^9$ Da(달톤), 길이가 1 mm 환상의 2개 사슬이다. 세포분열에 앞서 일어나는 DNA 합성을 복제(replication)라고 한다. 복제는 세포막에 부착한 특정의 개시점에서 양방향으로 나아가 2개 사슬 각각에 대해서 상보적인 사슬이 합성된다. 뉴클레오티드(nucleotide) 중합반응의 에너지는 nucleotide-3-phosphate에서 피루브산의 방출에 의해 얻어진다.

세균의 DNA 합성 저해제인 날리딕스산(nalidixic acid)은 DNA 자이레이스(gyrase)의 β-subunit와 결합하여 DNA 활성을 저해한다. 또한 리파마이신(rifamycin)은 세균의 RNA polymerase의 β-subunit에 특이적으로 결합해서, RNA 합성의 개시를 방해한다.

RNA는 ① 전령 RNA (messenger RNA, mRNA), ② 전달 RNA (transfer RNA, tRNA), ③ 리보솜 RNA (ribosomal RNA, rRNA)의 3종류가 있고, 모두 단백질 합성 작용에 관여한다.

RNA 합성을 전사(transcription)라 하고, DNA 의존성 RNA polymerase(중합효소, 폴리메라아제)에 의해서, 2개 사슬 DNA 중 1개 사슬에 대해서 상보적인 RNA가 합성된다.

DNA에서는 염기 중 아데닌(adenine)의 상대는 티민(thymine)이지만, RNA 염기에서는 아데닌(adenine)의 상대는 우라실(uracil)이다. 전사의 개시는 특별한 DNA 배열을 가진 촉진제(promotor) 부위가 일어나고, 통상 1 내지 수 개의 유전자를 복사해서 종결부위(terminater)에서 끝난다.

(4) 단백질 합성(protein synthesis)

DNA로부터 3개의 염기는 유전암호인 triplet codon의 mRNA로 전사되고, 아미노산 배열이 해독(translation)되어 특정의 단백질이 합성된다.

핵막을 갖지 않는 원핵생물(prokaryote)에 있는 세균의 특징은 전사의 종결을 가지는 해독이 개시되는 점이다. 아미노산을 mRNA의 암호 순서로 배열하기 위하여 필요한 분자가 tRNA이다. 20종류의 아미노산에 대해서 각각 특이적인 tRNA가 존재해서 특이적인 효소와 ATP에 의해 3′-OH 말단에 아미노산이 결합한 아미노아실 tRNA (aminoacyl tRNA)로 된다. tRNA 분자는 mRNA 코돈(codon, 단백질의 아미노산 배열을 규정하는 mRNA의 3염기 배열을 말하며, 유전자부호라고도 함)과 상보적인 대응유전자부호(anticodon)가 존재하여 mRNA와 특징적으로 결합한다.

세균의 유전자는 인트론(intron)이 존재하지 않기 때문에 유전자 DNA 염기배열이 결정되면 일차적으로 단백질의 1차 구조가 결정된다. 세균 리보솜의 침강계수는 70S이며, 30S와 50S의 subunit에 가역적으로 해리한다. 그 구성성분은 단백질과 rRNA이며, 이것은 단백질 합성할 때에 mRNA나 tRNA와 상호작용을 영위하는 것 외에 펩티드 사슬의 합성작용을 촉매한다. 단백질 합성에는 그밖에 여러 종류의 가용성 단백질과 GTP가 필수적이다. 단백질 합성의 과정은 다음과 같이 요약된다(그림 7-14).

① 개시복합체의 형성

30S 리보솜에 포함된 16S rRNA의 3′ 말단에 이것과 상보적인 배열(SD배열)을 가진 mRNA 부분이 결합한다. 해독개시의 코드는 AUG로 결정하

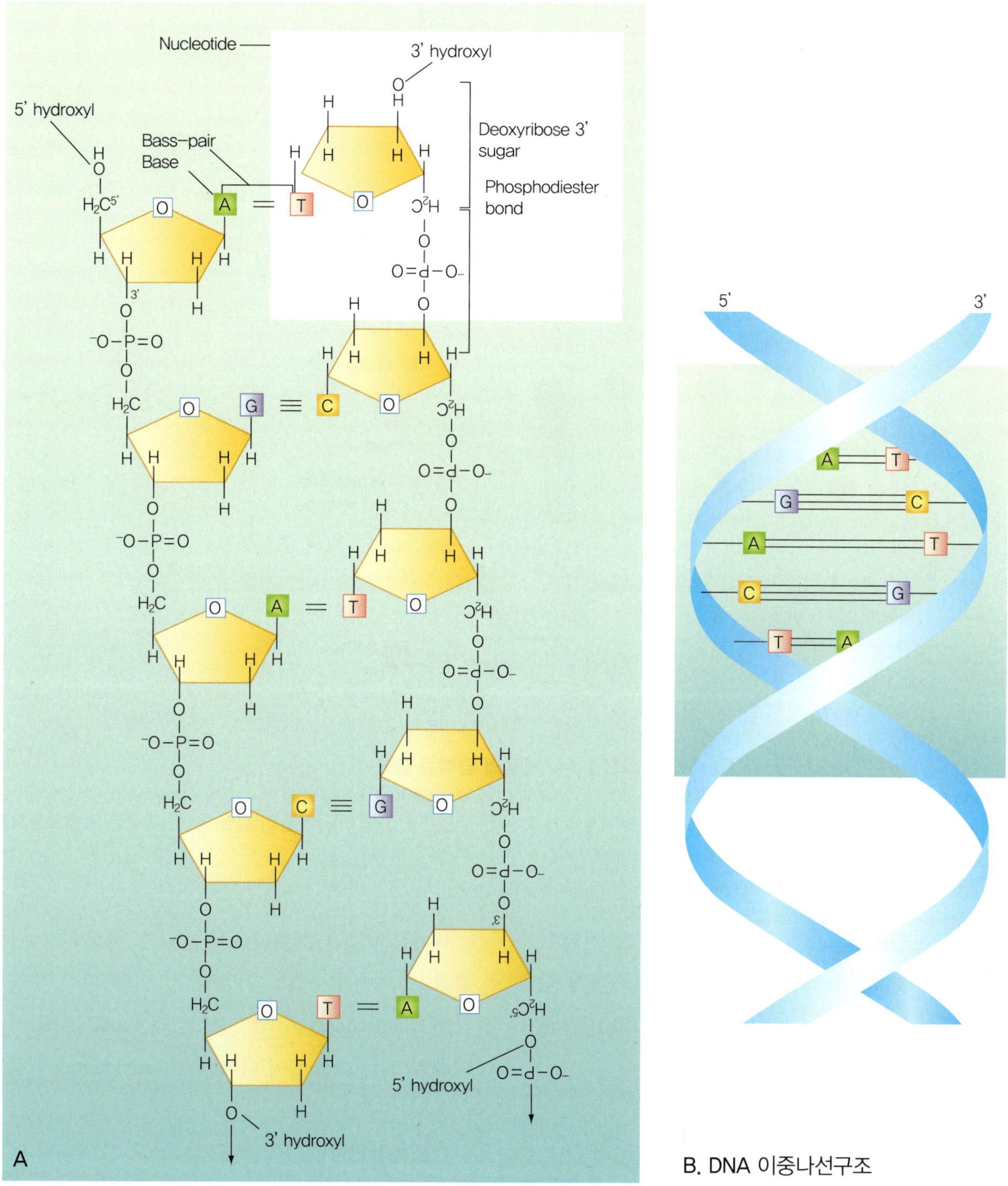

그림 7-13. DNA 이중나선구조

(A) 인산분자가 뉴클레오티드 간을 연결함으로서 DNA는 폴리뉴클레오티드의 형태를 취하며 각 나선의 염기끼리 서로 결합하여 이중나사가 되는데, A와 T가 두 개의 수소 결합으로 짝을 이루고 C와 G가 세 개의 수소 결합으로 짝을 이루며 이러한 결합을 상보적인 결합이라고 한다. (B) DNA 이중나선의 두 가닥은 서로 역평행이며 한쪽 사슬의 5′-p는 다른쪽 사슬의 3′-OH와 마주한다.

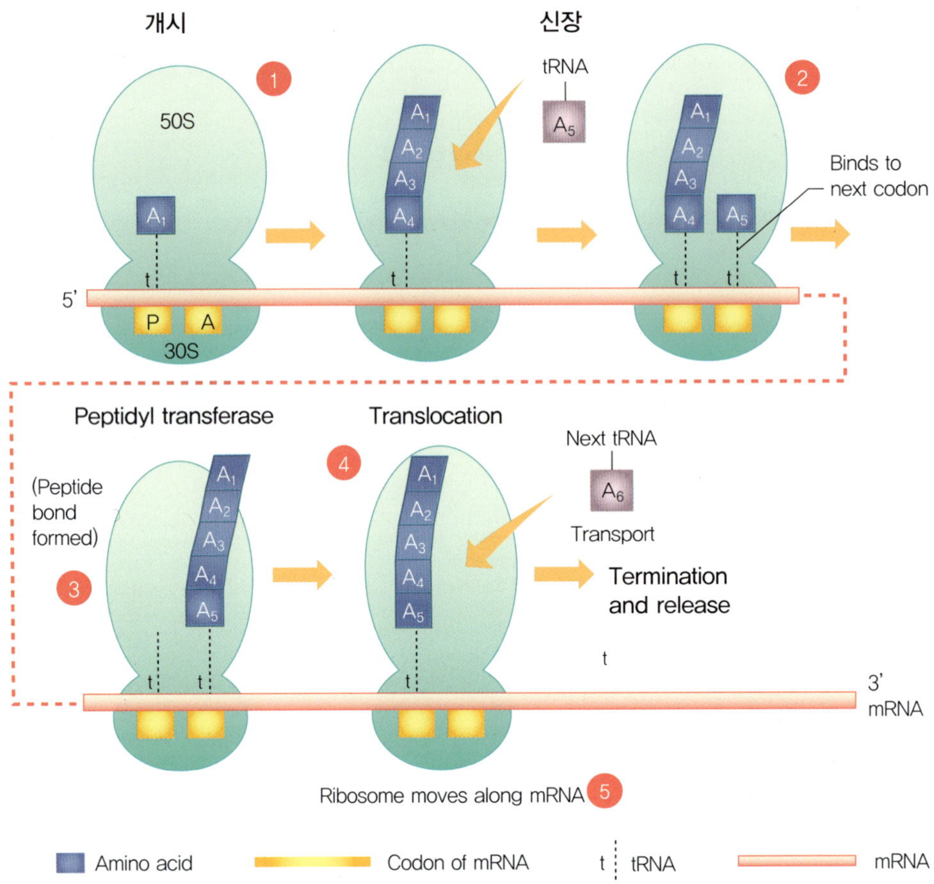

그림 7-14. 세균의 단백질 합성

1. RNA (fmet-tRNA)가 AUG 개시코돈에 결합하면 30S 소단위가 RNA (messenger RNA)에 합하고 70S ribosome을 형성한다. fmet-tRNA는 peptidyl(P) 자리에 결합한다. 2. 다음 tRNA는 A자리의 코돈에 결합한다. 3. 펩티드 사슬의 성장. 4. 이 과정은 종결코돈까지 반복되고 단백질은 분비된다.

고, 대응유전자부호(anticodon)를 가진 포르밀메티오닌(formylmethionine) tRNA가 50S 리보솜과 함께 mRNA에 결합하여, 70S 개시복합체(initiation complex)가 형성된다.

② 펩티드사슬의 신장

개시복합체의 50S 리보솜의 A 부위에 2번째 mRNA 코드에 대응하는 aminoacyl tRNA가 결합하여 그 아미노산의 아미노기와 포르밀메티오닌(formylmethionine)의 카르복실기 사이에 펩티드 결합이 형성된다. 이 반응은 펩티드 전이라 하며, 50S 리보솜 중에 있는 효소가 촉매한다.

펩티딜 tRNA(peptidyl tRNA)는 리보솜이 변화한 결과, A에서 P부위로 이동한다. 이에 따라 대응유전자부호(anticodon)와 염기를 만드는 mRNA도 어긋나 다음의 코돈(codon)이 나타난다(translocation, 전위).

③ 해독의 완성

mRNA에 UAA, UAG, UGA의 코돈이 나타나면 대응하는 tRNA는 존재하지 않으므로 대신 유리인자가 리보솜에 결합한다. 그 결과 펩티드 전이효소가 펩티딜 tRNA (peptidyl tRNA)를 가수분해하여 완성된 펩티드가 유리한다. 남은 리보솜은 50S와 30S에 해리된다. 세균세포는 전사와 해독이 세포질에서 일어나므로, mRNA 분자의 합성이 완료되기 전에 리보솜이 차례차례 결합하여 펩티드 사슬의 합성을 개시한다. 이와 같이 다수의 리보솜이 1분자의 mRNA에 결합된 것을 무리리보솜(polyribosome)이라고 한다. 대개의 항생제는 70S 리보솜에 작용하여 세균의 단백질 합성을 억제하지만, 진균세포가 가지는 80S 리보솜의 기능은 억제하지 않으므로 세균감염증의 치료에 널리 이용되고 있다. 예를 들면, 스트렙토마이신(streptomycin), 가나마이신(kanamycin) 등의 아미노글리코사이드(aminoglycoside) 계열의 항균제(항생제)는 70S 또는 30S 리보솜에 결합되어 해독의 개시를 저해하고, 테트라사이클린(tetracycline)은 aminoacyl tRNA와 리보솜의 결합을 저해한다. 50S 리보솜에 작용하는 항균제 중에 클로람페니콜(chloramphenicol)은 펩티드 전이를, 푸시딘산(fusidic acid)은 전좌(translocation)를, 에리트로마이신(erythromycin)은 전이와 전좌 모두 저해한다.

(5) 세포벽 합성

세균은 통상 세포 내에 침투압이 높고 항시 안에서 밖으로 팽창하려고 하는 힘이 작용하고 있다. 여기에 대항하여 세균의 형태를 유지하기 위해 모든 세균의 세포벽에는 펩티도글리칸(peptidoglycan) 또는 무레인(murein)이라 불리는 망상구조를 한 분자가 있다. 그 표층에 그람양성균에는 리포테이코산(lipoteichoic acid)과 단백질이, 그람음성균에는 지질다당질(lipopolysaccharide), 지질단백(lipoprotein) 및 단백질이 존재한다.

① 펩티도글리칸 합성

단백질이나 핵산은 직선적인 고분자이나, 펩티도글리칸은 한분자로 세포의 표면을 둘러싸는 삼차원적인 거대분자이다. 그 합성은 세포에서 ATP가 이용될 수 없는 장소에서 작용하는 점이 다른 생체의 고분자의 합성과 현저히 다르다. 펩티드글리칸의 구조는 그림 7-15에 표시한대로 당류 테트라펩타이드(tetrapeptide) 단위의 당부분이 긴 사슬을 만들어 인접한 다당류는 펩티드 사슬간의 가교에 의해 결합되어 있다. 그람양성균의 펩티도글리칸은 가교(cross linkage)가 많고 층이 두꺼운데 비하여, 그람음성균에서는 가교가 적고 매우 얇다.

6) 대사계와 균종 동정

세균의 성질 중에서 특유하며 동시에 정성시험에서 쉽게 판정할 수 있는 것이 일상적인 균종 동정의 지표로 사용된다. 특히 세균의 생화학적 성상 검사는 병원세균의 감별에 필수이며, 오래전부터 여러 가지 간편법이 사용되어 왔다. 다음과 같은 시험이 주된 것이다(그림 7-16). 검사의 실제는 미생물학 각론 및 참고서를 참고한다.

(1) 당분해 시험

대부분의 세균은 포도당 이외에도 각종 당을 분해한다. 당 분해 시험은 균종 동정에 가장 널리 사용되는 시험의 하나이다. 발효성 세균의 당 분해능은 특정 당을 첨가한 복합배지에 세균을 배양하여 산 생성에 의해 간단히 검사한다(methyl red 반응). 또한 포도당에서 가스발생 유무나 butanediol (acetoin 환원 시 butanediol 생성) 생성시험(Voges-Proskauer test)도 발효세균의 감별에 중요하다. 포도당의 발효와 호흡(산화)을 검사하는 것을 OF시험(oxidation-fermentation test)이라고 하며, 이것은 산소성 배양 및 무산소성 배양에서 포도당의 산 생성을 검사하는 것이다. 산소성균은 보통 산화형이며 산소성 배양에서만 당을 분해하여 산을 생성하지만, 조건무산소성균은 발효형으로 산소성이나 무산소성 배양에서 산 생성을 볼 수 있다. 그러나 산소성균에서도 *Alcaligenes*와 같이 포도당을 산화하지 않는 세균도 있다.

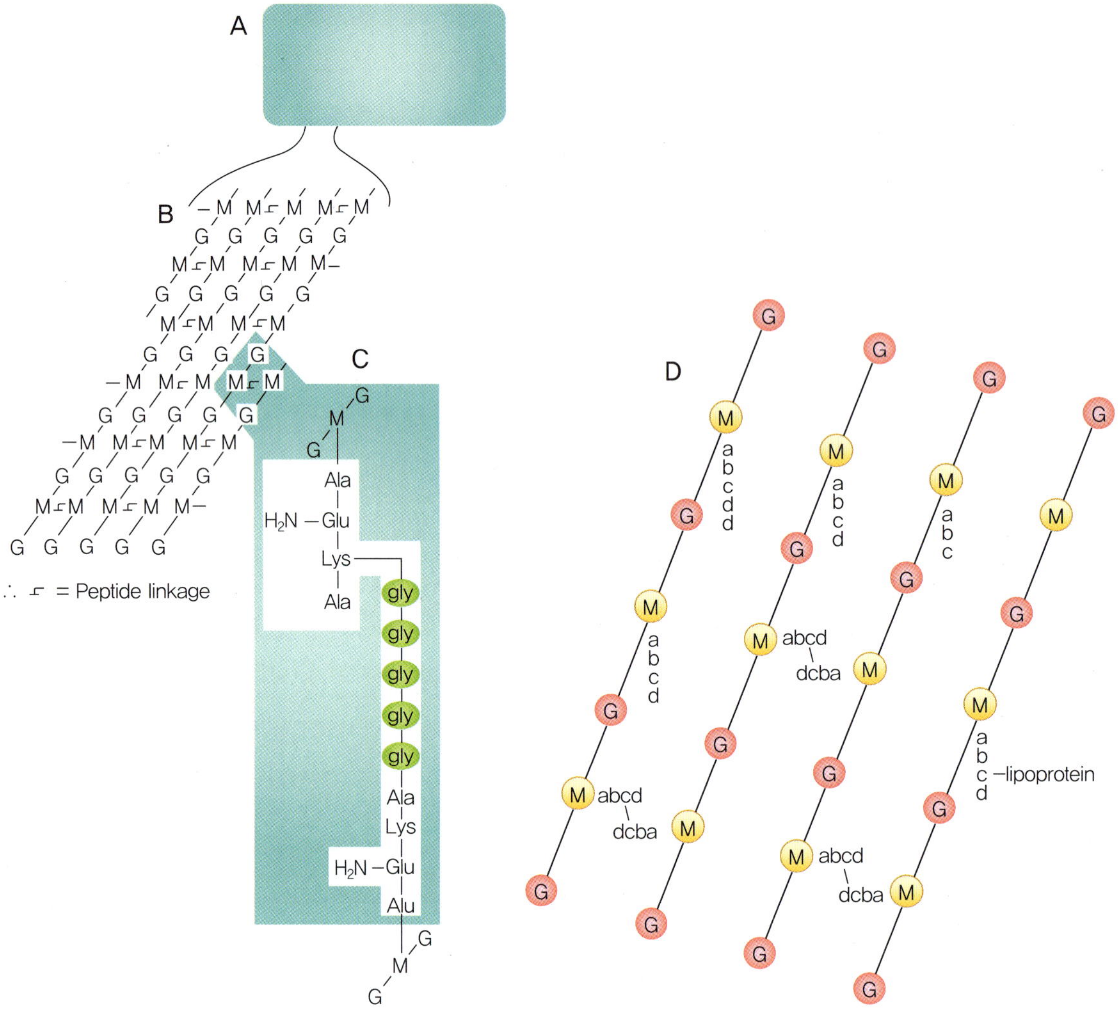

그림 7-15. 세포벽을 구성하는 펩티도글리칸의 일반적인 구조

(A) 세포 주위의 펩티도글리칸의 그물층. (B) 펩티도글리칸 그물은 다중 다당체로 구성되어 있고, 펩티드 결합에 의해서 교차 연결되어 있다. (C) 한 사슬로부터 말단 D-alanine (D-ala)과 다른 사슬로부터 Lysine 사이에 펩티드 결합으로 교차 연결되어 있다. *Staphylococcus aureus*에서 볼 수 있는 교차 다리를 연결하는 pentaglycin bridge (gly5). (D) *E. coli*의 펩티도글리칸 구조. M = n-Acetylmuramic acid; G = N-acetylglucosamine; Glu = glucosamine; gly = glycine

(2) 호흡(산화) 기능에 관한 시험

일반적으로 산소성균(호기성균)의 호흡계(전자전달계)는 cytochrome C를 가지고 있기 때문에 무색의 dimethyl-ρ-phenylenediamine dihydrochloride를 산화하여 분홍색 이어서 검은색으로 변한다. 이것을 시토크롬산화효소 시험(cytochrome C oxidase test) 양성이라고 한다. 장내세균이나 포도상알균은 시토크롬 시가 없기 때문에 시토크롬산화효소 시험 음성이지만 조건무산소성균인 비브리오는 시토크롬 시를 가지고 있기 때문에 시토크롬산화효소 시험 양성이다. 또한 H_2O_2에서 가스발생을 검사하는 카탈라아제 시험(catalase test)은 조건무산소성균의 감별에 중요하다. KCN에 의한 호흡효소의 저해 정도(발육유무로 판정)를 검사하는 KCN 시험은 주로 장내세균의 감별에 이용된다.

(3) 아미노산 분해시험

트립토판(tryptophan)에서 인돌의 생성을 보는 인돌반응, 트립토판의 탈아미노 반응을 보는 IPA (indole

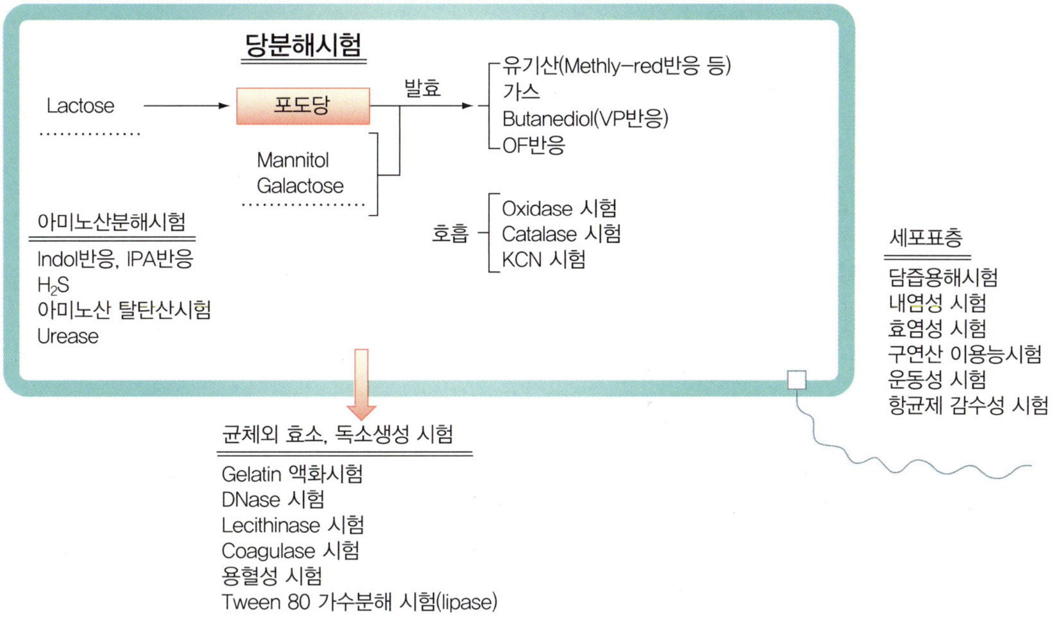

그림 7-16. 균종 동종에 사용되는 주된 생화학적 성상

pyruvic acid) 반응, 시스틴(cystine)의 분해를 보는 H_2S 생성, 라이신(lysine)이나 오르니틴(ornithine)의 탈탄산시험, 요소분해능을 보는 요소분해효소(urease, 우레아제) 시험 등이 주로 장내세균의 감별에 사용된다.

(4) 균체 외 효소와 독소의 생성시험

다당체, 단백질, 핵산, 지질 등의 고분자 물질을 첨가한 배지에 세균을 배양하면 이들은 분해하는 효소를 균체 외에 생산하여 세균집락의 주변에 가수분해 띠가 생긴다. 단백질 분해효소(protease) 생성을 검사하는 젤라틴 액화시험(gelatin liquefaction test), 난황배지에서 레시티나아제(lecithinase) 생성을 검사하는 난황시험이나 리파아제(lipase) 생성을 검사하는 Tween 80 가수분해시험이 있다. 또한 토끼혈장 응고능을 보는 혈장응고효소시험(coagulase test)은 황색포도알균(*Staphylococcus aureus*)의 동정에 사용된다. 균체외 독소 일종인 용혈소(hemolysin) 생성은 혈액한천 평판 배지에서 관찰할 수 있다. 더욱이 항체와의 겔 침강반응에 의해서 독소생성을 검사하는 방법으로 디프테리아균(*Corynebacterium diphtheriae*)의 엘레크 겔확산(Elek gel diffusion)법이 있다.

(5) 세포 표층의 구조 및 기능에 관한 시험

담즙(sodium deoxycholate)에 의한 용혈을 검사하는 담즙용해도 검사(bile solubility test), 내염성이나 호염성을 검사하는 시험, 구연산 이용시험(citrate utilization test), 바시트라신(bacitracin)과 같은 항균제나, 옵토친(optochin)과 같은 화학물질에 대한 감수성시험이 있다. 또한 편모의 유무는 반고체한천(우무) 배지에서 확산되어 발육하는 운동성 시험으로 간단히 검사할 수 있다.

(6) 색소생성시험

세균 중에는 청색인 피오시아닌(pyocyanin) 색소를 생성하는 녹농균(*Pseudomonas aeruginosa*)이나 적색의 프로디기오신(prodigiosin) 색소를 생성하는 세라티아(*Serratia*)와 같이 특유한 색소를 생성하는 것이 있다. 균종동정에는 매우 편리한 성질이지만 발육조건에 따라 생성양이 다르며, 색소생성이 없는 변이주도 있기 때문에 동정 시 참고해야 한다.

(7) 가스액체 크로마토그래피(Gas liquid chromato-graphy, GLC) 분석

무산소성균(혐기성균)은 당 또는 아미노산을 발효하여 아세트산(acetic acid), 프로피온산(propionic acid), 숙신산(succinic acid) 등의 각종 지방산을 생성한다. GLC에 의한 대사산물의 분석은 생화학적 성상이 뚜렷하지 않고, 대사산물이 적은 무산소성균(혐기성균) 동정에 필수적인 시험으로, 휘발성인 지방산(volatile fatty acid, VFA)인 formic acid, acetic acid, propionic acid, butyric acid 등과 비휘발성 지방산(nonvolatile fatty acid, NVFA)인 pyruvic acid, lactic acid, succinic acid 등의 대사산물을 분석하여 동정시험에 이용한다.

CHAPTER 08 세균의 유전학

학/습/목/표

1. 염색체의 구조를 설명한다.
2. 변이를 정의한다.
3. 세균의 주된 변이를 열거한다.
4. 플라스미드(plasmid)를 정의한다.
5. 유전물질 전달과정을 설명한다.

1 염색체의 구조와 기능

1) 개요

살아 있는 모든 생물은 정상적인 생명현상을 영위하기 위하여 유전자(gene)를 보유하며, 하나의 유전자는 상보적 염기서열을 가지는 RNA (ribonucleic acid)를 합성하고, RNA는 단백질을 합성한다. 이러한 현상을 우리는 '중심이론'(Central Dogma : 1956년에 Francis Crick이 최초로 언급하였으며, 관련 내용은 1970년 Nature지에 게재되었음)이라고 부른다(그림 8-1). 아마도 이는 하나의 생명체 안에서 일어나는 가장 핵심적인 생명현상이기 때문에 붙여진 이름일 것이다. 또한, 생명체는 중심이론에 따라 정상적으로 생장하기 위해서는 반드시 자가 복제 능력을 보유해야 한다. 따라서, 단세포 원핵생물(prokaryote)에 해당하는 세균은, 이분열(binary fission)을 통하여 증식(multiplication)할 때 DNA 중합효소(DNA polymerase)를 비롯한 다양한 효소들을 이용하여 자기 유전자를 '복제(replication)'한다(표 8-1). 복제된 유전자는 '전사(transcription)' 과정을 통하여 상보적인 염기서열을 보유하는 mRNA로 합성된 후에, 리보솜(ribosome)으로 이동하여 '번역(translation)' 과정을 거치면 아미노산 사슬(1차 단백 구조)을 합성하며, 이것이 3차 구조의 단백질로 변화하여 표현형으로 발현함으로써 생명현상을 영위하게 된다. 우리가 이러한 미생물의 유전학을 학습하는 궁극적인 목적은 세균에서 일어나는 생명현상의 근본 원리를 이해함과 동시에 세균의 항생제 내성 유전자 획득 원리 및 항생제를 이용한 제균 치료법의 원리 등을 이해하는 데 있다.

유전(heredity)이란, 선대(parent)로부터 후대에 유전형질이 전달되는 현상을 말한다. 이때 후대에 전달되는 유전형질은 유성생식과 무성생식에서 각기 다른 양상을 통하여 전달된다. 유성생식에서는 서로 다른 성별을 가진 부모가 감수분열을 통하여 각각의 생식세포(gamete)를 만들고 이 두 생식세포가 다시 결합하여 접합자(zygote)가 되는 과정을 거친다. 무성생식에서는 부모세대와 유전적으로 동일한 새로운 개체를 만들어 내는 방법, 즉 유전자의 복제 및 이분열 과정을 거친다. 미생물의 유전학에서는 후자에 대한 개념을 주로 다룰 것이다.

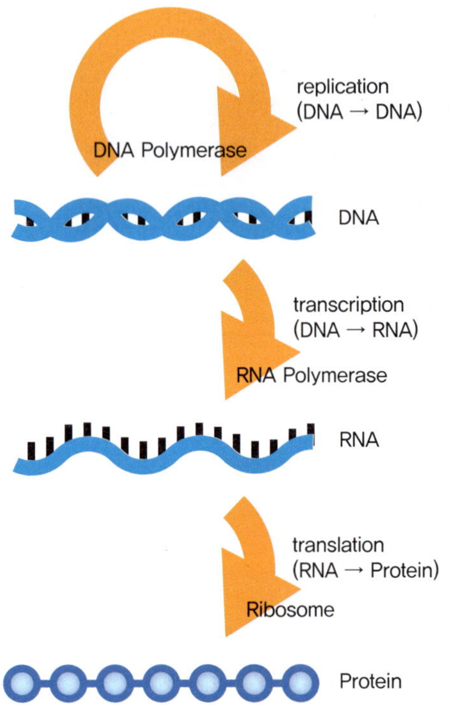

그림 8-1. 중심이론(Central Dogma)
DNA상의 유전자는 전사(transcription) 과정을 통하여 그와 상보적인 염기서열을 보유하는 RNA를 합성한다. 이 RNA는 번역(translation) 과정을 통하여 RNA 염기서열상에 존재하는 아미노산 결정 서열(codon : 3개의 염기 단위로 아미노산 결정)에 따라 특정 아미노산 사슬(1차 단백 구조)을 합성한다.

유전을 지배하는 것은 세균의 염색체(chromosome)에 존재하는 DNA (deoxyribonucleic acid)이다. 엄밀히 말하자면, DNA상에는 무수히 많은 종류의 유전자(gene: 특정 유전형질의 결정자, 대장균의 경우 약 5,000~6,000개의 유전자를 보유)가 나열되어 있으며, 유전현상은 실질적으로 이러한 유전자들에 의해 지배된다. 유전자는 일련의 유전현상을 통하여 최종적으로 유전형(genotype: 세포 내부에서 DNA 염기서열을 근거로 결정되는 숨겨진 형질), 표현형(phenotype: 생물에서 실제로 발현되어 구조적 · 기능적 특징을 나타내는 형질)을 발현시키는 근거가 된다. 유전현상에서는 그 결과물인 표현형이 가장 중요한데 예를 들어, 어떠한 기질을 대사하는데 필요한 효소들이나, 세포막, 편모 등을 구성하는 구조 단백 등이 표현형의 예이다.

세균은 증식에 앞서 염색체를 복제(replication)한다. 그리고 나서 모세포(parent cell)가 이분열하여 두 개의 딸세포(daughter cell)를 만드는데, 이때 딸세포

표 8-1. 원핵세포와 진핵세포의 차이점

		원핵세포(Prokaryotes)	진핵세포(Eukaryotes)
세포 내부 구조	핵(Nucleus)	보유하지 않음(핵막과 핵 존재하지 않으며, nucleolid; 핵양체가 존재)	보유(명확한 핵막과 핵 존재)
	세포내소기관(Organelles)	보유하지 않음	보유(Golgi apparatus, Endoplasmic reticulum, Vacuole, Mitochondria)
	염색체(Chromosome)	1개의 원형 이중나선 DNA 사슬	다수의 선형 이중나선 DNA 사슬
	히스톤 단백질 (Histone protein in chromosome)	보유하지 않음	보유
생식 (증식방법)	Sexual reproduction	2분열(no meiosis)	감수분열(meiosis)
	Mitotic apparatus	보유하지 않음	보유(핵분열 시 나타남)

는 모세포와 같은 염색체 즉, 유전적으로 동일한 형질을 가지게 되는 것이다. 이와 같이 이분열을 거듭할 때마다(n) 유전적으로 동일한 세균의 개체 수는 2^n으로 증식하게 된다(그림 8-3).

위와 같이 정상적인 증식과 유전현상 외에 유전자상에 돌연변이(mutation)가 일어나는 경우가 존재한다. '돌연변이'는 표현형으로 나타나는 영향이 없더라도, DNA 염기서열상에서 발생한 모든 영구적 변이를 일컫는 말이다. 즉, 이는 모세포에서 물려준 유전형질이 딸세포 세대에서 변화한 경우이며, 이처럼 유전적 변이를 보이는 균주를 변이주(variant 또는 mutant)라고 한다. 변이주는 유전적, 환경적인 다양한 요인으로 인하여 발생할 수 있는데, 그 결과로써 표현형 변이(phenotypic variation)나, 유전적 변이(genetic variation)가 나타난다. '표현형 변이'는 사실상 유전적 변이에 해당하지 않는 경우이다. 예를 들어, 표현형 변이주가 정상 균주와 동일한 유전자를 보유하고 있더라도 생물체가 처한 환경적 요인으로 인하여 다른 표현형이 나타날 수 있는데, 동일한 협막(capsule) 유전자를 보유한 균주도 실험실에서 계속 계대배양한 경우와 임상에서 분리된 경우는 협막 발현 양상에서 차이를 보일 수 있다. '유전적 변이'는 유전자상의 염기서열이 다양한 경우의 수로 변이를 일으켜 이것이 다음 세대로 유전되는 실질적인 돌연변이에 해당한다.

2) 유전자 구조

세균은 고등생물인 진핵세포와 달리 원핵세포로서 핵막을 가지지 않기 때문에 명확하게 구분되는 핵(nucleus)이 없다. 그 대신 세포 중앙부에 염색체(chromosome)를 구성하는 DNA (chromosomal DNA)가 뭉쳐 있는 덩어리 즉, 핵양체(nuceoid)가 존재한다(그림 8-2). 또한, 세균의 염색체는 진핵세포와 달리 '원형 구조'를 이루는데, 두 가닥의 DNA 분자가 서로 꼬여서 이중나선형의 DNA 구조를 이루고 있다. 세균의 이분열 시 유전자의 복제가 이루어질 때에는 복제부위에 여러 가지 효소들이 작용하며, 딸세포의 chromosomal DNA 역시 이중나선의 원형 구조를 가진다(그림 8-3).

세균의 염색체는 진핵세포의 염색체(이배체, diploid)와 달리, 특별한 경우를 제외하고 일배체

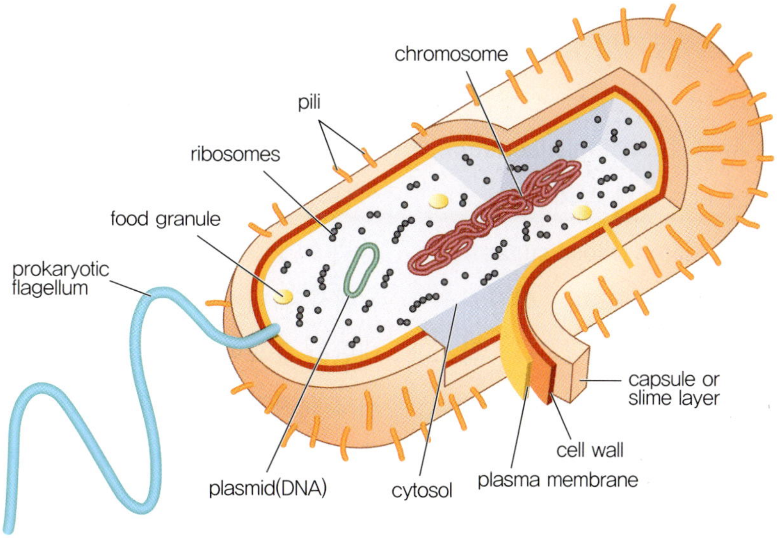

그림 8-2. 세균의 내부 구조
세균은 원핵세포로서 진핵세포와 같은 핵막 및 핵은 관찰되지 않으며, 세포 중앙에 핵양체(nucleoid)라고 불리는 chromosomal DNA가 뭉쳐있는 덩어리 형태로 유전물질을 보유한다. 원핵세포는 세포내소기관들도 보유하지 않는다.

08

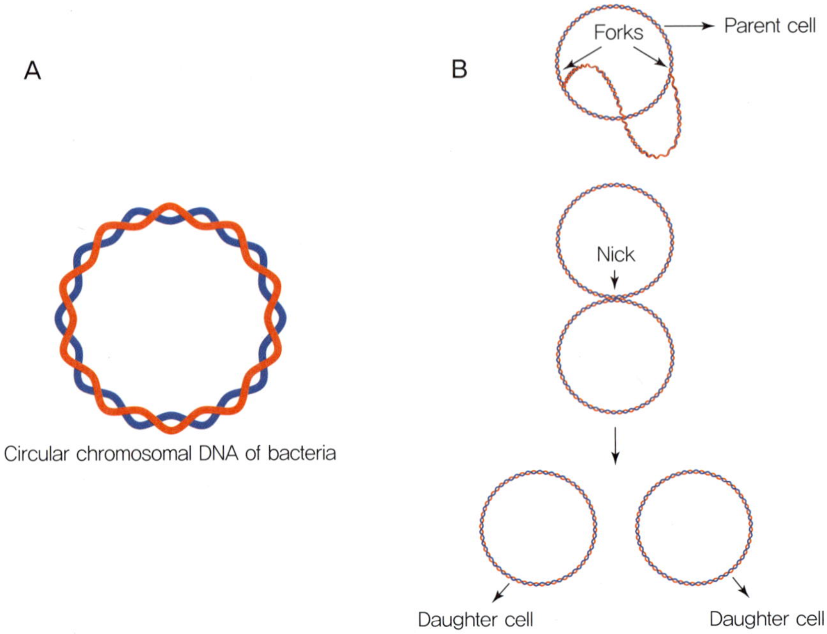

그림 8-3. 세균의 DNA 복제

(A) 세균의 chromosomal DNA는 시작과 끝이 붙어 있는 원형 구조를 이루며, DNA 가닥은 이중나선형이다. (B) 세균의 이분열 시 유전자의 복제가 이루어질 때에는 복제부위에 여러 가지 효소들이 작용하며, 딸세포의 chromosomal DNA 역시 이중나선의 원형 구조를 가진다.

(haploid) 상태를 이룬다. 또한, 세균의 염색체는 히스톤 단백(histone protein) 없이 1개의 원형 이중나선 DNA 사슬이 고도로 뭉쳐 있는 구조를 가지며, 이 DNA 사슬에는 무수히 많은 유전자가 분포한다(표 8-1). 또한, 세균은 유전물질로서 염색체상의 DNA 외에도 세포질 내부에 보유하는 유전자인 플라스미드(plasmid)를 가지는 경우도 있다.

DNA 구조의 기본 단위는 뉴클레오티드(nucleotide)이다. 각각의 DNA 뉴클레오티드 1개 분자는 인산(phosphate), 디옥시리보스 당(deoxyribose sugar : 5탄당), 염기(base)의 결합으로 구성되며, 인산기는 디옥시리보스 당의 5′ 탄소 자리에 결합한다. 참고로, 핵산에는 DNA와 RNA가 있는데, DNA 가닥을 구성할 때에는 뉴클레오티드에 디옥시리보스 당(deoxyriboe sugar)이 사용되고, RNA 가닥을 구성할 때에는 리보스 당(ribose sugar)이 사용된다(그림 8-4).

일반적으로 세균의 염색체는 수백만 개의 뉴클레오티드가 연결되어 하나의 고분자 DNA를 구성한다. 즉, DNA 사슬은 위쪽의 뉴클레오티드 분자의 디옥시리보스 당의 3′ 탄소 자리에 다음 뉴클레오티드의 인산이 연쇄적으로 결합하여 사슬형태를 이루게 되는데, 이러한 '인산-당-인산' 결합은 상호간 공유결합으로 단단하게 결합하여 전체 DNA 사슬에서 뼈대 역할을 한다. 이처럼 각각의 뉴클레오티드상의 디옥시리보스 당은 2개의 인산기 사이에 위치하게 되는데, 위쪽의 인산이 당의 5′ 탄소에 연결되면, 아래쪽 인산은 당의 3′ 탄소에 결합한다(그림 8-5).

핵산의 합성에서 인산화(phosphorylation) 과정은 대단히 중요한 의미를 가진다. 생체 내에서 뉴클레오티드 분자가 합성되기 이전의 전구체에 해당하는 구조를 뉴클레오시드(nucleoside : 아직 인산화가 일어나지 않아서 '당-염기' 결합구조만 가짐)라고 한다. 각각의 뉴클레오시드는 인산화 과정을 거쳐야만, 즉 뉴클레오시드에 인산기가 결합해야만 구조적으로 완벽

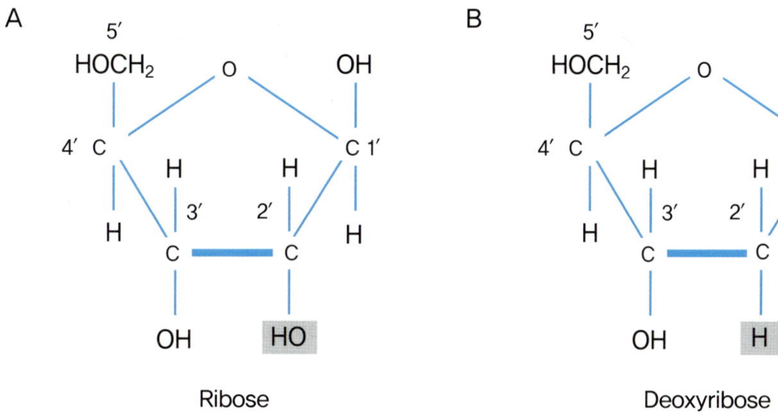

그림 8-4. 뉴클레오티드를 구성하는 5탄당의 구조와 탄소자리

(A) RNA의 핵산을 구성하는 뉴클레오티드는 인산(phosphate), 리보스 당(ribose sugar), 염기(base; adenine, guanine, cytosine, uracil)로 이루어진다. (B) DNA의 핵산을 구성하는 뉴클레오티드는 인산(phosphate), 디옥시리보스 당(deoxyribose sugar), 염기(base; adenine, guanine, cytosine, thymine)로 이루어진다.

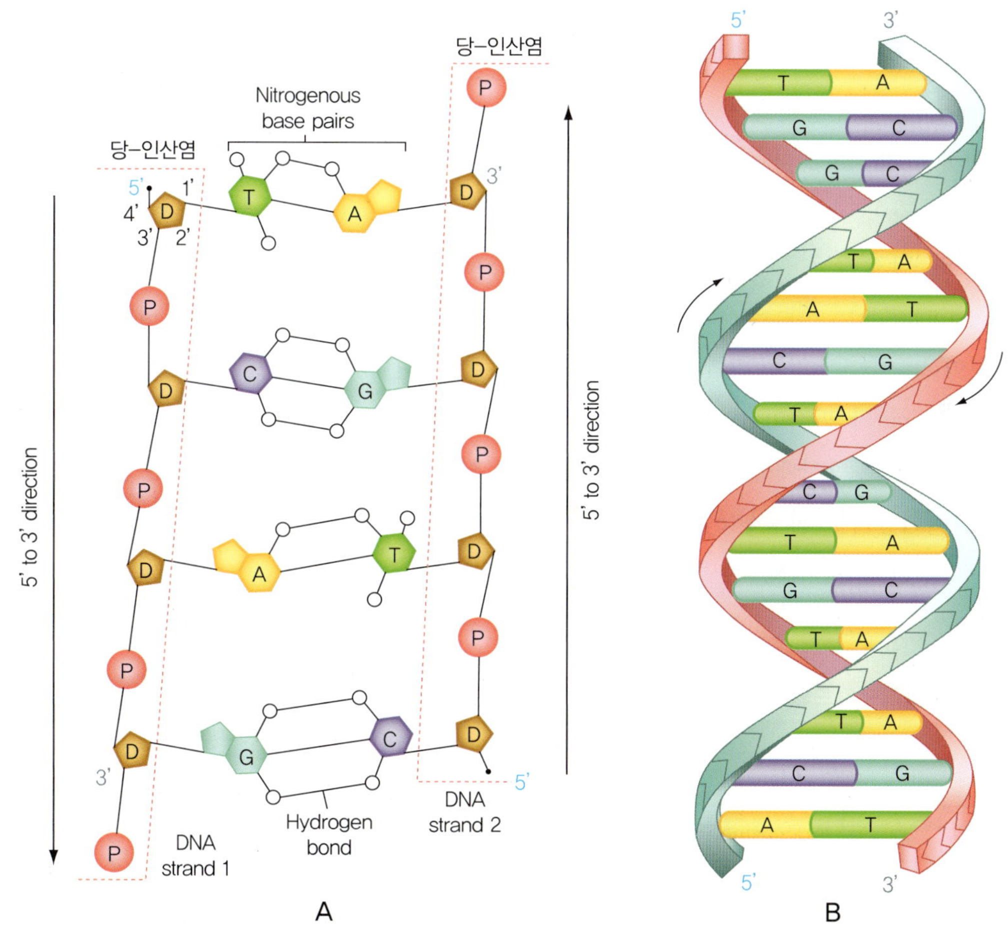

그림 8-5. DNA의 구조

(A) DNA는 당인 디옥시리보스(deoxyribose, D)에 염기(base)가 결합되어 있는 뉴클레오시이드(nucleoside의 5번째 탄소에 인산염(phosphate, P)가 결합된 것이다. 아데닌(adenine, A)과 티민(thymine, T)은 수소 2중 결합, 구아닌(guanine, G)과 시토신(cytosine, C)은 3중 수소결합으로 상보적인 결합을 하고 있다. (B) DNA는 2중 나선구조로 2개의 당-인산염 사슬이 반대방향(antiparallel)이며, 5′말단에서 3′말단으로 새로운 사슬이 형성된다.

한(인산-당-염기) 뉴클레오티드가 합성되어 각각의 뉴클레오티드 분자 사이에 '인산-당-인산'의 뼈대가 형성될 수 있으며, 비로소 고분자 DNA 사슬이 형성될 수 있는 것이다. 이렇게 인산의 결합을 통하여 구조적으로 합성이 완료된 각각의 디옥시뉴클레오티드(deoxynucleotide)는 보유하고 있는 염기의 종류에 따라 세부적으로 dATP (deoxyadenosine-5′-triphosphate), dGTP (deoxyguanosine-5′-triphosphate), dCTP (deoxycytidine-5′-triphosphate), dTTP (deoxytymidine-5′-triphosphate)의 네 가지로 구분한다. 이들 모두를 통칭하여 뉴클레오티드를 언급할 때는 dNTP (deoxyribonucleoside-5′-triphosphate)로 표기하기도 한다(표 8-2). RNA를 합성하는 전사(transcription) 과정에서는 dTTP 대신에 UTP (uridine-5'-triphosphate) 뉴클레오티드가 합성되어 RNA 사슬을 구성하는 데 사용된다.

위에서 살펴본 바와 같이, 뉴클레오티드에는 '인산-당' 구조에 4 종류의 '염기'가 각각 결합한다. 아데닌(adenine), 구아닌(guanine), 시토신(cytosine), 티민(thymine)이 그것이다. 이들 염기는 화학적 구조의 유사성에 따라 퓨린(purine)과 피리미딘(pyrimidine) 그룹으로 구분하는데, 퓨린에는 아데닌(adenine)과 구아닌(guanine)이, 피리미딘에는 시토신(cytosine)과 티민(thymine), 우라실(uracil : RNA 뉴클레오티드에 결합하는 염기)이 각각 해당한다.

핵산은 이중나선(double stranded DNA helix)의 구조를 이룬다(그림 8-5). 두 개의 단일 가닥 DNA (single stranded DNA) 사슬상에 각각 위치하는 염기들이 상호간 수소결합을 이루기 때문이다. Adenine은 thymine과, guanine은 cytosine과 상보적인(complementary) 쌍으로 결합을 이루는데, 여기에는 일정한 화학적 규칙이 있다. 즉, adenine은 건너편 나선의 thymine과 '이중 수소결합'을 형성하고, guanine은 건너편 나선의 cytosine과 '삼중 수소결합'을 형성한다. 이러한 수소결합은 결합력이 약하므로 DNA 복제나 RNA 전사 과정이 일어날 때, 관련 효소들의 작용에 의하여 필요에 따라 결합이 쉽게 깨질 수 있다.

또한, 염기간의 결합이 상보적 쌍을 이루는 원리에 따라 한 쪽의 단일 가닥 DNA의 염기서열은 건너편 DNA의 염기서열과 완벽하게 상보적인 배열을 이루게 된다. 예를 들어, DNA 한쪽 염기서열이 5′-TCAG-3′(핵산의 시작부위를 5′이라 하고, 끝부위를 3′라고 부름)라면 건너편 나선의 염기서열은 반드시 3′-AGTC-5′가 된다. 이처럼 DNA 한쪽 나선의 유전정보인 nucleotide의 배열순서는 건너편 나선과 상보적으로 보존되어 있으며, 이러한 보존성은 DNA 복제의 정확성 즉 세포나 세균의 항상성(homeostasis)을 유지하는 데 매우 중요하다.

표 8-2. DNA의 주요 뉴클레오티드와 뉴클레오시드

염기(base)	디옥시뉴클레오시드 (deoxyribonucleoside; sugar-base)	디옥시뉴클레오티드 (deoxyribonucleotide; phosphate-sugar-base)
Adenine(A) 아데닌	Adenosine 아데노신	Adenylate (dAMP, dADP, dATP)
Guanine(G) 구아닌	Guanosine 구아노신	Guanylate (dGMP, dGDP, dGTP)
Cytosine(C) 시토신	Cytidine 시티딘	Cytidylate (dCMP, dCDP, dCTP)
Thymine(T) 티민	Thymidine 티미딘	Thymidylate (dTMP, dTDP, dTTP)

[a]dAMP, adenosine-5′-monophosphate; dADP, adenosine-5′-diphosphate; dATP, adenosine-5′-triphosphate 이런 방법으로 다른 디옥시뉴클레오티드도 표기한다.

DNA 구조의 또 다른 주요 특징은 정확한 좌우 대칭을 이루지 않는다는 점이다. DNA 이중나선은 주홈(major groove), 부홈(minor groove)과 같이 크고 작은 굴곡을 이루면서 나선형으로 뒤틀려 있다. 이러한 현상은 두 가닥의 DNA상에 각기 존재하는 상보적 염기쌍의 종류에 따라 상호간 2중 수소결합 또는 3중 수소결합을 이루기 때문에 위-아래로 길게 연결되어 있는 DNA 사슬상에 각기 일정하지 않은 결합력이 전달되어 사슬이 평행한 직선을 형성할 수 없기 때문이다. 또한, 뉴클레오티드 분자 자체가 입체적 구조를 가지는데, 한 개의 디옥시리보스 당에 염기, 5′ 탄소에 인산기, 3′ 탄소에 또 다른 인산기가 결합하기 때문에 각각의 뉴클레오티드 분자들이 화학구조상의 전기적 안정을 이루려면 구조적으로 뒤틀림이 발생한다는 점도 또 한 가지 원인으로 볼 수 있다.

3) DNA의 복제

하나의 생명체가 종을 보존하면서 후대에 동일한 유전 형질을 전달하기 위하여 DNA 복제(replication) 과정이 필요하다. 원핵세포의 DNA 복제과정은 전반적으로 진핵세포의 경우와 유사하지만, 기본적으로 원핵세포의 DNA는 진핵세포와 달리 인트론(intron) 없이 엑손(exon)으로만 구성되기 때문에 RNA splicing이 생략된다는 점이 다르다. 진핵세포에서 엑손과 인트론은 DNA 염기서열상에 불규칙적으로 섞여서 나열되어 있는데, 엑손은 완전한 단백질을 발현할 수 있는 염기서열을 담고 있는 필수 염기서열들이며, 인트론은 단백 합성과는 상관없이 오직 mRNA, rRNA, tRNA 등의 전구체를 합성하는 데 사용되는 부가적 염기서열들이다. 진핵세포에서 인트론 영역은 RNA 전사 과정이 시작될 때 잘려나가서(RNA splicing) 전사 과정에 필요한 산물들을 구성하게 되고, 남은 염기서열인 엑손만 재배열되어 mRNA 가닥이 합성되며(그림 8-6), 이 mRNA가 번역 과정을 거치면 단백으로 합성된다. 반면에 원핵세포에는 인트론이 아예 없기 때문에 RNA splicing이 생략되는 것이다.

(1) DNA 복제의 개시

DNA 복제(replication)는 다양한 효소가 관여하는 일련의 복잡한 과정을 거친다. 이에 관여하는 효소들의 기능은 표 8-3을 참고한다. DNA 복제 과정에서 가장 먼저 관여하는 효소는 헬리케이즈(helicase)

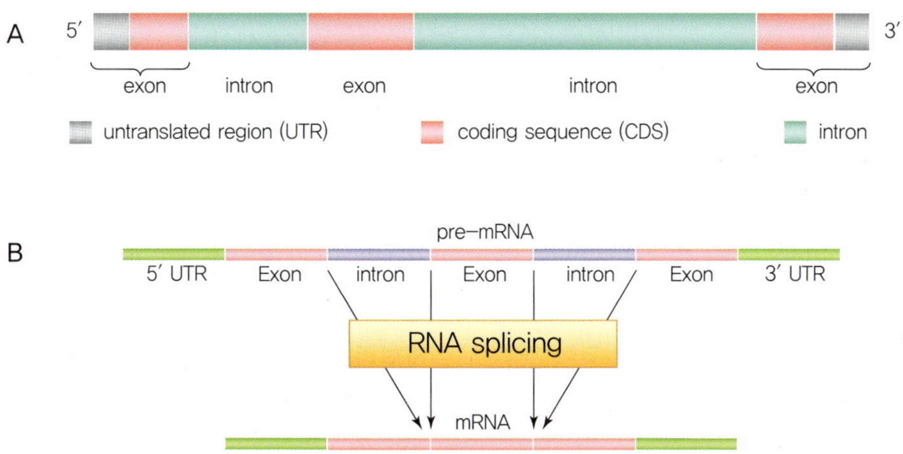

그림 8-6. DNA의 구조
(A) 진핵세포 유전자상에 배열되는 엑손(exon)과 인트론(intron)의 모식도.
(B) 진핵세포의 RNA 전사(transcription) 시 발생하는 RNA splicing(이어맞추기) 현상

표 8-3. DNA 복제에 관여하는 주요 효소

복제 효소(replication enzymes)	기능
Topoisomerase I	이중나선 DNA상에 replication fork가 생길 때, DNA 가닥의 supercoiling 현상을 예방
Helicase	이중나선 DNA 염기 사이의 수소결합을 깨뜨려서 단일가닥 DNA로 분리
RNA primase	RNA primase는 primer(시발체)를 합성하여 단일가닥 주형 DNA상의 복제 시작지점에 부착시킴
DNA polymerase III	주형 DNA상의 염기서열에 대한 상보적 염기를 결합하여 새로운 복제 DNA를 합성
DNA polymerase I	복제 종료 시, 새로 복제된 DNA 가닥상에서 DNA polymerase III 및 RNA primer를 제거
Gyrase	복제 종료 시, 새로 복제된 DNA 가닥을 주형 DNA와 함께 이중나선 형태로 꼬아줌
Ligase	복제된 DNA상에 발생하는 염기 결손을 복구

다. Helicase는 chromosomal DNA의 나선형 이중가닥 DNA (double stranded DNA 또는 dsDNA) 구조를 선형의 단일가닥 DNA (single stranded DNA 또는 ssDNA)로 분리하여 DNA 염기상에 다양한 복제 관련 효소들이 결합할 수 있는 환경을 조성한다. 이렇게 갈라진 각각의 ssDNA 사이에 형성되는 빈 공간을 replication fork(복제가 일어나는 틈)라고 한다. 분리된 각각의 단일가닥은 주형 DNA (template DNA)로 작용하게 된다(그림 8-7-B). 분리된 두 개의 단일가닥 DNA는 각각 시작과 끝 부위를 가지며, 시작지점을 5′, 끝 지점을 3′이라 한다.

앞서 학습한 뉴클레오티드의 분자 구조를 떠올려보자. 5탄당에 인산이 결합하는 탄소의 위치가 5번(5′)인데, 이 지점이 DNA 분자의 제일 앞부분이라는 구조적 특징을 근거로 하여 DNA 가닥의 시작지점을 5′이라고 칭하며, 반대되는 이유로 끝 지점을 3′이라 칭하는 것이다. 이처럼 각각의 template ssDNA는 상호간 상보적 염기를 통하여 결합을 이루고 있으므로, 하나의 ssDNA의 끝자락이 시작지점인 5′이면, 건너편 template ssDNA의 끝자락은 3′이 된다(그림 8-7-A). 다음으로는, RNA primase가 primer(시발체)를 합성하여 이것을 template DNA상에 결합시키는데, 결합 지점은 primer가 보유하는 염기서열과 상보적인 배열을 이루는 곳으로 결정되며, 이 지점으로부터 복제가 개시된다(그림 8-7).

Primer의 뉴클레오티드는 RNA 염기 성분(A, G, C, U)으로 구성되기 때문에 RNA primase, RNA primer라는 용어가 등장하는 것이니 혼동하지 않도록 한다. 새로 복제되는 모든 핵산(DNA, RNA) 사슬은 5′→ 3′방향으로 생합성되기(핵산의 시작 지점을 5′이라 칭함) 때문에 primer가 template DNA상에서 결합을 이루는 지점은 상보적 방향인 3′가 된다(그림 8-7-C). Primer 결합 지점에 DNA polymerase III가 결합하여, 이곳으로부터 5′→ 3′ 방향으로 새로운 DNA 가닥의 복제가 시작된다.

(2) DNA 복제의 연장 및 종료

Helicase가 지속적으로 dsDNA를 ssDNA로 분리하면 복제해야 할 template DNA 염기서열의 길이는 연장되며, template DNA의 한쪽 끝이 그림 8-8-E와 같이 둘로 갈라지는 경우가 있다. 이럴 경우, 새로 복제되는 DNA의 복제 방식은 두 가지 양상('선도가닥'과 '지연가닥')으로 구분된다.

선도가닥(leading strand)은 5′→ 3′ 방향으로 시작된

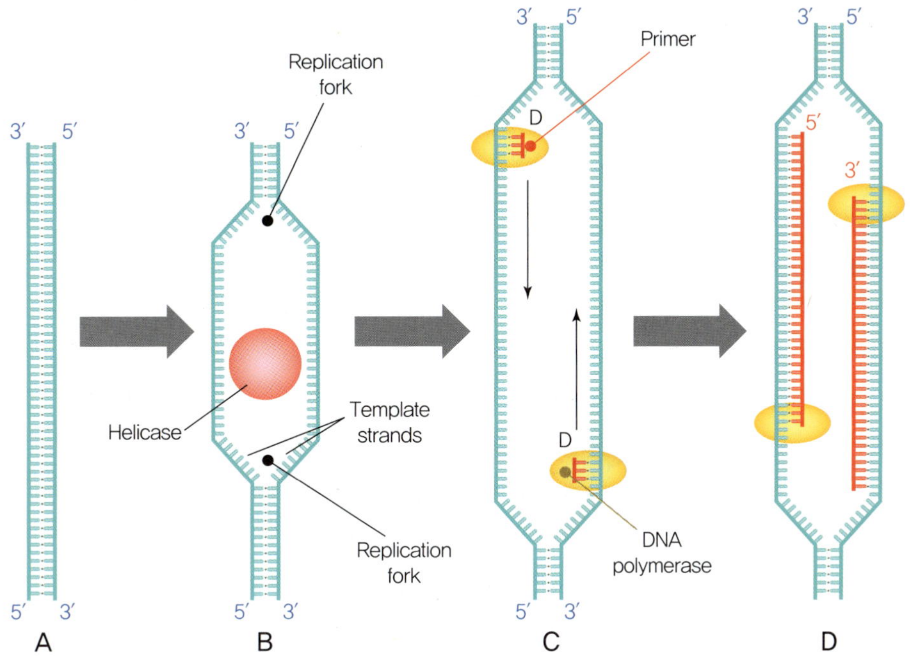

그림 8-7. DNA 복제의 개시

(A), (B) : 이중나선 dsDNA가 helicase에 의하여 선형으로 펴지면서 ssDNA로 분리되어 replication fork가 형성된다. (C) : RNA primase에 의하여 복제 시작지점에 primer가 합성되어 결합한다. (D) : Primer가 결합한 부위에 DNA polymerase Ⅲ가 결합하여 5′→ 3′방향으로 새로운 복제 DNA를 합성한다.

복제가 replication fork를 향하여 끊임없이 지속하는 가닥을 일컫는다(그림 8-8). 이처럼 primer가 template DNA의 3′방향 말단에 결합하는 경우, template 건너편에서 새로 복제되는 DNA 가닥의 시작 말단은 이에 상보적 방향인 5′으로 결정될 수 있다. 그렇기 때문에 primer 결합부위(복제 시작지점) 위에 DNA polymerase III가 한 번만 결합하면 복제가 종료될 때까지 template DNA상의 염기를 상보적으로 읽어가면서 5′→ 3′ 방향으로 끊임없이 DNA를 복제할 수 있는 것이다.

반면에, 지연가닥(lagging strand)은 DNA 복제를 절편 단위로 이어가는 가닥을 일컫는다(그림 8-8). 이 경우에는 DNA polymerase III가 replication fork를 쫓아가면서 한 번에 복제를 완료할 수 없다.

Template DNA 말단이 5′이기 때문에 새로 복제될 상보적 DNA의 시작말단(5′)이 template 건너편에 위치할 수 없는 것이다. 그러므로 primer는 template DNA상의 중간지점에 결합하여 복제를 개시하게 된다. 일단 primer가 결합하고 나면, 그 위에 DNA polymerase III가 결합하여 5′→ 3′방향으로 복제 가닥을 합성하는데, 이때 복제 가닥은 template DNA의 건너편에서 template의 3′→ 5′ 방향으로 나열되어 있는 염기서열을 읽어가며 상보적 염기들을 결합시킴으로써 복제를 수행한다. 이와 같은 lagging strand DNA(지연가닥 DNA)의 복제 양상에서는 새로 복제한 DNA 가닥들이 다수의 절편 형태로 합성되는 구조적 특징을 가지게 된다(그림 8-8). 이렇게 lagging strand 상에 형성되는 복제 단위를 오카자키 절편(Okazaki fragment)이라 하며, 오카자키 절편들은 상호간 연결되어 하나의 긴 사슬 구조를 완성하게 된다(그림 8-9).

DNA polymerase I은 오카자키 절편이 끝날 때마다 복제를 종료시키는 역할을 하는데, 이것이 DNA

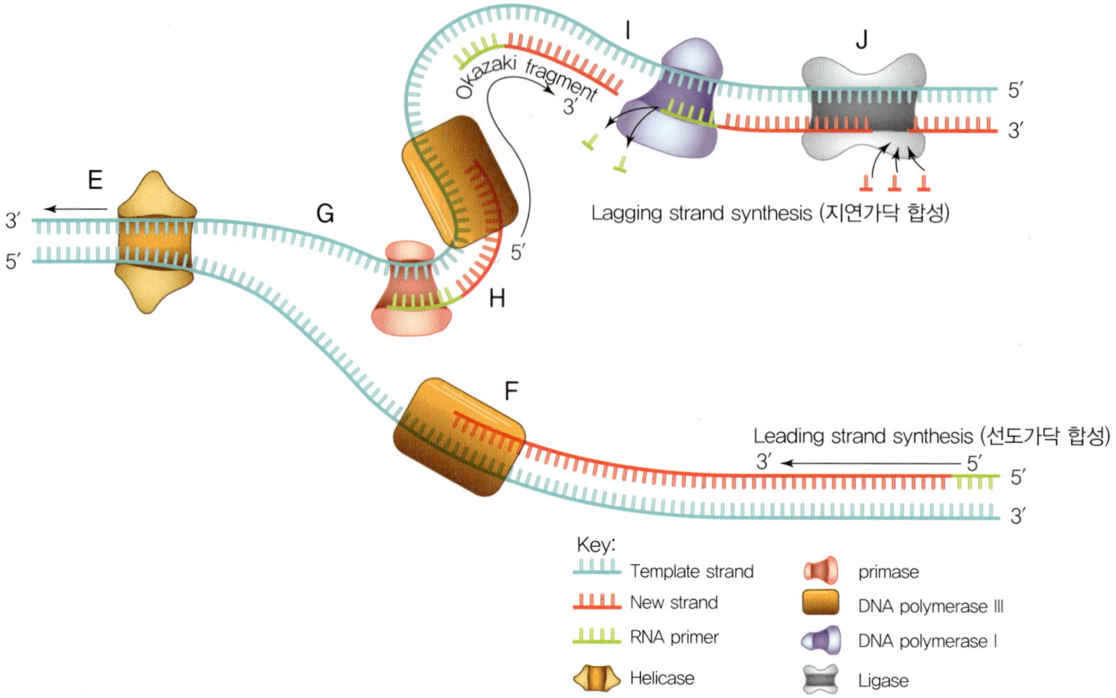

그림 8-8. DNA 복제의 연장 및 종료

(E): 지속적으로 helicase가 template DNA를 ssDNA로 분리하면 복제할 염기서열의 길이가 연장된다. (F): DNA polymerase Ⅲ가 끊임없이 replication fork를 쫓아가면서 5′→ 3′ 방향으로 복제를 지속하는 가닥을 선도가닥(leading strand)이라 한다. (G): DNA 복제를 절편 단위로 이어가는 가닥은 지연가닥(lagging strand)이라 한다. (H): 지연가닥상에서 나타나는 복제 절편을 오카자키 절편(Okazaki fragment)이라 한다. (I): 오카자키 절편의 DNA 복제를 종료하기 위하여 DNA polymerase Ⅰ은 지연가닥상에서 DNA polymerase Ⅲ를 대체 · 탈락시키면서 동시에 앞선 절편의 primer를 제거하여 복제를 종료시킨다. (J): 자이레이즈(gyrase)는 복제가 완료된 새로운 DNA 가닥을 즉시 template DNA 가닥과 함께 꼬아 이중나선을 형성하며, 리가아제(ligase)는 DNA polymerase Ⅰ이 결합해 있던 오카자키 절편의 말단이나, primer가 결합해 있던 오카자키 절편의 도입부에서 발생하는 염기 결손을 복구한다.

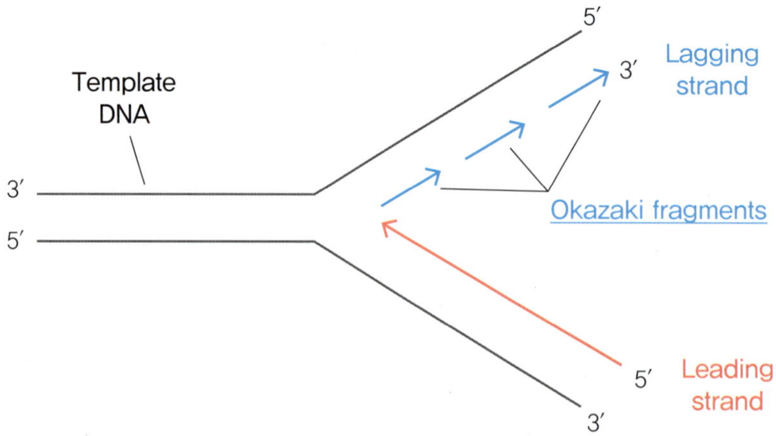

그림 8-9. 지연가닥상에 존재하는 오카자키 절편

polymerase III를 밀어내서 탈락시키며, 동시에 인접한 오카자키 절편의 시작 지점에 위치한 primer도 제거한다. 한편, 자이레이즈(gyrase)는 복제된 DNA 가닥을 즉시 template DNA 가닥과 함께 꼬아 이중나선을 형성하는데 관여하며, 리가아제(ligase)는 DNA polymerase I이 결합해있던 오카자키 절편의 마지막 염기 자리나, primer가 결합해있던 인접 오카자키 절편의 도입부에 발생하는 염기 결손을 복구한다(효소 부착 부위마다 염기 결손이 발생하기 때문).

이와 같이 지연가닥상에서 일어나는 오카자키 절편 단위의 복제 및 종료는 helicase 진행방향과 replication fork를 좇아가며 반복된다.

이와 같은 일련의 DNA 복제 현상은 세균 개체의 증식(이분열) 시 일어나며, 복제된 chromosomal DNA상의 유전 정보는 다음 세대로 온전히 유전된다. DNA상에 무수히 존재하는 유전자들은 개체의 생명현상을 유지하기 위하여 중심이론(Central Dogma)에 따라 향후 표현형으로 발현될 것이다.

4) DNA 유전정보의 전사와 번역

(1) 유전자와 오페론

유전자(gene)는 DNA상의 염기서열로써 유전자 표현형, 즉 단백 발현을 결정하는 기본 단위라고 정의할 수 있다. 종에 따라 차이가 있지만, 세균은 일반적으로 chromosomal DNA상에 약 1,800종의 폴리펩티드(polypeptide : 고분자 단백질 사슬) 결정 gene을 가지고 있다. 이러한 DNA gene들은 RNA 중합효소(RNA polymerase)에 의하여 전령 RNA (mesenger RNA 또는 mRNA)로 전사(transcription)되며, 합성된 mRNA 가닥은 리보솜(ribosome)으로 이동하여 단백질 사슬(폴리펩티드)로 번역(translation)되는 과정을 거치게 된다. 이때, mRNA로의 전사는 1개 또는 수개의 DNA gene 단위로 이루어지는데, 이렇게 전사가 1회 일어나는 단위를 오페론(operon)이라고 한다.

유전자는 그림 8-10과 같이 '전사조절 유전자'(regulatory gene) 영역과 '오페론'(operon) 영역으로 구분된다. 또한, 오페론에는 조절 영역(regulatory region)과 유전자(gene) 영역으로 구분된다. 전사(transcription) 과정을 조절하는 가장 중요한 인자는 전사조절 유전자이다. 전사조절 유전자는 특정 유전자의 전사가 필요하지 않을 때 전사(transcription)를 억제하는 역할을 한다. 정상적으로 전사를 개시하려면, RNA polymerase가 작동유전자 부위(operator region)에 결합하면서 operator region 바로 옆에 위치한 프로모터 영역(promotor region)을 인지하는 과정이 반드시 필요하다. 그런데, 전사조절 유전자로부터 발현되는 전사억제단백(repressor)이 조절영역 내의 작동유전자 부위(operator region)에 경쟁적으로 미리 결합함으로써 RNA 중합효소(RNA polymerase)가 정상적으로 결합하는 것을 방해하는 것이다. 이런 경우에는 전사가 개시되지 않는다(그림 8-10-A).

또한, 전사조절 유전자는 길항적으로 작동하는데 예를 들어, 세균이 어떠한 기질을 대사할 필요가 있는 상황에 놓이게 되면, 전사억제단백(repressor)은 기질과 결합함으로써 그 기능이 비활성화 된다. 즉, 더 이상 전사억제단백이 작동유전자 영역에 결합하지 않음으로써, RNA polymerase가 프로모터 영역을 인지하여 전사를 개시할 수 있도록 허용한다(그림 8-10-B). 이와 같이 전사억제단백은 상황에 따라 오페론의 전사를 억제하거나 활성화시키는 DNA 결합단백질(DNA-binding protein)이다. 이러한 단백질(조절단백질, 조절인자)에는 그 종류가 많으며, 한 가지 조절단백이 염색체상에 산재하는 복수의 오페론을 조절하는 경우도 흔히 있다. 그림 8-10에서는 operon의 예로써 *E. coli* 등의 coli-form 장내세균에서 흔히 관찰되는 lac operon을 제시하였다.

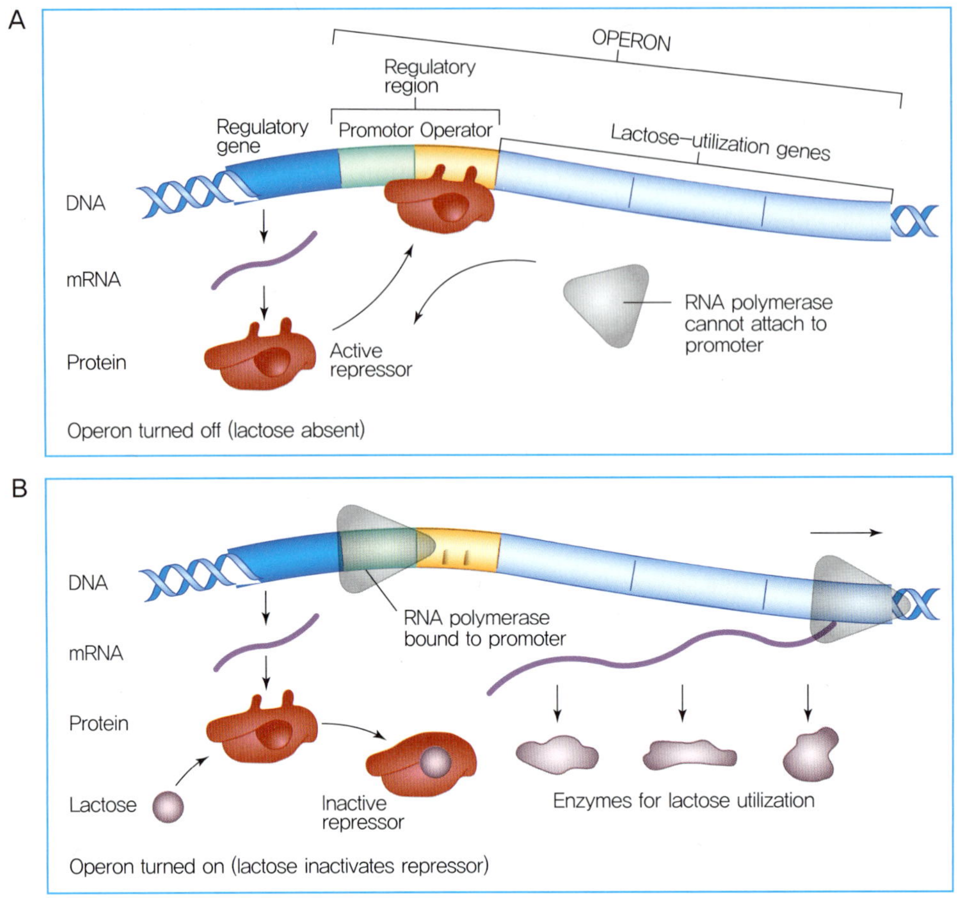

그림 8-10. Operon 구조의 예 A. lactose 부재시 B. lactose 존재시

lactose operon. lac 오페론은 동시에 전사된 세 개의 구조유전자 lacZ, lacY, lacA와 조절영역(청색)에서 구성되고 있다. lacI 오페론의 조절 영역에 존재하는 promotor에서 lacI 구조유전자가 전사되고 lac repressor가 만들어진다. 이 repressor는 lac 오페론 조절영역의 operator에 결합해서 lacZ, lacY, lacA 유전자의 전사를 억제한다. 대장균의 배양액에 lactose가 첨가되면 repressor와 결합해서 repressor를 불활화하고 억제가 해제되어 전사가 일어난다. 따라서 세포 내의 cAMP의 농도가 높아지면 cAMP와 결합된 CAP 단백질(catabolite gene activator protein)이 activator 부위에 결합해서 전사를 촉진한다. lacZ는 lactose를 galactose와 glucose로 분해하는 효소(β-galatosidase)를, lacY는 lactose를 세포 내에 수송하는 효소(galactosied permease)를, lacA는 lactose를 acetyl화하는 효소(galactoside acetylase)를 각각 코드하고 있다.

(2) 유전암호(genetic code), 코돈(codon)

리보솜 RNA을 코드화하는 유전자 등을 제외한 대부분의 구조유전자는 폴리펩티드를 코드화하고 있다. DNA 분자구조를 최초로 규명했던 크릭(Crick)은, 연속하는 DNA 염기서열 3개씩의 집단인 코돈(codon) 단위마다 한 가지 아미노산의 발현을 결정한다는 사실을 규명하였다(그림 8-11). 이 암호의 전체 해독은 1954년에서 1966년에 걸쳐 진행되었다.

현재까지 일부 mitochondrial DNA에서의 예외를 제외하면, 모든 생물이 같은 codon에 의하여 아미노산 발현을 결정하는 것으로 알려져 있다. 코돈상의 염기서열에 따라 결정되는 아미노산의 종류는 표 8-4에 정리하였다. 여기에서 흥미로운 점은, 코돈의 염기서열이 달라도 동일한 아미노산이 발현될 수 있다는 점이다(표 8-4). mRNA 사슬상에 존재할 수 있는 염기의 종류는 adenine, guanine, cytosine, uracil의 네 가지이므로, 이들을 이용하여 조합 가능한 코돈 종류의 경우의 수는 $4 \times 4 \times 4 = 64$이다. 한편, 아미노산 종류는 20개이

표 8-4. 유전 암호표

최초염기	두번째염기 U	두번째염기 C	두번째염기 A	두번째염기 G	세번째염기
U	UUU Phe	UCU Ser	UAU Tyr	UGU Cys	U
	UUC Phe	UCC Ser	UAC Tyr	UGC Cys	C
	UUA Leu	UCA Ser	UAA Stop	UGA Stop	A
	UUG Leu	UCG Ser	UAG Stop	UGG Trp	G
C	CUU Leu	CCU Pro	CAU His	CGU Arg	U
	CUC Leu	CCC Pro	CAC His	CGC Arg	C
	CUA Leu	CCA Pro	CAA Gln	CGA Arg	A
	CUG Leu	CCG Pro	CAG Gln	CGG Arg	G
A	AUU Ile	ACU Thr	AAU Asn	AGU Ser	U
	AUC Ile	ACC Thr	AAC Asn	AGC Ser	C
	AUA Ile	ACA Thr	AAA Lys	AGA Arg	A
	AUG Met	ACG Thr	AAG Lys	AGG Arg	G
G	GUU Val	GCU Ala	GAU Asp	GGU Gly	U
	GUC Val	GCC Ala	GAC Asp	GGC Gly	C
	GUA Val	GCA Ala	GAA Glu	GGA Gly	A
	GUG Val	GCG Ala	GAG Glu	GGG Gly	G

각각의 코돈은 mRNA를 구성하는 4개의 염기 Adenine(A), Guanine(G), Cytosine(C), Uracil(U)을 이용하여 표기하였다. Phe, phenylalanine; Leu, leucine; Ile, isoleucine; Met, methionine; Val, valine; Ser, serine; Pro, proline; Thr, threonine; Ala, alanine; Tyr, tyrosine; His, histidine; Gln, glutamine; Asn, asparagine; Asp, aspartic acid; Glu, glutamic acid; Cys, cystine; Trp, tryptophan; Arg, arginine; Gly, glycine.

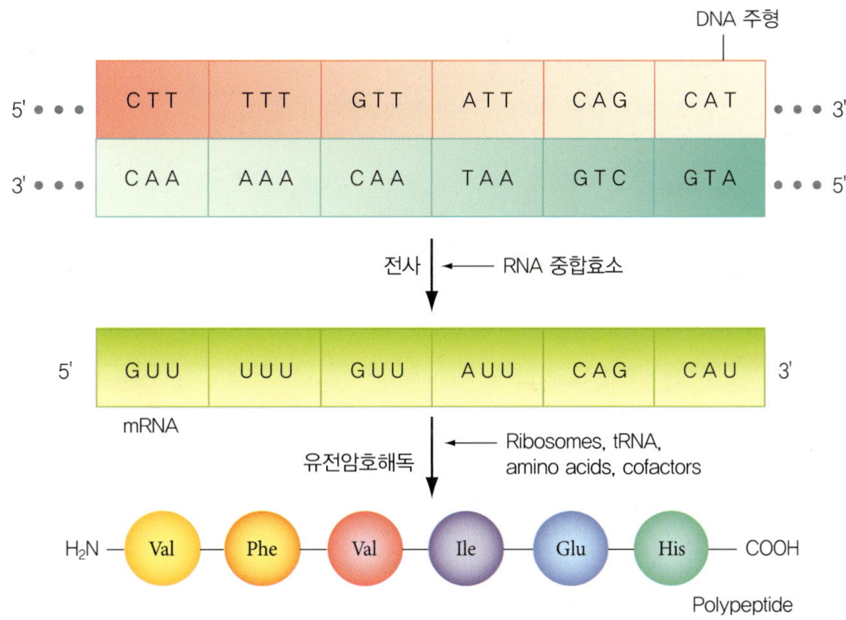

그림 8-11. DNA 염기 코돈의 발현 과정
mRNA 생성을 위한 전사(transcription)와 polypeptide(단백질) 생성을 위한 번역(translation) 과정

므로 꽤 다양한 경우에서 이러한 현상이 일어날 수 있는 것을 알 수 있다.

(3) 전사(transcription)

전사 과정 동안 DNA 염기서열은 그와 상보적인 RNA 가닥을 합성하는 데 사용된다. 전사 과정에서는 RNA 중합효소(RNA polymerase)가 핵심적인 역할을 한다. RNA polymerase는 이중나선 DNA 가닥 중 하나를 주형 DNA (template DNA)로 삼으며, 유전자의 전체 염기서열 중에서 작동유전자 부위(operator region)에 결합함으로써 이것과 인접해 있는 프로모터 부위(promotor region : 유전자의 시작지점 앞쪽에 위치)를 인지하게 된다. 프로모터 부위에는 공통적으로 일명, 'TATA box'라고도 불리는 서열(5′-TATAAA-3′ 등)이 존재하는데, 이것을 인지하는 것이다. 이렇게 RNA polymerase가 프로모터 부위를 인지하면 전사는 개시되고, RNA polymerase는 유전자 부위의 시작코돈(start codon) 영역부터 유전자의 끝부분에 위치하는 종료 코돈(stop codon) 사이의 염기서열을 읽어서 mRNA를 합성하게 되는 것이다. 전사는 전사의 개시(initiation), RNA의 신장(elongation), 전사의 종료(termination) 단계를 거치며 진행된다.

우선, 전사의 개시는 RNA polymerase가 유전자의 프로모터 영역을 인지함으로써 이루어진다. 앞서 오페론에 대하여 학습하였던 내용을 떠올려보면 이해가 빠를 것이다. 이런 과정을 통하여 RNA polymerase는 template DNA의 나선구조를 풀면서 transcription fork를 형성한다. RNA polymerase는 template DNA

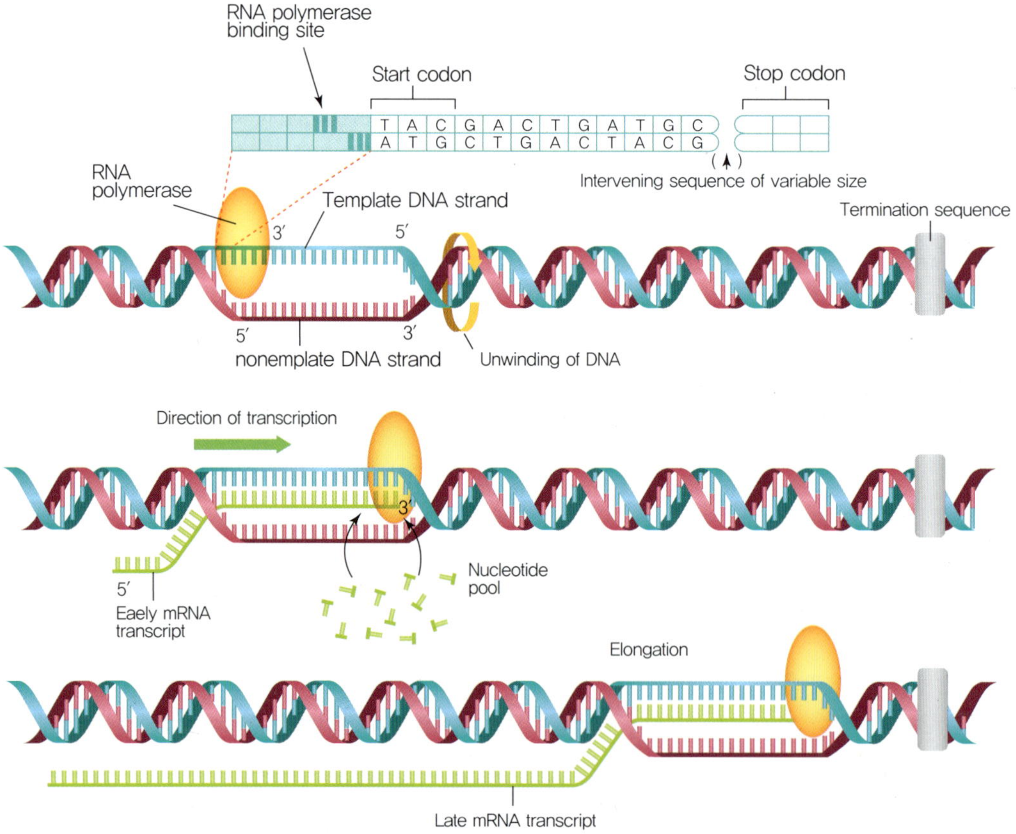

그림 8-12. mRNA 합성을 위한 전사(transcription) 과정

RNA polymerase가 promotor region을 인지함으로써 전사는 개시되며, template DNA상의 시작코돈부터 종료코돈 사이의 염기서열을 읽어 mRNA를 합성한다. 전사는 RNA polymerase가 종료코돈을 인지하면 종료된다.

가닥 위의 염기서열을 읽어가면서 상보적인 RNA 가닥을 합성하기 시작한다(그림 8-12).

RNA polymerase가 template DNA상에서 진행함에 따라 새로 합성되는 RNA 사슬은 5′→ 3′ 방향으로 RNA의 길이가 신장한다. 이 과정 동안 mRNA는 DNA 주형에 대한 상보적 뉴클레오티드를 사슬 위에 추가시키는데, RNA에서는 adenine에 대한 상보적 염기가 uracil임을 다시 한 번 기억해두자. mRNA 신장이 지속됨에 따라 이미 전사가 종료된 template DNA 가닥은 본래의 이중나선구조로 다시 꼬이게 된다.

마지막으로, 유전자의 끝부분에는 '종료 코돈'이라는 것이 존재하는데, RNA polymerase가 유전자의 끝부분에 도달하게 되면, 이것을 인지함으로써 전사를 종료하게 된다. 이렇게 합성된 mRNA의 길이는 평균적으로 약 1,200 염기(염기 수의 단위 : base pair 또는 bp) 정도 된다.

(4) 번역(translation)

유전자 발현의 두 번째 단계는 '번역'으로, 이 과정에는 전령 RNA (messanger RNA 또는 mRNA), 전달 RNA (transfer RNA 또는 tRNA), 리보솜(ribosome)이 관여한다. 앞서 전사 과정의 결과물로 만들어진 mRNA는 리보솜으로 이동하여 번역 과정을 거친다.

원핵생물의 리보솜 구조는 리보솜 RNA (ribosomal RNA 또는 rRNA)와 단백질이 단단히 뭉쳐진 입자이다. 리보솜은 2개의 리보솜 소단위(subunit)가 결합하여 만들어지는데, 원핵생물의 리보솜은 50S와 30S 소단위가 결합하여 70S를 이룬다. 여기에서 'S' 앞에 붙은 숫자는 Svedberg 침강계수로, 스웨덴의 과학자 Svedberg가 고안한 개념이다. Svedberg는 단백질을 초원심분리하여 입자가 가라앉을 때 소요되는 시간을 측정하였는데, 입자의 크기(표면적)에 따라 가라앉을 때 저항이 달라져서 Svedverg 침강계수가 다르게 측정된다는 사실에 착안하였다. 즉, 여기에서 50S는 큰 리보솜 소단위를, 30S는 작은 리보솜 소단위를 의미한다. 두 개의 소단위가 결합하여 만들어진 70S 리보솜 입자 내부에는 E, P, A라 불리는 지역이 존재하는데, 이 자리에 tRNA가 결합하며, tRNA가 결합하는 자리 아래로 mRNA가 통과한다(그림 8-13). 한편, tRNA는 머리핀(hair pin) 모양의 고리 구조를 가지고 있으며, 고리 아래 부분에는 mRNA와 상보적 결합을 이룰 수 있는 안티코돈(anti-codon) 염기서열을 보유하고 있다(예 : CGG, UAC 등). 또한, 고리의 터진 끝 부분에는 아미노산이 결합할 수 있는 자리가 있다(그림 8-14).

번역 과정은 mRNA상의 염기 중에서 AUG 코돈(methionine 아미노산 결정자)으로부터 시작된다.

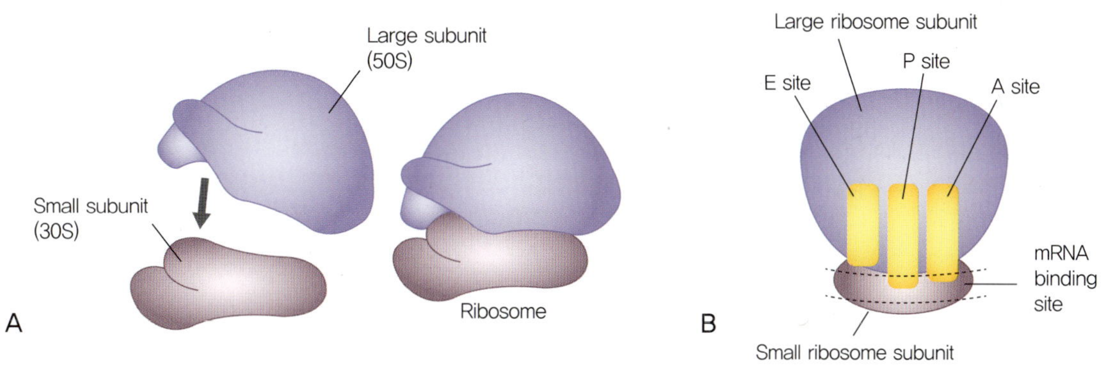

그림 8-13. 리보솜(ribosome)의 구조
(A) 원핵세포의 리보솜은 50S와 30S 소단위가 결합하여 70S를 이룬다. (B) 리보솜 입자 내부에는 E, P, A라 불리는 지역이 존재하는데, 이 자리에 tRNA가 결합하며, tRNA가 결합하는 자리 아래로 mRNA가 통과한다.

한편, UGA, UAA, UAG 코돈은 번역을 정지시키는 종료코돈(stop codon)으로 작용한다. 리보솜 입자 안으로 mRNA가 통과하기 시작하면, UAC 안티코돈을 보유하는 tRNA가 mRNA상의 AUG 코돈에 상보적으로 결합하여 번역을 시작한다(그림 8-15-A). mRNA상에 나열된 코돈들의 염기서열과 상보적으로 결합하는 tRNA가 순차적으로 mRNA상에 결합하면서 tRNA들은 리보솜 입자 내부의 A, P, E site를 통과한다(그림 8-15-B). 이때, tRNA는 P site를 통과하면서 결합해있던 아미노산 분자를 분리하여 리보솜 입자 외부로 밀어낸다. 이 아미노산 분자는 tRNA로부터 떨어져 나온 순서대로 결합하여 폴리펩티드(polypeptide : 1차구조 선형 단백질)가 된다. '그림 8-15-C'에서 제시한 예에서는, Met-Phe-Arg 순서로 결합한 폴리펩티드가 합성되는 것이다.

2 변이의 정의와 세균의 주된 변이

1) 변이의 정의와 돌연변이원(mutagen)

변이(mutation)에는 환경조건에 따라 세균의 성상이 변화하는 비유전적 방황변이(fluctuation)도 있지만, 일반적으로 유전자 변이는 돌연변이(mutation)를 말한다. 돌연변이란, 표현형상의 변화가 없을 지라도 유전자상에 발생한 모든 유전적 변이를 일컫는 포괄적 개념이다.

돌연변이(mutation)는 DNA 염기서열에 변화(치환

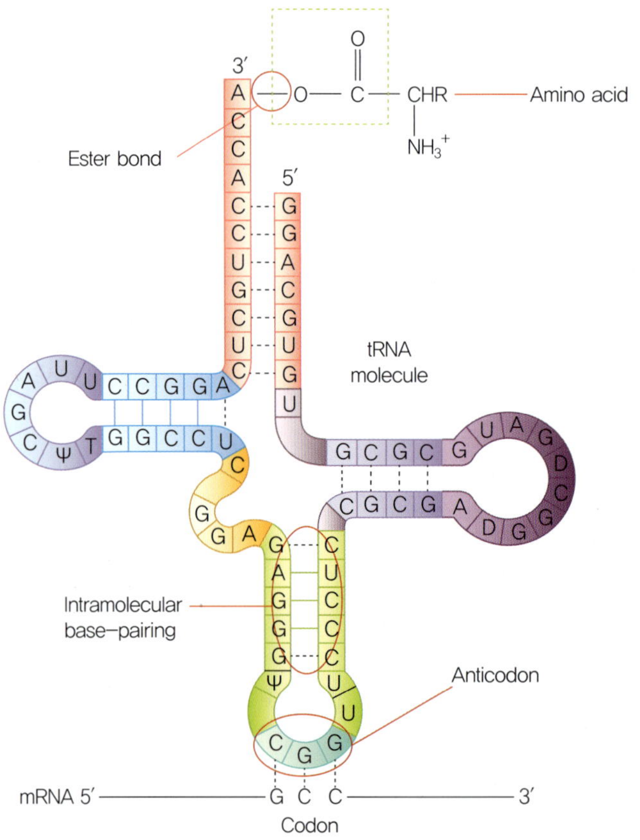

그림 8-14. tRNA의 구조

tRNA는 머리핀 모양의 고리 구조를 가지는데, 고리 아래쪽에는 mRNA 염기서열과 상보적으로 결합할 수 있는 안티코돈(anti-codon)을 보유하며, 고리 끝의 터진 부위에는 아미노산 결합자리가 있다.

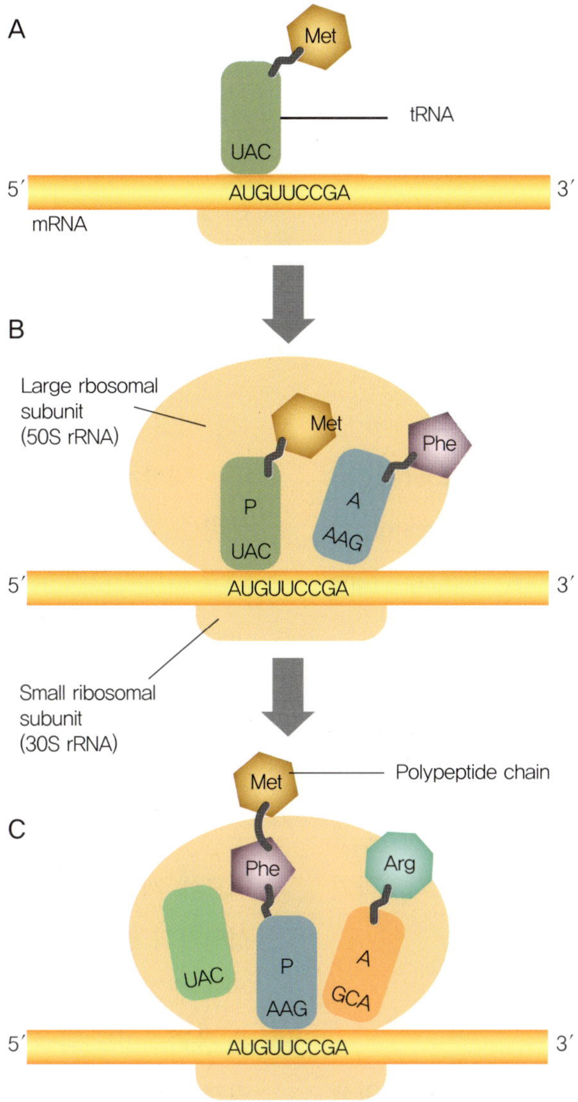

그림 8-15. 아미노산 폴리팹티드의 합성

(A) mRNA가 리보솜을 통과하기 시작하면, UAC 안티코돈을 보유하는 tRNA가 mRNA상의 AUG 코돈에 상보적으로 결합하여 번역을 시작한다. (B) mRNA상에 나열된 코돈의 염기서열과 상보적으로 결합하는 tRNA가 순차적으로 mRNA상에 결합하면서 tRNA들은 리보솜 입자 내부의 A, P, E site를 통과한다. (C) tRNA는 P site를 통과하면서 결합해있던 아미노산 분자를 분리하여 리보솜 입자 외부로 밀어낸다. tRNA로부터 떨어져 나온 아미노산 분자들은 순서대로 결합하여 폴리펩티드(polypeptide : 1차 구조 선형 단백질)가 된다.

: substituation, 결손 : deletion, 삽입 : insertion)가 있었다는 것인데, 이와 같은 변화는 결국 표현형으로 나타나게 되는 경우가 많다. 아미노산 서열이 뒤바뀌고, 1개의 아미노산이 치환되어 돌연변이 단백이 합성되고, 염기서열 자체가 크게 어긋나는 등의 결과를 초래한다. 자연적으로도 돌연변이가 발생할 수 있는데, 자연계의 방사선, 열, 트랜스포존(transposon, 전이인자), DNA 중합효소(DNA polymerase)의 구조 · 기능적 오류 등에 의한 DNA 손상이 일어날 수 있다. 이러한 경우의 발생 빈도는 10^{-10} 정도이지만, DNA 복제에 관여하는 변이유발유전자(mutator gene)에 변이가 생기는 경우에는 그 빈도가 10^5배 증가한다. 생명유지에 필수적인 유전자에 돌연변이가 생기는 경우, 치명적 결과를 초래하는데, 이것을 치사 돌연변이(lethal mutation)라고 한다.

세균에서도 돌연변이 균주(mutation strain)가 흔히 발생하는데, 항생제 내성균주가 대표적인 예이다. 다양한 원인이 있겠지만, 이러한 돌연변이를 유발하는 인자를 돌연변이원(mutagen)이라고 부른다.

돌연변이원은 DNA의 손상 작용에 의한 ① 염기 유사물(base analogues; 5-BU, 5-bromouracil 등), ② specific misparing (methyl-nitrosoguanine, hydroxylamine, ethylmethane sulfonate 등), ③ 염기 사이로의 삽입(intercalation; acridine orange, proflavin 등), ④ 복제우회로(bypass of replicaion)인 것(자외선, 전리방사선, aflatoxin BI, benzopyrene 등)의 4군으로 분류되고 있다.

돌연변이는 간혹 공업적인 생산량을 높이기 위하여 활용되기도 한다. 인공적 유전자 도입의 예를 들자면, 페니실린의 대량 생산공법이 있다. 푸른곰팡이인 *Penicillin notatum*으로부터 페니실린(penicillin)의 생산량을 늘리고자 인위적으로 유전자 조작을 시도하기도 한다.

2) 트랜스포존(transposon)

트랜스포존(transposon, 전이인자)은 세포의 염색체 내에 삽입되어 있는 작은 DNA 조각인데, 이것이 다양한 유전자좌로 이동할 수 있다. 이러한 특징 때문에 점핑유전자(jumping gene)라고도 부른다. 트랜스포존은 유전체 내에서 다양한 곳으로 이동할 수 있으며, 플라스미드(plasmid)에 끼어들어가기도 한다. 세균은 chromosomal DNA 외에 부가적으로 염색체를 가지는 경우가 있는데, 이것이 플라스미드이다. 플라스미드에 끼어 들어간 트랜스포존은 다른 세균 세포에도 전달될 수 있다. 이러한 트랜스포존의 자유로운 전위는 구조적 특징 때문인데, 트랜스포존에는 유전체로부터 빠져나오거나 다른 유전자좌에 다시 끼어들어가는 데 필요한 유전자전위효소(transposase) 유전자를 보유하고 있다. 이 효소는 DNA 염기서열을 감싸고 있는 역반복서열(inverted repeats, IR)을 인식하여 그 부위를 절단함으로써 전위를 일으킬 수 있는 것이다(그림 8-16). 크기가 가장 작은 트랜스포존은 삽입서열(insertion sequence, IS)인데(그림 8-16), 이 경우는 유전자전위효소를 발현하는 유전자만 가진다. 이 외에도 복합트랜스포존(composite transposon)이 있다. 이것은 항균제 내성유전자, 독소유전자 등도 포함하는 경우가 많다. 그렇기 때문에, 복합트랜스포존은 플라스미드에 끼어 들어간 후에 다른 세균으로 하여금 병원성인자의 발현을 유도하는 경우도 있다. 대부분의 경우 트랜스포존의 전위는 자기 복제 및 다른 염색체(혹은 플라스미드)와의 재조합(recombination) 과정을 거치게 되고, 트랜스포존의 삽입에 의하여 특정유전자의 발현이 저해되거나, 반대로 활성화되는 경우도 있다. 또한 전위를 동반해서 돌연변이를 일으키기도 한다(유전자의 삽입 또는 제거).

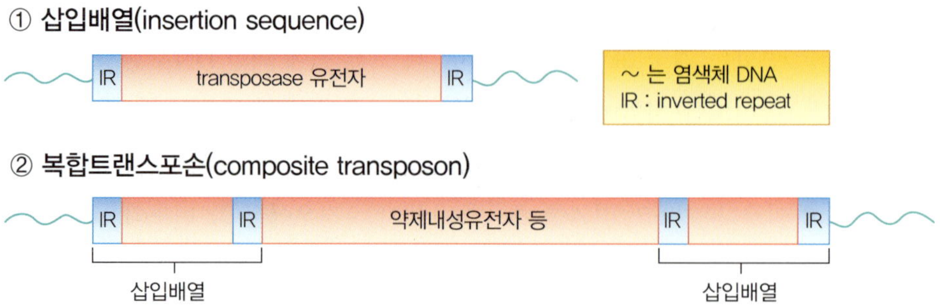

그림 8-16. Transposon의 구조

3) 세균의 주요 변이 현상

(1) SR변이

고체배지상에서 집락의 표면이 매끄럽고 원형인 집락을 평활(매끄러운, smooth, S)형이라 하고, 표면이 거칠고 건조한 성상의 것을 조면(거친, rough, R)형이라고 한다. 이와 같이 S형 집락이 R형 집락을 만들게 되는 것을 S → R형 변이라 한다.

S형 집락(협막 보유)을 만드는 균은 특이 항원으로 다당체를 가지고 있기 때문에 백혈구에 탐식되기 힘들지만, R형 집락(협막 비보유)을 만드는 균은 백혈구에 쉽게 탐식되어 병원성이 낮다. 즉, S → R형 변이가 일어나게 되면 항원성 및 병원성의 변이를 동반하게 된다.

(2) 항원구조의 변이

장내세균에는 다양한 항원들이 존재하는데, 편모(H : hauch, flagella) 항원, 세포벽(O : ohne, somatic) 항원이나, *Salmonella*의 협막(K : kapsule, capsule) 항원인 Vi 항원이 그것이다. 세균에서는 돌연변이에 의하여 항원성에 변동이 생기기도 하는데, S → R형 변이에 의한 균체항원의 상실은 O → ∮로 표시하며, 편모만의 소실인 경우는, O : H → O로 표시한다. 또한 *Salmonella*의 Vi(협막)항원의 상실은 W형으로 표시하며, V → W 변이라고 부른다.

3 플라스미드의 정의와 종류

1) 플라스미드(plasmid)의 정의

세균의 유전자에는 염색체인 것과 염색체 외에 부가적으로 보유하는 세포질성인 것이 있는데, 후자인 세포질성(염색체외)유전자를 플라스미드(plasmid)라고 한다. Plasmid는 세균의 생존에는 관계없으나, 그 존재에 따라서 어떤 항원성 또는 병원성이 새로이 발현되는 특징이 있기 때문에 특정 환경에서 세균에 따라 유리하게 작용하기도 한다. 그러나 때로는 이러한 유전형질의 획득이 다른 환경에서는 유용하지 않을 수도 있으므로 자연계에 있어서 플라스미드 보유균주의 비율은 적당하게 균형이 잡혀 있다.

플라스미드 DNA도 chromosomal DNA와 같이 원형의 이중나선을 띄지만, 그 크기는 1~100 μm로 대단히 작다. 세균의 염색체(chromosome) 크기의 7% 이하의 크기이다. 플라스미드는 chromosomal DNA와는 별개로 세포질 속에 있으며, 자율적으로 복제되지만 염색체와 플라스미드의 복제속도는 상호간 영향을 끼치는 경우가 많다. 플라스미드 중 일부는 선형(2개의 사슬)이나 원형(1개 사슬)인 것도 있다.

세월이 흐를수록 항생제 내성균주의 비율이 높아지고 있는데, 주요 원인으로 주목받고 있는 것이 바로 plasmid를 통한 항생제 내성 유전자의 전달이다. 플라스미드 전달 현상은 성섬모(sex pilli)를 통로로 하여 이루어지는데, plasmid 보유 균주가 비보유 균주와 성섬모를 이용하여 접합(conjugation)한 뒤 plasmid를 전달하는 방식을 취한다. Plasmid 중에서 항균제에 내성 유전자를 함유하는 것을 R-plasmid (resistance plasmid)라고 부르는데, 만약 R-plasmid 보유 균주가 성섬모 형성 유전자까지 보유한다면, 한 세균에서 다른 세균으로 내성이 쉽게 전달될 뿐 만 아니라, 다른 균종(species) 또는 다른 균속(genus)으로 전달될 수 있다.

Staphylococcus aureus 역시 항생제 내성 현황이 높아지고 있는 종인데, 다행히 이들이 보유하는 항생제 내성 plasmid (R-plasmid)는 전달성이 약하다. *S. aureus*는 성섬모를 형성하지 않기 때문에, 이들은 박테리오파지(bacteriophage)에 의한 형질도입(transduction) 등을 통해서만 다른 세균에게 R-plasmid를 전달할 수 있다.

2) 주요 플라스미드

(1) R 플라스미드

항균제를 분해하거나 불활성화하는 기능을 가진 내성유전자를 R-플라스미드(R-plasmid)라고 하며 또는 R인자(resistance factors, 내성인자)라고도 한다. 1개의 내성유전자를 가진 것도 있지만, 8개의 내성유전자를 동시에 가지는 경우도 있다. R 인자에 의한 접합을 통하여 전달할 수 있는 경우와 전달할 수 없는 경우가 있는데, 후자는 소문자 r로 표기하여 구별한다. 그러나 후자의 플라스미드도 접합이 일어날 수 있는 상황에서는 수동적으로 전달되는 경우가 있다. 다량의 항균제를 장기간 복용하는 환자의 정상균무리는 R 플라스미드를 가진 정상균무리로 교체될 수 있다. 체내에서 일정한 비율로 존재하던 항균제 내성 균주가 항생제 복용을 통하여 선택적으로 생존한 뒤에 접합을 통하여 내성 균주의 R 플라스미드가 다른 개체나 종(species), 속(genus)으로 전달될 수 있다. 이러한 현상은 감염병 치료를 위하여 항균제를 사용할 수밖에 없는 임상 의사들에게 중대한 문제점이 되고 있다. R 플라스미드에 의한 약제내성의 기전은 chromosomal gene에 의한 경우(자연내성)와는 달리 약제 불활화 효소(예 : β-lactamase, acetyl화 효소, 인산화 효소, adenyl화 효소)의 생성에 의한 경우가 많다.

(2) F 플라스미드

F-플라스미드(F-plasmid)는 성인자(sex factor)로써 F 인자(fertility factor)라고도 하며, 접합성 플라스미드의 대표적인 유전자이다. 이는 대장균의 접합(conjugation) 능력 보유에서도 중요한 역할을 한다.

F 인자를 보유하는 균(F^+ 균)이 F 인자가 없는 다른 균(F^- 균)에 접합(conjugation)한 뒤에 F-plasmid (sex pili 유전자 포함)를 전달하면, F^- 균은 F^+ 균으로 유전형질이 바뀌게 된다.

한편, F 인자에는 삽입서열(insertion sequence, IS)이라는 염기서열이 있어 chromosomal DNA상에 존재하는 동일한 IS와 재조합하여, F 인자가 일정한 빈도(대략 10^{-4})로 염색체에 끼어들어가기도 한다. 이와 같이 염색체상에 출입이 가능한 플라스미드를 에피솜(episome, 유전자부체)이라고 한다. 염색체에 삽입된 F 인자는 접합에 의해서 다른 균에 염색체의 일부가 도입될 때에도 전달될 수 있다.

(3) 콜리신 플라스미드

장내세균들은 제한된 공간에서 제한된 양분을 놓고 치열하게 경쟁하는 관계이다. 이런 환경에서 특정 종들은 종 보존을 위하여 다른 종을 살균하는 물질을 생산하는 것으로 알려져 있다.

그라티아(Gratia, 1925)는 이것을 콜리신(colicin)이라고 명명하였다. 이와 같이 콜리신이란 세균이 생성하는 단백입자로써 다른 균종에 작용하여 각각의 균에 살균작용을 나타내는 물질이다. 콜리신 생산 유전자를 가진 플라스미드를 콜리신 플라스미드(colicin plasmid)라고 한다. 콜리신은 다른 세균을 살균하는 박테리오신(bacteriocin)의 일종이기 때문에 콜리신 플라스미드를 가진 세균은 생존경쟁에서 유리하다. 이와 같이 항균성 물질 생성은 대장균 뿐만 아니라 다른 균에서도 확인되고 있으며, 이것을 박테리오신(bacteriocin)이라고 통칭하고는 있지만, 일반적으로 항생물질과 다르고 통상 그 효과는 좁은 범위의 균에만 영향이 있다.

박테리오신은 물리화학적 성상에 의해서 두 가지로 나눈다. 첫째는 뉴클레아제(핵산분해효소, nuclease) 활성 등의 효소작용이나 대사 저해작용을 보이는 것과 둘째는 파지(phage) 구성성분에 유사한 형태를 가진 것이 있다. 후자인 예로서는 녹농균(*Pseudomonas aeruginosa*)의 박테리오신 일종인 파이오신(pyocin)이 있고, 파지 꼬리부분에 같은 구조를 가지고 있다. 박테리오신을 종합하면 marcescin (*Serratia* 생성),

vibriocin (*Vibrio cholera* 생성), colicin (*Escherichia coli* 생성), pyocin(*P. aeruginosa* 생성) 등이 있다. 자기가 생성하는 박테리오신에 자기는 살균되지 않는 성질이 있다.

(4) 독력 플라스미드

독력(virulence)이란 미생물이 병을 일으킬 수 있는 강도(능력)이며, 독력을 가진 세균이 보유한 플라스미드를 독력 플라스미드(virulence plasmid)라고 한다. 여행자 설사를 일으키는 독소원성 대장균(enterotoxigenic *Escherichia coli*, ETEC)을 예로 들어보면, 이 세균은 설사를 일으키는 두 가지 독소(이열성 독소, heat-labile toxin, LT; 내열성 독소, heat-stable toxin, ST) 유전자를 단일 혹은 두 가지의 플라스미드에 보유하고 있다. 또한 이 균은 감염을 성립시키기 위해서 소장 점막에 부착해야 하기 때문에 섬모 유전자도 플라스미드상에 보유하고 있다.

장침습성 대장균(enteroinvasive *E. coli*, EIEC)은 장점막 상피세포에 침투하는 데 필요한 세포벽 특이항원 유전자를 플라스미드상에 보유하고 있다. 황색포도알균(*Staphylococcus aureus*)에 의한 피부박리 증후군(scalded skin syndrome) 병원성 인자인 표피박리독소(exfoliative toxin)도 이러한 플라스미드에 의한 것이다.

4 유전물질의 전달 과정

세균의 유전 형질은 일반적으로 이분열에 의해서 자손에게 전해지지만, 자손 세대가 아닌 다른 세균에게 유전물질을 전달하는 경우가 있다. 다음 세 가지 중 하나가 원인이 되어 세균의 유전물질이 다른 세포로 전달될 수 있다.

① 유전정보(plasmid)가 성섬모(sex pilli)를 통하여 공여균(donor bacterium)으로부터 수용균(recipient bacterium)으로 전달되는 접합(conjughation), ② 공여균의 염색체 DNA 조각을 수용균(recipient bacterium)이 섭취한 뒤에 자기 유전자와의 재조합(recombination)을 통하여 새로운 유전형질을 획득하는 형질전환(transformation), ③ 다른 세균의 유전자를 포함한 박테리오파지(bacteriophage) DNA에 의해서 다른 세균(수용균)으로 유전정보가 전달되는 형질도입(transduction)이 그것이다(그림 8-17).

1) 접합(conjugation)

접합(conjugation)은 세균들이 성섬모(sex pilli)를 매개로 하여 결합하면서 한 쪽 세균의 플라스미드가 다른 쪽 세균에게 복제되어 전달되는 현상을 말한다. 성섬모(pili)라 불리는 특수한 구조를 구성하는 유전자를 가지고 있는 플라스미드를 F-plasmid라고 하고, F-plasmid를 가지고 있는 세균을 공여체 균주(donor) 또는 양성균주(male strains, F^+)라고 하며, F-plasmid가 없는 균주는 수용체 균주(recipient strans, F^-) 또는 음성균주라 한다.

양성균주로부터 음성균주로의 플라스미드 전달은 성섬모에 의한 두 균주 간의 접합이 있어야 하고, 두 균주 간에 접합관(conjugation tube)이 형성되어 양성세균은 플라스미드를 복제하여 음성세균으로 이동시키고 음성세균은 양성세균으로 변하게 된다. F^+세균과 F^- 세균을 혼합 배양하였을 때, 유전형질의 전달을 일으키는 빈도는 일반적으로 $1/10^6$ 정도이지만, 어떤 경우에는 $1/10^3$~$1/10$ 정도의 높은 빈도로 형질전달을 일으키는 돌연변이주가 생긴다. 이러한 균주를 고빈도 재조합균주(HFr)라고 한다.

2) 형질전환(transformation)

세균에서 일어나는 유전자 재조합을 말한다. 세균이 다른 세균의 DNA를 받아들여 자신의 염색체에 삽입하는 현상이 해당한다. 예를 들면, 협막을 보유한

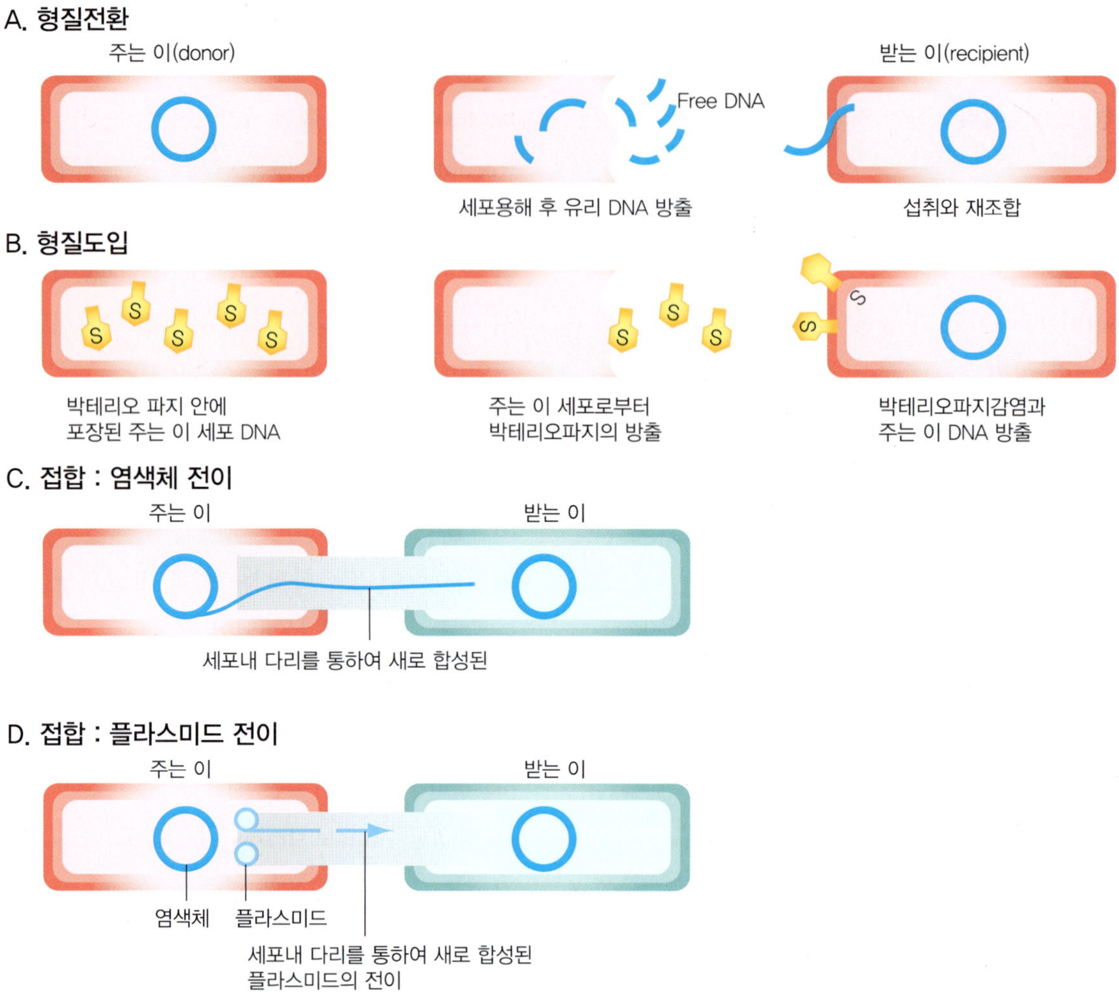

그림 8-17. 세균의 유전자 전달의 기전 세균은 세 가지 과정에 의한 유전자가 전달된다
(A) 형질전환, (B) 박테리오파지에 의한 형질도입, (C) 접합(염색체 전달), (D) 접합(plasmid 전달)

병원성 세균을 사멸시킨 뒤에 협막이 없는 비병원성 폐렴사슬알균(*Streptococcus pneumoniae*)과 혼합하여 쥐에 주사하면 살아 있는 협막을 가진 병원성균이 나타난다. 사멸한 병원성 균종이 보유했던 병원성 유전형질이 수용균 내부로 들어간 것인데, 수용균에서 DNA를 분리하여 협막의 항원형을 혈청학적으로 조사한 결과 DNA 공여균(donor)과 유전적으로 동형임이 판명되었다(그림 8-18). 즉, 세균이 사멸하면서 세포 밖으로 흘러나간 병원성 유전자가 동종의 다른 세균에 유입됨으로써 유전자 형질이 전달되는 현상을 형질전환(transformation)이라 한다. DNA가 일단 세균 안으로 들어가면 DNA 절편은 환형(circle) DNA의 상응구획에 나란히 정렬하고 이중교차를 통하여 삽입되어 들어간 후 두 구획은 서로 교환하게 된다. 숙주의 남은 분절(fragment)은 효소에 의해 제거되고 새롭게 첨가된 DNA는 세포분열을 통해 자손으로 전달되는 것을 말한다. 이러한 세균의 재조합의 빈도는 극히 낮다.

이러한 현상은 그람양성세균 및 그람음성세균 즉 폐렴사슬알균, 헤모필루스 인플루엔자(*Haemophilus influenzae*), 수막염균(*Neisseria meningitidis*) 등의 협막이 있는 세균에서 발견되며, 동일 종류의 세균 또는 매우 유사한 세균 사이에서 소수의 유전형질이 이

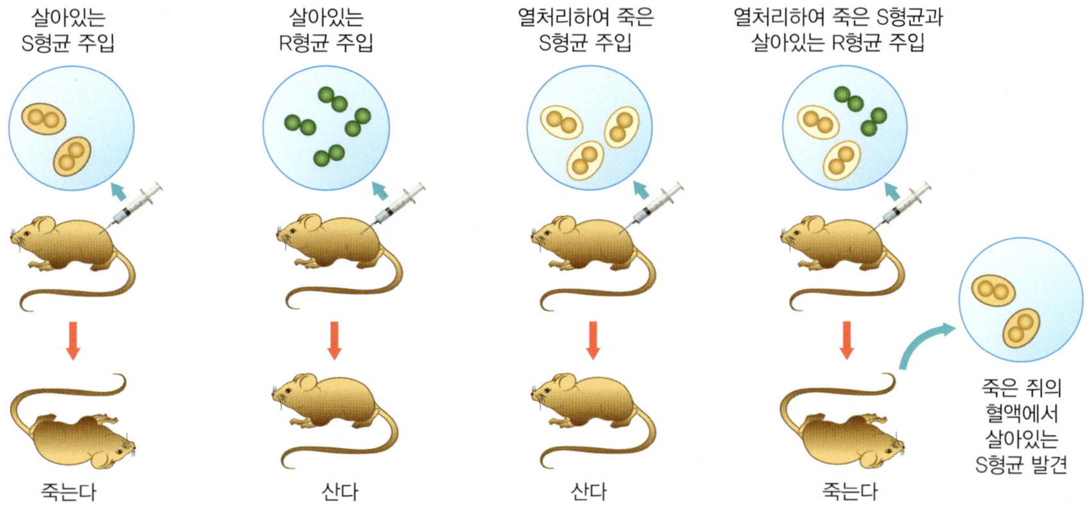

그림 8-18. 그리피스의 형질전환시험

전되어 본래의 형질이 전혀 다른 형질로 전환하는 현상을 형질전환이라 한다.

3) 형질도입(transduction)

바이러스는 살아 있는 세포에 기생(감염)하여 증식한다. 세균에 감염하여 증식하는 바이러스를 박테리오파지(bacteriophage)라고 하는데, 박테리오파지는 세균이 DNA를 복제할 때, 자기 바이러스 DNA를 세균의 DNA 사이에 끼워 넣는다. 이때, 세균이 바이러스 DNA를 복제하면서 그 염기서열 안에 세균의 DNA 일부가 그대로 딸려오는 경우가 발생할 수 있다. 이런 과정을 거쳐 조립된 박테리오파지가 다른 세균에 용균감염하면, 박테리오파지의 DNA가 세균의 DNA 일부에 조립되어 들어가게 된다.

재감염한 박테리오파지는 또다시 다른 세균 개체의 DNA 사이에 자기 바이러스 DNA를 끼워 넣기 때문이다. 이렇게 하여 세균 속에 증식된 박테리오파지가 숙주세균의 유전자 DNA 일부를 받아들여 이 파지가 다른 세균에 감염되었을 경우에 전달되어 가는 현상이 형질도입이다. 이때 박테리오파지는 유전형질의 도입과정에서 매개체(vector)로써 작용한다. 즉, 형질도입(transduction)은 박테리오파지를 운반자로 하여 한 세균에서 다른 세균으로 유전물질을 운반하는 것을 말한다.

CHAPTER 09

면역

학/습/목/표

1. 병원체에 대한 외부적 방어의 기전들을 설명한다.
2. 특이적 면역반응에 관여하는 림프구의 기능을 설명한다.
3. 체액성 면역의 기전을 설명한다.
4. 세포성 면역의 기전을 설명한다.
5. 면역계의 이상에 의한 질병들을 설명한다.

1 개요

감염(infection)과 발증(disease)을 일으키는 능력을 미생물 측면에서 보면 병원성(pathogenicity)으로 표현되지만, 숙주 측면에서 보면 감수성(susceptibility)으로 표현된다. 생체에 따라 병원체에 대한 감수성은 각각 다르며, 동일한 병원체를 동일량, 동일조건으로 감염시켰다 하더라도 발증하는 경우와 발증하지 않는 경우가 있다. 이와 같이 감수성은 숙주의 여러 가지 생리적 조건에 따라 변동된다. 이 밖에도 유전계열, 성별, 연령 등에 따라서도 달라진다. 정상적인 생체는 병원체가 조직 내로 침입하는 데에 저항성(resistance) 또는 숙주 방어기전(host defense mechanism)을 나타낸다.

2 비특이적 숙주 방어기전

사람은 미생물에 의한 감염에 대해 방어할 수 있는 많은 방어 시스템을 가지고 있다. 방어의 최우선 단계는 비특이적 방어(nonspecific defense)로서, 여러 병원체들이 침입하는 문호에서의 미생물 감염에 대한 물리 · 생화학적 장벽, 식균작용(phagocytosis), 염증성 반응, 보체와 같은 체액성 성분이 관여하여 병원체의 감염을 막는 방어 기전을 말한다.

1) 물리적 방어기전

(1) 피부와 점막

건강한 사람의 피부나 점막은 병원체가 체내로 침입하는 것을 방어한다.

피부는 강하고 두꺼울 뿐만 아니라 피부 분비물은

살균작용을 함으로써 세균의 침입에 대해 물리적 장벽(mechanical barriers) 미생물의 효소에 의해 쉽게 분해되지 않는 단백질인 케라틴(keratin)으로 구성되어 있다. 만일 피부에 찰과상이나 미세한 상해 등을 받으면 병원균은 그곳을 통해서 침입하고 피하조직에서 증식하며, 염증(inflammation)과 고름(pus)을 형성한다. 이와 같은 피부의 손상은 병원균 감염의 원인이 되므로 특히 환자로부터 배설되는 물질과 접촉이 많은 의사, 간호사, 임상병리사들은 피부에 대해서 특별한 관심을 가져야 한다(그림 9-1).

(2) 섬모와 점액

호흡기계는 병원성 미생물의 침입에 대해 상부호흡기계의 코와 인두를 따라 섬모와 점액(mucus) 분비물에 의해 부분적으로 보호된다. 미생물, 먼지, 꽃가루 및 기타 이물질들은 점액에 섞여 호흡기계의 내층을 구성하는 섬모 상피세포에 의해 체외로 배출된다. 재채기와 기침은 호흡기계를 통해 들어오는 많은 미생물을 제거하는 인체의 방어 방법이다. 장관 안에서의 살균작용은 장관벽에서 분비되는 점액이 중요한 방어기전의 역할을 한다. 담즙은 여러 가지 균종에 대해서 살균작용을 한다. 생식기의 점막은 두꺼운 상피층과 산, 그리고 점액성 분비물에 의해서 미생물의 침입을 방어하고 있다. 그러나 여러 가지 병원체는 생식기를 통해서 체내에 침입하는데, 그들 중에서 임균(*Neisseria gonorrhoeae*)과 매독균(*Treponema pallidum*)이 대표적인 예이다.

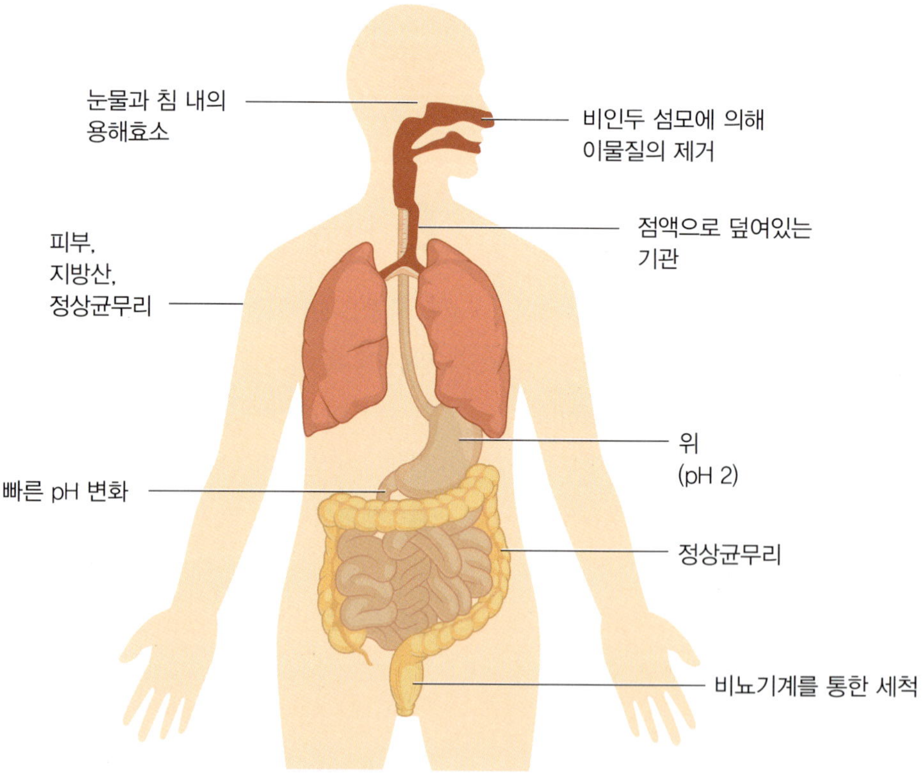

그림 9-1. 신체의 생화학, 물리적 장벽

눈물과 침 내의 용해효소(lysozyme in tears and other secretions), 피부(skin surface), 지방산(fatty acids), 정상균무리(normal flora) 빠른 pH 변화(rapid pH change), 비인두 섬모에 의해 이물질의 제거(removal of particles by cilia in nasopharynx), 점액으로 덮여있는 기관(mucus lining trachea), 위(stomach, pH 2), 정상균무리(normal flora), 비뇨기계를 통한 세척(flushing of urinary tract)

2) 화학적 방어기전

(1) 항균물질

라이소자임(lysozyme)은 침과 눈물, 점액을 포함한 다른 체액에서 발견된다. 이 효소는 세균 세포벽의 펩티도글리칸(peptidoglycan)을 분해한다. 락토페린(lactoferrin)은 눈물, 정액, 모유, 담즙 그리고 비인두, 기관지, 자궁경부 및 소장점막 분비물에 존재한다.

(2) pH의 역할

위산은 인체의 세균침입을 방지하기 위해 작용하는 또 다른 화학적 장벽을 제공한다. 소화기관을 지나가는 대부분의 미생물은 위의 낮은 pH(보통 1.0~2.0)에서 견뎌낼 수 없다. 따라서 생존 가능한 미생물은 위를 통과하면서 대부분 제거된다.

장내에 있는 담즙과 소화효소는 살아남아 있는 미생물을 분해시킬 수 있는 효소이다, 그 결과 장관에 들어가는 미생물은 극소수에 불과하다. 비뇨생식기관은 점액의 분비, 낮은 pH(4.0~4.5), 높은 염도, 항균효소의 존재 등을 포함한 여러 가지 화학적 방어기전에 따라 병원성 미생물로부터 보호된다. 또한 피부표면의 땀은 미생물의 성장을 억제하는 고농도의 염분과 지방산을 함유하고 있다.

(3) 인터페론(interferon)

인터페론은 바이러스에 감염된 세포가 생산하는 당단백질(glycoprotein)로서, 바이러스 증식을 억제하는 작용을 가지고 있다. 인터페론의 발견은 두 종류의 바이러스에 감염된 숙주가 한 바이러스에 의해 유도된 인터페론이 다른 바이러스의 증식을 억제하는 현상이 나타남으로써 밝혀졌다. 인터페론은 백혈구, 섬유아세포, 림프구들에서 만들어지며 인터페론은 면역기능을 조절한다. 인터페론은 특정 바이러스에 의해 생성되어 또 다른 형태의 바이러스 복제를 억제하는 특성 때문에 숙주의 비특이성 저항인자로 간주된다. 숙주세포의 특이성 때문에 인체에서 생성된 인터페론은 인체의 여러 바이러스 병원체에서 유효하지만, 쥐와 같은 다른 동물에서 만들어진 인터페론은 인체의 바이러스성 감염에 대해 유효하지 않다. 이는 인터페론이 직접 바이러스를 공격하는 작용을 하지 않고, 세포 유전자에 의해 암호화된 항바이러스 단백질의 생산을 유도함으로써 항바이러스 작용을 나타내기 때문이다. 인터페론은 감염병이나 악성세포의 발생에 대해 인체를 보호하는 면역계를 조절하는 특성이 있다. 특히, 대식세포를 활성화하여 여러 병원균과 암세포를 제거한다.

3) 인체의 정상균무리(normal flora)

특정한 인체조직에 정상적으로 존재하는 미생물 그룹을 정상균무리(normal microflora)로 정의한다. 인체의 여러 표면 조직에는 정상균무리가 있어 감염병을 일으키는 병원균의 서식 및 침입을 방어한다(그림 9-2). 동물실험실에서 사육된 무균동물의 경우 정상균무리의 수가 변화함에 따라 림프조직이 덜 발달한다. 인체의 정상균무리는 피부의 표면, 구강, 호흡기관, 위장관계, 비뇨생식기계에 서식하며 병원성 미생물의 증식을 억제하는 항균성물질을 만들기도 한다. 예를 들면 질 속의 *Lactobacillus*에 의해 생성된 유산(lactic acid)은 임균(*Neisseria gonorrhoeae*)의 감염 가능성을 감소시킨다. 감염병에 대한 숙주의 저항성을 증가시키는 정상균무리에 의한 또 다른 기전으로는 환경에서의 산소변화, Bacteriocin과 같은 항균물질의 생산, 유용한 영양소의 경쟁적 사용 등이 포함된다. 그러나 감염병을 치료하기 위해 사용되는 화학 요법제는 인체의 정상균무리를 불균형하게 만든다. 예를 들면 화학 요법제를 투여 받은 사람은 위장관의 정상균무리가 사멸되어 *Clostridium difficlie*과 같은 병원균이 증식할 수 있다. 장관에서 이상적으로 증식한 *Clostridium difficlie*은 심각하고 치명적인 위장관 감염을 유발한다. 화학요법제를 복용한 여성의 경우, 질의 상재세균무리인

09

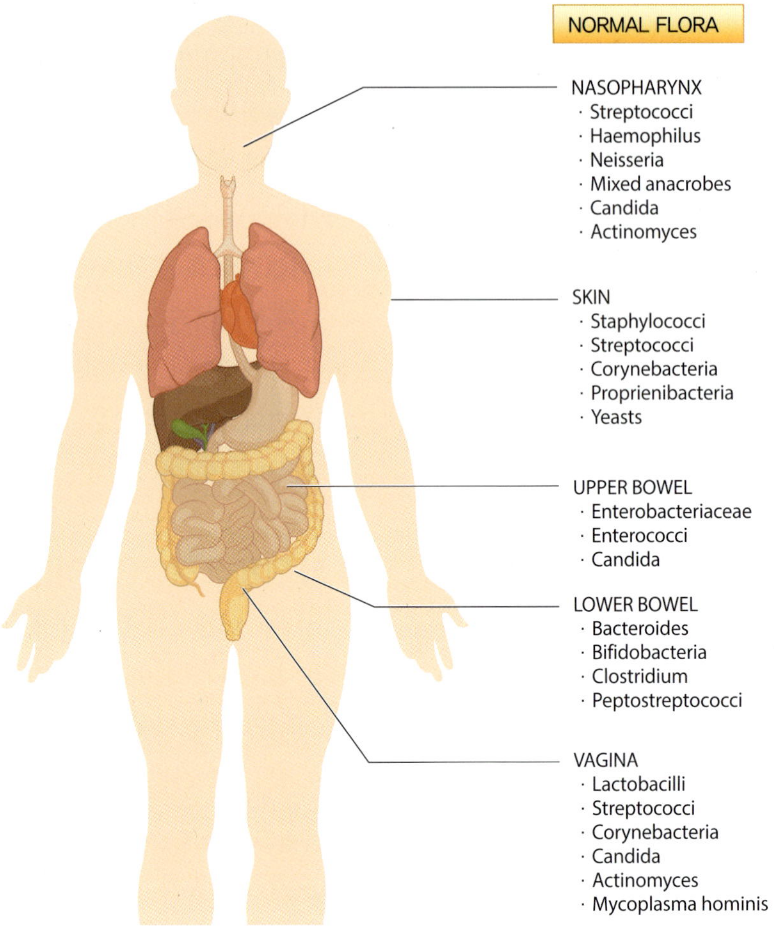

그림 9-2. 인체 내 정상균무리의 분포

*Lactobacillus*가 억제되고 효모인 *Candida albicans*의 과잉증식이 일어나 질염이 유발된다. 따라서 정상균무리의 균형을 이루는 것은 개인의 건강유지에 필수적이다.

4) 탐식 작용(phagocytosis)

정상균무리는 일반적으로 숙주에 침투하지 않은 반면에, 감염병을 유발시키는 대부분의 미생물은 인체조직을 침투한다. 미생물이 인체의 화학·물리적 장벽을 침투할 경우 여러 가지 백혈구, 대식세포 등과 같은 탐식세포에 의해 탐식되는데, 이를 식균 또는 탐식 작용(phagocytosis)이라 한다. 탐식 작용은 미생물의 침투에 대해 매우 효과적인 숙주방어기구이다. 혈액 속에 있는 백혈구는 병원미생물에 대한 비특이적 면역성을 갖는다. 과립구(granulocytes)라 불리는 백혈구는 세포질에 과립이 존재한다. 이 과립구에는 세균을 죽이는 기능이 있고 소화 효소가 들어 있는 다량의 리소좀(lysosome)이 있다. 호산구(eosinophils)는 기생충의 침입을 방어하는데 중요하게 관여하며, 호중구(neutrophils)는 세균의 감염을 방어하는 데 중요한 역할을 한다. 보통 화농성(pyogenic)병원체인 사슬알균, 포도알균, 폐렴알균, 임균 등이 백혈구 증가증을 유발하고, 그 외 비화농성(non-pyogenic) 세균들은 백혈구 증가증을 유발하지 않는다. 과립을 갖지 않는 무과립구(agranulocyte)에는 단핵구(monocyte)와 림프구(lymphocyte)가 있다. 단핵구는 비특이성 면역반응에 특히 관여하며, 림프구는 특이적 면역반응(specific immune response)에 관여한다.

5) 염증반응(inflammatory response)

염증반응(inflammatory response)이란 미생물이 침입한 국소부위에서 감염 확산을 억제하기 위한 숙주의 방어작용을 말한다. 염증은 미생물의 침입뿐만 아니라, 여러 가지 화학물질에 노출되었을 경우에도 발생한다. 염증반응의 다섯 가지 특징은 국소의 발적, 발열, 종창, 통증, 기능장애가 있다. 염증 초기에 나타나는 백혈구 가운데 가장 먼저 다량으로 출현하는 것은 호중구(neutrophils)이며, 염증 후기에는 단핵구(monocytes)와 대식세포(macrophages)가 지배적으로 많다. 대식세포와 호중구는 운동성이 있어 염증부위로 유주한다. 많은 식균세포가 염증부위로 유주하는 것은 염증 침출물에 존재하는 물질에 자극되어 일어나는데, 이를 식균세포의 화학주성(chemotaxis)이라고 한다.

대식세포는 미생물을 섭취하여 세포 내 소화가 시작된다. 그 결과 염증부위의 pH는 더욱 산성화되어 세포의 단백분해 효소가 백혈구의 용해를 유발한다. 그곳에는 대식세포가 작용하여 차례로 미생물과 백혈구의 잔해를 제거함으로써 염증이 사라진다. 혈구의 일종인 비만세포(mast cells)는 혈관작용물질인 히스타민(histamine)을 대량으로 방출시키면서 보체와 반응한다. 이러한 혈관작용물질의 방출이 염증반응이 진행되는 동안 혈액순환에서의 주요 변화를 유발시킨다. 또한 염증반응 시 나타나는 염증 매개물질에는 prostaglandin, cytokine, arachidonic acid 등을 들 수 있다. 따라서 많은 항염증제(anti inflammatory agents)는 prostaglandin의 합성과 작용을 차단하는 약물이다. 염증부위에 나타나는 섬유소의 침착은 정상적인 순환을 방해하여 염증부위를 고립시킨다. 염증이 일어난 부분에서 생겨나는 액체를 염증 삼출몰이라 하며, 일반적으로 고름(pus)이라 한다. 부스럼과 여드름은 종기가 형성된 예이다. 종기에서 나오는 고름은 체액과 함께 죽은 세포를 함유한다. 고름을 제거하면 염증과정이 끝나고 조직은 원래의 기능으로 재생된다.

6) 발열(fever)

발열(fever)이란 염증반응에서 흔히 볼 수 있는 전신성 증후이며, 전염병의 전형적인 증후이다. 급성 감염병에서 체온의 상승은 미생물 침입에 대한 숙주를 방어하기 위한 염증반응이다.

숙주의 발열을 유발하는 발열물질(pyrogen)에는 숙주에 침입한 미생물이 사멸하여 방출된 내독소(외인성 발열물질)와 단핵구와 대식세포로부터 생성된 interleukin-1(내인성 발열물질)과 같은 cytokine이 있다. 이와 같은 발열 물질은 혈액으로 유입되어 시상하부의 체온조절중추를 자극함으로써 발열이 일어난다. 이러한 발열물질은 정상 체온인 37℃ 이상으로 체온을 상승시킨다. 상승된 체온은 정상 체온에서 최적증식을 갖는 병원성 미생물의 증식률을 감소시킨다. 염증반응의 마지막 단계는 손상당한 조직의 복구과정으로, 염증부위에 새로운 세포가 형성되어 조직을 형성한다. 이와 같이 염증반응은 병원 미생물의 감염을 억제하고 제거하며, 원래의 정상조직으로 복구하기 위한 종합적인 숙주 방어 기전이다.

3 특이적 숙주 방어기전

면역(immune)이란 용어는 라틴어의 'immunis'에서 유래되었는데, 그 뜻은 세금, 의무, 형벌 등을 면제받는다는 의미이다. 의학에서 면역이란 의미는 숙주 체내로 들어온 비자기(non-self) 물질에 대한 저항성(resistance)이라는 총체적인 뜻을 의미한다. 면역은 개체가 태어날 때부터 가지고 있는 자연면역(natural immunity)과 개체가 출생 후 여러 가지 요인에 의해 후천적으로 획득하는 획득면역(acquired immunity)

으로 구분할 수 있다. 면역성을 획득하는 데 관여하는 조직을 면역계(immune system)라 하고, 면역을 자극하여 항체를 생산 유도할 수 있는 물질을 항원(antigen)이라 한다. 항체(antibody)이란 항원의 반응에 의하여 숙주 체내에서 생성된 단백질로서 그 항원과 특이적으로 반응한다. 척추동물만이 생성하는 항체를 면역글로불린(immunoglobulin)이라고 한다. 면역계에 의한 반응을 면역반응(immune response)이라 하며, 면역 반응의 특성에 따라 특이적 면역반응(specific immune response)과 비특이적 면역반응(non-specific immune response)으로 구분된다(그림 9-3)(표 9-1).

특이적 면역반응의 특성은

① 반응이 특이적일 것, 즉 어떤 항원과 반응을 일으켰을 때 동일한 항원에만 반응을 나타내는 것을 의미한다.

② Non-self에만 반응할 것, 즉 숙주 자신의 성분(self)에 대해서는 반응을 일으키지 않아야 한다.

③ 기억성(memory)으로 일단 숙주 면역계가 non-self 인식하여 면역반응을 일으키며, 오랜 기간이 경과한 후 다시 동일한 항원에 노출될 때 먼저 일어난 반응과 동일한 면역반응을 일으킬 수 있어야 한다(표 9-2).

1) 특이적 면역반응

특이적 면역반응은 체액성 면역반응과 세포성 면역반응으로 구분된다. 체액성 항체매개면역이라 불리는 한 면역 형태에서 특이 항체가 외부 항원에 탐지되었을 때 만들어진다. 항체매개면역은 B-lymphocytes 또는 단순히 B cells이라 불리는 림프구에 의존하며, 체내에 침입한 항원은 항체형성을 유도하고 항체와 반응할 수 있는 고분자가 될 수 있다. 면역반응의 두 번째 형태에서 세포매개면역이라고 불리는 체내의 세포들은 외부 혹은 비정상적으로 인식되는 다른 세포들을 파괴하는 능력을 획득한다. 항체매개면역과 비교하여 세포매개면역은 T-lymphocytes 혹은 단순히 T cell로 알려진 림프구에 의존한다(그림 9-4).

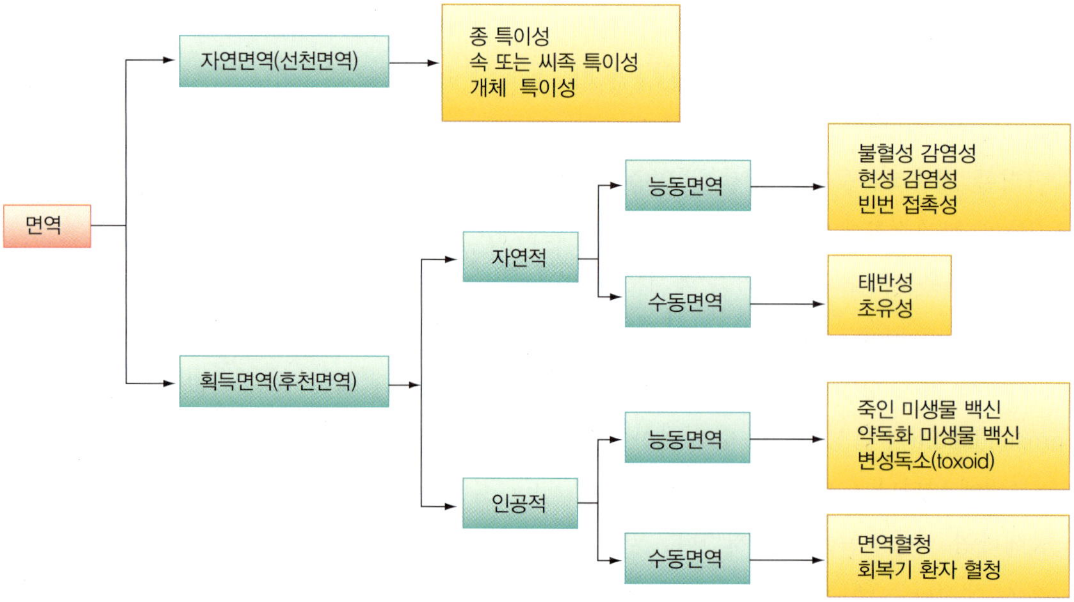

그림 9-3. **면역의 분류**

표 9-1. 미생물 감염에 대한 숙주의 방어기전

비특이적 방어기전	특이적 방어기전
1. 피부, 점막 1) 기억장치, 점막 섬유운동, 케라틴 2) 물리적 방법, 라이소자임, 장관효소 pH, 배설 2. 혈액 1) 영양순환, 노폐물 제거 2) 보체 3) 백혈구 3. 탐식작용 4. 림프계 5. 탐식작용 1) 호중구(neutrophil) 2) 대식세포(macrophage) 6. 염증 작용 7. 비특이면역 물질생성 1) cytokine 8. 기타 1) 나이 2) 영양상태 3) 스트레스 4) 유전인자	1. 면역 시스템 1) 체액성 면역 2) lymphocytes(Ig M, G, E, A, D의 면역항체 생산) 2. 세포 면역 1) T 세포(lymphokine 생산, B세포와 T세포 자극하여 항체 생산) 3. 획득면역 1) 능동면역 (1) 감염병 감염 (2) 예방접종 2) 수동면역 (1) 태반 (2) 인공수동면역 ① 면역혈청(immunoglobulin), B형 간염 등 ② 감작 림프구

표 9-2. 면역의 특성과 종류

특성	면역의 종류		
	선천면역	능동획득면역	수동획득면역
항체인자	유전적 인자와 생리학적 인자(인종, 종특이적)	항원에 의해 유도된 항체	이미 만들어진 항체
항체의 근원	없음	면역화된 사람	모체 또는 타인의 형질세포
유도방법	유전적 발현 인종, 혈통에 따라 특이한 저항성을 가짐	자연적 : 감염병에 감염 인위적 : 백신접종	자연적 : 태반이나 초유 인위적 : 감마글로불린이나 면역혈청의 주입
면역성이 나타나기 위한 시간	항상 존재	항원자극 후 5~14일	항체 획득 후 즉시
면역의 지속기간	평생	몇 개월~평생	수일~수주

(1) 항체 매개성 면역

① 항원

동물에게 미생물 또는 미생물이 생산하는 독소 및 효소 등이 침입하면 동물 체내에서는 침입된 이물질(항원)과 결합하여 특이 항체가 생산된다. 이와 같이 항원(antigen)이란, 항체 생산을 유발할 수 있는 면역원성이 있는 물질로써 항체와 특이적으로 반응할 수 있는 항원성이 있는 물질을 말한다. 즉, 항원(antigen)은 미생물이나 독소와 같이 감염병의 원인이 될 뿐만 아니라 자기 이외의 모든 생물에서 유래하는 비자기

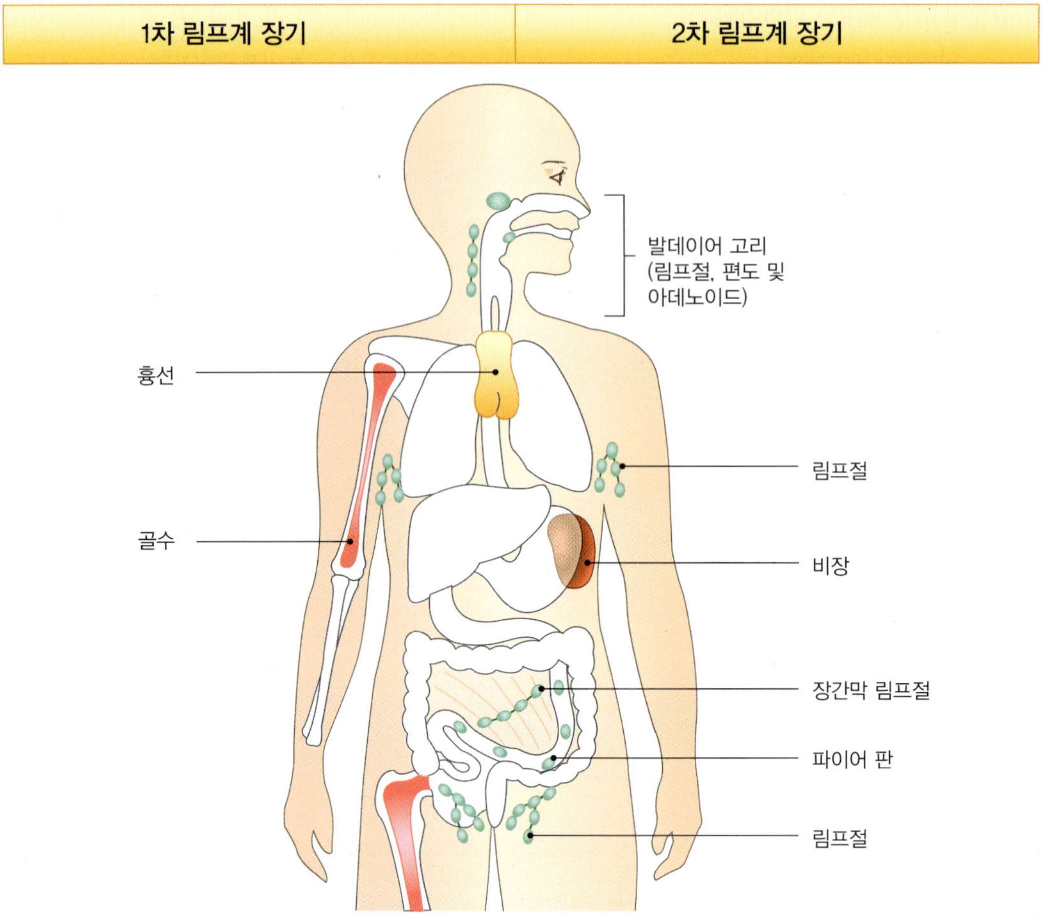

그림 9-4. 주요 림프계 장기와 림프조직

(non-self)로 인식되는 이물질로서 단백질, 핵산 단백질, 지단백질 및 다당류 등이 해당된다. 대부분의 완전항원은 단백질이고, 다당류나 폴리펩티드 중의 일부도 면역원성과 항원성을 갖고 있는 완전항원으로 작용한다. 항원은 분자량이 10,000 이상의 거대분자이며, 항원으로 작용하기 위해서는 숙주동물이 이물질, 또는 비자기(non-self)로 인식되어야 한다.

합텐(hapten)은 저분자 물질로서 단독으로는 항체 생성을 유도하지 못하나, 단백질과 구조적으로 비슷하거나 또는 동일한 물질과 결합되어 큰 분자가 되면 항체 생성을 일으키는 물질이다. 대부분 단순한 화학물질과 약제들이 합텐으로 작용한다. 이들은 숙주 단백질과 결합하여 완전항원이 될 수 있다. 예를 들어, 페니실린은 조직 단백질과 결합하여 항원성을 갖는 합텐이다. 항원은 분자가 클수록 면역 반응성이 크지만 큰 분자의 전체가 항체와 결합하는 것이 아니고 항원 분자의 일부분이 항체의 항원 결합 부위와 결합한다. 항원-항체 반응의 특이성을 결정하는 항원의 부위를 항원 결정기(antigenic determinants)라고 한다. 항원의 크기와 화학적 조성에 따라 항원 결정기의 수는 달라진다. 일반적으로 항원 결정기가 많은 다가 항원은 단가 항원들보다 더 강한 면역반응을 유도해 낸다.

② **항체**

항체(antibody, immunoglobulin)란 항원에 감작된 생체의 혈청 중에 주로 나타나는 단백질로, 항원과 특이적으로 결합한다. 항체를 생산하는 세포는 항원의 자극을 받아 B 세포로부터 분화한 형질세포이다. 형질세포는 글로불린 단백질을 합성하여 분비하는 기능이 있으며, 항원자극에 대해서 생산되는 글로불린(면역글로불린, immunoglobulin : Ig)이 항체의 본체이다. 항체는 혈청단백질의 약 20%를 차지하며 화학적 성분으로는 단백질이 82%~96%, 탄수화물이 4~18%로 된 당단백질(glycoprotein)이다

③ 항체 생산

항체는 항원이 생체 내로 침입하면 생산되지만 1차 감작 시와 2차 감작 시의 반응이 다르다. 1차 감작 시 나타나는 반응을 1차 반응이라 하며, 감작 후 1주일이면 Ig M의 증가에 따른 항체가는 최고치에 도달하지만, 이 경우의 항체의 상승은 Ig G의 증가에 의한 것이다. 한편, 항체가를 충분히 상승시키기 위해서는 적당한 간격을 두고 항원을 여러 반 접종하는 것이 효과적이며 이를 추가항원자극효과(booster)라고 한다. 한번 상승한 항체가라 할지라도 항원의 자극이 없으면 서서히 감소하여 수개월 내지 수년 후에는 완전히 소실된다. 그러나 한번 항원에 감작된 기왕력이 있으면 항원감작의 기억(memory)이 남아 있기 때문에, 두 번째의 감작에서는 단시일 내에 매우 다량의 항체가 생산된다(다량으로 생산되는 항체는 Ig G이다). 이 같은 반응을 2차 반응이라 하며, 동일한 감염병에 재감염되지 않는 면역현상의 원리이다.

④ 면역 글로불린의 구조

면역글로불린은 분자량이 약 25,000의 짧은 polypeptide사슬(L 사슬, light chain) 2개와 약 50,000의 긴 polypeptide 사슬(H 사슬, heavy chain) 2개가 S-S 결합(disulfide bond)된 4가닥의 사슬 구조로 되어 있다. 마주보고 있는 L사슬과 H사슬의 아미노말단부위(N-말단) 쪽 아미노산 배열은 면역글로불린마다 각기 다르므로 가변부(variable)라 한다. 이 부분은 항원결정기(epitope)와 상호보완적인 화학구조를 가졌기 때문에 항원과 결합한다(항원결합부위). 또 2개의 H사슬 카르복실 부위(C-말단)쪽 아미노산 배열은 면역글로불린의 종류가 같으면 이 배열도 같으므로 불변부(constant region : Fc)라고 한다. 어떤 종류의 면역글로불린은 이 부분(Fc 부분)에 보체결합부위(보체 C1q), 또는 대식세포나 다형핵백혈구의 표면 수용체(receptor)와 결합하는 부위가 존재한다(그림 9-5).

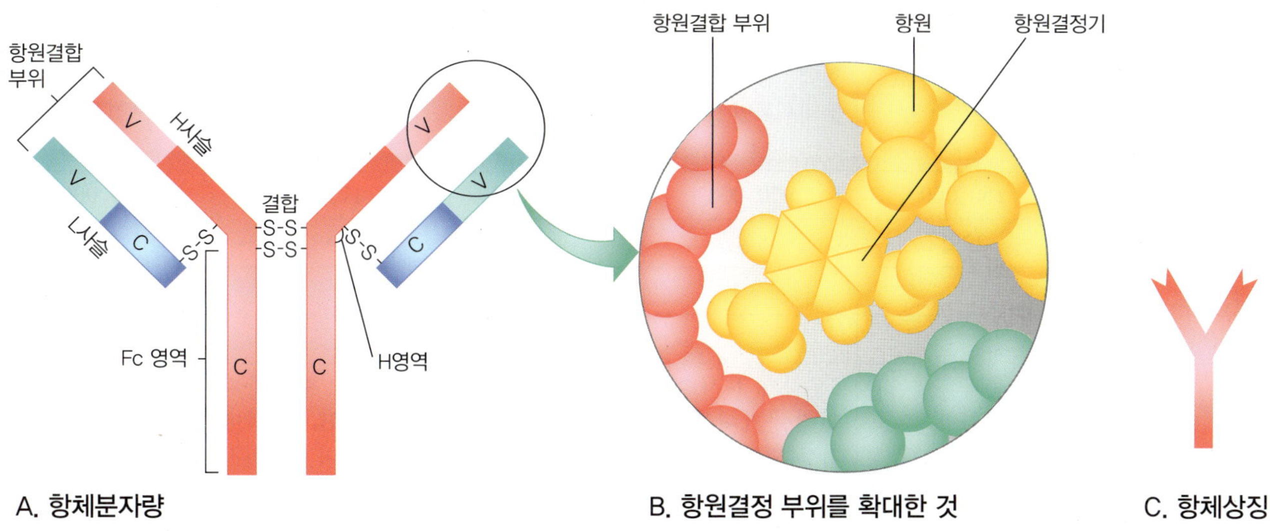

그림 9-5. 면역 글로불린의 기본구조

⑤ **면역 글로불린의 종류와 특징**

면역글로불린에는 분자량과 성상이 다른 5종류(IgG, IgA, IgM, IgD, IgE)의 글로불린이 있으며, 그 기능이나 체내에서의 분포는 다음과 같은 특징이 있다(표 9-3).

(2) 세포 매개성 면역

항체 매개성 면역 반응 시스템이 숙주세포의 외부 물질을 인지하는 반면에 세포매개성 면역반응(cell mediated immune response)은 숙주세포 내에서 발생하는 병원 미생물에 의한 감염을 제거하고 악성세포의 증식을 억제하는 데 효과적이다. 세포매개성 면역은 바이러스의 감염, 병원균의 세포 내 증식 등을 억제하기도 한다. 특히 *Rickettsia*와 *Chlamydia*와 같은 세균과 *Trypanosoma*와 같은 원생동물의 감염을 억제 하는데 중요하다. 세포매개성 면역반응은 T림프구의 작용에 달려 있다. 항원에 의해 자극되었을 때 T림프구는 세포독성 T세포(cytotoxic T cell)와 생물학적 활성인자를 방출하는 여러 T세포로 분화되며 많은 면역 반응을 중재한다. 보통 림포카인이라고 부르는 활성인자는 단핵구와 대식세포의 반응을 중재하는 데 효과적이다. 항체 매개성 면역반응에 관여하는 B 림프구와 마찬가지로 세포매개성 면역반응을 중재하는 T림프구는 항원과 반응할 수 있는 표면 수용체가 있다(표 9-4).

① **림포카인(lymphokine)**

세포매개성 면역반응 시 분비되는 림포카인(lymphokines)은 항원자극 후에 T림프구에 의해 분비된다. 림포카인은 체액성 활성인자로서 종류에 따라 특이적인 면역 활성을 나타낸다.

표 9-3. 면역 글로불린 종류와 특성

성상	Ig G	Ig M	Ig A	Ig D	Ig E
구조	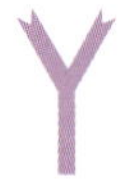	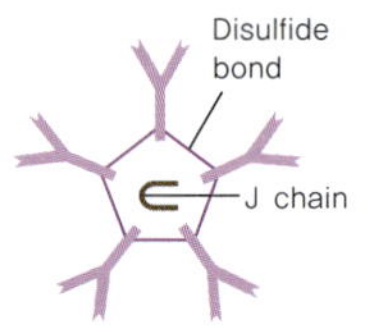	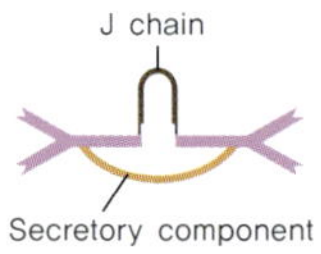	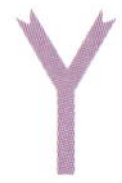	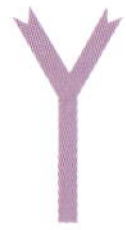
	1분자	5분자	2분자	1분자	1분자
혈청내 항체농도	80%	5~10%	10~15%	0.20%	0.00%
체내분포	5~10%	혈액, 림프액, β-세포표면	분비(눈물, 타액, 점액, 장, 우유) 혈액, 림프액	B-세포표면 혈액, 림프액	비만세포 호중구결합
분자량	150,000	970,000	405,000	175,000	190,000
반감기(일)	23일	5일	6일	3일	2일
보체결합	+	+	−	−	−
태반통과	+	−	−	−	−
기능	태반통과, 태아전달, 감염방지, 독소 바이러스 활성 중화, 탐식작용증가	5분자가 J 사슬에 연결, 거대분자, 가장 먼저 생산 응집 반응, 침강반응, 보체결합, 세균감염방어 담당	2분자가 J 사슬에 연결, 분비형 점막상피세포 분비 성분이 미생물부착과 침입을 차단	기능은 분명하지 않으나 B-세포막에 나타나며, 항원자극을 받은 B-세포의 활성화와 분화에 관여하는 기능	알러지 반응, 기생충 질환시 아나필락시스 반응생김

표 9-4. B세포, T세포 및 대식세포의 특징

특징	B 세포	T 세포	대식세포
생성위치	Burst-equivalent tissue	흉선 또는 흉선하 호르몬	골수
면역의 종류	체액성	세포매개성, 체액선 면역	체액성
세포유형	플라즈마세포와 기억세포	Helper, 세포독소성, 지연성 과민 반응	세포매개성 고정 또는 유주성
표면항체의 존재	+	−	−
이중표면항원의 존재	+	−	+
항원수용체의 존재	+	+	−
수명	짧음	길거나 짧음	길
분비물질	Antibody	Lymphokine	Interleukin-1
분포(%, 백혈구)			
말초혈액	15~30	55~75	2~12
림프절	20	75	5
골수	75	10	10~15
흉선	10	75	10

② **세포독성 T세포(cytotoxic T cell)**

바이러스성 감염과 같은 세포 내 감염은 특정 세포 내에 감염된 숙주세포에 대해 독성을 가지는 살해 T세포의 생성을 유도한다. 살해 T세포 의 활성은 직접적으로 미생물을 파괴하는 물질생성과 대식세포를 감염부위로 끌어들이는 대식세포 화학주성인자(macrophage chemotactic factor)를 생성한다. 세포독성 T세포(cytotoxic T cell)와 T공격세포로도 알려진 살해 T세포는 면역 이식 시 세포 표면의 주요 조직 적합성 복합계(major histocompatibility complex, MHC) 항원을 인식하여 비자기 세포를 인식하여 살해시키기도 한다. MHC 항원은 유전적으로 상이하므로 자기 조직과 타 조직을 인식하는 데 중요한 역할을 하며, 종양과 조직 이식에 대한 면역반응에서 중요하게 관여한다. 즉, 세포독성 T세포는 세포 표면에 있는 항원(MHC)을 인지함으로써 숙주와 다른 이종의 세포를 감시하고 증식을 억제한다. 이와 같은 기전은 세포내 병원균의 증식을 억제시킬 뿐만 아니라 종양의 성장을 억제하는 데 중요한 면역기전으로 작용한다.

4 예방 접종

예방접종에서 사용되는 병원미생물 제제를 면역원 또는 백신(vaccine)이라하고, 백신의 종류는 약독화 생균 백신(live attenuated vaccine), 사균백신(killed vaccine) 으로 구분되고 몇 가지 백신을 혼합하여 사용할 때 이를 혼합백신(mixed vaccine)이라고 한다(표 9-5).

예방접종(vaccination)은 측정 감염병으로부터 개인 감염을 방지하여 개인 및 사회를 보호하고자 시행된다. 예방 접종액은 1차면역반응을 자극하기 위해 만들어진 항원의 현탁액으로, 일단 체내에 접종되면 면역계는 항원에 대해 기억하게 되고, 동일한 항원에 반복적인 노출이 있을 경우 기억반응(memory response) 또는 기왕(기억)반응(anamnestic response)으로 알려진 2차면역반응을 유도할 수 있는 능력이 있다. 현재 여러 가지 미생물에 의한 감염병을 예방하는 데 유용한 백신들이 있다(그림 9-6).

백신의 효과는 백신 내의 항원성, 백신 제조 시 혼합하는 화합물(예 : adjuvant) 및 백신의 투입 경로 등에 따라 차이가 있다. 지금까지 인류가 백신을 사용하여 감염병을 예방하는 데 가장 큰 성공을 거둔 것 천연두의 경우이다. 천연두 백신은 천연두 바이러스(vaccinia virus)를 약독화하여 제조되었다. 백신은 세계보건 기구의 후원 아래 범세계적인 면역 프로그램이 됨으로써, 한때 가장 무서운 감염병이었던 천연두(small pox)는 현재 지구상에서 완전히 소멸되었다.

면역보강제(immunoadjuvant)는 여러 항원들의 항원성을 증가시키는 화학물질로 백신에 첨가시킴으로써 백신의 효과를 증진시킨다. 이런 면역보강제는 암세포(malignant cells)에 대한 선천적 면역반응을 증가시키기 위해 사용되며 흑색종(melanoma)의 치료에 성공하였다. 항원성을 갖는 백신은 여러 가지 경로를 통해 체내에 주입할 수 있는데, 접종방법으로는 피내주사(intracutaneous injection), 피하주사(subcutaneous injection), 근육주사(Intramuscular injection), 정맥주사(intravenous injection) 그리고 호흡기와 위장 계통의 점막세포 접종(mucous membrane injection)등이 있다.

1) 약독화 생백신

약독화 생백신이란 동물 통과(animal passage), 고온 배양, 계대배양 등으로 병원 미생물의 면역성은 남기고 균력이나 병원성을 약화시킨 생존 상태의 약독화 또는 무독화된 미생물을 말한다. 공수병 예방을 위한 L.Pasteur의 공수병 백신, 탄저 백신, 결핵 예방을 위한 BCG, 종두접종, 소아마비 예방을 위한 세이빈 백신(경구용), 아데노바이러스 감염병을 예방하기 위한 아데노바이러스백신(경구용), 황열예방을 위한 17D 백신 등이 있다.

표 9-5. 생균 백신과 불활화백신의 비교

특성	생균백신(Attenuated Vaccine)	불활화백신(Inactivated Vaccine)
투여경로	자연 그대로 또는 주사	주사
바이러스의 투여량, 가격	낮음	높음
투여횟수	1회	반복
보조제의 필요성	없음	있음
면역의 지속성	수년	일반적으로 낮음
항체반응	Ig G, Ig A 증가	Ig G 증가
세포매개성 면역기능	충분	불충분
열에 대한 불안정성	있음	없음
장애	가끔	없음
부작용	가끔 미약한 증상	가끔 팔의 통증
독력의 변화	드묾	없음
흉선	10	75

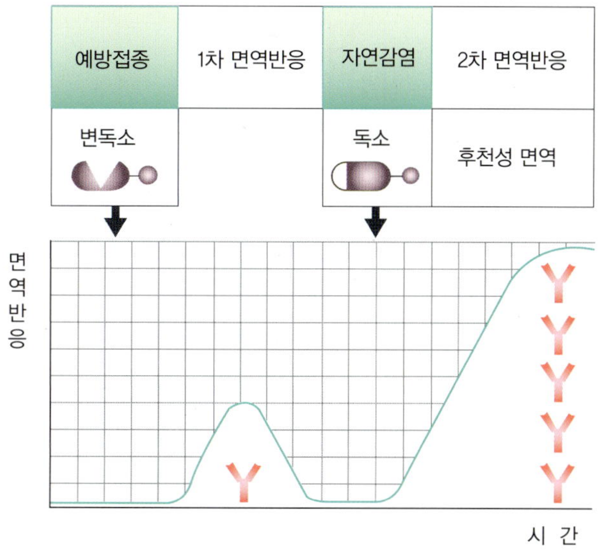

그림 9-6. 예방접종의 원리

약독화 생백신의 장점은

① 자연감염과 유사한 효과를 얻고

② 항체생산기간이 길며

③ 국소저항성이 있다는 점이다.

반면에 단점으로는

① 현성감염의 위험이 있으며, 다른 원하지 않는 바이러스(adenovirus, SV40 등)의 오염과

② 저장기간이 짧다는 점이다.

2) 사균 또는 불활성화 백신

사균백신은 물리화학적 또는 기타의 방법으로 병원미생물을 사멸시켜 만든 예방접종 재료이다. 생균을 예방접종에 쓰는 것은 위험성이 동반되어, 체내에서 균의 증식이 일어나기 때문에 분량을 조정하기가 곤란하다. 더욱이 생체반응이 심하게 나타나기 때문에 조정하기가 곤란하다. 55~65℃에서 30~60분간 가열처리하고, 살균이 확실하면 0.5%의 석탄산을 첨가하여 만든 것을 가열 백신이라 한다. 포르말린 0.5%가 되게 첨가해서 37℃로 24시간 작용시켜 증식형 미생물 등장액으로 만든 다음 석탄산을 0.5% 되게 첨가한 것을 포몰백신(formol vaccine)이라고 한다.

사균백신의 단점은

① 독성이 강한 살아 있는 바이러스가 혼입될 가능성이 있고

② 면역기간이 짧아 반복하여 추가면역을 해야 하며

③ Ig G나 Ig M과 같은 순환 항체 생산성은 좋으나 Ig A 항체가 생산되지 않아 국소저항성이 없으며

④ 이종단백질의 반복주사에 따른 과민성반응(hypersensitivity)이 일어날 위험이 있다.

3) 혼합백신

몇 가지 종류의 백신을 한 용액에 부유시킨 것을 혼합백신이라 한다. 장티푸스+파라티푸스 A와 B백신(typhoid-paratypoid A and B vaccine, TAB), 홍역+풍진+유행성귀밑샘염(measles, German measles (Rubella) mumps vaccine : 3M 또는 MMR), 디프테리아+백일해+파상풍 백신(diphtheria, pertussis and tetanus vaccine, DPT) 및 디프테리아+백일해+파상풍+폴리오백신(DPTP) 등이 대표적인 예이다.

4) 소아예방접종 참고사항

우리나라에서 예방접종표는 그림 9-7과 같다.

구분	대상 전염병	예방접종 백신종류 및 방법	횟수	출생~1개월이내	1개월	2개월	4개월	6개월	12개월	15개월	18개월	24개월	36개월	만4세	만6세	만11세	만12세
국가필수예방접종	결핵	BCG(피내용)	1	BCG (피내용) 1회													
	B형간염	HepB(0-1-6개월)	3	B형간염 1차	B형간염 2차			B형간염 3차									
	디프테리아 파상풍 백일해	DTap	5			DTaP 1차 (기초)	DTaP 2차 (기초)	DTaP 3차 (기초)		DTaP 4차(추가)				DTaP 5차(추가)			
		Td(성인용)	1													Td 6차(추가)	
	폴리오	IPV(사백신)	4			IPV 1차 (기초)	IPV 2차 (기초)	IPV 3차 (기초)						IPV 4차(추가)			
	홍역 유행성이하선염 풍진	MMR	2						MMR 1차(기초)					MMR 2차(추가)			
	수두	Var	1						수두 1회								
	일본뇌염	JEV(사백신)	5						일본뇌염 사백신 1~2차(기초)				일본뇌염 사백신 3차(기초)		일본뇌염 사백신 4차(추가)		일본뇌염 사백신 5차(추가)
	인플루엔자	Flu	–					고위험군에 한하여 접종									
	장티푸스	(경구용) 고위험군에 한하여 접종	–												고위험군에 한하여 접종		
		(주사용) 고위험군에 한하여 접종	–									고위험군에 한하여 접종					
	신증후군출혈열	(주사용)	–	고위험군에 한하여 접종													
기타예방접종	결핵	BCG(경피용)		BCG (경피용) 1회													
	일본뇌염	JEV(생백신)	3						일본뇌염 생백신 1차(기초)				일본뇌염 생백신 2차(기초)		일본뇌염 생백신 3차(추가)		
	b형 헤모필루스 인플루엔자 뇌수막염	Hib	4			Hib 1차 (기초)	Hib 2차 (기초)	Hib 3차 (기초)	Hib 4차(추가)								
	A형간염	HepA	2						A형간염 1차~2차(기초)								
	폐구균	PCV	4			폐구균 1차 (기초)	폐구균 2차 (기초)	폐구균 3차 (기초)	폐구균 4차(추가)								

그림 9-7. 우리나라의 예방접종시기

5 면역 반응의 억제

기관이나 조직을 개체에서 다른 개체로 이식할 때에는 면역 반응을 억제하는 것이 필요하다. 조직은 주조직적합체(major histocompatibility)에 의해 유전암호가 지정되는 표면항원을 함유하고 있다. 이러한 항원에 대한 반응이 일반적으로 이식조직이 적합한 기증자의 것이 아니거나, 정상적인 면역반응이 억제되지 않으면 조직의 성공적인 이식을 방해한다.

면역의 억제는 이식편대숙주병(graft-versus-host disease, GVHD)을 유발시킬 수 있다. 이것은 이식된 조직이 이식을 받은 사람의 조직의 항원에 대해 반응하는 T림프구를 함유하고 있을 때 발생한다. 이식받은 사람의 억제된 면역시스템은 이식된 조직을 억제할 수 없으며 치명적인 반응이 나타날 수 있다. 이것은 일반적으로 골수이식에서 문제가 된다. 왜냐하면 골수가 면역 억제된 수용자에 대해 면역반응을 하는 다량의 B세포와 T세포를 함유하고 있기 때문이다.

1) 자가면역병

면역반응이 적절하게 자기 항원을 인지하지 못함에 따라 유발되는 많은 자가면역병(autoimmune disease)이 있다. 자기 항원과 다른 항원을 적절하게 구별할 수 없는 것이 자기 항원과의 반응을 초래하며 자기 자신의 어떤 세포를 죽이게 된다. 만약 개개인이 자기 항원과 반응하도록 유전적으로 프로그램된 림프구를 가지고 태어난다면 자기면역성이 발생할 수 있다.

유전적으로 자기항원(self-antigens)과 반응하도록 프로그램 되어 있는 lymphocytes의 세포계를 다시 만드는 유전적 변이가 발생한다면, 자기 면역감염병이 발생할 수 있다. 그 기전과는 관계없이 그러한 자가면역병은 종종 조직의 진행성 퇴화를 초래한다.

여러 가지 자가면역병의 특징은 표 9-6에 요약되어 있다. 사슬알균에 감염된 환자의 관절과 결체조직 사이의 류마티스성 관절염(rheumatoid arthritis)에서 관절에 있는 항체와 반응하는 그 환자의 혈청 속의 자가항체인 lg M class (rheumatoid factor)가 들어 있다. lg M과 lg G항체의 반응은 보체와 중성구를 포함하는 염증반응으로 시작된다.

식균작용의 결과로써 방출된 물질들은 감염된 관절에 대한 조직의 파괴를 유발시킨다. 전신성 홍반성 낭창(SLE, systemic lupus erythematosus)에서 몇몇

표 9-6. 자가면역 감염병

감염병	특징
에디슨 감염병	피질호르몬을 생성하는 부신세포의 파괴
용혈성 빈혈	적혈구 파괴
인슐린 의존성 당뇨병	인슐린을 분비하는 췌장의 파괴
Goodpasture's syndrome	기저막의 손상, 대부분의 증상은 신사구체 손상에 기인
안구돌출성 갑상선증	갑상선 기능 항진을 초래하는 갑산성 자극 호르몬 수용체 항체의 결합
하시모토씨 갑상선염	갑상선 세포의 파괴
혈소판 자반증	혈소판의 파괴
근육무력증	신경전달을 방지하는 아세틸콜린 에스트라제 수용체의 차단
류마티스성 관절염	Ig G와 항 Ig G 복합체의 파괴로 인한 관절의 염증
홍반성 낭창증	항원-항체 복합체는 인체의 여러 부우에서 발생할 수 있으며, 염증을 유발하고 DNA에 대한 항첼를 포함하는 복합체는 신장에서도 나타남

DNA 분자에 반응하는 다양한 자가 항체가 만들어진다. 이런 질병에서 항원항체 복합체는 종종 순환하여 신장의 세뇨관에 정착해서 신장 기능부전을 유발한다.

2) 과민반응

생체 내에서 일어나는 면역반응이 생체에 대해 장애적으로 작용하는 경우가 있는데, 이러한 현상을 알레르기(allergy) 또는 과민반응(hypersensitivity)이라고 한다. 1902년 Portier와 Richet는 미량의 말미잘 독소를 주사한 개에게 수주 후 다시 동일한 독소를 주사하면 급성 쇼크(shock) 증상이 나타나는 현상을 발견하였고, 항체생산에 의해 생체가 보호되지 않는 상태라는 뜻에서 anaphylaxis라고 명명하였다.

Arthus(1903)는 토끼의 복부피하에 말 혈청을 반복주사하면, 그 부위에서 출혈괴사병소가 생기는 것이 발견되었는데, 이 현상을 Arthus 현상이라 한다. Pirquet(1906)는 이들 현상을 총괄하여 '항원-항체 반응에 의한 생체의 과민반응'이란 뜻으로 알레르기(allergy)라는 용어를 최초로 사용하였다. 그러나 현재 알레르기는 "면역반응이 생체에 대해 상해적으로 작용하였을 때의 생체반응"으로 정의되고 있다. 알레르기에는 항원에 감작된 생체가 항원과 재접촉한 후 독성반응이 최대로 도달할 때까지의 소요시간이 몇 분에서 몇 시간인 즉시형과, 24~48시간이 소요되는 지연형이 있으며, 즉시형 알레르기에는 혈청항체가 관여하고, 지연형 알레르기에는 감작림프구가 관여하여 일어난다. Gell과 Coombs 면역병리학적으로 즉시형 알레르기를 ① anaphylaxis ② 세포독소형 ③ 면역복합형체형 ④ 지연형으로 분류하였다(그림 9-8).

후천성 면역 결핍증(acquired immunodeficiency syndrome, AIDS)은 HIV (human immunodeficiency virus)에 의해 유발되는데, 이 바이러스는 조력 T세포(helper T cell)에 침입하여 파괴시킴으로써 면역세포의 교란을 일으킨다. 결과적으로 면역 기구들은 그 기능이 상실 또는 저하되어 병원미생물, 암세포들에 대한 면역성이 떨어져 다양한 감염병이 발생한다(그림 9-9).

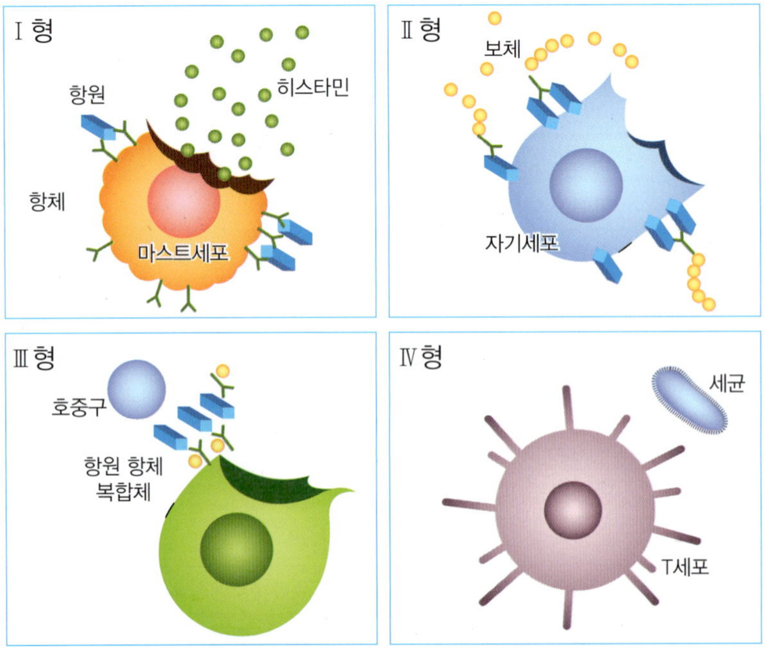

그림 9-8. 과민반응의 주요인자

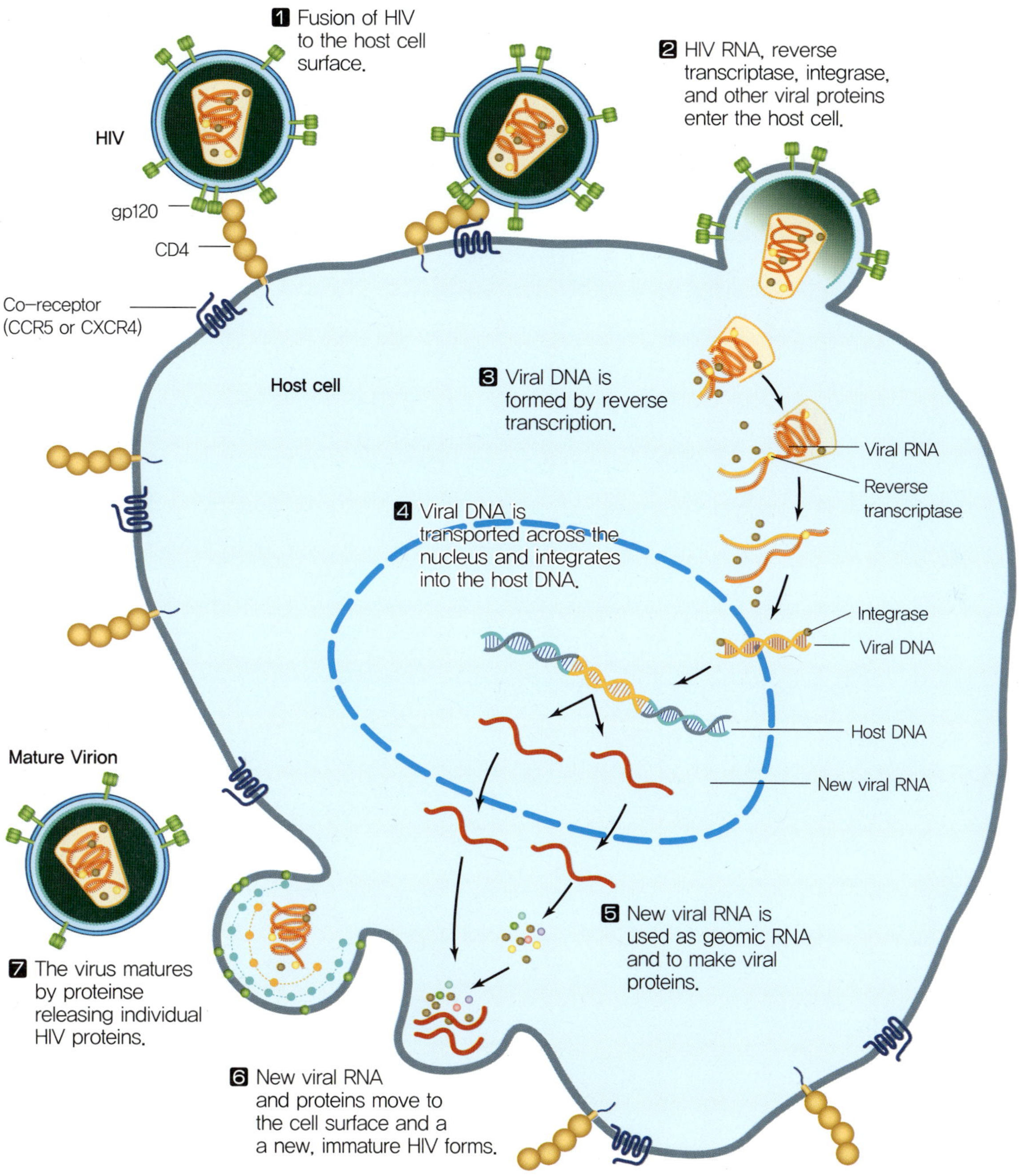

그림 9-9. **HIV의 복제과정**

CHAPTER

10 정상균무리

학/습/목/표

1. 정상균무리에 대해 설명한다.

1 정상균무리(normal flora)의 특성

일반적으로 건강한 사람의 신체 여러 부위에서 발견하는 미생물을 정상균무리(normal flora) 또는 토박이균무리라 한다. 서로 다른 신체 부위는 그 부위의 조건에 따라 동일하거나 상이한 미생물무리를 가질 수 있다(그림 10-1). 미생물무리는 성장에 적합한 조건을 가진 특정 영역을 선택한다. 예를 들어, 건조한 피부 표면에서 발견되는 미생물무리와 입안의 습한 표면에서 발견되는 미생물무리가 서로 다르다.

몇 달 또는 몇 년 동안 특정 부위에 집락을 형성하고 살아가는 미생물을 거주미생물무리(resident microbial flora)라고 하는 반면 일시적으로 특정 부위에 존재하는 미생물을 일과성 균무리(transient flora)라고 한다. 일과성 미생물무리는 일반적으로 거주하거나 머물지 못하는데, 그 이유는 숙주 고유의 면역 방어작용이나 정상균무리와의 경쟁으로 제거되기 때문이다. 일부 병원체는 무증상적으로 숙주 안에 집락을 형성할 수 있는데 이렇게 병원성 세균을 가지고 다니는 숙주를 보균자(carriers)라고 하며 이러한 보균자는 감염을 전파할 수 있다. 이 숙주의 상태를 보균상태(carrier state)라고 하는데 기간이 짧은 일시적인 급성보균상태와 몇 달, 몇 년 혹은 영구적으로 지속되기도 하는 만성보균상태가 있다. 장티푸스를 일으키는 *Salmonella* Typhi가 숙주에 감염되면 이 세균은 담관에 서식하며 수년 동안 숙주의 대변을 통해서 배설되는데 이러한 경우를 만성보균상태라고 할 수 있다. 한편, 수막염을 일으키는 *Neisseria meningitidis*는 수막염이 유행하는 동안 증상이 없는 사람의 코인두에서 발견될 수 있다. 그러나 며칠 또는 최대 몇 주 후에는 이 보균자에서 균이 발견되지 않게 되는데 이러한 경우를 급성보균상태라고 할 수 있다. 가장 일시적인 급성보균상태는 사람의 콧구멍에 서식하는 *Staphylococcus aureus*와 같은 세균이 사람의 손이나 손가락에 묻었을 때로, 이 경우는 사람이 손을 씻어서 균을 제거할 때까지만 보균자 상태를 유지하게 된다.

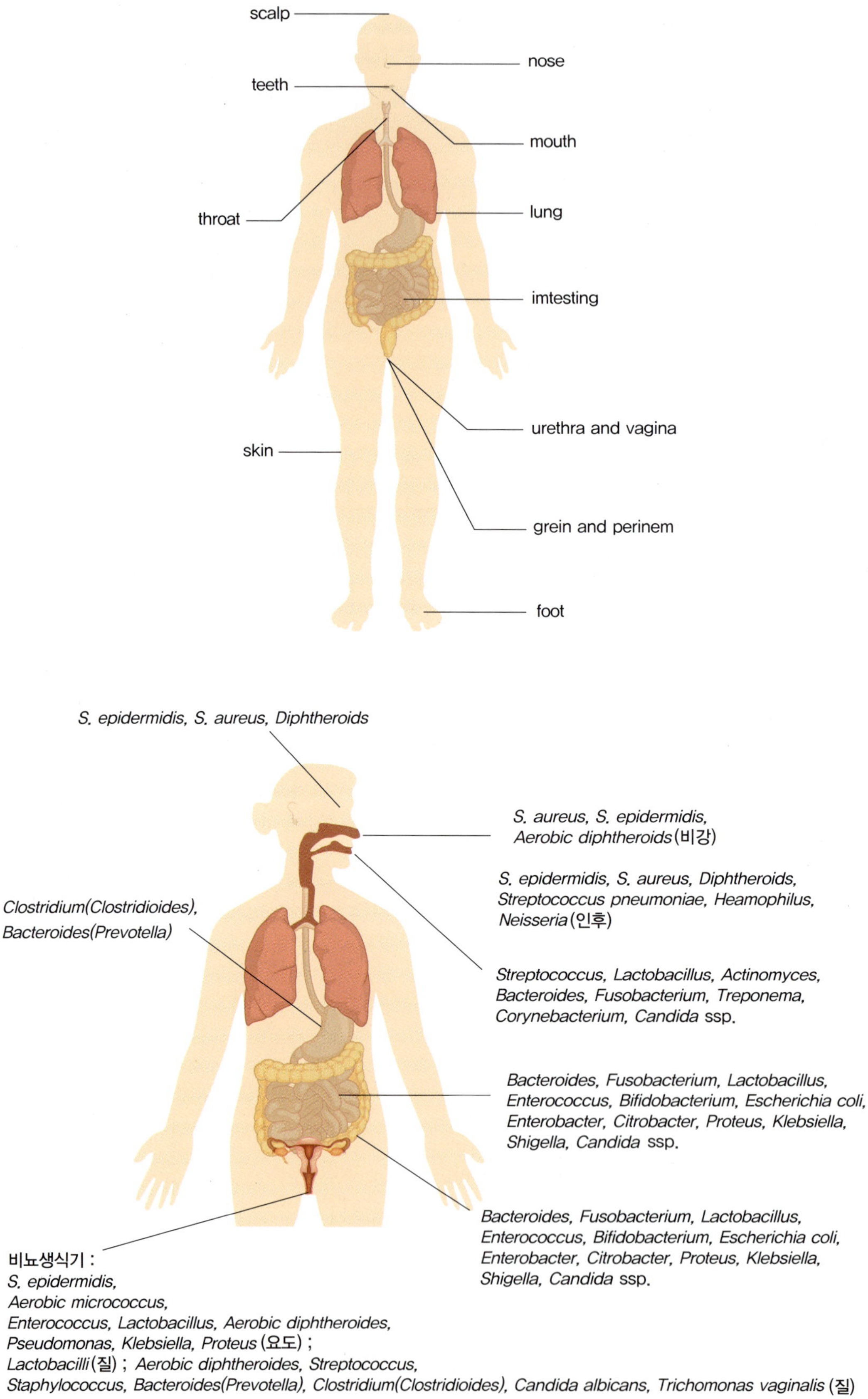

그림 10-1. 인체의 부위별 정상균무리 분포

신체 여러 부위에 정착하여 서식하는 미생물은 사람이 감염에 저항하는 데 중요한 역할을 한다. 그럼에도 불구하고, 이러한 미생물은 사람에게 종종 심각한 감염을 일으키거나 면역기능이 떨어져 있는 사람의 기존 감염을 악화시키기도 한다.

2 정상균무리의 구성을 결정하는 요인

미생물이 신체의 어느 부위에 존재할지는 그 부위에서 이용 가능한 영양분 및 환경 인자에 의해 결정된다. 예를 들어 건조한 부위보다는 습한 부위에 더 많은 미생물이 사는데, 특히 Diphtheroids균이 우세하게 나타난다. 지질 및 지방산은 대부분의 세균에 대해 살균력을 가지고 있지만, *Propinonicacterium* 속에 포함되는 종들은 피부 지질을 지방산으로 분해할 수 있기 때문에 모낭에 서식할 수 있다. 특정 부위에 대한 미생물의 친화도는 담즙, 리소자임, 또는 지방산과 같은 향균 효과를 가진 물질에 대한 미생물의 저항능력에 달려 있다.

미생물무리의 구성은 pH에 의해서도 영향을 받는다. 여성의 생식기에 서식하는 미생물무리는 주변 환경의 pH에 많은 영향을 받는데, 그 이유는 가임기 여성의 생식기는 대부분의 세균이 생존하기 어려운 pH 4.0~5.0 정도 나타내기 때문이다. 또한 모유를 먹는 아기와 우유를 먹는 아기의 배설물에서 발견되는 미생물무리가 서로 다른데, 그 이유는 모유는 유당농도가 높고 pH 5.0~5.5를 유지하고 있어 *Bifidobacterium* 종이 서식할 수 있는 환경을 제공하기 때문이다. 우유는 모유보다 pH가 더 높아서 우유를 먹는 아기의 대변은 모유를 먹는 아기의 대변보다 *Bifidobacterium*을 더 적게 포함하고 있으며, 미생물무리가 청소년 및 성인에서 보이는 것과 유시하다. 잇몸틈새 같은 낮은 산화 환원 전위(rH)를 갖는 신체의 특정 부위는 발효가 가능한 미생물만 자랄 수 있는데 대표적인 균이 *Bacteroides*속 및 *Fusobacterium*속이다.

정상균무리의 구성을 결정하는 여러 환경조건에는 나이, 영양상태, 질병상태 및 약물이나 항생제 사용 등이 포함된다. 숙주의 신체조건 변화는 토박이균무리에 의한 감염을 용이하게 만드는데, 이렇게 정상균무리에 의해 발생하는 감염을 기회감염(opportunistic infection)이라고 한다. 예를 들어, 당뇨병 환자의 알코올 중독자의 경우 그람음성 막대균에 의한 폐렴발생 위험이 증가한다. 또한 항생제의 사용은 특정 세균 수를 감소시켜 *Candida albicans* 같은 병원성 미생물의 증식을 가능하게 한다. 나이가 들어감에 따라 면역기능이 저하되는 것도 기회감염을 증가시키는 원인이 된다.

3 각 신체 부위에 따른 정상균무리

약 100조에 해당하는 100여 종의 미생물이 사람에게 서식한다. 면역기능이 정상적으로 작동하며 정상균 무리를 가지고 있는 사람이 상대적으로 낮은 감염 발생률을 나타내는데, 이는 정상균무리가 숙주방어기전에 중요한 역할을 하고 있음을 의미한다. 그러나 정상균무리의 구성원에 의한 감염은 종종 면역기능이 떨어진 환자에서 발생한다. 따라서 다양한 신체 부위에서 발견되는 미생물의 종류를 파악하고 동정하는 것은 매우 중요하다(표 10-1, 2).

1) 피부 정상균무리

성인의 피부는 평균 표면적이 약 2 m^2(무게 약 5 Kg, A4용지로 약 24~27장 넓이)로 가장 큰 신체 기관 중 하나로 피부표면은 부위에 따라 화학성분 및 수분함량이 매우 다양하다. 그림 10-1은 피부의 구조 및 세균이 살 수 있는 지역을 나타낸다. 표피는 주기적으로 건조될 수 있어 미생물이 성장하기에 좋은 곳은 아니다. 그러나 두피, 얼굴, 귀, 겨드랑이 주변, 비뇨생식기 및 항문 주변, 그리고 발가락 사이 공간 등의

표 10-1. 인체에 존재하는 대표적인 정상균무리

부위	정상균무리	특이사항
피부	*Propiobacterium acnes, Staphylococcus epidermidis Staphylococcus aureus, Corynebacterium xerosis, Pityrosporum spp. Candida spp.*	땀과 피지선에는 항미생물 작용을 하는 분비물이 있기 때문에 피부와 직접 접촉하는 대부분의 미생물은 잔류할 수 없다.
눈	*Staphylococcus epidermidis, S. aureus, Diphtheroids*	결막, 피부, 점막에는 피부에 있는 정상균무리가 존재한다.
코와 인후(상기도)	*S. aureus, S. epidermidis, aerobic diphtheroids*(비강); *S. epidermidis, S. aureus, Diphtheroids, Streptococcus pneumoniae, Heamophilus, Neisseria*(인후)	일부 정상균이 잠재적인 병원성을 가지지만, 감염병을 일으킬 수 있는 힘은 미생물 상호 길항작용에 의해 감소된다.
구강	*Streptococcus, Lactobacillus, Actinomyces, Bacteroides, Fusobacterium, Treponema, Corynebacterium, Candida spp.*	풍부한 수분, 온도, 계속적인 음식물의 존재는 구강으로 하여금 혀, 치아, 잇몸 등에서 수많은 미생물이 자랄 수 있도록 하는 이상적인 환경이 된다.
대장	*Bacteroides, Fusobacterium, Lactobacillus, Enterococcus, Bifidobacterium, Escherichia coli, Enterobacter, Citrobacter, Proteus, Klebsiella, Shigella, Candida spp.*	대장에는 수분과 영양분 때문에 체내에서 가장 많은 정상균이 존재한다.
비뇨생식기	*Staphylococcus epidermidis, Aerobic micrococcus, Enterococcus, Lactobacillus, Aerobic diphtheroides, Pseudomonas, Klebsiella, Proteus*(요도); *Lactobacilli*(질); *Aerobic diphtheroides, Streptococcus, Staphylococcus, Bacteroides, Clostridium, Candida albicans, Trichomonas vaginalis*(질)	남녀의 하부 비뇨기에는 정상균이 있다. 질에는 산성에 견디는 세균이 존재한다.

표피는 특정 미생물이 살기에 충분한 수분을 포함하고 있다.

대부분의 피부 미생물은 몇 종류의 땀샘과 직접 또는 간접적으로 관련된다. 에크린 땀샘(eccrine sweat gland, 입술과 성기, 손톱, 발톱을 제외한 모든 부위에 존재)은 흐름이 차단될 때 세균의 침입과 증식이 발생하기 쉬운데 에크린 땀샘은 많은 양의 땀을 분비하기 때문에 미생물이 상대적으로 적다. 아포크린 땀샘(apocrine sweat gland)은 겨드랑이와 성기 주변, 그리고 젖꼭지와 배꼽 주변으로 국한되어 분포한다. 아포크린 땀샘은 아동기 때에는 비활성 상태로 있다가 사춘기에 완벽하게 작동된다. 아포크린 땀샘이 분포하고 있는 따뜻하고 습한 부위의 표피에는 건조한 부위의 표피에 비해 상대적으로 많은 수의 세균집단이 존재한다. 무균적으로 채취된 아포크린 분비물은 냄새가 없으며 여기에 세균을 접종하면 냄새가 형성되는데 겨드랑이 냄새 또한 아포크린 분비와 세균 활동의 결과라 할 수 있다.

한편, 모낭은 윤활유를 분비하는 피지선과 연결되어 있으며 미생물을 위한 매력적인 서식지를 제공한다. 산소성 및 무산소성 세균과 곰팜이 등의 다양한 미생물이 두피아래에 위치한 모낭 주변에 존재한다. 땀샘의 분비물은 미생물의 영양분으로 이용도리 수 있는 요소, 아미노산, 염, 젖산 및 지질이 상당한 양으로 존재하며 보통 pH 4~6으로 산성이다.

피부에 존재하는 정상균무리는 일시적으로 존재할 수도 있고 상주할 수도 있다. 피부는 지속적으로 미생물에 노출되지만 그들 중 대부분은 집락 형성을 하

표 10-2. 세균별 인체기관의 분포양상

Bacterium	Skin	Con-junctiva	Nose	Pharynx	Mouth	Lower GI	Ant. urethra	Vagina
Staphylococcus epidermidis	++	+	++	++	++	+	++	++
Staphylococcus aureus	+	+/−	+	+	+	++	+/−	+
Streptococcus mitis				+	++	+/−	+	+
Streptococcus salivarius				++	++			
Streptococcus mutans				+	++			
Enterococcus faecalis				+/−	+	++	+	+
Streptococcus pneumoniae		+/−	+/−	+	+			+/−
Streptococcus pyogenes	+/−	+/−		+	+			+/−
Neisseria spp.		+	+	++	+		+	+
Neisseria meningitidis			+	++	+			+
Enterobacteriaceae (Escherichia coli)		+/−	+/−	+/−	+	++	+	+
Proteus spp.		+/−	+	+	+	+	+	+
Pseudomonas aeruginosa				+/−	+/−	+	+/−	
Haemophilus influenzae		+/−	+	+	+			
Bacteroides spp.						++	+	+/−
Bifidobacterium bifidum						++		
Lactobacillus spp.				+	++	++		++
Clostridium spp.					+/−	++		
Clostridium tetani						+/−		
Corynebacteria	++	+	++	+	+	+	+	+
Mycobacteria	+		+/−	+/−		+	+	
Actinomycetes				+	+			
Spirochetes				+	++	++		
Mycoplasmas				+	+	+	+/−	+

지 못하고 죽는다. 피부에 상주하고 있는 미생물은 단지 생존하기만 하는 것이 아니라 증식도 한다. 피부의 정상균무리는 주로 몇 개의 그람양성세균으로 한정되는데, 여기에는 몇 종류의 *Staphylococcus*, *Corynebacterium* 및 *Propionibacterium*이 포함된다. *Propionibacterium acnes*는 일반적으로 아무런 해를 주지 않지만 여드름과 같은 증상을 유발하기도 한다. 피부 표면이 분면오염을 통해 대장균 등의 장내세균에 지속적으로 노출되고 있음에도 불구하고 그람음성세균은 거의 항상 정상균무리의 소수만을 차지한다. *Acinetobacter* spp.는 예외적으로 피부에서 일반적으로 발견되는 몇 안 되는 그람음성세균 중 하나이다. 피부에 그람음성세균의 집락 형성이 어려운 이유는 건조한 피부 조건에 적응한 그람양성세균과 경쟁해야 하기 때문이다. 만약 항생제 치료에 의해 그람양성세균이 제거될 경우, 그람음성세균이 증식하게 된다. 효

모는 피부 표면에는 드물게 나타나지만 친유성 효모인 *Pityrosporum* (*Malassezia*) *ovale*는 때때로 두피에서 발견된다.

상주하는 미생물이 다소 일정하게 유지되지만 다양한 요소에 의해 정상균무리의 성질 및 정도는 달라질 수 있다. 날씨는 온도 및 습도에 변화를 주어 피부 미생물의 밀도를 증가시키거나 감소시킬 수 있는 요소로 작용할 수 있다. 연령 또한 중요한 요소로 작용하는데, 어린아이들은 성인보다 더 다양한 미생물을 가지고 있으며 더 많은 그람음성세균 및 병원성 세균을 보유하고 있다. 개인위생습관 역시 상주 미생물에 영향을 미치는데, 일반적으로 비위생적인 사람은 자신의 피부에 더 많은 미생물을 가지고 있다.

2) 입안 정상균무리

입안은 신체에서 가장 복잡하고 이질적인 미생물 서식지 중 하나로 치아와 혀, 그리고 그들이 존재하는 공간으로 구성된다. 타액은 입안 미생물의 영양분으로 가장 널리 이용되지만 미생물이 선호하는 배양액은 아니다. 타액은 약 0.5%의 용해성 고형물을 포함하는데 그중 절반은 주로 sodium chloride, sodium phosphat, calcium 및 미량 원소 등과 같은 무기물이다.

침의 주된 유기성분은 타액의 효소, 당단백질 및 일부 혈청단백질과 같은 단백질이다. 탄수화물, 요소, 암모니아, 아미노산 및 비타민도 소량 존재한다. 많은 향균물질이 타액에서 확인되었는데 그중 가장 중요한 효소는 라이소자임(lysozyme)과 락토페록시다제(lactoperoxidase)이다. 라이소자임은 세균의 세포벽 성분인 펩티도글리칸의 글리코시드 결합을 끊는 효소로 이로 인해 세포벽이 약화되고 세포가 용해된다. 우유와 침에 존재하는 락토페록시다제는 염화물이온 및 과산화수소를 포함하는 반응에 의해 세균을 죽인다. 타액은 평균 pH 6~7는 주로 중탄산염(hydrogen carbonate; bicarbonate)에 의해 조절된다. 타액을 구성하는 성분은 매우 다양하며 심지어 같은 개체에서도 생리적 · 정서적 요인에 따라 성분이 변화한다. 항균물질의 활동에서 불구하고 음식 입자와 상피 파편이 존재하는 입안은 미생물이 서식하기에 매우 유리한 장소이다.

치아는 입안 정산균무리의 특성에 영향을 미친다. 태어나서 1년 동안(치아가 나기 전) 입안에 상재하는 주된 세균은 *Streptococcus*속과 *Lactobacillus* 등의 무산소성균이며 그 외에도 일부 산소성 세균이 소수 존재한다. 치아가 나기 시작하면 무산소성세균이 많아지며, 치아가 자라면서 생기는 틈새와 치아표면에 적응한 다양한 세균이 존재하게 된다. 깨끗한 치아표면에 타액 중의 산성 당단백질이 부착하여 얇은 두께의 유기물 막을 형성하는데, 이 막은 세균의 집락 형성과 성작을 위한 장소로 제공된다. 이러한 당단백 막을 서식처로 삼는 대표적인 균이 *Streptococcus*속에 속하는 *S. sanguis*, *S. sobrinus*, *S. mutans* 및 *S. mitis*이다. 이 세균들이 광범위하게 성장하여 두꺼운 세균 영역을 형성하는데 이를 플라크(치석, plaque)라고 부른다. 플라크 형성이 지속될 경우 사상형 세균인 *Fusobacterium*속에 속하는 종들이 성장하기 시작한다.

사상형 세균은 사슬알균에 의해 형성된 매트릭스 속에서 치아 표면으로 수직으로 확장하면서 더 두꺼운 세균층을 형성한다. 이외에도 *Borrelia*속과 같은 나선균, 그람양성 막대균(간균) 및 그람음성 알균(구균) 등이 사상형 세균과 연관되어 플라크를 형성한다. 두꺼운 플라크는 주로 무산소성균인 방선균속(*Actinobacteria*)에 속한 종들에 의해 형성된다

입안이 늘 산소와 접하고 있는 것을 고려할 때 이러한 무산소성의 세균무리가 입안에서 서식한다는 것은 놀라운 것처럼 보일 수 있다. 조건무산소성세균이 치아에 존재하는 유기물을 산소를 이용하여 성장하고 조밀한 플라크층이 치아 표면으로 산소가 확산되는 것을 막기 때문에 입안에서도 무산소상태가 가능하다.

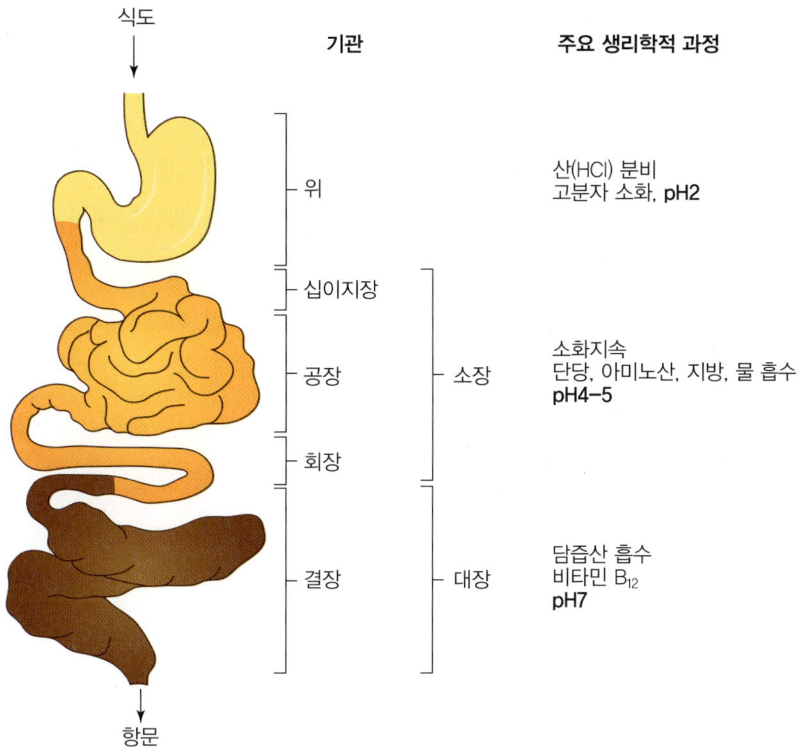

그림 10-2. 위장관의 구조와 생리학적 과정

3) 위장관 정상균무리

위장관의 구조와 생리학적 과정은 그림 10-2에 나타나 있다. 사람에서 음식이 소화되는 장소인 위장관은 위, 소장 및 대장으로 구성된다. 위액은 약 pH 2~3의 강산인데, 이는 위장관으로 외부 세균이 침입하는 것을 막는 미생물학적 장벽으로 작용한다. 위 내용물 중에는 세균이 일반적으로 적게 존재하지만, 위벽에는 종종 많은 수의 세균이 살기도 한다. 위벽에 서식하는 세균들은 주로 산에 저항성을 가지고 있는 *Streptococcus*속과 *Lactobacillus*이다. 이 세균들은 출생 후 매우 초기부터 나타나기 시작하며 첫 주 내에 정상균무리를 형성한다.

장관은 소장과 대장으로 구성되며, 소장은 두 부분, 즉 십이지장과 회장으로 나뉜다. 위장에 인접한 십이지장은 매우 강한 산성으로 위에 존재하는 균무리와 유사하게 존재한다. 십이지장에서 회장으로 갈수록 pH는 점차 증가하여 산성 정도가 덜하게 되고 세균의 수가 증가한다. 더 아래쪽에 위치한 회장에서는 세균이 소화된 물질과 혼합된 상태로 발견되는 보통 10^5~10^7/g 세균이 존재한다.

대장에는 엄청난 양의 세균이 존재하는데 많은 세균이 위장관에서 소화된 음식의 일부를 영양소로 사용하며 장관 내에서 살고 있다. 대장균과 같은 조건무산소성 세균도 존재하기는 하지만 일반적으로 장의 내용물 10^7/g개 미만으로 다른 세균에 비해 작은 수로 존재한다.

조건무산소성 세균의 활동으로 대장 내에 존재하는 산소가 모두 소비되면 무산소성세균이 아주 잘 자랄 수 있는 무산소 환경이 조성된다. 무산소성세균의 대부분은 끝이 가늘고 뾰족하고 긴 방추상의 그람음성막대균으로 장벽의 오목하게 들어간 끝 부위에 부착되어 있다. 대장에 존재하는 또 다른 무산소성세균으로 *Clostridium*속과 *Bacteroides*속에 속한 종들이 있다. 무산소성균은 장의 내용물에 10^{10}~10^{11}/g 존재하는데

*Bacteroides*속에 포함된 다양한 종이 장내 무산소성균의 대부분을 차지한다.

신생아의 장관내 정상균무리는 초기에 확립된다. 모유를 먹는 유아에서는 주로 *Bifidodacterium*속에 포함되는 종들로 구성된 매우 간단한 정상균무리가 형성된다.

유아가 성장을 하고 먹는 음식의 종류가 더 다양해짐에 따라 장관내 정상균무리의 조성은 더 복잡해지게 되고 성인과 유사해진다.

장내 세균무리는 먹는 음식의 종류에 따라 질적으로 다를 수 있다. 채식을 주로 하는 사람보다 고기를 많이 먹는 사람의 장내에는 *Bacteroides*속에 속하는 종들이 많은 수로 존재하는 반면 대장균 및 유산균은 적은 수로 존재한다.

장에 존재하는 세균무리는 사람의 장내 신진대사반응에 지대한 영향을 미친다. 모든 미생물이 이러한 반응을 수행하는 것은 아니지만, 식이요법 또는 질병으로 인한 장내 정상균무리의 변화는 사람에게 영향을 미칠 수 있다. 장내 항상성은 장에 특정 세균들의 부족이나 과다하여 깨지게 되는데 이런 현상은 종합적인 미생물 대사를 바꾸어 미생물이 생성하는 성분과 인체 면역 체계를 바꾸게 된다. 그 예로 *Clostridium*속의 불균형적 과다성장은 T세포에 의해 매개되는 감염성 면역 반응을 촉진하여 인체의 건강 악화를 야기한다.

담즙산(bile acid)은 간에서 생성되어 담낭을 통해 소장으로 분비되는 스테로이드로 지방을 효과적으로 소화할 수 있도록 음식물 중의 지방을 유화시키는 역할을 한다. 담즙산은 장내 미생물에 의해서 다양하게 변화되기 때문에 대변으로 배설될 때는 원래의 담즙산과는 성분과 조성이 상당히 다르다. 또한 미생물들은 장내에서 발효를 하면서 여러 가지 냄새가 나는 물질을 생산한다. 먹는 음식물의 종류 뿐만 아니라 장내 미생물 또한 배출되는 가스나 물질의 양 및 냄새에 영향을 미친다.

음식물이 위장관을 통과하는 동안 물은 소화 물질로부터 위장관으로 흡수되고, 점차적으로 더 농축되어 대변이 된다. 세균은 배설물 무게의 약 3분의 1을 차지한다. 대장의 내강에 살고 있는 세균들은 음식물이 연속적으로 이동함에 따라 음식물과 함께 지속적으로 더 아래쪽으로 이동하게 된다. 그래서 세균의 수가 유지되게 하기 위해서는 소실되는 만큼 새로 생성되어 대체되어야 한다. 사람의 전체 위장관을 물질이 통과하는 데 소요되는 시간은 대략 24시간인데 대장의 내강에 살고 있는 세균의 성장 속도 또한 이와 비슷하여 세균의 수가 유지된다.

항생제를 복용하게 되면 병원성 세균 뿐만 아니라 정상균무리의 성장 또한 억제될 수 있다. 장 내용물의 지속적인 배출로 인해 기존 세균이 소실되게 되고 정상균무리의 성장이 억제되면 장관은 살균했을 때와 비슷한 상태가 된다. 정상균무리가 존재하지 않을 경우 대장의 환경 조건이 바뀌게 되고 항균제 내성이 있는 *Staphylococcus*속, *Proteus*속, *Candida albicans* 같은 효모 등의 기회감염균들이 대장에서 서식하게 된다. 이러한 기회감염균들은 대개 정상균무리와 경쟁할 수 없기 때문에 일반적으로 장에서 성장하지 못한다. 때때로 이러한 기회감염균들이 장내에서 서식하게 되면 소화기능에 문제가 생기거나 질병이 발생될 수도 잇다. 항생제 복용을 중지하면 정상균무리는 다시 장내에서 서식하게 되지만, 종종 상당한 긴 시간이 지난 후에야 정상균무리가 자리 잡는 경우도 있다.

4) 호흡기 정상균무리

사람의 여러 장기를 덮고 있는 점막은 정상균무리가 성장할 수 있는 서식처를 제공한다. 정상균무리는 정상적으로 기능을 하는 각 장기들의 일부 환경이 건강함을 보여준다. 많은 경우에 병원성 미생물은 정상균무리 때문에 점막환경에 정착하지 못한다.

호흡기의 구조와 감염증은 그림 10-3에 나타나 있

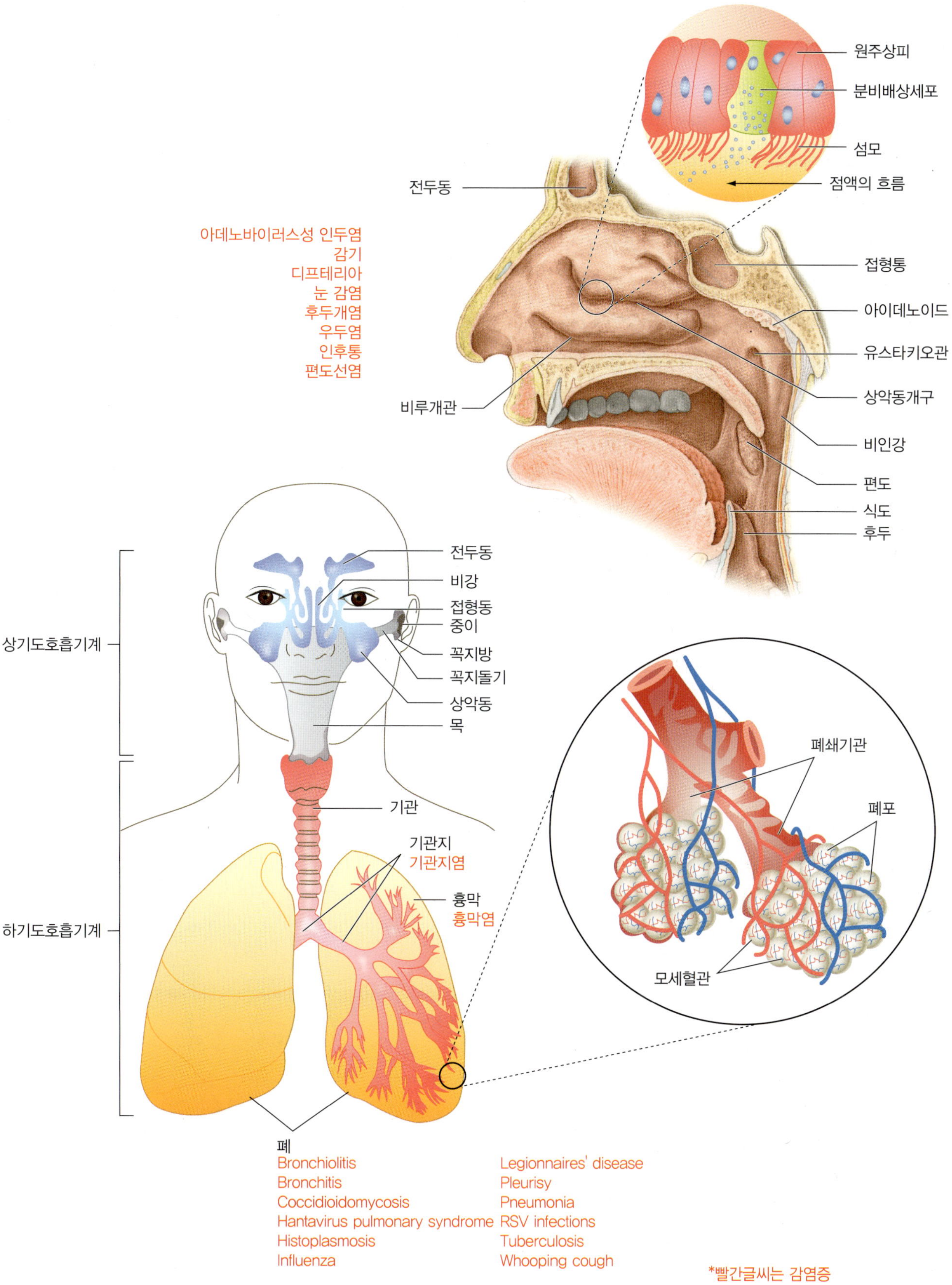

그림 10-3. 상기도와 하기도 호흡기의 구조 및 감염증

다. 입안, 코인두 및 목구멍 등의 상부 호흡기에 서식하는 정상균무리는 점액 분비가 풍부한 점막에 주로 서식한다. 사람이 호흡하는 동안 공기 중에 존재하는 세균이 상부 호흡기로 들어가지만 그들 중 대부분은 코안에 머물다가 코안 분비물로 다시 배출된다. 가장 흔히 발견되는 정상균무리로 *Staphylococcus* 균속, *Streptococcus*균속, *diphtheriod* 및 그람음성 알균 등이 있다. *Staphylococcus aureus*, *Streptococcus pneumoniae*, *Streptococcus pyogenes* 및 *Corynebacterium diphtheria*와 같이 잠재적으로 병원성을 가지고 있는 세균도 종종 정상균무리의 일부로 건강한 사람의 코인두에 서식하기도 한다. 병원균을 가지고 있는 사람이 정상적으로는 질병에 걸리지 않는데 그 이유는 정상균무리가 성장하는 데 필요한 영양분을 차지하기 위해 성공적으로 경쟁하여 병원균의 성장을 제한하고, 면역계가 점막 표면에서 활성화되어 병원균의 성장을 억제하기 때문이다.

기관, 기관지 및 허파와 같은 하부 호흡기는 호흡하는 동안 많은 미생물이 도달할 수 있음에도 불구하고 실질적으로는 무균상태이다. 비교적 큰 먼지 입자는 상부 호흡기에서 머물게 된다. 공기가 하부 호흡기를 통과할 때, 공기흐름의 속도는 현저히 감소되고 미생물들은 호흡기관의 벽에 정착한다. 전체 호흡기관의 벽은 섬모 상피세포로 덮여 있는데, 이 섬모들은 일렬로 줄지어 있으면서 세균과 이물질들을 상부 호흡기로 밀어낸다. 이렇게 상부 호흡기로 밀려나온 세균과 이물질들은 침과 코 분비물을 통해 몸 밖으로 배출된다. 직경이 약 10 μm보다 작은입자만 허파에 도달할 수 있다.

5) 비뇨생식기 정상균무리

남성과 여성의 비뇨생식기의 주요 해부학적 구조는 그림 10-4에 나타나 있다. 남성과 여성 모두에서 방광 자체는 일반적으로 무균 상태이지만, 요도의 상피세포는 조건무산소성 그람음성막대균과 그람음성 알균의 서식처가 된다. 대표적인 세균으로 대장균과 *Proteus mirabilis* 등이 해당되는데, 이 세균들은 때때로 기회감염균이 되기도 한다. 이 세균들은 사람의 몸에 존재

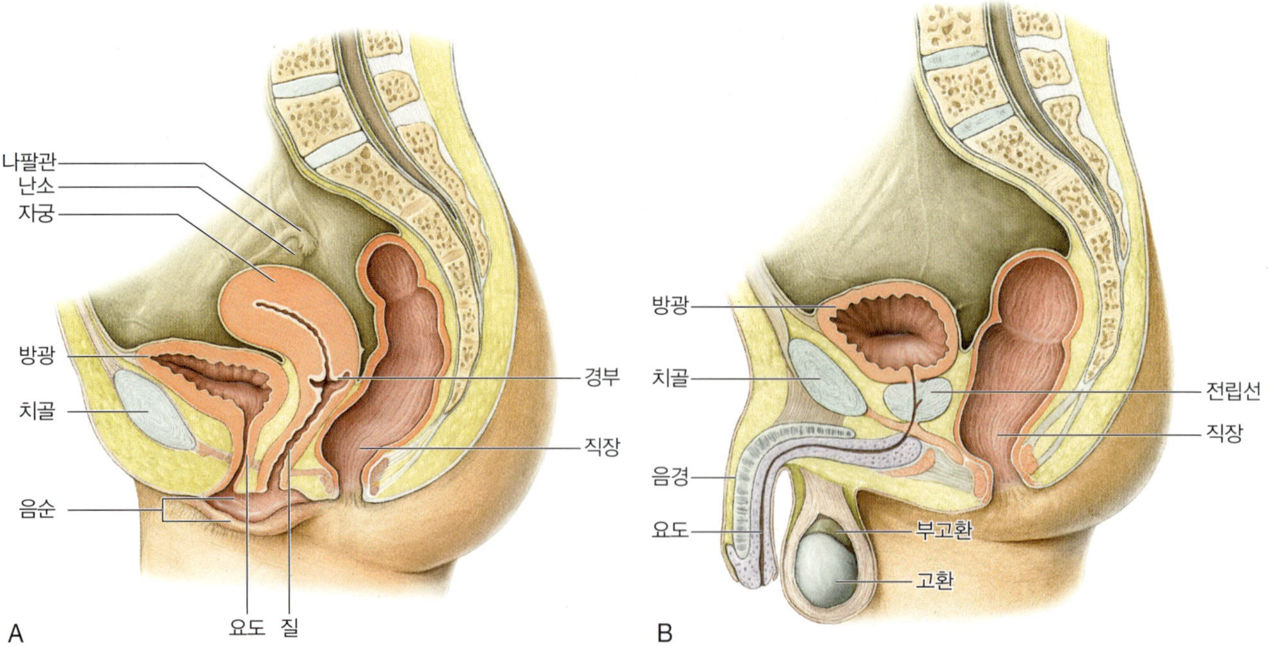

그림 10-4. 여성과 남성의 비뇨생식기의 구조 A.여성 B.남성

하며 정상적인 상태일 때는 병원성으로 작용하지 않지만 면역기능이 떨어지거나 pH가 변하게 되면 증식하여 병원성으로 작용할 수 있다. 이 세균들은 특히 여성에서 요로 감염을 일으킨다.

성인 여성의 질은 일반적으로 약산성이며, 상당히 많은 양의 글리코겐을 포함하고 있다. *Lactobacillus acidophilus*는 질 내에서 글리코겐을 발효하여 산을 생성하는데 이렇게 생산된 산에 의해 질의 산도가 유지된다. *Candida*와 같은 효모 그리고 사슬알균 및 대장균 같은 세균 등도 역시 질에 존재할 수 있다. 사춘기를 지나지 않은 여성의 질은 글리코겐을 생성하지 않아서, *L. acidophilus*가 서식하지 못한다. 그래서 질 내 정상균무리는 주로 포도알균, 사슬알균, 디프테로이드 및 대장균으로 구성된다. 폐경 후 글리코겐이 사라지면 산도가 올라가게 되고 정상균무리를 구성하는 세균무리는 다시 사춘기 전과 유사하게 된다.

6) 감염성 질환에 대한 정상균무리의 역할

일반적인 정상균무리의 구성원 중 일부는 실제로 숙주의 영양분에 의지해서 살아가며 기생관계를 보이는 미생물도 있지만, 대부분의 경우는 앞서 언급한 바와 같이 숙주와 공생관계를 형성하며 숙주에 어떤 이득을 제공한다. 그러나 정상균무리의 구성원 중에는 숙주의 면역 시스템이 악화 또는 손상되어 그들의 서식지가 파괴되거나 변하게 되면 질병을 일으키는 기회감염균도 존재한다. 사고나 상처로 인해 외상이 발생하는 경우 상처 부위에 서식하던 미생물무리 중 일부가 일반적으로 이 미생물이 서식하지 않은 신체의 다른 부위로 전달되면 감염될 수 있다. 숙주의 면역기능은 면역억제제, 화학요법 또는 방사선 치료 등에 의해 감소되거나 변형될 수 있다. 또한 림프종, 백혈병 또는 식세포 활성의 기능적 결손이나 작동세포의 수가 감소하는 혈액질환을 가진 사람 또한 면역기능이 저하될 수 있다.

7) 숙주 방어에서 정상균무리의 역할

정상균무리가 숙주에 제공하는 유익한 효과 중 하나가 면역능력을 발달시키는 것이다. 면역체계는 끊임없이 미생물과 접촉하며 방어준비를 하기 때문에 무균환경에서 태어나고 자라면 제대로 면역체계가 작동하지 못한다. 마찬가지로, 무균 환경은 신생아에 영향을 미칠 수 있는데 지속적으로 무균 환경에서 지내게 되면 항체 생산을 못하게 되고 세망내피계는 미숙한 상태로 남게 된다. 미생물에 대해 면역반응을 하는 혈청 Ig G 및 다른 항체들의 작용이 억제되고 병원성 미생물 종에 대한 숙주의 방어 능력은 더 취약해지는 것이다. 미생물에 의한 활성화 작용과 항원제시세포 및 사이토카인의 지지작용 없이는 세포성 면역은 정상적으로 발달하지 못한다.

정상균무리는 미세하게 환경을 변환시켜 외부로부터 들어온 병원균의 집락 형성을 차단한다. 광범위 항균제의 사용으로 토착 정상균무리의 일부가 죽어서 정상균무리의 구성에 변화가 생기면 질병을 일으킬 수 있는 다른 미생물이 그 빈 공간을 채운다. 예를 들어, 살모넬라균에 의한 위장관염은 일반적으로 항생제로 치료되지 않고 결장에 있는 정상균무리에 의해 자연적으로 제거된다. 만약 정상균무리가 항균요법이나 몇 가지 유형의 화학요법치료로 인해 제거되었다면 저항성 또는 병원성이 더 강한 종들이 감염을 일으킬 수 있다.

정상균무리는 건강유지와 질병예방 모두에서 중요한 역할을 한다. 일반적인 정상균무리의 제거는 아주 부정적인 영향을 숙주에게 줄 수 있으나 아직 많은 감염이 일반적인 정상균무리의 구성원에 의해서도 발생한다. 감염질환의 발병기전에서 이러한 정상균무리의 역할에 대한 지식은 임상검체로부터 이 미생물이 분리되었을 때 그 임상적 의미를 평가하는 데 도움이 된다.

CHAPTER 11

감염경로와 방어기전

학/습/목/표

1. 병원소를 설명한다.
2. 병원균의 독소(외독소, 내독소)에 대하여 설명한다.

1 세균의 감염과 발증

1) 감염 및 병원소

미생물이 숙주인 생체 내에 침입하여 증식하는 것을 감염(infection)이라고 하며, 미생물인 병원체 감염을 받은 생체를 숙주(host)라고 한다. 다만 미생물이 생물 혹은 무생물에 부착된 경우에는 오염(contamination)이라고 하며, 감염과 구별해야 한다. 감염이 일어나면 숙주는 각각 병원체에 대하여 특유의 반응을 보인다. 이 반응이 병적인 정도에 도달하여 임상증상이 나타났을 경우를 발증이라고 하며, 미생물의 감염에 의해 발병된 병을 감염증(infectious disease)이라고 한다. 그리고 사람에서 다른 사람으로 전염되어 가는 감염증을 전염병(communicable disease)이라고 한다. 우리나라에서 일어나는 전염병으로는 장티푸스(typhoid fever)나 콜레라(cholera) 등이 있다. 그러나 일반 세균에 의한 중이염이나 파상풍은 전염병이라고는 할 수 없다. 한편 자체 손상이 없이 그리고 다른 개체에 대한 감염원으로 작용하는 병원체의 교대성 숙주나 수동 보유체를 병원소(reservoir, 병원균 보유자)라고 한다.

유행(epidemic)이란 일정한 감염증이 같은 지역에서 계속 발생하는 상태를 말하며, 유행이 세계적으로 퍼졌을 경우를 범유행 혹은 세계유행(pandemic)이라고 하고, 지방에서 산발적으로 유행하는 경우를 지방유행(endemic)이라고 한다.

콜레라균은 산(acid)에 약하고, 섭취에 의해 발생하는 전염성 감염 질환이다.

(1) 감염경로

미생물의 사람에 대한 감염경로에 대해서 표 11-1에 정리하였다. 이것 외에 수평감염, 수직감염이라는 말이 있다. 사람에서 사람의 보통감염을 수평감염이라고 하며, 부모로부터 자식(신생아, 유아)에게로 감염을 수직감염이라고 부른다. 수직감염은 정자, 난자, 모유 및 혈액 등을 매개로 해서 감염된다.

(2) 감염의 종류

미생물이 감염되어도 반드시 발병한다고는 할 수 없다. 감염된 경우에도 불구하고 임상적이므로 병적인 상태가 되지 않고 오히려 항체생성이 된 상태를 불현성 감염(inapperent infection)이라고 한다. 또한 불현성 감염이 만성의 경로를 장시간에 걸쳐 병원체와 숙주 사이에 평형관계가 유지되고 있는 것을 잠복감염(latent infection)이라고 한다. 바이러스성 질환에 불현성 감염으로는 폴리오(급성 회백수염(poliomyelitis))이나 일본뇌염(Japanese B encephalitis)이 그 예이며, 단순헤르페스는 잠복감염을 일으키는 것도 잘 알려져 있다.

감염이 되어 발병여부는 감염을 일으킨 병원체의 종류, 병원체의 양, 독력(virulence) 및 기타의 병원체 감염력에 관한 인자와 감염된 생체의 감수성, 면역, 기타의 저항력에 관한 인자와의 상호작용, 즉 양자의 균형에 의해 정해지며 발병자의 질병 경과도 좌우된다. 최근에 병원성이 약하고 정상 숙주에서는 감염을 일으킬 수 없는 세균이 생체의 저항력이 약하거나(선천적 또는 후천적면역부전증, 백혈병, 암, 면역억제제 사용, 중한 외과수술, 방사선 피폭 등) 혹은 균교대증(항생물질대량투여) 등의 원인에 의하여 감염을 일으키는 것이 적지 않은 것이 문제가 되어 있다. 이것을 기회성 감염(opportunistic infection)이라고 한다.

이상은 보통 일종의 병원체에 의한 감염이지만 동일 개체에 2종 이상의 병원체가 동시에 감염되는 수가 있다. 이것을 혼합감염이라고 한다. 처음부터 혼합감염이 되는 경우도 있으나 일종의 병원체에 의한 감염이 된 후에 다른 종류의 병원체에 의해서 감염이 더해 질 경우가 있으며 이것을 2차 감염이라고 한다.

(3) 체내에서 세균의 확산

감염국소에서 증식된 세균은 우선 조직을 통해서 주

표 11-1. 감염경로에 따른 미생물

감염경로	감염 미생물
기도와 입	기침이나 대화, 키스할 때 침이나 에어로졸(분무제)에 의한 감염 : 결핵균, 백일해균, 디프테리아, *Haemophilus influenzae*, A군 사슬알균, 폐렴알균, *Mycoplasma*, 많은 바이러스 등
소화관	오염된(대부분은 변에 의함) 물, 음식을 섭취해서 소화관 감염을 일으킨다. : 세균성 이질균, 콜레라균, 살모넬라균 등의 대부분 설사를 일으키는 균, 장티푸스균, A형간염 바이러스 등
피부	피부접촉 등에 의한 감염 : 황색포도알균, 수두-대상포진바이러스(varicella-zoster virus, VZV) 등
혈액	수혈이나 주사침 사고, 혈액에 오염된 주사기에 의한 감염 : B, C형간염 바이러스, 면역결핍증 바이러스(human immunodeficiency virus, HIV) 등
비뇨생식기	일반적인 요로감염과 성접촉에 의한 감염. 성접촉에 의한 감염을 STD (sexually transmitted disease, 성병)라고 부르며, 비뇨생식기의 점막표면은 거의 성병이 대상이 된다. 요로감염은 대장균, 황색포도알균 등이며, 성병은 매독균, 임균, *Chlamydia*, B형간염 바이러스, 단순헤르페스(herpes simplex), HIV 등
동물	진드기나 곤충 등을 매개하여 감염하는 것과 개나 고양이, 새 등의 애완동물이나 소, 양 등의 가축에서 감염하는 것이 있다 대부분의 리케치아, 페스트균, *Yersinia*, *Listeria*, *Borrelia*, *Chlamydia*, *Leptospira*, *Salmonella*, 일본뇌염 바이러스, 황열 바이러스, 말라리아, 톡소플라스마 등

위로 퍼지고 동시에 체강, 관강, 림프절 및 혈액 등을 통하여 전신에 확산되고 전이소를 만든다. 세균의 종류에 따라서 체내에서 퍼지는 방법에는 특성이 있으며, 예를 들면, 세균성 이질균(*Shigella spp.*)이나 파상풍균(*Clostridium tetani*)은 혈류 중에 들어가지 않는다. 즉 균혈증(bacteremia)을 일으키지 않는다. 살아 있는 세균이 단지 혈류 중에 들어갔을 경우를 균혈증이라고 하며, 특히 혈류 중에서 많은 수의 세균으로 증식되거나 세균의 독소가 있어서 일어나는 전신질환을 일반적으로 패혈증(sepsis 혹은 septicemia)이라고 한다.

2) 세균의 병원인자(病原因子)

감염이란 병원체와 숙주와의 상호작용인 이상 우선 병원체 및 숙주 인자로 나누어 생각하는 것이 필요하다. 세균의 독력(virulence)은 그 생체에 침입하여 증식력, 침습력(invasiveness), 독소생성력(toxigenicity)의 총계이다.

(1) 병원성과 독력(pathogenicity and virulence)

병원체의 병원 인자로서는 병원성(pathogenicity)과 독력(virulence)이 문제가 된다. 병원성(pathogenicity)이란 미생물이 어떠한 동물에 질병을 일으키게 하는 힘을 갖고 있을 때 그 미생물은 그 동물에 대하여 병원성을 갖는다고 한다. 또한 병원성의 강도를 독력(virulence)이라고 한다. 즉 독력은 병원성을 가진 세균의 감염증을 일으킬 수 있는 능력의 정도, 강약을 나타내는 것이다. 독력을 정하고 있는 인자를 병원인자(virulence factors)라고 하며, 그것은 다음 세 가지 범위로 나누어지는데 정착인자(colonization factor), 침입인자(invasion factor) 및 독소와 효소(toxin and enzymes)이다.

(2) 정착 및 균막(colonization and biofilm)

정착인자(colonization)는 병원체가 숙주에 최초로 부착하여 증식하기 위해 필요한 인자이다. 특히 소화관 요로와 같은 배설작용이 강하게 활동하고 있는 기관의 감염에는 필수적이다. 정착인자로서 확인되고 있는 구조는 섬모로 요로감염, 소화관 감염을 일으키는 세균에 주로 보여진다. 이 밖에 세포벽의 표면에 있는 단백질과 리포테이코산(lipoteichoic acid)이 있다.

세균은 점막의 표면에 부착과 증식을 시작한다. 증식한 세균은 조직 내나 세포 내에 침입하든지 혹은 그 장소에서 그대로 증식을 계속하는 것을 정착(colonization)이러고 한다. 경우에 따라서는 균막(biofilm)을 형성한다(그림 11-1). 균막(biofilm)은 점막 표면에서 세균자신이 분비하는 균체 외 점액다당의 안에서 증식해서 집락을 형성한 상태를 말한다. 균막은 치아, 호흡기, 요로, 질, 소장 등에서 볼 수 있다. 또한 카테터나 인공심장 등의 생체 이물의 표면에도 형성된다. 임상적으로는 폐에 있어서 녹농균에 의한 균

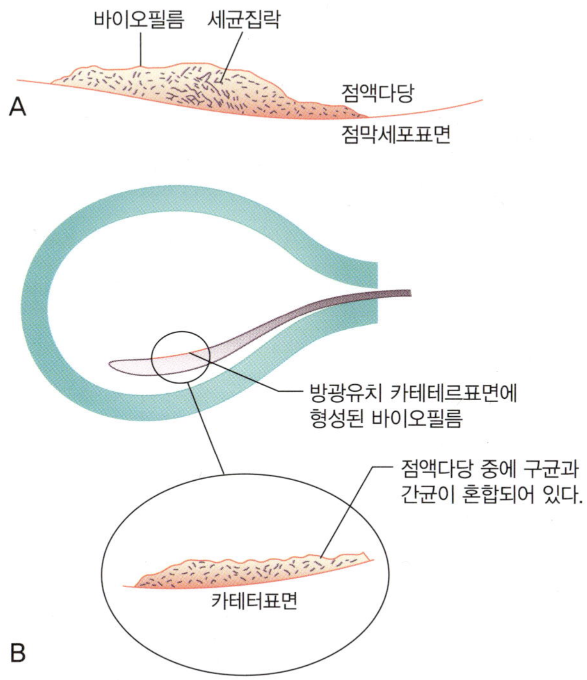

그림 11-1. 균막(biofilm)

막이 가장 문제되고 있다. 녹농균이 생성하는 협막다당 알긴산(alginic acid)이 균막향성에 크게 관여하고 있다.

(3) 효소, 독소 등 생성에 의한 감염국소의 장해(障害)

황색포도알균, A군 사슬알균 등에서 생성하는 히알루론산분해효소(hyaluronidase), 단백분해효소(protease) 등의 가수분해효소는 세포외 기질(matrix) 성분을 분해해서 사람의 조직을 파괴한다.

독소와 효소(toxin and enzyme)는 세포, 조직 및 기관에 손상을 끼쳐 여러 가지 병적인 반응을 일으킨다. 독소(toxin)는 균체 외에 분비되는 외독소(exotoxin)와 그람 음성균의 세포벽에 있는 내독소(endotoxin)가 있다. 외독소는 단백질로써 그 구조 분자량 등은 생성하는 세균의 종류에 따라 여러 가지가 있다. 그 작용에서 세포막에 장해를 주는 세포독소, 신경계에 작용하는 신경독소, 소화관에 작용하는 장관독소 등으로 나누어지고 있다. 독소는 열에 약한 것이 많으며, 단백질이므로 항원성이 좋고 항체를 만드는데 이것을 항독소(antitoxin)라고 하며, 감염 치료에 이용되고 있다. 독소의 독성을 불활성화하여 항독소 생성을 자극하는 톡소이드(toxoid)를 백신(vaccine)으로 이용하는 것은 항체가 잘 생성되는 성질을 응용하는 것이다. 내독소는 리포다당(lipopolysaccharide)이며, 그 지질(lipid) 부분인 리피드 A에 독소활성이 있다. 본체가 지질이므로, 항원성이 약하고 백신으로서는 이용되지 않고 있다. 세균의 종류에 따른 구조, 분자량은 큰 차이가 없다. 그 독소작용도 강도의 차이 외에는 질적으로는 차이가 없다. 세균이 체내에서 파괴되면 방출된다.

(4) 병원균의 침입성과 증식성

① **침입성**(invasiveness)

미생물이 인체 조직 내에 침입하여 증식하고 병소를 넓혀가는 힘을 침입성(invasiveness)이라고 한다. 체내에 침입한 균이 생체 내에서 증식할 수 없는 것은 숙주생체의 백혈구에 의한 식균작용에 대항하는 힘과 생체 내 환경에 적응하는 능력에 의해서 결정된다. 인체 내에 침입한 미생물은 어느 곳에서 증식하는가에 따라서 다음 3종류로 구분한다.

(가) 편성세포 내 기생균(obligate intracellular parasites)

세포 내에서만 증식하는 미생물로써 바이러스(Virus), 리케챠(*Rickettsia*), 나병균(*Mycobacterium leprae*), 클라미디아(*Chlamydia*) 등이 있고, 이러한 미생물은 인공배지에서는 자라지 않고 살아있는 세포 내에서만 증식한다.

(나) 세포 내외 기생균(intracellular and extracellular parasites)

세포 내외에서 증식하는 미생물로써 장티푸스균(*Salmonella* Typhi), 파라티푸스균(*Salmonella Paratyphi*), 레기오넬라균(*Legionella*), 브루셀라(*Brucella*), 야토병균(*Francisella*), 리스테리아균(*Listeria*), 노카르디아균(*Nocardia*), 결핵균(*Mycobacterium tuberculosis*), 페스트균(*Yersinia pestis*), 진균(fungus), 원충(Protozoa) 등이 있다.

(다) 세포 외 기생균(extracellular parasites)

폐렴알균(*Streptococcus pneumoniae*), 폐렴막대균(*Klebsiella pneumoniae*), 사슬알균(*Streptococcus*), 콜레라균(*Vibrio cholerae*) 등 그 외의 대부분은 세균에 속한다.

세포 내 증식균은 독력(virulence)이 포식세포와 평행적 관계에 있으며, 균이 강하면 세포를 사멸시키고, 그 반대면 균이 사멸된다. 세포외 증식균은 포식되면 살해되는 균군으로써 포식되는 어려운 균은 독력이 강한 것이 된다. 폐렴알균이나 인플루엔자 막대균(*Haemophilus influenzae*)의 협막은 독력과 관계가 있어서, S → R변이에 따라 협막(capsule)을 상실한 것은 쉽게 포식되어 독력이 약하다. 세균이 생성하는 균체 외 효소는 침입성을 강하게 한다.

주요 균체 외 효소는 다음과 같다.

Ⓐ 혈장응고효소(coagulase)

– *Staphylococcus aureus*가 생성

Ⓑ 스트렙토키나아제(streptokinase)

– 용혈성 *Streptococcus*가 생성

Ⓒ 스트렙토도나아제(streptodornase)

– *Streptococcus*가 생성

Ⓓ 히알루노니다제(hyaluronidase)

– *Staphylococcus*, *Streptococcus*, *Streptococcus pneumoniae*, 가스괴저(gas gangrene)균 등의 그람양성균

Ⓔ 콜라게나아제(collagenase) → 가스괴저균

점막세포표면에 부착한 균은 세포 내로 침입해서 감염을 진행한다. 세포 내 침입의 능력을 가진 균은 세균성 이질균이 잘 연구되어 있다(그림 11-2). 세포 내 침입은 침입성 plasmid 및 세균 염색체상의 많은 유전자로 만든 단백질에 의해서 이루어진다. 세균침입 부위에서는 세포 내의 세포골격(cytoskeleton)이 재편성되고, 헛다리(pseudopods, 위족)가 형성된다. 헛다리의 작용에 의해서 세균은 세포질에 침입한다. 세포침입에 관여하는 단백질을 인테그린(integrin)이라고 한다. 세포질에 침입해서 들어온 배후에는 액틴(actin)이 중합해서 액틴 섬유의 칠보(shippo)형성이 보인다. 이와 같이 균은 세포질 안을 움직여 회전하고 인접세포에도 침입한다. 포식소체(phagosome, 식포) 내에 섭취해서 들어오면 포식소체 막을 파괴해서 세포질에 들어와 침입하게 된다. 대부분의 병원성 세균은 편모를 가지고 있다.

편모를 가진 세균은 액체 안에서 움직일 수가 있다. 또한 당이나 아미노산 등의 영양성분을 향해서 이동한다. 이와 같은 것을 화학쏠림성(chemotaxis, 화학주성)이라고 한다. 이와 같이 화학쏠림성(화학주성)은 화학쏠림성 인자(chemotactic factor)의 농도가 증가하는 방향으로 세포나 미생물이 일정한 방향으로 이동하는 것을 말하며, 백혈구 등이 있다. 균이 점막 위에서 정착 혹은 세포 수용체(receptor)에 부착하는 것은 운동성이 있기 때문이다.

침입인자(invasion factor)는 정착된 병원체가 체내나 세포 내에 침입하는 데 필요한 인자이다. 체내에 침입한 병원체는 항체나 백혈구에 의해서 죽게 되므

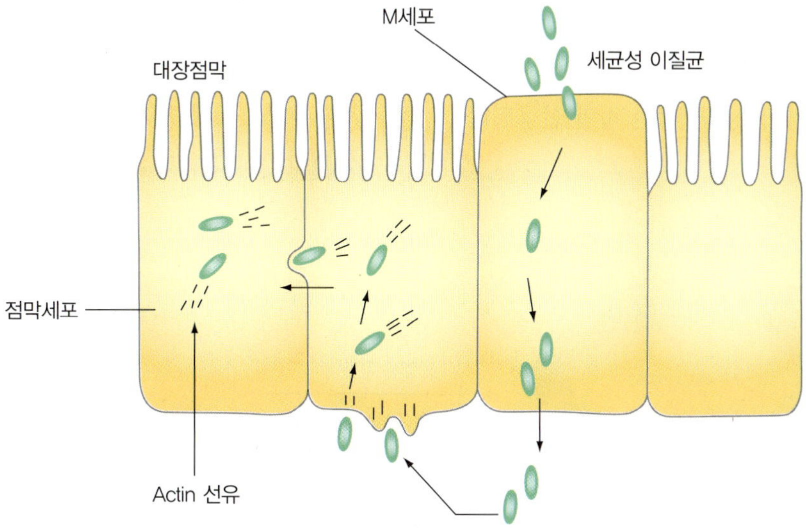

그림 11-2. 세균성 이질균의 장관점막 침입 기전
세균성 이질균은 M세포에 침입해서 아래점막 세포 내에 넓혀가고, 점막세포는 점차 살해된다.

로, 이 작용으로 부터 보호하는 기능을 가지고 있어야 한다. 여기에 더하여 세포나 조직에 침입하는 성질도 필요하다. 협막(capsule), 점액층(slime layer)은 포식세포로부터 보호하는 기능을 세포에 주고 있다.

② 세포 내 증식(세포 내 기생세균)

세균은 호중구, 큰포식세포(macrophage), 간의 별큰포식세포(kupffer cell, 쿠퍼세포) 등의 포식세포에 탐식되고, 포식세포를 생성하는 활성산소, 가수분해효소 혹은 디펜신(defensin) 등의 살균성 단백질에 의해서 살균된다. 그러나 일부 세균은 포식세포의 살균작용에 저항해서 포식세포, 특히 활성화되고 있는 큰포식세포(macrophage) 내에서 증식한다. 이것을 세포 내 기생균(intracellular parasite)이라고 부른다. 포식세포 내에서 세균이 살기위해서는 과산소디스뮤타아제(superoxide dismutase, 수퍼옥사이드 디스뮤타제)나 카탈라아제(catalase)를 분비해서 활성산소를 분해하고 펩티도글리칸(peptidoglycan)이나 외막을 포함한 세균 표층 구조가 가수분해효소 등에 저항성이 되고 있다.

세포 내 기생세균에 결핵균, 장티푸스균, *Listeria*, *Legionella pneumophila* 등이 있다. 세포 내 기생세균은 세포 내에 존재하기 위해서는 몸 안에서 항체나 보체의 작용을 받아들여 각각, T-림프구에 의해 macrophage가 활성화(세포성 면역)된 것만 살균된다.

③ 협막에 의한 포식작용의 저항성

폐렴알균이나 폐렴막대균(*Klebsiella pneumoniae*) 등의 세균은 균체 외측에 점액다당층이라는 협막을 가지고 있다. 협막은 친수성으로 세균을 건조로부터 보고하거나, 호중구 등의 포식세포의 포식작용으로부터 세균을 보호하는 작용을 한다. 돌연변이에 의해서 협막을 상실하면 세균은 호중구에 탐식되기 쉬워지고 동시에 병원성을 상실한다. 특정형의 협막을 가진 세균은 사람에 대한 병원성이 강한 경향이 있지만 그 이유는 알 수 없다.

Haemophilus influenzae b형 협막은 이 균에 의한 수막염이나 패혈증과 깊은 관계가 있다(그림 11-3). 상기도에서 분리된 균주는 대부분 무협막이지만 수막염이나 패혈증을 일으키는 균주는 모두 b형 협막을 가지고 있다. A군 사슬알균의 균체 표면에 존재하는 M 단백질도 포식작용에 대해서 저항성을 나타낸다. M 단백질을 가지지 않은 변이균은 포식작용을 받기 쉽다.

3) 독소

미생물에서 생성되는 물질로서 동물에 주면 장애를 일으키는 물질을 독소(toxin)라 한다. 침습성이 숙주생체의 면역에 이겨내어 감염이 성립했을 경우 발증의 원인이 되는 것은 주로 세균이 생성하는 독소이다. 세균독소는 외독소(exotoxin)와 내독소(endotoxin)로 통상 분류한다. 세균이 생성하는 독성물질 중 세포벽 구성성분의 하나로서 균체와 크게 결합되어 있는 것을

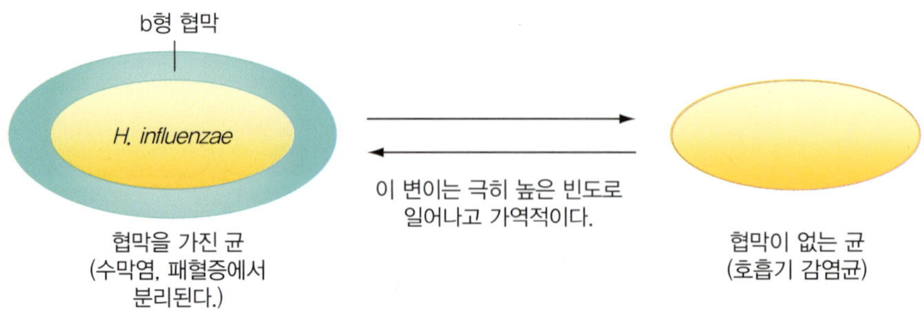

그림 11-3. *Haemophilus influenzae* b혈청형 협막

내독소라고 하며 균체 외로 분비되는 것을 외독소라고 한다. 내독소는 균이 파괴되지 않으면 대량으로 방출되지 않는다. 내독소와 외독소의 주요 성상을 표 11-2에 정리하였다.

(1) 내독소(endotoxin)

주로 그람음성균이 생성하는 내독소는 독소로서의 명칭이고, 화학적으로는 세포벽 구성 1인자인 지질다당질(lipopolysaccharide, LPS)이다. LPS는 균체구성성분이고 세균이 파괴되지 않으면 대량방출하지 않는다. 이 점이 균체 외로 분비되는 외독소와 차이점이다. 그러나 미량의 내독소는 그람음성균이 증식하는 과정에서 균체에서 유리된다. LPS는 lipid A라고 부르는 지질로서 O 다당체(O polysaccharide)와 긴 사슬의 당이 공유결합해서 구성되고 있다. 지질다당질의 지질 A(lipid A) 부분이 내독소 활성에 반응하는 부분이다. 내독소는 외독소와 동일하지 않고 그람음성세균에서만 생성된다. O 다당체는 *Salmonella*와 *Shigella*와 같은 균에서 혈청군을 결정한다. LPS의 가장 중요한 성상은 발열성과 내독소 쇼크이다. 또한 내독소 쇼크는 다량의 내독소가 정맥주사 되면 동물은 1~2시간 후에 수면상태로 되어 설사, 혈압의 하강에 이어 쇼크 상태가 되어 사망한다. 내독소를 주사하지 않아도 그람음성균의 패혈증이나 신우염에서도 인정된다. 한편, 내독소 쇼크가 일어나면 회복되지 않는 경우가 많다. 또한 임신 동물에 쇼크를 일으키지 않을 정도의 내독소를 주사하면 유산이나 조산을 일으키고, 임산부가 그람음성 막대균에 의한 요로감염증을 일으키면 유산이나 조산하는 수가 있으므로 주의가 필요하다.

(2) 외독소(exotoxin)

감염된 병원성 세균의 대부분은 생체 내에서 증식할 때 균체 외에 대사물의 하나로서 외독소를 분비해서, 이 독소에 대한 병원성을 발휘하는 경우가 있다. 이 경우 세균의 병원성이 강한 것은 균체 외로 생성되는 외독소 량과 비례한다. 또한 독소 생성 능력을 탈락한 변이주에서는 그 병원성이 소실된다.

이와 같은 병원성 독소를 항독소(antitoxin)로 충분히 중화시켜 억제시킬 수 있다. 용혈독소로서 A, C, G군 사슬알균이 생성하는 Streptolysin O와 S, 포도알균, 가스괴저균, 콜레라균, 파상풍균 등이 생성하는 용혈독소가 있다. 장관독소(enterotoxin)는 콜레라균, 세

표 11-2. 외독소와 내독소의 차이점

성상	외독소(exotoxin)	내독소(endotoxin)
1. 위치	살아있는 세균에 의해서 균체 외로 분비, 유리하다.	그람음성균 외막인 세포벽 성분이며 세균이 파괴될 때 유리된다.
2. 성분	고분자 단백질 (분자량 1만~90만)	지질다당질(lipopolysaccharide, LPS) 복합체 (lipid A가 활성을 나타내는 부분)
3. 열에 대한 저항성	비교적 열에 불안정. 60℃에서 파괴된다.	비교적 열에 안정. 60℃ 이상 수 시간 가열하여도 독성이 유지된다.
4. 포르말린 처리 (Toxoid 화)	항원성이 있고 비독성인 변성독소(toxoid)로 변한다.	변성독소로 전환되지 않는다.
5. 면역원성(항원성)	강한 항원성이 있고 항독소 항체를 생성할 수 있다.	O 항원 다당에 대한 항체가 있지만 lipid A에 대한 항체가 없기 때문에 독성을 중화하지 않으며 비교적 항원성이 약하다.
6. 독성	극히 강하고 각 독소작용에 특이성이 있다.	비교적 약하고 공통된 독성을 나타낸다.

균성이질균, 황색포도알균, 대장균, 장염비브리오균(*Vibrio parahaemolyticus*), 가스괴저균(*Clostridium perfringens* 등), *Bacillus cereus*균 등이 생성한다. 이 외에도 A군 사슬알균 생성의 발적독소(erythrogenic toxin; 성홍열(Scarlet fever)), *Staphylococcus*, *Streptococcus pneumoniae*, *Pseudomonas aeruginosa* 등이 생성하는 백혈구파괴독소(leukocidin)가 있다. 근래 항생물질 투여 후 일어난 위막성 대장염의 원인으로서 *Clostridium difficile* 생성의 독소가 주목되고 있다.

표 11-2에 표시한 외독소는 일반적으로 이열성이지만, 장관독소(enterotoxin)는 100℃ 20분간 가열에도 파괴되지 않는 내열성인 것도 많다. 포르말린 등으로 무독화시켜서 항원성(면역능력)은 충분히 유지된 것을 변성독소(toxoid)라고 한다. 외독소는 toxoid화 되기 쉽고 항원성을 갖고 있으므로 예방접종에 쓰인다.

① 외독소의 유전자

외독소의 유전자 대부분은 염색체상에 암호화(code)되어 있지만 잠재성 파지(temperate phage)나 플라스미드(plasmid)에 암호화 되어 있는 경우도 있다. 파지(phage)에 코드되고 있는 것은 보툴리누스 독소 C형과 D형, 디프테리아 독소, A군 사슬알균의 발적독소 등이 있다. 플라스미드에 코드되고 있는 독소는 독소원성대장균의 이열성 장관독소(LT)와 내열성 장관독소(ST), 포도알균의 박탈성독소(exfoliative toxin) 등이 있다.

② 외독소의 구조

기능적으로 다른 2종류의 펩티드(peptide) 성분인 복합독소와 단일 펩티드인 단순독소가 있다. 복합독소는 독성을 발휘하는 부분(active site)과 세포외 수용체(receptor)와 결합하는 부분(binding site)이 대부분이며, A-B 성분 독소로 부른다.

2 숙주의 방어기능

병원성 미생물이 숙주와 접촉했을 때 숙주의 방어기전은 1차적인 비특이 방어기전과 2차적인 특이방어기전으로 분류한다. 비특이적인 반응은 선천면역(innate immunity)으로 해부생리학적 방어벽, 포식세포계(phagocytic system), 조직성분, 염증과 발열반응 등이 있고, 특이 방어기전은 후천적 면역(acquired immunity)으로, 항체를 생성하는 B-세포와 T-세포에 의한 방어면역이다. 여기에서는 비특이적인 숙주방어기전에 대하여 설명한다.

1) 피부 및 점막방어 작용

(1) 물리적 방어

인체의 표면은 여러 층의 상피세포로 된 피부는 병원균의 침입을 막을 수 있다. 피부의 건조성, 산성, pH 및 37℃ 이하의 낮은 체온은 세균성장을 억제한다. 또한 표피탈락에 의한 병원균제거, 정상균무리(normal flora)에 의한 집락형성 억제, 모낭, 한선, 피지선에서 분비하는 라이소자임(lysozyme), 독성지질, 항균화학물질 등에 의한 살균작용 등은 피부의 병원균에 대한 방어력이다. 그러나 피부에 대한 방어능력은 연령에 따라 다르며, 특히 소아기에는 백선 같은 진균감염이 높고, 사춘기 이후에는 피지분비물중 포화지방산의 증가와 함께 진균감염에 대한 저항력이 현저히 증가한다. 점막세포는 가장 빨리 분열하는 세포로, 끊임없이 탈락하면서 부착균을 제거하며 신속히 교체된다. 점막에서는 분비형 IgA를 생성하며, 세균부착 억제 및 세균독소 중화작용에 관여한다. 호흡기에서는 비강 내의 이물질 여과, 기도에서는 기침에 대한 억제, 기관지상피의 섬모운동에 대한 이물질 제거 등이 있다. 피부의 피지선, 땀선에서의 분비물에 의한 이물제거, 점막 면에서의 라이소자임 등의 항균작용 물질 및 분비형 IgA 항체의 분비가 있다.

(2) 화학적 방어

병원균의 침입에 약한 점막에서는 점액 중에 힘유한 라이소자임(lysozyme)이라는 효소가 감염방어를 하고 있다. 이 라이소자임은 세균세포벽의 펩티도글리칸(peptidoglycan)의 *N*-acetylmuramic acid와 *N*-acetylglucosamine의 β-1, 4결합을 끊고, 세포벽을 용해하므로, 균이 높은 내부 침투압 때문에 파열하고 살균된다. 피부의 편평상피 세포 중에도 있으므로 피부가 상해있을 때의 감염방어에도 도움이 되고 있다. 라이소자임 외에 피부의 피지선에서 분비되는 불포화 지방산도 감염 특히 진균감염의 방지에 도움이 된다.

2) 포식작용(phagocytosis)

생체 내에 침입한 세균에 대한 가장 중요한 방어기구는 백혈구에 의한 포식작용(phagocytosis, 예전에는 탐식 또는 식작용이라고 하였음)이다. 백혈구에서 포식작용이 강한 것은 단핵구(monocyte)계의 큰포식세포(macrophage, Mφ)와 다형핵백혈구(polymorphonuclear leukocyte, PML)이다.

세균이 조직 중에 침입되면 국소와 그 부위의 모세혈관을 확장하여(발적), 투과성이 상승되고(부종), 백혈구가 혈관벽을 빠져 나와 집합하게 된다(경결). 초기에는 성숙된 형으로 골수 내에 준비되어 있는 PML이 동원되고, 이어서 3~7일 후에는 골수 중에서 전단핵구세포(promonocyte, 단핵구의 전단계세포)로부터 분열증식하여 단핵구로 분화한 세포가 많이 동원되어 조직 중에서 성숙되어 큰포식세포로 된다. 어느 쪽의 세포도 세균이 생성하는 지방산화합물이나 보체 C3의 분해산물 C3a를 유인물질로 하여 여기에 끌려서 화학주성(chemotaxis, 큰포식세포와 염증세포를 감염부위로 모이게 하는 것)에서 모인다.

세균은 동원된 이들의 세포에 둘러싸여(포식작용, phagocytosis) 세포 중에 포식공포(phagocytic vacuole)가 형성된다. 세포 내에서는 산화효소나 소화효소에 풍부한 용해소체(lysosome, 리소좀)라고 하는 과립이 있으며, 이것과 포식공포가 미소관(microtubules)의 작용으로 만나면, 용해소체에서 다량의 효소가 방출되어, 그 결과 생기는 과산화물(O_2^-, superoxide)에 의해 살균된 후 각종의 소화효소로 분해된다. 항체와 보체의 작용에 의해 보체 C3b를 결합한 균은 포식작용을 받기 쉽게 되므로 감염균에 대한 특이 항체를 가지는 것은 감염 방어능이 강하다.

항체에 의한 포식작용의 증강을 옵소닌작용(opsonization)이라고 하며, 맛을 낸 것이라는 의미이다. 다형핵백혈구(polymorphonuclear leukocyte, PML), 큰포식세포(macrophage)의 식작용이 세균의 독력(virulence)보다 강하면 균은 완전히 용균처리되어 감염은 안 되지만, 독력쪽이 강하면 균이 생성하는 독성물질로 국소의 세포가 파괴된다.

농(pus)은 국소에 동원된 백혈구의 사멸된 집단으로, 여기에서는 생체아민이나 내적발열물질이 유리되므로 국소의 발적, 종창, 전신의 발열 등 염증(inflammation) 증상은 심하게 되지만 동시에 이것은 보다 많은 다형핵백혈구나 큰포식세포를 동원하는 결과도 된다. 국소에서 백혈구의 포식작용을 이겨내어 증식된 균세포는 혈관 또는 림프관에 운반되어 국소 림프절(lymph node)에 이른다. 여기는 큰포식세포가 풍부하여 여기서 제2단계의 균세포 제거(clearance)가 이루어진다.

림프절, 비장, 폐, 간 등에 큰포식세포가 풍부하여 혈중의 균세포, 기타 이물미립자를 제거하는 기관을 총칭하여 세망내피계(reticuloendothelial system, RES)라고 한다. 만일 세망내피계의 포식력이 균의 독력에 미치지 않으면 림프절염(lymphadenitis)이 일어나 균은 전신의 혈류 중으로 퍼지는 수가 있다. 이것을 균혈증(bacteremia, 살아 있는 균이 혈액 중에 있는 것) 이라고 하며, 균이 생성하는 독소의 작용으로 위중한 증상을 보이는 균혈증을 패혈증(sepsis 또는 septicemia,

11

혈액이나 조직 중에서 미생물 또는 미생물의 생성물이 유해한 작용을 나타내는 것)이라고 한다.

3) 염증반응과 과민증

염증반응은 생체의 감염방어기능의 일환이다. 그러나 이것이 지나치면 환자의 고통은 증대하여 때로는 감염증 그 자체는 아니고, 염증반응의 지나침이 사망의 원인이 되는 수가 있다. 특히 항원항체반응 또는 세포면역기능의 과도한 활동으로 인해 생체가 알러지(allergy, 과민증)의 상태로 있을 때에는 ACTH (adrenocorticotropic hormone, 부신피질자극호르몬)나 스테로이드 호르몬(steroid hormone)을 투여하여 알러지를 완화시킬 필요도 생긴다. 그러나 염증반응이 생체의 감염증방어기능의 현상인 것을 잊어서는 안 된다.

4) 세포성면역(cellular immunity)

세포성면역은 T-세포유래의 감작림프구(sensitized lymphocyte)가 큰포식세포와 접촉하여 단백성의 큰포식세포 활성화인자(macrophage activating factor)를 주는 것에 따라 성립되지만, T-세포를 감작하는 것은 사균백신보다 약독생균 백신의 쪽이 좋다고 한다.

5) 항미생물 성분

(1) 보체(complement)

혈청중에는 보체라고 불리는 단백질이 있다. 보체는 일종의 단백은 아니고 C_1에서 C_9까지 9개의 성분이 있으며, 이들이 협동하여 균표층을 관통하는 소공을 형성하여 살균한다. 보체에 의한 살균에는 대체경로(alternative pathway)에 의한 것과 고전경로(classical pathway)에 의한 것이 있다. 대체경로는 그 균에 대한 특이항체의 유무와는 관계가 없고, 세균내독소 등의 다당체가 프로페딘(properdin) 등의 혈청성분에 작용하여 보체 C_3인자를 C_3a와 C_3b로 바꾸는 C_3 전환효소를 증가시킨다. 그 결과 증가된 C_3b가 균세포의 표면에 결합하면, C_5, C_6, C_7, C_8 및 C_9성분이 차례로 결합하여 C_8과 C_9 결합물의 효소작용에서 균세포막이 상해되어 용균한다. 고전경로는 그 균에 대한 특이 항체가 균표면에 결합하여 이것이 보체 C_1, C_4, C_2의 결합을 통하여 C_3 전환효소를 증가시켜 그 결과 대체경로와 같이 C_3b를 증가시켜 그 후의 C_5-C_9의 결합에서 용균한다. 혈청 중에는 이외에 보체와는 관계없는 전출의 라이소자임(lysozyme)이나, β-lysin라고 불리는 살균물질도 포함되고 있다.

(2) 인터페론(interferon)

인터페론(바이러스 증식 억제인자)은 바이러스 핵산 등의 자극에 의해서 세포가 생성 방출하는 항바이러스 활성 물질이다. 인터페론은 바이러스를 직접 불활화하거나 세포에 대한 독성 등은 없으나 인터페론의 작용을 받은 세포 내에서 증식이 저해된다. 인터페론은 항체가 생성되기 전에 나타났다가 신속히 혈중에서 소실되지만, 바이러스의 감염초기에 그 확대를 억제하는 중요한 역할을 한다.

생산하는 세포에 따라 인터페론-알파(interferon-α), 인터페론-오메가(interferon-ω), 인터페론-베타(interferon-β) 및 인터페론-감마(interferon-γ)의 4종류가 있다. 인터페론은 그 성질과 생산세포, 작용기전이 다른 단백집단을 이루고 있다.

① 인터페론-알파(interferon-α)은 백혈구(B-림프구, 단핵구, 큰포식세포 등)가 생성하며, 바이러스 핵산, 세포 내 독소 등에 유발되고, 알파인터페론 생성을 유도하는 가장 강력한 자극원은 double-stranded RNA이며, 이것이 효소를 활성화하여 항바이러스작용을 발현하고, 종양증식 억제작용 등을 한다.

② 인터페론-오메가는 백혈구(호중구, 큰포식세포 등)가 생성하며, 바이러스핵산, 세포 내 독소 등

에 유발되고, 항바이러스작용과 종양증식 억제작용 등을 한다.

③ 인터페론-베타는 섬유원세포(fibroblast)나 기타 기타세포가 생성한다. 바이러스핵산, 세포 내 독소 등에 유발되고, 항바이러스작용과 종양증식 억제작용 등을 한다.

④ 인터페론-감마는 감염후기에 활성화된 T-림프구나 NK세포(natural killer cell, 자연살해세포 : 주로 바이러스감염에 대한 초기세포반응과 항암작용을 나타냄)가 생산하고, 항원 등에 의해서 유발되고, 큰포식세포를 활성화하며, 면역학적 제어작용을 하나, 항바이러스 작용은 약하다.

(3) 체액성 방어인자

혈액(혈청, 혈장), 점액, 눈물, 타액 등의 체액은 표면 장벽(barrier)을 돌파해서 침입 증식하는 미생물에 대해서 감염방어 역할을 하며, 여러 종류의 단백성분을 함유하고 있다. 리소좀(lysosome, 용해소체)은 눈물에 많고, 세균세포벽의 glycan backbone을 분해하는 N-acetylmuramitase이고, 그람양성균에 일정의 살균력을 보인다. 그람음성균에는 외막 라이소자임(lysozyme)의 세포벽도달을 저해하기 때문에 살균작용은 보이지 않는다. 혈중의 트랜스페린(transferrin)이나 우유 속에 많이 함유된 락토페린(lactoferrin)은 철 킬레이트(chelating) 작용으로 많은 세균증식에 필요한 유리철의 이용을 저해해서 정균작용을 한다.

세균이 증식하기 위해서는 유리철의 획득이 중요하다. 병원성이 높은 세균에는 철을 킬레이트하는 독자의 단백을 가진 것이 많으나, 트랜스페린이나 락토페린에도 철에 대한 친화성이 높다. 따라서 숙주의 철결합성 단백은 병원성이 낮은 것은 유효하지만 단독으로 병원균에 대항하는 것은 곤란하다.

① 라이소자임(lysozyme) : 눈물, 타액, 혈청, 백혈구 등에 널리 분포되어 있고, 그람양성균을 용균시킨다.

② 프로페르딘(properdin) : 사람혈청 중의 단백질 성분이다. Mg^{++} 이온 및 보체와 함께 그람양성균, 바이러스에 대해서 살균시킨다.

③ 인터페론(interferon) : 어느 바이러스 또는 유발물질이 세포에 작용함으로써 세포에서 방출되는 단백물질이다. 바이러스 억제, 항종양작용이 있다.

④ 혈액중의 항균물질 : 혈소판에서 유리되는 β-lysin, plakin(혈소판에서 추출되는 살균물질), 백혈구 유래의 leukin(살균물질), 파고시틴(phagocytin : 호중구에 있는 살균물질)이 알려져 있다.

6) 정상균무리(normal flora) 또는 체액성 저항인자와 감염

감염증은 병원미생물과 인체의 숙주, 기생체 상호관계에서 일어나는 것이지만 자연계에서는 인체는 생후 하루나 이틀 중에 비병원성의 감염을 받아 비인두, 장관 등의 점막표면에 정상균무리(normal flora)가 형성된다. 따라서 병원균에 의한 감염증은 대개의 경우 정상균무리와 관계가 있으며, 외래균의 침입, 정착 및 증식을 막는다.

(1) 정상균무리에 의한 감염방지

사람의 장관에는 무산소성균인 *Bacteroides*, 조건무산소성균인 대장균(*Escherichia coli*)이 많으나 이들 정상균무리가 병원균의 침입증식을 어느 정도 억제하고 있다. 또한 모유를 먹는 유아는 모유중의 유산균이 정상균무리의 일부가 되어 장관 내를 강산성으로 유지되므로 소화기 감염증의 방지에 도움이 된다. 그러나 성인이 유산균을 경구 섭취하여도, 이미 정상균무리로 확립되어 있기 때문에 정착이 힘들고, 그다지 효과는 없다고 한다. 성인 여자의 질에도 정상균무리로써 유산균이 정착하여 감염방지에 도움이 되고 있다.

질에 상주하는 유산균(*Lactobacillus*)을 산부인과에서는 Doderlein bacillus라고 하며, 그 수에 따라서 질의 자정작용 강약의 지표가 되고 있다. 이와 같이 정상균무리의 감염증 방지에 역할하고 있는 예는 많기 때문에 정상균무리를 감소시키는 항균제를 함부로 사용해서는 안 된다. 특히 기회성 병원체라고 하는 약독소생성 및 약제 내성균은 대장균 등이 공존하면 발육이 억제 된다고 하는 보고도 있으므로 과도한 항균제 사용은 균교대현상(microbial substitution)을 가져올 수가 있다.

(2) 정상균무리의 병원균

피부나 비점막에는 포도알균, 인두에는 폐렴알균, 사슬알균, 인플루엔자균(*Haemophilus*) 등이 높은 비율로 상주하고 있다. 외상, 혈액장애, 바이러스 감염 등에 의해 생체의 방어력이 저하되면, 이것들의 균에 의한 감염발증이 일어날 수 있는데, 이것을 합병증(complication) 또는 중복감염(superinfection, 감염증을 항균제로 치료하는 중에 또 다른 세균이 감염을 일으키는 것)이라고 한다. 특히 생체의 방어력이 저하되었을 때나 항균제 치료 결과 다른 정상균무리가 감소했을 때만 병원균으로 될 수 있는 녹농균(*Pseudomonas aeruginosa*), *Serratia*, *Enterobacter*, 비정형항산균 등을 기회감염 병원체(opportunistic pathogens)라 부른다.

7) 감염력과 전염성 (infectivity and communicability)

감염력(infectivity)이란 기생체가 숙주에 들어간 후 증식하는 힘이며, 독력(virulence)과 달라서 그 침입경로는 인공적인지 자연적인지를 나누지 않는다.

여기에 대해 자연상태에서는 사람에서 사람으로 옮기는 힘을 전염성(communicability)이라고 한다.

전염성은 병원균의 독력 외에 감염성립에 필요한 최저세포수, 외계에 있어서 균의 저항력, 전염경로 등에도 좌우된다. 감염형 식중독의 원인균은 사람에 대한 감염력은 있으나 전염성은 없다. 그러나 세균성 이질균(*Shigella*), 콜레라균 등은 감염력과 전염성 모두를 가지므로 소화기 전염병을 일으킨다.

3 감염양성

감염된 사람, 동물 혹은 환경에 병원체가 존재하는 경우, 이것을 감염원이라고 하며, 감염된 사람(환자)나 감염동물의 배설물이나 분비물이 감염원이 되는 경우가 많다.

1) 외인성 감염(exogenous infection)

본래 사람이 보유하지 않고, 체외 환경에서 유래된 미생물이 사람에게 들어와서 감염되는 경우를 외인성 감염이라고 한다. 미생물은 다른 환자나, 병원직원 및 방문객으로부터 감염될 수가 있다. 또한 화장실이나 쓰레기 등의 매개물을 통하여 곤충(파리, 개미 등)이 병원성 미생물을 사람에게 옮겨 감염될 수 있다. 다른 요인으로는 호흡기 치료 기구, 요로 및 혈관 내 카테타, 내시경 기구, 의료진의 손에 묻은 균, 목욕탕 비품, 비누 및 물도 외인성 감염원이 될 수 있다. 염화벤잘코늄에 내성 있는 균은 이러한 소독제 사용 시 환자에게 감염을 일으킬 수 있기 때문에 주의해야 한다.

2) 내인성 감염(endogenous infection)

정상균무리(normal flora)은 그 정착부위에 증식하는 동안 숙주에 아무런 병원성을 발휘하지 않으나 원래 있는 부위에서 체내의 다른 부위에 침입하면 병원성을 유발하여 감염증을 일으킨다. 이와 같은 감염을 내인성감염이라고 한다. 즉 환자 자신의 구강이나, 장관 등에 정착하고 있는 정상균무리의 기회성 감염 병원체가 되어 유발되는 감염이다. 예를 들면 구강내 사슬알균(*Streptococcus mitis*, *S. salivarius*, *S. sanguinis* 등)이 발치, 편도 절제 중에 혈액 속에 들어가 일과성의 균혈증이 되어 아급성 심내막염을 일으키는 것이나 회음부에 상재하는 대장균이 상행성으로 방광염을 일으키는 것 등이 내인성 감염이다.

4 감염병의 원인

1) 감염원

(1) 환자 및 보균자

환자는 독력(virulence)이 강한 병원체를 배출하므로 당연히 전염원으로 된다. 병적인 증상을 보이지 않음에도 불구하고 병원체를 체내에 보유하고 이것을 배출하는 것을 보균자(carrier)라고 한다. 질병의 회복 후 이 상태로 된 것을 병후보균자라고 하며, 임상적인 증상을 나타내지 않고 보균자가 된 것을 건강보균자라고 하는데, 이는 불현성 감염에 의한 것이라고 생각된다.

환자에게는 비교적 주의가 미치지만 보균자는 건강인과 같이 취급되는 경우가 많으므로 자유롭게 넓은 공간을 행동하여 다른 사람들도 그 배설물에 주의하지 않으므로 전염원으로서는 매우 중요한 역할을 하고 있다. 병원체 중에는 사람과 동물의 양쪽에 질병을 일으키는 것이 있는데 이것을 인수공통전염병(zoonosis)이라고 한다. 이와 같은 경우에는 질병이 있는 동물이나 보균하고 있는 동물도 중요한 전염원이 된다. 예를 들면, 브루셀라증(brucellosis)인 경우는 소, 염소, 개, 돼지 등이 보균 동물이다. 특히 보균쥐는 페스트, 세균성식중독, 서교열(rat-bite fever), 와일씨병(Weil's disease), 발진열 등에 중요한 전염원이 된다.

(2) 병원체의 배설경로

환자나 보균자에서 병원체가 배설될 경로는 각각의 병원체에 대하여 정해져 있다.

호흡기계 전염병의 경우는 객담이나 비인후 분비물과 함께 배설된다. 폐렴, 폐결핵, 백일해, 폐페스트 등에서는 객담에, 디프테리아, 감기, 백일해, 홍역 등에서는 비인후 분비물에 포함되어 있다. 소화기계 전염병의 경우 변에 배설된다. 이질, 장티푸스, 콜레라, 살모넬라증, 장관바이러스병, 유행성간염 등이 여기에 속한다. 비뇨기계 전염병의 경우는 물론 요중에 배설되지만 그 밖에 장티푸스, 파라티푸스, Weil씨병 등의 경우에도 요중에 병원체가 보인다. 피부나 점막에 병소가 있을 경우는 병소에서의 분비물이나 농즙(pus) 중에 병원체가 배설된다.

2) 감염경로

(1) 직접경로

병원체가 전염원으로써 어떤 사람에서 사람으로 혹은 동물에서 사람으로 직접 전염되는 전염양식을 말한다.

① 접촉전염

접촉에 의해 직접 전염할 경우로 매독이나 임질과 같은 성병(venereal disease)이 성교에 의해, 결핵과 같은 호흡기질환 중 입맞춤에 의해 전염되는 것이 여기에 해당한다. 또한 개나, 쥐에게 물려 광견병이나 서교증에 감염할 경우나, 산토끼를 요리할 때 그 혈액이나 살코기에 의한 야토병에 감염되며, 마비저(glanders)에 걸린 사람이나 말에 의해서 감염되는 경우도 여기에 속한다.

② 비말감염

호흡기계 전염병의 경우 환자의 기침이나 재채기, 경우에 따라서는 단순히 대화를 하고 있을 때 병원체가 들어 있는 객담(sputum)이나 타액이 비말이 되어 공기 중에 분산되므로 이것을 흡입하여 감염이 되는 경우이다. 직접흡입 할 경우도 있으며, 또 한 번 산포된 비말이 공기로 운반된 후 감염될 수도 있다. 결핵,

디프테리아, 백일해, 인플루엔자, 폐렴, 성홍열, 홍역 등은 이 양식으로 전염된다. 근년에 외국에서는 공기조절장치의 고장으로 냉각기의 물이 실내에 퍼져 레지오넬라(*Legionella*) 감염이 되는 예가 알려졌는데, 우리나라에서도 1984년 7월에 K 종합병원의 중환자실에서 legionella증이 집단 발생하였다. 이와 같은 legionella증은 이 세균이 들어 있는 냉각탑의 물이 공기 중에 분산되어 직접 흡입되므로 감염될 수 있다.

(2) 간접전염

병원체가 배설된 후부터 무엇인가 매개하는 손을 거쳐 간접적으로 사람에게 전염되는 감염양식이다. 매개체로서는 음식물, 물, 먼지, 의류, 식기류 등의 무생물과 곤충들의 생물들이 있다. 외계에서 저항력이 비교적 강한 병원체가 많다.

① 음식물

우유, 어패류, 고기, 가공식품, 야채 등을 통하여 전염한다. 병원체가 처음부터 이와 같은 식품에 들어 있는 경우와 도중에서 요리사 및 기타에 의하여 오염될 수가 있다. 전자의 예로서 우형결핵균(*Mycobacterium bovis*), 브루셀라(*Brucella*) 및 B군 사슬알균(*Streptococcus agalactiae*, 소의 유방염을 일으킴)에 의한 우유의 오염이나, 어패류의 장염비브리오(*Vibrio parahaemolyticus*)에 의한 오염, 육류에 의한 탄저균, 야토병균이 들어 있는 야생토끼 고기 등을 예로 들 수가 있다. 후자의 예는 이질, 장티푸스, 파라티푸스, 콜레라 등 소화기계 전염병의 전염에 의해 흔히 보여진다. 요리사의 수지에 화농성 질환이 있어 그 병소로부터 포도알균(*Staphylococcus aureus*)이 음식물에 옮겨져 세균이 배설하는 장관독소가 식품 중에 축적되어 식중독을 일으키는 것으로 알려져 있다. 그 밖에 병원체가 들어 있는 배설물에 접촉한 파리, 바퀴벌레 등의 곤충에 의해서 식품이 오염될 수 있다. 살모넬라의 경우 보균동물인 쥐의 배설물에 의해서 식품이 오염될 수가 있다. 식품은 보통 세균의 발육에 필요한 영양소를 갖추고 있으므로 세균은 일단 부착된 뒤 조건이 좋아지면 신속히 증식된다. 따라서 식품은 충분히 가열한 것을 섭취하는 것이 좋지만 자연 그대로의 요리는 신선한 채로 먹는 것이 좋으며 만약 보존을 할 때는 저온으로 하는 것이 필요하다.

② 물

수돗물, 우물물, 하천, 연못의 물이 병원체에 의해 오염이 되어 전염을 일으키는 경우로 수계전염이라고 하여 광범위하게 환자를 발생시키는 수가 많다. 수계전염병을 일으키는 전염병은 주로 소화기계 전염병으로 이질, 장티푸스, 파라티푸스, 콜레라 등이 있다. 또한 바이러스성 질환으로서 A형 간염 바이러스에 의한 유행성 간염, 폴리오바이러스에 의한 회백수염에도 수계전염의 보고가 있다. 이와 같은 경우는 물을 음료로 사용하였으므로 경구감염된 것이지만 Weil씨병(*Leptospira* 감염증)은 음료로 전염되지 않아도 수계전염병이 생긴다. 우물물의 오염은 가까운 변소 혹은 하수에서 오수가 스며들기 때문에 대장균(*Escherichia coli*)이 검출되는 우물물은 음료로 사용하는 것은 위험하다. 왜냐하면 대장균이 검출되면 식품이나 식수에 오염의 지표로서 기준이 되기 때문이다. 수돗물의 오염은 수원이 오염되어 여과나 염소 소독이 불충분하거나 배수기구가 불량할 때, 수압의 관계로 오수가 수도관 내에 유출된 경우에도 일어난다. 수도설비가 없는 지역에서 소위 간이수도가 보급되어 있는 곳은 설비나 관리가 불충분한 경우가 있으므로 특히 주의를 해야 한다.

③ 의류와 기물

환자의 의류, 침구, 식기, 세면기, 수건 등에 의해 전염할 경우이다. 소화기계 전염병의 경우에 종종 볼 수 있으나, 결핵, 트라코마, 두창(천연두), 성병 등에서도 중요하다.

④ 먼지

배설된 병원체가 건조되어 먼지와 함께 이것을 흡입하여 감염이 생긴 경우로, 저항력이 강한 병원체에 한정된다. 결핵균, 디프테리아균, 사슬알균, 아포있는 세균(*Bacillus*, *Clostridium*), 두창 및 바이러스 등이 이 방법으로 감염을 일으키고 있다.

⑤ 매개동물

파리나 바퀴벌레 등이 병원체를 기계적으로 운반하여 식품 등을 오염시키는 경우에 대해서는 이미 기술했으므로 여기에서는 병원체를 체내에서 일단 증식시킨 후 직접 새로운 숙주에 감염시키는 경우에 대해서 알아본다. 이와 같은 매개동물을 특히 매개체(vector)라고 한다. 모기, 이, 벼룩, 진드기, 파리 등이 있으며 모기에 의한 감염은 일본뇌염, 말라리아, 뎅기열 등이 있으며, 이에는 발진티푸스(Epidemic typhus), 재귀열(relapsing fever)이 있고, 좀진드기(mite)에는 양충병(쯔쯔가무시병), 진드기에는 록키산홍반열(Rocky mountain spotted fever), 라임병(lyme disease)이 있으며, 체체파리, 모래파리(파리의 일종)에서는 수면병(trypanosoma증) 등이 있다.

⑥ 의료기구와 의료행위

새로운 의료기구나 치료법이 개발되면 새로운 감염의 형태가 발생할 수 있다. 수액, 수혈 등의 혈액제제의 사용에 의해 간염, 후천성면역결핍증(acquired immunodeficiency syndrome, AIDS) 등이 감염될 수가 있다. 체내에서 여러 가지 치료용 기구에 묻어 널리 사용하게 되면 이것들의 기구에 부착되어 세균이 체내로 운반이 되어서 감염의 원인이 되는 예도 있다.

(3) 침입구

병원체는 각각 일정의 침입구에서 체내에 들어가 감염을 일으킨다. 건강한 피부는 Weil씨병(Leptospira, 선증후출혈열) 등의 경우를 제외하고 보통 병원체의 침입을 허용하지 않는다. 그러나 상처가 있으면 화농균류의 침입구가 된다. 흡혈곤충에 의해 매개될 경우 피부를 물어서 감염이 일어난다.

CHAPTER 12

항균제와 내성기전

학/습/목/표

1. 항균요법을 설명한다.
2. 항균제 내성의 기전을 설명한다.
3. 디스크확산법을 설명한다.
4. β-lactamase의 작용을 설명한다.
5. 최소발육억제농도 측정법을 설명한다.
6. 항균제 선택독성을 정의한다.
7. 세균의 세포벽 합성을 억제하는 항균제 세 가지를 열거한다.
8. 세균의 세포막 기능을 억제하는 항균제 두 가지 이상을 열거한다.
9. 세균의 단백질 합성을 억제하는 항균제 세 가지 이상을 열거한다.
10. 세균의 핵산 기능을 방해하는 항균제 세 가지 이상을 열거한다.
11. 항균제 감수성 검사 용어의 정의를 설명한다.
    1) 최소억제농도(MIC)
    2) 최소살균농도(MBC)
    3) 저항성(resistance)
    4) 중등도(intermediate)
    5) 감수성(susceptibility)
    6) 상승작용(synergism)
    7) 길항작용(antagonism)
    8) Breakpoint

1 항균요법

항생물질의 발전은 Alexander Fleming(1929)의 penicillin 발견으로 시작되었다. 그렇지만 실질적인 항생물질의 연구와 개발은 토양의 방선균으로부터 미생물을 분리한 미국의 Selman A. Waksman에 의해 이루어진다. 그 후 1943년에 Selman A. Waksman은 streptomycin이 Streptomyces griseus에 의해 생성됨을 확인하였고, 항생제(antibiotic) 라는 용어를 처음 사용하였다. 또한 1965년 S.A. Waksman이 항생물질 명명에 대한 요지를 제안하였다. 첫째, 화학적으로 관계가 있는 group에 속한다는 것을 나타내는 이름을 붙인다. 접미어, 접두어 등도 사용한다. 둘째 화학구조가 결정되어 있는 경우 화학구조에 따라 명명하고, 화학구조가 불명한 경우에는 다음 원칙을 따른다. 1) Micin이라는 접미어는 방선균(*actinomycetales*)의 생산물에만 붙인다. 2) 속(genus), 족(family), 목(oder)이 항생물질 이름으로 쓰였을 경우는 종(species)의 이름을 기본으로 명명한다. 3) 1)에 의해 명명이 곤란한 경우는 항생물질의 항균 스펙트럼, 작용기작 등을 기본으로 명명한다. 4) 어떤 이유로는 위의 원칙에 따라 명명할 수 없을 때는 코드번호를 붙인다. 그러나 항생물질이 임상실험단계에 들어갔을 경우는 코드번호가 아닌 이름을 붙인다. 그림 12-1은 항균제의 발전과 분류에 대한 개요이다.

항균요법(antimicrobial therapy) 혹은 화학요법(chemotherapy)은 병원체에 직접 작용하는 약제를 투여해서 생체 내의 병원체를 사멸하거나 혹은 증식을 억제해서 질병을 치유하는 방법이다. 즉 항균요법(화학요법)은 환자의 증상을 감소시키기 위한 대중요법과는 달리, 미생물에 직접 작용해서 치료하는 감염증의 원인 요법이다. 항균요법(화학요법)에 사용하는 약제를 항균제(antimicrobial agent) 혹은 화학요법제(chemotherapeutic agent)라고 부른다.

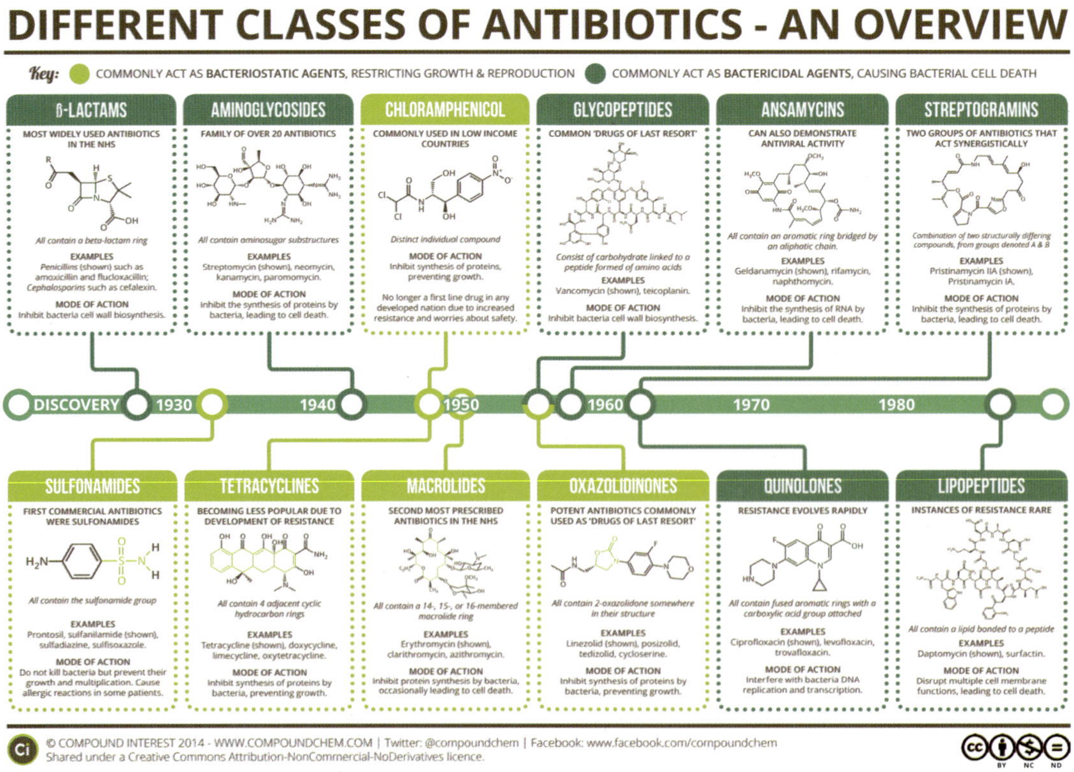

그림 12-1. 항균제의 발전과 분류의 개요

이전에 사용되었던 항생제(antibiotic)의 의미는 최초의 발견이 미생물에서 유래된 경우를 말하는 좁은 개념의 표현이며 화학요법제(chemotherapeutic agent)는 항생제와 합성으로 만든 항균제(antimicrobial agent)를 통칭하는 의미이다. 항균제는 화학구조와 성분에 따라 분류되며, 이때 β-lactam 계열과 β-lactam 이외 계열로 나눈다. 또한 약리작용 및 생화학적 작용에 따라서 분류한다(표 12-1). 또한 원인미생물에 따른 약제의 사용(표 12-2), 항균제의 투여 시 흔한 부작용(표 12-3), 항생제의 분류 구조(그림 12-2), 항균제의 작용 부위에 따른 분류(그림 12-3)는 다음과 같다.

표 12-1. 약리작용 및 생화학적 작용에 따른 분류

분류	작용부위	약제
약리작용	주로 그람양성알균에 작용하는 약제	penicillin G, V, vancomycin, bacitracin
	주로 그람음성 막대균에 작용하는 약제	monobactam, polymixin B, nalidixic acid
	광범위 항균제	cephalosporin, carbapenem, aminoglycoside, tetracyclin, chloramphenicol, macrolide, quinolone
	무산소성에 작용하는 약제	metronidazole
살균성 (bacteriocidal)	세포벽 합성장애	bacitracin, β-lactam, fosfomycin, glycopeptide
	세포막 기능장애	polymixin
정균성 (bacteriostatic)	핵산 합성 장애	metronidazole nalidixic acid, novobiocin, quinolone, rifamycin, sulfonamide
	단백질합성장애	aminoglycoside, macrolide, mupirocin, tetracyclin
	대사장애	trimethoprim

표 12-2. 원인 미생물에 따른 약제의 사용

원인미생물	1차 약제	2차 약제
Acinetobacter baumannii	Imipenem or Meropenem	Ciprofloxacin & colistin
Bacteroides fragilis	Metronidazole	Ampicillin/subbactam or Imipenem
Clostroides difficile	Metronidazole	Vancomycin
Enterococcus species	Ampicillin	Vancomycin(심내막염은 gentamicin 병합)
Escherichia coli, Klebsiella species	Cefotaxime, Ceftriaxone, Ciprofloxacin	ESBL 검출 & Ciprofloxacin 저항성은 Ertapenem
Listeria monocytogenes	Ampicillin & gentamicin	TMP-SMX(뇌수막염은 Gentamicin 병합)
Neisseria gonorrhoeae	Ceftriaxone, Cefpodoxime	
Proteus species	Cefepime	Ciprofloxacin, Ertapenem
Pseudomonas aeruginosa	Piperacillin, Ceftazidime, Piperacillin/tazobactam (tobramycin, amikacin)	Ciprofloxacin, Cefepime, Imipenem, Meropenem, Colistin
Salmonella species, Shigella species	Ciprofloxacin, Ceftriaxone	
MRSA	Vancomycin	Linezolid
Streptococcus pneumoniae, Streptococcus pyogenes	Penicillin G	Ceftriaxone
Syphilis	Penicillin G	Doxycycline

표 12-3. 항균제의 투여 시 흔한 부작용

약물	흔한 부작용
Amikacin	TDM 수행
Ampicillin/Subbactam	주사부위 동통
Cefazolin	MSSA 감염 시 CNS 침투율이 저하됨
Ceftriaxone	CNS 감염 시 평균보다 높은 용량사용
Colistin	1 mg = 30,000 IU = 2.4 mg Colistin 너무 일찍 섞어서 사용하면 부작용이 증가하기에 반드시 투약직전에 mix한다.
Gentamicin	TDM 수행
Metronidazole	장기간 투여 시 CNS 독성이 발생할 수 있음
Rifampicin	Drug-drug interaction에 주의
Tobramycin	TDM 수행
Vancomycin	Infusion reaction으로 redman syndome 발생할 수 있으므로 최소 한 시간 동안 천천히 투여, TDM 수행으로 trough 수준 조절

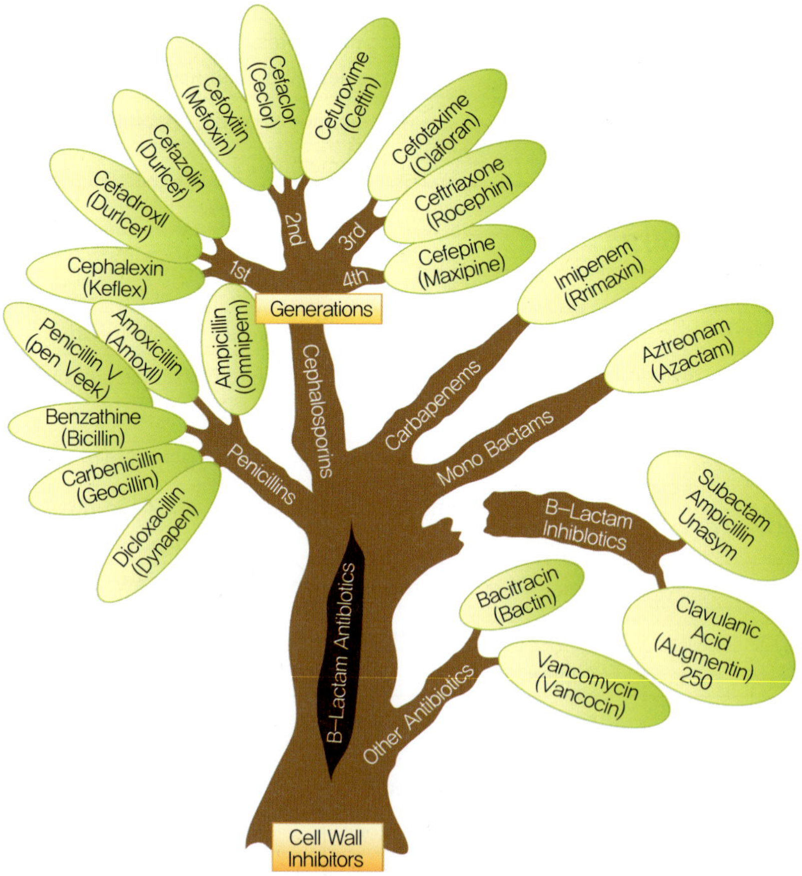

그림 12-2. 항균제의 분류 구조

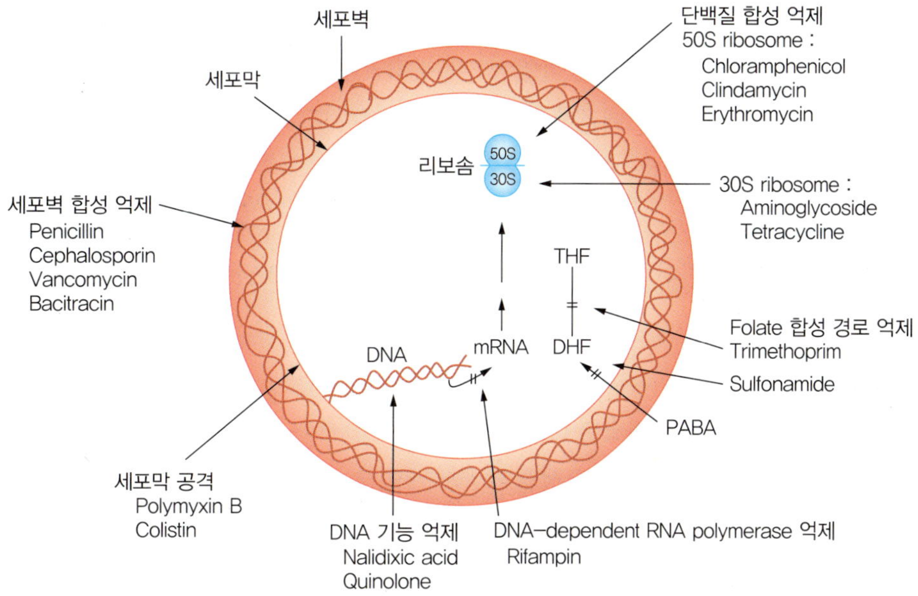

그림 12-3. **작용부위에 따른 항균제 분류**

2 미생물에 대한 항생제의 작용 기전

항생제는 세균세포(원핵세포)와 사람세포(진핵세포)의 차이점을 이용하여 개발한다. 세포벽 합성 저해제(cell wall inhibitors)에는 Penicillin계 항생물질, Cephalosporin계 항생물질과, vancomycin, bacitracin, cycloserine 등이 있다. 세포막 기능 저해제(cell membrane inhibitors)에는 polymyxin, colistin, nystatin, trichomycin 등이 있다. 단백질 합성 저해제(protein synthesis inhibitors)에는 chloramphenicol, tetracycline계 항생물질과 Macrolide계(lincomycin) 항생물질, Aminoglycoside계(streptomycin, kanamycin, gentamycin, tobramycin) 항생물질 등이 있다. 핵산 합성 저해제(nucleic acid synthesis inhibitors)에는 각종 항암제, actinomycin, mitomycin, rifampicin 등이 있다. 대사 길항제(competitive antagonism)에는 Sulfa제, DDS, PAS, Isoniazid 등이 있다.

1) 세포벽 합성 저해제

(1) β-lactam계 항생물질에는 Penicillin계 항생물질과 Cephalosporin계 항생물질이 대표적이다.

penicillin은 1929년 Fleming에 의해 *Penicillium notatum* 이라는 곰팡이추출물에서 발견하였다. 기본 구조는 β-lactam 구조를 가지고 있고, 여기에 amide 연결의 측쇄가 붙어 있으며 구조에 따라 penicillin F, G, K, O, X로 부른다. penicillin G는 그람양성막대균(디프테리아균, 리스테리아균). 그람음성알균(임질균, 뇌수막염균)에 효과가 있으며 합성 penicillin에는 methicillin, nafcillin, ampicillin, amoxicillin 등이 있다. Cephalosporin계 항생물질은 *Cephalosporium acremonium*이라고 하는 곰팡이에서 추출하였으며 그람양성 및 음성균에 광범위하게 작용한며 개발 단계에 따라 제1세대, 2세대, 3세대, 4세대로 구분한다.

그 외 세포벽 합성 저해제로 vancomycin은 penicillin에 대한 내성균들 중 methicillin에 대한 내성도 함께 획득한 황색포도알균(methicillin resistant *S. aureus*, MRSA) 감염증이 증가함에 따라 이들의 MRSA의 치료제로 사용한다. 장내알균을 포함하여 많은 그람양성균에 대하여 살균작용이 있으며, 1996년부터 vancomycin 내성균(슈퍼박테리아)이 등장하였다. cycloserine은 중추신경계에 대한 독성 때문에 결핵치료제로만 사용하며, bacitracin은 심한 부작용(신장기능에 대한 독성) 때문에 전신적으로 투여하지 않고, 상처 부위에 외용제(연고)로 사용한다.

2) 세포막 기능 저해제

세균세포막은 사람의 세포막과 구조가 비슷하기 때문에 이곳에 작용하는 항생제는 환자에게도 독성을 나타낼 가능성이 매우 높다. polymyxin, colistin은 *Bacillus polymyxa*가 생산하는 항생물질로 그람음성 막대균에 살균작용이 있다. A, B, C, D, E 등 5개의 군으로 구분하며 심한 독성 때문에 실제로 사용되고 있는 것은 B 와 E(colistin)뿐이고, 외용제로 사용된다. 또 다른 세포막 기능 저해제인 Polyene계 항생물질은 Streptomyces의 산물이며 곰팡이(진균) 감염 질환에 대한 치료제로 널리 사용한다. 곰팡이 세포막에 있는 ergosterol을 공격하며 amphotericin B, nystatin 등이 있다.

3 계통에 따른 항균제의 분류

β-lactam계 항생제(세포벽 합성억제)에는 Penicillin계, Carbapenem계, Penem계, Cepha계, Monobactam계 등이 있으며(표 12-4-A), 그 외 Aminoglycoside계 항생제, Macrolide계 항생제, Tetracycline계 항생제, Lincomycin계 항생제, Chloramphenicol계 항생제, Glycopeptide계 항생제, New quinolone계, Sulfa제 등이 있다(표 12-4-B).

1) β-lactam계 항생제

세균의 세포벽 합성을 억제하는 대표적 항생제이며, 초기 penicillin은 그람양성 알균에만 효과가 있었으나, 점차적으로 항균력(anatibiotic spectrum)이 확대되었다. 현재 Cephalosporine계도 제 4세대까지 개발되었다(표 12-4-A). 그러나 새로운 약이 반드시 좋은 것은 아니어서 매독은 penicillin G, 상기도염은 2세대 cephalosporine계가 치료에 더 효과적이다. 세포벽이 없는 *Mycoplasma*에는 전혀 효과 없으므로 erythromycin 등으로 교체하여야 한다.

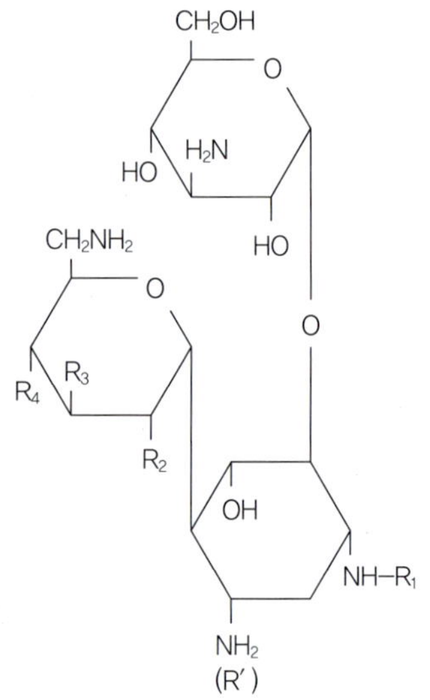

그림 12-4. β-lactam계 항생제 화학구조

2) Aminoglycoside계 항생제

Aminoglycoside계 항생제는 단백질 합성억제제로 streptomycin, gentamicin 등이 있다. 당에 amino기가 붙어 있어서 aminoglycoside라 하며(그림 12-5), *Francisella tularensis*(야토병) 치료와 결핵치료에 효과적이다. 그람양성 막대균에 많이 사용하며, *E. coli*, *Salmonella*, *Shigella*, *Pseudomonas*감염에 주로 투여한다. 다만 무산소성균에는 전혀 효과가 없으므로 투여 하지 않는다. 약재 부작용으로 콩팥독성, 귀독성 등이 있다.

표 12-4-A. 화학구조에 따른 분류

대분류	중분류	소분류
Penicillin	Natural penicillin	penicillin G, penicillin V
	Aminopenicillin	Ampicillin, Amoxicillin, Bacampicillin, Metampicillin, Lenampicillin, Pivampicillin, Talampicillin
	Carboxypenicillin	Carbenicillin, Sulbenicillin, Ticarcillin
	Ureidopenicillin	Azlocillin, Mezlocillin, Piperacillin
	Penicillinase-stable penicillin	Methicillin, Oxacillin, Cloxacillin, Dicloxacillin, Flucloxacillin, Nafcillin
	Amidinopenicillin	Mecillinam
	β-lactam/β-lactamase	Amoxicillin-clavulanate (Augmentin)
	inhibitor 복합체	Ticarcillin-clavulanate (Timentin) Ampicillin-sulbactam (Unasyn) Piperacillin-tazobactam (Zosyn)
Cephem (parenteral)	Cephalosporin I	Cefazolin, Cephalothin, Cephapirin, Cepharadine
	Cephalosporin II	Cefamandole, Cefonicid, Cefuroxime
	Cephalosporin III	Cefoperazone, Cefotaxime, Ceftizoxime, Ceftriaxone
	Cephalosporin IV	Cefepime, Cefpirome
	Cephamycin	Cefmetazole, Cefotetan, Cefoxitin
	Oxacephem	Moxalactam
Cephem (oral)	Cephalosporin	Cefaclor, Cefadroxil, Cefdinir, Cefditoren, Cefetamet, Cefixime, Cefpodoxime, Cefprozil, Ceftibuten, Cefuroxime (axetil), Cephalexin, Cephradine
	Carbacephem	Loracarbef
Monobactam		Aztreonam
Carbapenem		Ertapenem, lmipenem, Meropenem

표 12-4-B. 화학구조에 따른 분류

대분류	중분류	소분류
Aminocyclitol		Spectinomycin, Trospectinomycin
Aminoglycoside		Amikacin, Gentamicin, Kanamycin, Netilmicin, Streptomycin, Tobramycin
Ansamycin		Rifabutin, Rifampin, Rifapentine
Quinolone	Quinolone	Cinoxacin, Garenoxacin, Nalidixic acid
	Fluoroquinolone	Ciprofloxacin, Clinafloxacin, Enoxacin,
		Fleroxacin, Gatifloxacin, Gemifloxacin
		Grepafloxacin, Levofloxacin, Lomefloxacin, Moxifloxacin, Norfloxacin, Ofloxacin, Trovafloxacin

12

Folate pathway inhibitor		Sulfonamides, Trimethoprim, Trimethoprim-sulfamethoxaxole
Fosfomycin		Fosfomycin
Ketolide		Telithromycin
Lincosamide		Clindamycin, Lincomycin
Lipopeptide		Daptomycin
Macrolide		Azithromycin, Clarithromycin, Dirithromycin, Erythromycin
Nitrofuran		Nitrofurantion
Nitroimidazole		Metronidazole
Oxazolidinone		Linezolid
Glycopeptide	Glycopeptide Lipoglycopeptide	Vancomycin Teicoplanin
Phenicol		Chloramphenicol
Streptogramin		Quinupristin-dalfopristin
Tetracycline		Doxycycline, Minocycline, Teracycline

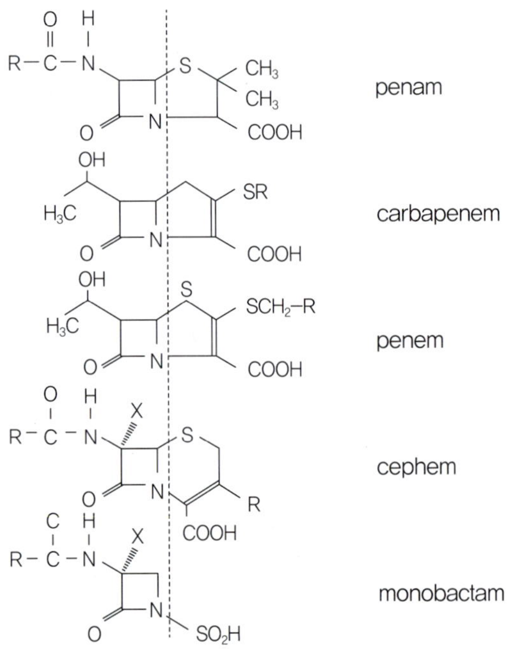

그림 12-5. Aminoglycoside계 항생제 화학구조

3) Macrolide계 항생제

erythromycin이 대표적 항생제이며, 커다란 고리(lacton)가 있기 때문에 macrolide라 한다(그림 12-6). 광범위 항생제이며 경구투여를 한다. *Mycoplasma* 폐렴의 제1 선택약으로 투여하고, *Bordetella. pertussis*, *Legionella pneumophilia*, *Campylobacter*,

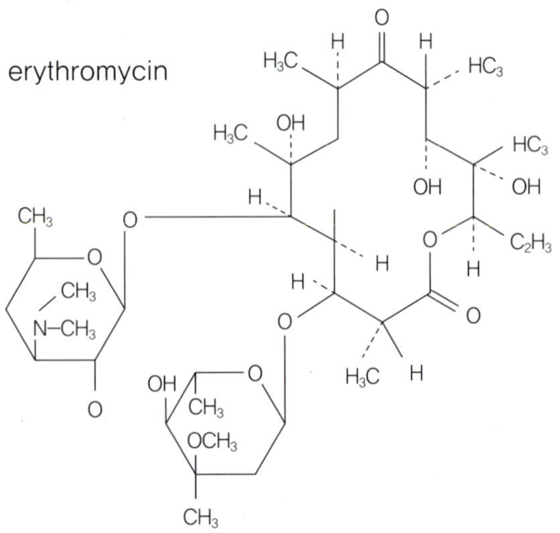

그림 12-6. Erythromycin 항생제 화학구조

Chlamydia, *Corynebacterium diphtheriae* 등에 적용한다. penicillin 내성균의 대체 치료제로 사용되며 MRSA, Penicillinase Producing *N. gonorrhoeae* (PPNG), *Treponema pallidium*(매독균) 치료에 사용된다.

4) Tetracycline계 항생제

Tetracycline계 항생제에는 tetracycline, minocycline 등이 있다. 육각고리가 4개 붙은 형의 화학구조를 하고 있는 광범위 항생제(나선균 포함)이며 (그림 12-7), *Mycoplasma*, *Rickettsia*에 효과적이고, *Chlamydia*의 제1 선택약으로 사용된다.

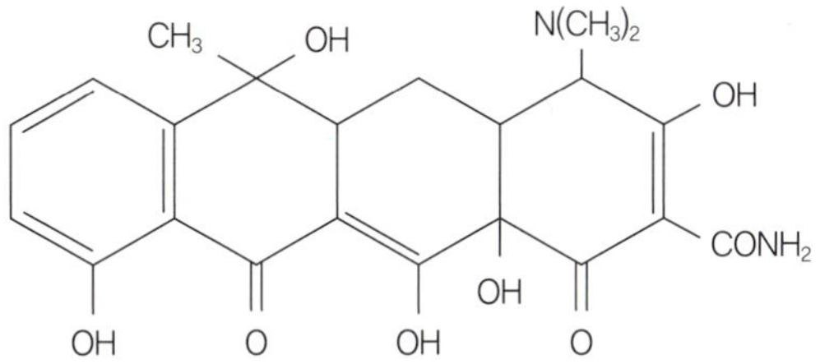

그림 12-7. Tetracycline계 항생제 화학구조

5) Lincomycin계 항생제

Lincomycin계 항생제에는 lincomycin, clindamycin 등이 있다. 무산소성균(*Bacteriodes*, *Clostridium*)에 많이 사용하며, 부작용으로 위막성대장염(Pseudomembranous colitis)이 있다.

6) Chloramphenicol계 항생제

chloramphenicol은 광범위 항생제이지만 독성이 너무 강해 제한적으로 사용하며, 장티푸스(*Salmonella* typhi) 치료제로만 사용하고, 부작용으로 재생불량빈혈(aplastic anemia)이 있다.

7) Glycopeptide계 항생제

vancomycin은 세포벽 합성억제제로 MRSA 감염증과 *Clostroides difficile*에 의한 위막성 대장염(거짓막잘록창자염)에 사용되며, 매우 독성이 강하므로 제한적으로 사용한다.

8) New quinolone계

핵산 합성 억제제로 noflaxacin, ciprofloxacin riampicin 등이 있다. 항말라리아약인 chloroquine을 합성 시 생성되는 부생성물인 nalidixic acid는 항균력은 있었지만 사용하기가 불편하여 nalidixic acid를 개발을 거듭한 결과 New quinolone 개발하였다. NSAIDs와 병용시 경련 발생(병용 금기)하며 요로감염과 성병, 소화기계 질환, 호흡기계 감염질환, 연조직 감염질환에 효과적이다.

9) 핵산 합성 저해제 Sulfa제(대사 억제)

대사 억제제로 rifampin이 있다. 결핵치료에 주로 사용하며, 결핵, 나병치료에 탁월하지만 내성 때문에 다른 항생제와 혼합하여 사용한다. 그람양성 알균과 막대균, 일부 그람음성 세균 감염치료에 투여한다.

4 항균제에 대한 내성 기전

미생물에 대한 항균제의 내성은 자연내성(intrinsic resistance)과 획득내성(acquired resistance)이 있다. 미생물이 본래의 유전적 · 구조적 그리고 생리적 상태이면서 항균제에 내성을 나타내는 것을 자연내성이라고 하며, 자연내성은 균종에 따라 한결같은 특성이므로 균종을 알면 어떤 항균제에 대한 자연내성인지를 알 수 있다. 그람음성 막대균은 vancomycin 내성이고, 그람음성 막대균은 aztreonam에 내성인 것을 예측할 수 있는 자연내성의 예이다.

본래 감수성인 미생물이 유전적 변화로 세균의 세포

병리와 구조가 변화되어 내성을 나타내는 것을 획득내성이라고 한다. 임상적으로 문제가 되는 것은 획득내성이다. 획득내성은 같은 균종 중의 일부 균주에서만 관찰되므로 균종을 알아도 그 내성은 시험하지 않고는 알 수 없다.

항균제에 획득내성을 나타내는 과정은

(1) 표적부위(target site)의 변화

(2) 세포막 투과성(permeability)의 감소

(3) 항균제의 유출(efflux)

(4) 효소에 의한 항균제의 불활화(drug inactivation)

중의 한 가지 이상의 기전에 의한다(그림 12-8).

1) 표적부위의 변화(alteration of target site)

항균제의 작용점인 세균의 표적 단백질이 변화되는 것은 중요한 내성기전이며, β-lactam, aminoglycoside, tetracycline 등의 항균제에 대한 내성균에서 볼 수 있다. 표적변화를 일으키는 유전자는 흔히 plasmid와 transposon에 있고, 이러한 내성은 여러 균종에 퍼지기 쉽다. Macrolide와 lincosamide에 내성인 포도알균은 많은데, 그 기전은 대부분이 표적변화이고 plasmid와 transposon에 유전자가 있다. 일부 세균의 erythromycin 내성은 유도성(inducible)이므로, 감수성시험 시 erythromycin에 인접한 쪽의 clindamycin 디스크의 억제대가 D자 모양으로 나타난다(D-zone 시험). β-lactam 제는 페니실린결합 단백질(penicillin-binding protein, PBP)과 결합하여 세포벽합성의 최종반응을 저해하여 항균작용을 나타낸다. PBP의 변화로 β-lactam과의 친화성이 낮아지거나, 친화성이 없는 새로운 PBP가 생기면 세균은 내성을 나타내게 된다. 현재 문제되고 있는 MRSA는 PBP의 변화로 인한 내성이며 염색체에 *mec A* 유전자가 있고 이 유전자는 메티실린 감수성 *S. aureus* (methicillin susceptible *Staphylococcus aureus*, MSSA)에는 없는 PBP 2a(2′)를 만든다. PBP 2는 세포벽 합성이 필수적인데 methicillin이 있으면 작용 못하므로 세균은 죽게 된다. 그러나 MSSA에 없는 PBP 2a(2′)가 MRSA에 추가로 있고, 이것을 methicillin과의 친화력이 약하므로 methicillin이 있어도 세포벽 합성을 할 수가 있으며 따라서 methicillin에 내성을 나타낸다.

페니실린 내성폐렴알균(penicillin resistant *Streptococcus pneumoniae*, PRSP)은 β-lactam 제에 결합친화성이 낮은 새로운 PBP 출현으로 내성이고, 그 기전은 본래 DNA에 의한 형질전환(transformation)이 일어나기 쉬운 폐렴알균이 다른 균

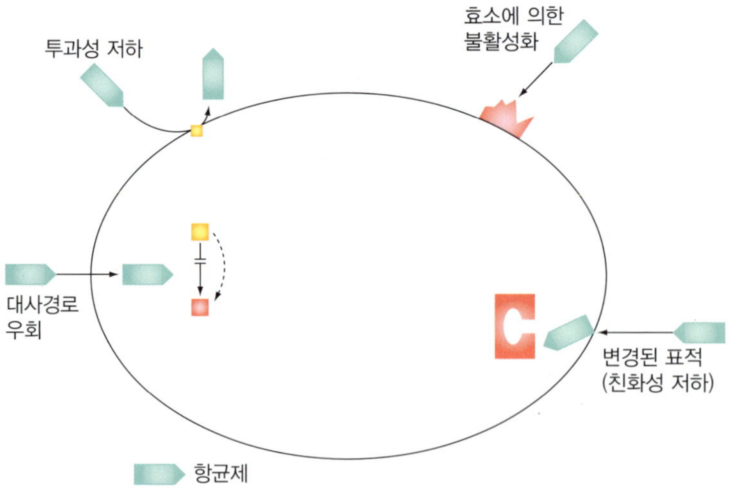

그림 12-8. 항균제 내성 기전 모형

종의 PBP 유전자(*Streptococcus mitis* 등의 균종)를 받아들여서 스스로 염색체상의 PBP 유전자와 상동조합을 일으켜 페니실린내성 유전자 형질이 전달된다. 근년에 증가경향이 있는 β-lactamase non producing ampicillin-resistant *Haemophilus* spp. (BLNAR)의 ampicillin내성에 대해서도 PBP의 변이라고 생각되고 있다.

반코마이신 내성 장알균(Vancomycin Resistant Enterococci, VRE)에 대해서도 glycopeptide계 항균제인 vancomycin과 teicoplanin은 peptidoglycan 전구체인 peptidyl-D-alanyl-D-alanine 말단에 작용하여 세포벽합성을 저해한다. VRE에는 변이된 유전자가 있어서 D-alanine 대신에 D-lactate를 세포벽 합성 전구체에 연결시킨다. D-lactate 말단은 vancomycin과 친화성이 낮으므로 세포벽 합성이 진행되며 따라서 내성을 나타내게 된다. vancomycin 내성 획득에는 *Enterococcus*, *Staphylococcus aureus*, *coagulase negative Staphylococci* (CNS)에서 관찰된다. 우리나라에서도 최근에 VRE의 원내감염이 늘고 있다. 장알균의 vancomycin 내성형에는 획득내성인 Van A와 Van B형, 자연내성인 Van C형 등이 있다. Glycopeptide 내성정도는 vancomycin에 대해서가 teicoplanin에 대해서 보다 높고, Van A형이 Van B형보다 내성정도가 높다. Van A와 Van B형은 유전자가 plasmid에 있고 감수성균주로 전이될 수 있다. vancomycin이 있어야 증식할 수 있는 장알균이 있으며 이를 vancomycin 의존성(dependant) 균주라고 한다. 염색체 복제에는 DNA gyrase와 topoisomerase IV가 필요하다. 퀴롤론(quinolone)계 항균제는 이들 두 효소의 작용을 억제하여 항균작용을 나타낸다. 이 두 효소를 만드는 유전자에 변이가 생기면 quinolone에 내성을 나타내게 된다.

2) 세포막 투과성(permeability)의 감소

세포막의 항균제 불투과성은 세균 세포 속으로 들어가 축적되는 항균제 양의 감소로 흔한 자연적(intrinsic) 내성 기전이다. 그람음성 막대균의 세포벽 바깥쪽은 지질다당질(lipopolysaccharide, LPS)로 된 외막이 둘러싸고 있어서 항균제가 세포 내로 들어갈 수 없다. 외막의 곳곳에는 porin 공(channel, Omp)이 있는데, 이곳을 통해서만 항균제가 들어갈 수 있다. 이와 같이 외막 porin의 변화에 의해서 항균제 내성이 나타내게 된다. 녹농균(*Pseudomonas aeruginosa*)은 여러 항균제에 자연내성인 것과 그람 음성 막대균이 페니실린에 자연내성인 것은 약제가 막을 투과하지 못하기 때문이다. 투과성 감소는 획득 내성의 기전인 경우도 있다.

Escherichia coli, Klebsiella pneumoniae 등은 porin의 감소로 내성을 나타낸다. Imipenem은 *P. aeruginosa*의 porin인 Omp D2를 통해서 들어가는데 Omp D2가 감소되면 imipenem의 투과량이 감소되어 내성을 나타나게 된다. 투과성 감소에 의한 내성은 다른 기전에 의한 내성보다 내성 정도가 낮지만 교차성 내성이 많으며, 다른기전과 함께 있을 때 높은 내성을 나타나게 된다. 위에서 설명한 기전과는 다른 이유로 세포 내로 들어가는 항균제가 감소되는 경우가 있다.

최근에 문제되기 시작한 vancomycin intermedaite *Staphylococcus aureus* (VISA)는 vancomycin에 감수성인 *S. aureus*보다 세포벽이 두껍다. 따라서 VISA의 두꺼운 세포벽에는 vancomycin이 많이 결합되므로 세포 내로 들어가는 양이 적어지며, 항균력을 나타내지 못한다고 생각되고 있다. VISA에는 vancomycin 내성인 장알균에서와 같은 van A 등 유전자가 없다. 최근에 외국에서 *S. aureus* 중에 vancomycin 내성균주, 즉 vancomycin-resistant *S. aureus* (VRSA)가 분리 보고되어 우리나라에서도 이 VRSA가 분리될 가능성이 높아졌다.

12

3) 항균제의 유출(流出, efflux)

세포막 투괴성의 감소로는 세포 내로 들어가서 축척되는 항균제의 양이 감소되는 데 반하여, 세포 내로 들어간 항균제를 세포 외로 내보냄으로써 세포 내의 항균제의 양을 감소시키는 것을 유출(active efflux)이라고 하며 이것도 내성의 한 기전이다.

유출은 특수한 막 단백질에 의해서 이루어진다. 세균에는 major facilitator 등 네 가지 family 의 efflux system이 있다. 유출은 *S. aureus*, *E. coli*, *P. aeruginosa*, *K. puneumoniae* 등에서 관찰되며, 유출되는 향균제는 tetracycline fluoroquinolone, choramphenicol, β-lactam제 등이다.

4) 효소에 의한 항균제의 불활화 (drug inactivation)

항균제의 불활화 효소에는 항균제를 가수분해하여 그 항균력을 상실하는 것과, 항균제의 측사슬을 수식해서 항균력을 저하시키는 첨가효소이다. 전자의 예는 β-lactamase이고, 후자의 예로서는 아미노배당체인 aminoglycoside계 항균제 불활화효소군과 chloramphenicol 불활화효소가 있다. Penicillin계와 cephalosporin계 β-lactam 항균제에 대한 내성은 대부분이 β-lactamase 생성에 의한다. β-lactamase는 β-lactam 제의 β-lactam ring에 작용하여 가수분해로 불활화한다. β-lactamase 중에는 많은 isoenzyme이 있다. Richmoond와 Sykes는 β-lactamase의 기질과 β-lactamase의 저해제에 의한 β-lactamase의 불활화 여부를 근거로 분류하였고, 이어서 Bush 등(1995)은 β-lactmase의 활성(function)과 저해제에 의한 효소작용의 불활화에 따라서 grou 1, 2a, 2b, 2be 등으로 나누었다. 이들 중 group 3은 아연(Zn)이 있어야 활성이 나타남으로 metallo-β-lactamase 또는 zinc β-lactamase라고 하며 다른 class는 분자의 활성부에 serine이 있으므로 serine β-lactamase라고 한다. 또한 분자량, 등전점(isoelectric point, pI) 등이 분류에 이용되게 되었고 class A, B, C, D로 나누며 이를 분자분류(molecularclassification)라고 한다.

그람음성 막대균 중에는 extended spectrum β-lactamase (ESBL)를 생성하는 것이 근래 많아졌다.

이 효소는 항균력 범위가 큰 제3세대 cephalosporin까지도 불활화한다(표 12-5).

Aminoglycoside modifying enzyme (AME)은 현재 약40가지가 알려져 있는데, 이것은 phosphotransferase (APH), acetyltransferase (AAC), nucleotidyltransferase (ANT)의 세 가지로 구분된다. Chloramphenicol acetyltransferase

표 12-5. 여러 종류의 *β-lactamase*를 생성하는 *E. coli*의 감수성

β-lactam 항균제	*β*-lactamase에 따르는 내성 양상[a]				
	β-lactamase 없음	ESBL (TEM-1)	IRTEM (TEM-30)	ESBL (TEM-3)	Cephamycinase (CMY-1)
Ampicillin	S	R	R	R	R
Ampicillin.sulbactam	S	S	R	R	R
Cephalosporin					
제1세대	S	S/I	R?	R	R
제3세대	S	S	S	R	R
제3세대/clavulanate	S	S	S	S	R
제4세대	S	S	S	R	S
Cephamycin (cefoxitin)	S	S	S	S	R

[a] *β*-lactamase : BSBL, broad-spectrum; IRTEM, inhibitor-resistant TEM; ESBL, extended spectrum

(CAT)는 chloramphenicol계 항균제를 불활화한다. *Enterobacteriaceae*나 *Haemophilus influenzae*의 chloramphenicol 내성은 대부분이 이 기전에 의한다.

5 항균제 감수성 시험 (antimicrobial susceptibility tests)

1) 개요

병원성 세균이 어떠한 항균제(antibacterial agents)에 감수성을 보이며, 그 항균제의 어느 농도까지 감수성을 보이는가를 규명하는 것은 화학요법을 할 경우에 가장 필요한 것이다. 이와 같은 것을 시험하는 것이 항균제 감수성 시험이다. 따라서 우선 환자의 원인균을 분리하여 동정하거나 분리해낸 세균의 시험관 내(in vitro) 감수성 검사를 함으로써 약제선택의 결정을 돕게 된다. 항균제를 선택할 때는 세균의 항균제에 대한 감수성 이외에, 항균제의 흡수, 조직 내 농도, 배설 등의 약리작용과 그 균종에 대한 과거의 치료 효과 그리고 감염부위, 기존질환, 면역상태 등 환자의 선택도 고려해야 한다.

2) 감수성 시험의 대상 세균

(1) 감염을 일으킨 원인균이 분명한 세균에 대해서만 감수성 시험을 해야 한다. 농 같은 오염균이 섞일 염려가 없는 검체에서 감염균을 알아내기는 쉽지만, 정상균무리(normal flora)가 섞이기 쉬운 객담, 요, 상기도나 질 등의 검체에서 분리된 세균은 어느 것이 감염균인지 오염균인지를 알아낼 수가 없는 경우가 많다. 오염균이 섞이지 않게 주의해서 채취한 검체에서 감염을 흔히 일으키는 균종이 반복해서 많이 분리된다면 감염 균으로 해석할 수가 있을 때가 많다. 병원성 세균이 분리되지 않을 때는 정상균무리를 감염으로 잘못 판단하고 감수성 시험을 하기 쉬운데 이렇게 할 때는 그 검사결과는 항생제를 선택하는데 오히려 혼동을 일으키게 될 뿐이다. 즉 객담에서 분리된 폐렴막대균은 정상균 무리일 수가 있다. 이러한 가능성이 많은 까닭은 근래의 감염에는 과거와는 달리 장티푸스, 디프테리아, 성홍열 등 그 원인균이 분명한 감염은 드물고 환자의 피부나 장내의 정상균무리인, 포도알균, 대장균 등 그람음성 막대균, 혹은 병원환경에 많은 *Pseudomonas* 등에 의한 것이 많기 때문이다.

(2) 분리된 세균이 병원균으로 밝혀지면 감수성 시험을 하게 되는데 모든 균종의 병원균에 대해 감수성 시험을 해야 되는 것은 아니다. 균종에 따라서 내성획득을 쉽게 하는 것과 그렇지 않은 것이 있다.

Streptococcus, *Neisseria meingitidis* 등은 내성획득을 잘 안하기 때문에 균종 동정만 되면 감수성시험 없이 과거의 경험에 따라 항생제를 선택할 수 있다.

(3) 감염균이 흔히 내성을 보이는 균종일 때는 감수성 시험이 꼭 필요하게 된다. *Staphylococcus*, *Enter-ococcus*, *Enterobacteriaceae*, *Pseudomonas*와 같은 포도당 비발효 그람음성 막대균(glucose non fermeting gram-negative bacillus) 등이 이러한 세균이다. 이 세균들은 같은 시기에 같은 지역에서 분리된 균이라도 균주마다 감수성이 다르기 때문이다. *Haemophlus influenzae*나 *Neisseria gonorrhoeae*, *Moraxella catarrhalis*에 대해서는 감수성 시험을 하지 않았으나, 최근에 분리되는 균주 중에는 β-lactamase를 생성하는 것이 많아져서 내성시험이 필요해졌으며 따라서 β-lactamase 생성 여부 시험을 해야 한다.

(4) 반복시험 : 항균제 치료로 임상소견이 호전되지 않고, 계속해서 같은 세균이 분리될 때는 그 세균이 내성을 얻었는지 확인하기 위해 다시 반복해서 감수성 시험을 해야 한다. 그 밖의 경우는 같은 세균이 분리되었을 때 감수성 시험을 생략하는데, 생략하는 기간은 규정하기 어려우나 검사실에 따라서 3~7일이 지난 뒤에 분리된 세균에 대해서만 반복시험을 하며, 적어도 3일 이내에는 반복시험이 필요 없다고 생각되고

있다(Bartlet, 1974). 같은 균종이 각각 다른 부위에서 분리 되었고 그 생화학적 시험 등 성상이 같을 때는 감수성시험을 반복할 필요가 없다(Cumitech 25, 1988).

3) 항균제 감수성 시험의 방법(methods of antimicrobial susceptibility tests)

일반적인 세균에는 희석법(dilution method)과 디스크확산법(disk diffusion method) 그리고 β-lactamase 시험(표 12-6)이 있으며, 결핵균인 경우에는 직접법보다 간접법이 더 이용한다.

(1) 희석법(dilution method)

각각의 약제를 128, 64, 32, 16, 8, 4 ……μg/mL 농도가 되게 준비하고, 시험 세균액으로 약제의 농도가 배가 되도록 액체 배지를 사용하면 액체배지(broth dilution)법이며, 우무배지를 사용하면 우무배지 희석(agar dilution)법이다. 그 결과 어느 농도 이상에서는 세균이 발육하지 않는데, 이때의 약제의 최소저지농도(minimum inhibitory concentration, MIC)가 측정된다. 또한 액체배지 회석법으로는 최소살균농도(minimum bactericidal concentration, MBC)도 시험할 수 있다. MIC의 농도가 통상적으로 사용되었던 약

표 12-6. 항균제 감수성 시험 방법

방법의 종류	내용
1. 희석법(dilution method)	
1) 액체배지 희석법	① 최소발육저지 농도(minimum inhibitory concentration, MIC)와 ② 최소살균농도(minimum bactericidal concentration, MBC)를 알 수 있다.
(1) 시험관법	MIC와 MBC를 알 수 있다.
(2) 미량액체 희석법	MIC와 MBC를 알 수 있다.
2) 우무희석법	MIC만 알 수 있다.
2. 디스크 확산법(disk diffusin method) : 변법 Kirby-Bauer 혹은 CLSI법 (예전에는 NCCLS법이라고 함)	한 균주(one strain)에 대해서 여러 항균제의 감수성, 중간 및 내성을 알 수 있다. 즉 Mueller-Hinton 우무배지에 표준화된 균액을 면봉으로 접종한 후 그 위에 일정량의 항균제 디스크를 놓고, 하룻밤 배양하여, 디스크 주위의 억제대를 측정하면 CLSI 판독표에 따라서 감수성, 중간 및 내성을 알 수 있다.
3. β-lactamase 시험	
1) Direct β-lactamase 시험(Cefinase 혹은 Nitrocefin 디스크법)	β-lactamase는 β-lactam환을 가수분해하는 효소로, β-lactam제(penicillin과 cephalosporin)에 대해서 내성을 나타내게 된다.
2) Extended spectrum β-lactamase (ESBL)	Penicillin류, 제1, 2 및 3세대 cephalosporin과 aztreonam을 분해하고 clavulanic acid 등 저해제에 의해서 그 활성이 저해되며, cephamycin이나 carbapenem은 분해하지 못하는 β-lactamase를 ESBL이라고 한다.
3) Metallo-β-lactamase (MBL)	β-lactamase 효소작용에 Zn 등 금속 이온을 필요로 metallo-β-lactamase로 붙여진 이름이다. 분자 class B(기능군 3) β-lactamase이다. 선천성 효소와 획득성 효소가 있다. Carbapenem에 내성을 나타내게 한다.
4. E test	Etest strip의 항균제 농도가 낮은 쪽을 Petri접시의 중앙을 향하게 놓고 24~48시간 배양하고 판독은 타원형 억제대가 만나는 눈금에서 MIC치를 읽는다. 희석법이 아니면서 MIC를 알 수 있다.
5. D-zone 시험	일부 세균의 erythromycin 내성은 유도성(inducible)이므로, 감수성 시험 시 erythromycin 디스크에 인접한 쪽의 clindamycin 디스크의 억제대가 D자 모양으로 편편하게 찌그러짐을 볼 수 있는데, 이것은 D-zone시험이라고 하며, clindamycin 내성으로 판정한다.

제의 체내분포 농도보다 낮을 때는 감수성이 있다고 판정된다. 일반적으로 많은 항균제의 통상사용법에 의한 혈중 농도는 10 μg/mL 전후로, 여기에서 사용량이 증가되면 부작용을 발생하는 것이 되므로, 사용량에는 일정의 제한이 있다. 따라서 검체 균주에 대해서 MIC가 10 μg/mL 이하를 보이는 약제를 사용하면 유효하다. 이와 같이 희석법은 항균제의 투여량을 조절해야 할 경우에 쓰인다. 또한 느리게 증식되므로 디스크 확산법으로 시험할 수 없는 세균의 감수성 시험과, 디스크 확산법으로 결과가 불확실한 경우 확인 시험에 이용될 수 있다. 최근에는 디스크 확산법 대신 희석법을 통상검사로 쓰는 검사실이 외국에서는 늘고 있으며 우리나라도 자동화기계 사용의 증가로 MIC 측정이 많아졌다.

(2) 디스크 확산법(disk diffusion method)

항균제 감수성 시험에서 가장 많이 사용하는 방법으로 원법은 Kirby-Bauer법이나 현재는 소위 변법 Kirby-Bauer법 혹은 미국임상검사표준화협회(Clinical and Laboratory Standards Institute, CLSI)법이 라고 하며, 예전에는 National Committee for Clinical Laboratory Standards (NCCLS)법이라고 하였다. 이 방법은 증식이 빠른 포도알균, 장내 그람음성 막대균 및 Pseudomonas spp. 등에 대해서만 시험할 수 있고, 감수성을 정량적으로 표시할 수 있는 최소발육저지 농도(MIC)는 표시할 수 없고, 감수성(susceptible), 내성(resistant) 및 중간(intermediate)으로 나타낸다 (NCCLS, 1994). 그러나 예전(NCCLS, 1992)에는 중등도 감수성(moderately susceptible)이 임균에만 사용하였는데, 1994년 이후로 없어졌다.

항균제를 직경 6 mm 디스크에 스며들게 하여 건조시킨 것을 감수성 디스크로 사용된다(주로 시판용을 사용). 감수성 시험용 배지인 Mueller-Hinton 한천의 표면에 적당히 배양과 희석된 시험용 세균을 고르게 접종해서 그 위에 각종 약제의 디스크를 올려놓고 37°C에서 하룻밤 배양한다.

약제는 배지 중의 수분에 의하여 녹게 되어, 한천 내에 확산한다. 그때의 약제농도는 그 디스크에서 멀어지는 데 따라 저하한다. 감수성 세균은 디스크에서 어떤 거리를 두고 증식이 저지되므로 디스크를 중심으로 하여 일정의 직경을 가진 발육저지원이 가능하다. 이때 억제된 부분의 직경을 측정하여 NCCLS 판독표를 찾아서 결과를 판정한다.

내성 세균의 증식저지원의 직경이 감수성 세균보다도 매우 작든가 전혀 없다. 이 방법은 통상 검사로 편리함과 동시에 한 균주에 대해서 한 번에 다수의 항균제 감수성 시험을 실시할 수가 있다.

(3) β-lactamase 시험

β-lactam 계열의 항균제인 penicillin G나 ampicillin 혹은 cephalosporin에 내성을 나타내는 세균은

β-lactamase를 생성하여 β-lactam ring을 파괴하기 때문이다. 이와 같은 항균제에 내성이 있는지를 신속하게 화학적인 방법으로 β-lactamase를 검사할 수 있다. 이 방법은 *Neisseria gonorrhoeae*, *Moraxella(Branhamella) catarrhalis*, *Bacteroides*에 대해서만 시험한다. 최근에 분리되는 *S. aureus*는 대부분이 β-lactamase 양성이므로 penicillin 감수성 시험하는 것이 편리하며 내성인 균주는 β-lactamase 양성으로 간주한다.

(4) 직접법(direct method)

배양에 오랜 시간을 필요로 하는 결핵균의 경우에 이용되는데, 객담과 같은 검체의 도말염색 표본에서 항산성 세균이 양성일 때에 시험하며, 특히 결핵균이 많이 배출될 때만 정확한 성적을 얻을 수 있다. 항결핵제를 0, 1, 10, 100 μg/mL의 비율로 넣어서 만든 결핵배양용 배지에 일정량씩 검체를 접종하여 배양하고, 발육 집락수를 대조의 것과 비교하여 판정한다.

12

(5) 정도관리

항균제 감수성 시험 결과는 사용되는 시약과 시험 조건에 따라서 그 결과가 달라질 수가 있다. 따라서 규정된 술식 대로 시험을 해야 정확한 결과를 얻을 수 있을 뿐만 아니라 감수성 검사의 정확성을 유지하기 위해서는 참고균주(reference strain)를 사용해서 정기적으로 정도관리를 하여 그 결과가 허용범위에 들어가야 한다.

4) 디스크 확산법(disk diffusion testing)

원법은 Kirby-Bauer법이며 현재는 이것을 변경한 변법(modified) Kirby-Bauer법을 사용한다. CLSI에 의해서 권장되고 있으며, 시험방법을 잘 지키면 정확하고 재현성 있는 결과를 얻을 수 있다. 항균제가 들어있는 종이 디스크를 세균이 접종된 배지의 표면에 놓는다. 건조된 디스크는 물을 흡수하고 항균제가 녹아서 배지 중으로 퍼지게 된다. 디스크에서 멀어질수록 항균제 농도가 낮아지는 농도 경사가 이루어진다. 배양을 하면 접종된 세균은 배지중의 항균제 농도가 증식을 억제하지 못하는 곳에서만 자라게 된다. 즉 디스크 바로 곁의 높은 농도에 의해서도 증식이 억제되지 않으면 억제대가 전혀 생기지 않으며, 낮은 농도의 항균제에 의해서도 억제되는 세균은 큰 억제대를 나타나게 된다. 따라서 억제대의 지름과 그 세균에 대한 MIC와는 역상관 관계를 보인다.

억제대의 크기는 또한 약제의 확산성에 따라서도 달라지므로 종류가 다른 항균제들에 의해서 생긴 억제대의 크기를 가지고 그 항균제들에 의해서 생긴 억제대의 크기를 가지고 그 항균제들의 항균력의 우열을 비교할 수 없다. 증식이 느린 세균은 빠른 세균보다 더 큰 억제대를 보이게 되므로 시험할 수 없다. 원래 이 방법은 증식이 빠른 장내세균(*Enterobacteriaceae*)과 포도알균(*S. aureus*), 녹농균(*P. aeruginosa*) 등을 대상으로 한 것이었다. 영양요구도가 큰 *H. influenzae*, *N. gonorrhoeae*, *S. pneumoniae* 및 MRSA에 대해서는 배지와 접종균액 및 판독방법이 다르므로 별도로 뒤에서 기술하기로 한다.

(1) 항균제 디스크(antimicrobial agent disks)

디스크 확산법에 사용되는 디스크 중의 항균제 농도는 표준화되어 있다. 내성을 보이는 균주라 할지라도 10 mm 정도의 억제대를 나타내고, 감수성이 큰 균주라도 30 mm(드물게는 40 mm) 이상의 너무 큰 억제대를 만들지 않는 농도를 택했다.

항균제 디스크는 주로 상품화된 것을 사용하며, 유효기간이 지난 것은 항균제의 농도가 변하기 때문에 사용해서는 안 된다.

디스크 보관은 냉장고(2~8°C)나 −14°C 이하에 보관하며, 특히 β-lactam제(penicillin계나 cephalosporin계)는 반드시 냉동 보관해야 한다. 그러나 사용 중인 디스크는 1주일간은 냉장고에 보관해도 된다. 냉장고(refrigerator)나 냉동고(freezer)에 보관했던 디스크는 이슬이 맺히는 것을 막기 위해서 실온에서 1~2시간 두었다가 용기를 열어야 한다. 디스크 분주기(mechanical disk-dispensing apparatus)는 건조제와 함께 뚜껑이 꼭 맞는 용기에 보관해야 한다.

(2) Class disk 개념

같은 계열의 항균제 중 항균력이 비슷한 것 중의 한 가지를 대표약제 즉 class drug로 정하여 이 항균제에 대한 감수성을 시험하지 않고 그 결과를 동일 계열의 다른 항균제에도 적용하게 된다. class disk는 위(false) 내성을 나타내더라도 위(false)감수성을 나타내지 않는 약제로 정하게 된다. methicillin은 β-lactamase resistant penicillin들 중에서 가장 항균력이 약한 것이지만 불안정하기 때문에 oxacillin을 class disk로 쓰는 것이 좋다. tetracycline은 모든 tetracycline 계열 약제의 class disk 이다(표 12-6).

(3) 배지

디스크 확산법에 Mueller-Hinton agar를 사용한다. 제조 lot에 따라 성능이 다를 수 있으므로 참조균주를 시험하여 억제대가 허용범위에 들어가야 하고 배지의 pH는 실온에서 7.2~7.4이어야 한다. 만약 pH가 너무 낮으면 aminoglycoside나 macrolide 계열의 항균제 농도가 떨어질 수가 있으며, 기타 penicillin 계열과 같은 항균제는 지나친 활성작용을 할 수가 있다. 한편 pH가 너무 높으면 위와 같은 반대작용을 초래할 수가 있다.

배지는 약 4 mm의 두께가 되도록 부어야 한다. 100 mm 배양접시에는 25~30 mL를, 150 mm 배양접시에는 60~70 mL를 붓게 된다. 배지의 두께가 4 mm보다 더 두꺼우면 위 내성(false-resistance)을, 4 mm보다 더 얇으면 위 감수성(false-susceptibility)을 나타낼 수가 있다. 만든 배지는 냉장고에 보관하되 1주일 이상 보관할 때는 비닐 주머니에 넣어서 마르지 않게 한다. 배지를 사용하기 전에 배양기(incubator, 37℃)나 생물학적 안전상자(biological safety cabinet 혹은 laminar-flow hood)에 넣어서 표면의 수분을 말린다(보통 10~30분).

(4) 방법(평판의 접종)

McFarland의 제0.5관 표준 탁도의 성분[barium sulfate ($BaSO_4$) 0.5 McFarland turbidity standard] 0.048 mol $BaCl_2$ [1.175 %(W/V) $BaCl_2$. $2H_2O$] 0.5 mL 0.36 N H_2SO_4(1% V/V) 99.5 mL이 용액은 시험관에 넣어서 밀봉하고 어두운 곳에 보관한다.

4~5개의 잘 분리된 집락을 백금이나 백금침으로 채취하여 4~5 mL의 tryptic soy broth (TSB)에 접종한다. 옅게 혼탁될 때까지 35℃에 2~5시간 배양한다. 식염수나 TSB로 희석하여 McFarland의 제 0.5관 탁도에 맞춘다. 사용하기 전에 세게 흔들어 섞는다. 검은 줄이 있는 흰 바탕을 배경으로 밝은 조명 밑에서 비교하거나 분광광도계(spectrophotometer)를 사용해서 흡광도(A_{625}에서 0.08~0.10으로 맞춤)로 맞춘다.

하룻밤 배양한 평판에 생긴 집락으로 바로 탁도를 맞추는 방법은 TSB에서 증식되지 않는 세균인 *Haemophilus influenzae*, *Neisseria gonorrhoeae*, *Streptococcus pneumoniae*를 시험할 때 쓰며, MRSA의 검출을 위해서도 좋다. 탁도를 맞춘 후 15분 이내에 Mueller-Hinton agar에 접종해야 한다. 멸균 면봉(sterile cotton swab)을 균액에 담갔다가 꺼내어 시험관 벽에 대고 돌리어서 과량의 배지를 짠다.

이 면봉으로 평판에 한 방향으로 바르고 이어서 120도로 돌려서 바르고, 또 한번 120도 돌려서 발라 고르게 접종이 되게 한다. 마지막으로 면봉으로 평판 주위를 돌려서 접종한다. 3~5분 동안 말리고, 15분 이내에 디스크를 놓는다. 디스크는 배양접시 가장자리에서 15 mm 이상, 디스크 가운데와 디스크 가운데 간의 간격은 적어도 24 mm 이상 떨어져야 한다. 억제대가 중복되지 않게 놓으려면 100 mm 배양접시에는 4~5개, 150 mm 배양접시에는 12~13개의 디스크를 놓을 수 있다. 디스크를 배지 위에 놓을 때는 핀셋으로 혹은 디스크 분주기를 사용 한다. 핀셋 끝으로 디스크를 눌러서 배지 표면에 접촉시킨다. 디스크를 놓고 15분 두었다가 35℃ 항온기에 배양한다. *Haemophilus*와 임균은 5~7% CO_2 배양기에 다른 세균은 보통 배양기에서 배양한다.

(5) 해석 및 결과 보고 (interpretation and reporting)

16~18시간 배양 후에(단 oxacillin 내성 *S. aureus*나 vancomycin 내성 *Enterococci*는 24시간) 억제대의 지름을 caliper나 자를 써서 mm 단위로 잰다. 억제대의 지름은 원형이고 억제대 주위의 집락은 서로 붙거나 거의 붙을 정도로 생겼어야 한다. 해석 기준을 동심원본(template)을 쓸 수가 있다. 첨가물을 넣지 않은 배지는 배양접시 뒤쪽에서 잰다. 반사하지 않는 검은색

12

배경에 놓고 반사광선으로 관찰한다. 불투명한 배지의 억제대는 배지 표면에서 잰다.

완전히 억제된 곳까지의 지름을 잰다. 세밀히 관찰하거나, 투과광선이나 확대경을 써야만 관찰되는 미세한 집락은 무시한다. MRSA나 VRE를 판독할 때는 24시간 배양 후에 투과광선을 쓰고, 미세한 집락이 있으면 내성으로 판단한다. 억제대 안에 큰 집락이 섞여 있는 것은 내성 변이 균주이거나 오염균이므로 동정과 감수성 검사를 다시 해야 한다. trimethoprim이나 sulfonamide 혹은 두약제의 혼합제(trimethoprim-sulfamethoxazole)의 억제대 중에 엷게 증식된 것은 무시하고, 80%가 억제된, 즉 두껍게증식된 가장자리까지 잰다. *Proteus*의 유주(swarming)는 무시하고 진한 증식이 끝난 곳 까지 잰다. 각 디스크 억제대의 지름에 대한 해석은 CLSI에서 출간된 해석표의 기준(표 12-6)에 따라서 감수성(susceptible), 중간(intermediate) 및 내성(resistant)으로 해석한다. 임균시험에는 중등도 감수성(moderately susceptible) 기준이 있었으나 현재는 사용하지 않는다.

감수성이나 내성의 해석기준(MIC breakpoint)은 항균제의 보통 용량을 투여했을 때의 혈중 농도를 기준으로하고 있으며, 요로 감염에만 쓰이는 nalidixic acid 등의 경우에는 요중 농도를 기준으로 하고 있다.

감수성(susceptible) : 감수성으로 판독된 균주의 감염은 그 균종, 그 부위의 감염에 권장되는 용량의 항균제로 치료될 수 있음을 뜻한다.

중간(intermediate) : 이 해석은 시험균주에 대한 항균제의 최소 저지 농도가 혈중농도보다 높거나 비슷함을 뜻하며, 따라서 치료효과가 감수성인 균주에 대한 경우보다 낮다. 요 등 항균제가 농축되는 부위에 감염이 되었을 때나 다량을 투여할 수 있는 약제를 최대량 투여했을 때는 치료효과가 있음을 뜻한다. 또한 이 해석은 감수성시의 기술적인 과오를 피하기 위해 완충대의 역할을 한다.

내성(resistant) : 보통 용량을 투여했을 때의 혈중농도로는 치료되지 않음을 뜻한다. 항균제 중에는 혈중농도보다 요중의 농도가 월등이 높은 것이 있다. 이러한 경우에는 디스크법으로는 내성을 보인 경우에도 요로감염의 치료효과를 기대할 수 있다.

(6) 배양조건이 까다로운 세균의 감수성 시험 (susceptibility testing of fastidious bacteria)

*Haemophilus influenzae*는 20~40%가 β-lactamase 생성으로 ampicillin이나 amoxicillin에 내성이며, *Streptococcus pneumoniae*는 20%가 penicillin에 내성을 보이고, *Neisseria gonorrhoeae*는 50% 이상이 PPNG (penicillinase producing Neisseria gonorrhoeae)이다. 그러므로 이와 같은 세균은 감수성 시험이 필요하다. 그러나 영양요구성이 크기 때문에 방법을 달리해야 한다. 무산소성 세균을 위해서는 디스크법이 권장되지 않는다.

Haemophilus influenzae : 종전에는 Mueller-Hinton agar에 hemoglobin과 IsoVitale X (BBL)를 1%씩 넣어서 사용하였으나, NCCLS 방법(1990)은 Haemophilus test medium (HTM)의 사용을 권장하고 있다. 즉 Mueller-Hinton agar 배지 1 mL당, bovine hematin (Sigma) 15 μg과 yeast extract 5 mg을 넣어서 멸균한 것에, 여과멸균한 β-NAD 15 μg을 넣는다. pH는 7.2~7.4가 되어야 한다. Bovine hematin은 50 mg을 0.01N NaOH 100 mL에 넣고 저어서 녹인다. 이 용액은 불안정하므로 저장하지 못한다. β-NAD는 50 mg을 10 mL의 증류수에 녹이고 0.22 μm의 membrane filter로 여과한다. 4℃에서 1개월간 안정하다. 초콜릿 한천(chocolate agar)에 증식된 집락은 Mueller-Hinton broth에 풀어서 McFarland 0.5관 탁도의 균액을 만든다. 5~7%의 CO_2 배양기에서 16~18시간 배양한 후 판독한다. *Haemophilus*에 대한 해석

과 정도관리 기준은 표 12-7과 같다. β-lactamase 시험으로 ampicillin이나 amoxicillin 내성을 알아볼 수 있다.

Neisseria gonorrhoeae : 임균을 시험하기 위해서는 GC agar를 멸균하고, 여기에 defined supplement를 1% 첨가한다. defined supplement는 증류수 1리터 당 : cystine 1.1 g, guanine HCl 0.03 g, thiamine HCl 3 mg, PABA 13 mg, vitamine B12 0.01 g, cocarboxylase 0.1 g, NAD 0.25 g, adenine 1.0 g, L-glutamine 10 g, glucose 100 g 및 ferric nitrate 0.02 g이다. defined supplement는 IsovataleX (BBL)와는 성분이 약간 다르다. 접종균액은 초콜릿 한천에서 하룻밤 배양한 집락을 Mueller-Hinton broth에 풀어서 McFarland 0.5 관탁도에 맞춘다. 35℃의 5~7% CO_2 배양기에서 20~24시간 배양한 뒤에 판독한다(표 12-8). β-lactamase 생성 균주는 penicillin G 10 U 디스크에 의한 억제대가 ≤19 mm이다. 그러나 β-lactamase를 시험하는 것이 더 정확하다. 임균에 대한 억제대의 해석기준과 정도관리 기준은 표 12-9와 같다.

S. pneumoniae : 근래 분리되는 폐렴알균 중에 다제내성균주가 많다. penicillin의 MIC가 0.12~1 μg/mL인 폐렴알균을 비교적 내성(relatively resistant)이라고 하며, 2.0 μg/mL 이상인 균주를 내성이라고 한다. 이러한 균주는 oxacillin 1 μg 디스크로 시험해야 하며, penicillin G 10 U 디스크로는 구별되지 않는다.

즉 penicillin 내성 선별시험을 위해서는 oxacillin 디스크법이 널리 쓰인다. 5% 혈액이 첨가된 Mueller-Hinton agar와 1 μg oxacillin 디스크를 사용하며, penicillin 10U 디스크를 쓸 수 없다. 혈액 한천에 증식된 집락을 Mueller-Hinton broth에 풀고, 5% 면양혈액을 넣어서 만든 Mueller-Hinton 배지에 접종한다. 35℃에서 18~24 시간 배양한 후 판독한다. oxacillin 디스크법으로 시험하고, 억제대가 ≤ 19 mm이면 penicillin 중간 또는 내성으로 판단한다. 그러나 이것은 선별시험이고, 또한 penicillin 내

표 12-7. β-lactamase 검사 방법

방법	기질	반응	결과
Acidimetric	Citrate-buffered penicillin + phenol red	Penicilloic acid에 의해 pH 감소	(+) : yellow (−) : violet (red)
Nitrocefin	Nitrocefin	β-lactam 끊어지면 색깔 변화	(+) : red (−) : 변화없음
Iodometric	Phosphate-buffered penicillin+starch-iodine complex	Penicillin acid가 iodine을 환원시켜 starch와 결합방해	(+) : colorless (−) : blue-Purple

표 12-8. 균종에 따른 β-lactamase 검사 방법의 적용

균종	Acidmetric	Nitrocefin(Cefinase)	Iodometric
Haemophilus spp.	○	○	
Neisseria gonorrhoeae	○	○	○
Staphylococcus spp.	○	○	○
Moraxella catarrhalis		○	
Enterococcus faecalis		○	
Bacteroides spp.		○	

성균주 중에는 cephalosporin 감수성균주와 내성균주가 있기 때문에 정확한 감수성균주가 필요한 경우에는 penicillin과 cefotaxime의 MIC를 시험해야 한다. 수시로 MIC를 시험하기 위해서는 Etest를 쓰는 것이 편리하다. cefotaxime의 MIC ≤0.5 μg/mL를 감수성, ≥ 2 μg/mL를 내성으로 해석한다. cefotaxime 결과는 ceftriaxone에도 적용한다(표 12-9). penicillin에 감수성인 폐렴알균은 ampicillin, amoxacillin, amoxacillin/clavulanate, ampicillin/ sulbactam, cephalosporin 및 imipenem에 감수성으로 해석한다.

Methicillin-resistant *Staphylococcus aureus* (MRSA) : Methicillin (penicillinase에 안정한 penicillin 즉 penicillinase resistant penicillin, PRP)에 대한 내성은 정확히 시험하기가 어렵다. MRSA 중에는 특별한 배양조건에서만 내성을 나타내는 heteroresistance형이 있기 때문이다.

① 디스크법

㉠ methicillin 디스크는 불안정하다. oxacillin 디스크를 쓰는 것이 더 정확한 결과를 얻을 수 있다. 최근에는 oxacillin 디스크보다 cefoxitin 30 ug 디스크가 추천된다.

㉡ 접종균액은 한천평판에서 하룻밤 배양된 집락으로 바로 McFarland 0.5관의 탁도로 맞추고 접종에 사용한다.

㉢ 37℃가 아니고 35℃에, 18시간이 아니고 24시간에 배양한 후 판독한다. 반사광선이 아니고 투과광선으로 관찰한다. 디스크 주변에 엷은 증식이나 소수의 집락이 있어도 내성으로 판독한다.

oxacillin 내성 포도알균은 methicillin 내성이라고 부르며, cephalosporin 제제 등 β-lactam 항균제에 감수성을 보일지라도 내성으로 고쳐서 보고한다. MRSA의 확인을 위해서는 4% NaCl을 추가한 Mueller-Hnton agar에 6 μg/mL의 oxacillin을 넣고, 시험세균은 McFarland 0.5관의 탁도로 맞춘 것을 배지에 면봉으로점을 찍어서(spot) 접종한다. 35℃에서 24시간 배양 후에 조금이라도 증식이 있으면 MRSA로 판단한다.

② 고체배지 선별법(agar screeing)

MRSA는 Mueller-Hinton 배지에 NaCl 4%와 oxacillin 6 μg/mL를 넣은 배지를 사용한다. oxacillin 대신에 methicillin 10 μg/mL를 넣을 수도 있으나 methicillin은 불안정하기 때문에 이제는 권장되지 않는다(NCCLS, 2000).

비선택 고체배지에서 하룻밤 배양한 시험세균의 집락을 식염수에 부유시키고 탁도를 McFarland 0.5관에 맞춘다. 면봉을 세균액에 담갔다가 짜내고 시험배지에 점을 찍어서 접종하거나 짧은 줄을 그어서 접종한다. 35℃(37℃가 아님)의 보통 공기 항온기에 만 24

표 12-9. *H. influenzae, N. gonorrhoeae* 및 *S. pneumoniae*에 대한 디스크법의 배지와 접종시간

세균	배지[a]	접종용 세균[b]	배양시간(시간)[c]
H. influenzae	HTM agar	20~24시간 초콜릿 우무배지에 증식	20~24
N. gonorrhoeae	GC agar base+1% defined supplement	20~24시간 초콜릿 우무배지에 증식	20~24
S. pneumoniae	MH-SBA	20~24시간 SBA에 증식	20~24

[a] HTM : Haemophilus test medium, SBA : sheep blood agar

[b] 35℃에서 5~7% CO_2에 배양. 세균부유액은 MHB 혹은 0.9% 식염수로 0.5관 McFarland에 맞춘다.

[c] 모든 배양은 35℃에서 5~7% CO_2로 한다.

시가 배양한 후에 관찰하여 집락이 생기면 methicillin (oxacillin) 내성임을 뜻하며, 그 세균은 mecA 유전자를 가지고 있음을 시사한다. 특히 coagulase 음성 포도알균의 oxacillin 혹은 methicillin 내성은 oxacillin salt agar screeing법으로 시험해야 정확한 검출할 수 있다.

주 : NaCl의 농도를 2%, 5%, 7%로 하여 시험한 연구도 있다. 배지에 넣을 oxacillin의 농도를 6 μg/mL로 정하였을 당시에는 oxacillin의 breakpoint가 감수 성 ≤ 2 μg/mL, 내성 >4 μg/mL이었다. 현재는 감수성과 내성기준이 *S. aureus*에 대해서 ≤ 2 μg/mL와 ≥ 4 μg/mL, coagulase 음성 staphylococcus에 대해서 ≤ 0.25 μg/mL과 ≥0.5 μg/mL인데도 oxacillin은 6 μg/mL를 MRSA를 선별하는 규정만 있다. methicillin을 사용할 경우에는 10 μg/mL를 넣도록 규정되었는데 이 농도는 methicillin의 감수성 기준이 ≤4 μg/mL, 내성기준이 ≥16 μg/mL일 때 정해진 것이다. 현재의 기준은 감수성 ≤8 μg/mL, 내성 ≥ 16 μg/mL이다. 따라서 oxacillin 6 μg/mL 배지에서 증식되면 분명한 MRSA일 것이지만, methicillin 10 μg/mL 배지에서 증식된 균주 중에는 MRSA가 아닌 균주가 포함될 가능성이 있을 것으로 생각된다.

Methicillin resistant coagulase negative staphylococci (MRCNS)

(1) 원리

mecA 유전자에 의한 메티실린 내성일 때 황색포도알균에 비해 CNS는 메티실린 내성의 표현 정도가 다양해서 최소억제농도 분포가 넓게 퍼져 있다. 따라서 황색포도알균의 메티실린 내성 기준을 CNS에 그대로 적용하면 위감수성의 위험이 있다. 최근 수년 동안 CLSI에서는 *mecA* 유전자형 결과가 표현형과 더 잘 일치되게 하기 위해 최소억제농도 판정기준을 수정 · 보완해 왔다. 1999년 이후 최소억제농도가 낮은 *mecA* 양성 *S. epidermidis*의 검출률을 높이기 위해 CNS의 oxacillin 내성에 대한 최소억제농도 판정기준이 낮아졌다. 하지만, 이 기준을 적용하면 일부 CNS 균종에서는 위내성을 초래할 위험이 커진다. 특히 *S. lugdunensis*, *S. saprophyticus*는 위내성이 많아서, 소변에서 분리된 *S. saprophyticus*는 oxacillin 감수성검사를 권장하지 않는다. 따라서 CNS에서 methicillin 내성을 확인하는 최선의 방법은 *mecA* 유전자를 분자생물학적 기법으로 검사하는 것이다. 그러나 이는 검사실에서 일상적으로 사용하기에는 적합하지 않은 데 비해, 최근 CLSI 지침서는 PBP2a의 존재를 신속하게 검출하는 MRSA 선별 라텍스 응집 검사를 이용하는 방법이 매우 유용하다고 기술하고 있다. 즉, *S. epidermidis* 외의 CNS에 의해 심각한 감염질환이 있을 때 디스크 확산법상 중간 또는 내성의 경우나 최소억제농도가 0.5~2 μg/mL인 경우 *mecA* 유전자 또는 PBP2a를 검사해서 음성이면 oxacilin 감수성으로 보고하도록 권하고 있다. 단, 저자의 경험에 의하면 MRSA 라텍스검사는 MRSA에 대해서만 제조자가 조건을 제시하고 있고, CNS의 경우는 배양조건, 반응시간 등에 따라 결과가 매우 유동적이어서 임상검체에 적용하기에는 좀 더 표준화가 필요하다.

(2) 검출방법

- 디스크 확산법 : R ≤17 mm, S ≥ 18 mm
- 희석법 : S ≤ 0.25 μg/mL, R ≥ 0.5 μg/mL
- Oxacillin-salt agar test : MRSA 검출에 사용되는 6 μg/mL oxacillin을 포함한 배지는 CNS 균종에는 민감도가 낮아서 부적절하다.

Vancomycin 중간 감수성 *Staphlococcus aureus* (vancomycin-intermediate *Staphylococcus aureus*, VISA 혹은 glycopeptide-intermediate *Staphylococcus aureus*, GISA)

12

① 원리 및 검사법

Vancomycin에 중간 감수성인 *S. aureus*(VISA 혹은 GISA)가 1997년 일본에서 분리된 뒤에 미국 Michigan과 New Jersey, 우리나라 등지에서도 분리되었다. 미국 등 여러 나라에서는 디스크 확산법이 감수성 시험에 널리 쓰이는데, 디스크법으로는 vancomycin 감수성(MIC ≤4 μg/mL)인, 균주와 중간 감수성(MIC 8~16 μg/ mL)인 균주가 구별되지 않는다. 따라서 NCCLS 1999년 판 부록에는 30 μg 디스크를 써서 시험하여 억제대가 ≥15 mm이면 감수성으로 해석하고, ≤14 mm이면 MIC를 확인하도록 권하고 있다(Tenover 등, 1998).

Teicoplanin 디스크법으로는 teicoplanin의 MIC가 ≤ 2 μg/mL인 vancomycin susceptible *S. aureus* (VSSA)와 Staphylococcus spp. (VSSA) 모두가 16 mm 이상의 억제대를 보였고, MIC ≥8 μg/mL인 VISA와 VISS 가 ≤15 mm의 억제대를 보였다. 따라서 30 μg/mL teicoplanin 디스크를 써서 억제대가 ≤15 mm인 균주에 대해서는 액체배지 미량희석법으로 시험하고 24 시간 배양 후에 판독하도록 권하고 있다. GISA는 표준 액체배지 미량희석법, MicroScan conventional susceptibility panel, Etest로 감별된다. 시판되는 6 μg/mL의 vancomycin이 들은 BHIA를 GISA 선별을 위해 사용할 수 있는데, BHIA의 lot에 따라서 성적이 달라질 수 있으므로 검사실에서 배지를 만들 때는 정도관리를 잘해야 한다고 하였다.

Vancomycin 내성 장알균(Vancomycin Resistant Enterococci, VRE)

근래 glycopeptide(vancomycin과 teicoplanin) 내성 장알균의 분리가 흔해졌는데, 이 내성도 정확히 시험하기가 어렵다. 디스크법이나 희석법으로 시험한다.

(1) 디스크법

vancomycin 30 μg 디스크를 쓰고 만 24시간 배양한 후에 투과광선을 써서 판독하고, 17 mm 이상의 억제대가 있으면 감수성으로 해석하지만 억제대가 ≤14 mm이거나 억제대 안에 엷은 증식이 있으면 내성으로 판독한다. 중간 감수성 결과를 보인 균주에 대해서는 MIC를 시험하도록 권장된다. teicoplanin 30 μg 디스크를 사용할 때는 ≥14 mm를 감수성, ≤10 mm를 내성으로 해석한다(NCCLS, 1999).

(2) 우무배지 선별법(agar dilution screening)

vancomycin 6 μg/mL를 넣은 BHIA를 만든다. 18~24시간 배양된 집락으로 균부유액을 만든다. McFarland 0.5관의 탁도로 맞추고 1~10 uL를 접종 한다. 접종균 수는 105~106이 된다. 35℃에 만 24시간 배양한 후에 관찰한다. 한 개 이상의 집락이 생겼거나 희미한 증식이 있어도 내성으로 판독한다(NCCLS, 2000).

장알균의 고농도 aminoglycoside 내성

장알균에 의한 요로감염은 β-lactam제로 치료가 잘 되지만, 심내막염, 균혈증, 수막염, 골수염 등은 한 가지 약제로는 치료가 잘 안 되므로 상승효과를 얻기 위해 β-lactam제나 glycopeptide와 aminoglycoside의 병합요법을 쓰게 된다. 그러나 aminoglycoside에 고도내성균에 대해서는 상승효과가 없다. 따라서 고농도 aminoglycosede에 대한 내성시험이 필요하다. 이 시험을 위해서는 우무희석법, 액체배지미량희석법 또는 디스크 확산법이 이용된다. 장알균이 분리될 때마다 수시로 시험하기 위해서는 디스크 확산법이나 액체배지 희석법이 편리하다. Swenson 등(1995)은 장알균의 고농도 aminoglycoside 감수성 시험 방법을 표 12-5와 같이 권장하고 있다.

(1) 디스크 확산법

Mueller-Hinton 배지를 쓴다. gentamicin은 120 μg/mL, streptomycin은 300 μg인 고농도 디스크 두 가지를 사용해서 시험한다.

시험세균을 McFarland 0.5관의 탁도로 맞추고 보통의 디스크법과 마찬가지로 균액을 접종하고 디스크를 놓은 뒤에 보통 공기의 35℃ 항온기에서 18~24시간 배양한다. 10 mm의 이상의 억제대가 있으면 감수성으로 판단한다. 7~9 mm의 억제대를 보인 균주는 대부분이 고농도 내성이지만, MIC가 그다지 높지 않은 일부 균주가 이 범위의 억제대를 보일 수 있으므로 그 결과가불확실하다. 이러한 균주는 표준 희석법으로 확인해야한다. 억제대가 전혀 없으면(6 mm) 고도 내성으로 판단한다.

(2) 우무희석 선별법

기초배지로는 Mueller-Hinton agar나 5% 혈액첨가 Mueller-Hinton agar 또는 brain heart infusion agar (BHIA)를 쓸 수 있으나 BHIA에서의 증식이 양호하여 판독하기 용이하며 NCCLS (2000)는 BHIA를 권장한다. 기초배지에 각각 gentamicin 500 μg/mL와 steptomycin 2,000 μg/mL를 넣어 배지를 만든다. 18~24시간 배양한 장알균을 McFarland 0.5관의 탁도로 맞추고 10 uL를 접종하여 106CFU가 접종되게 한다. 35℃에 만 24시간 배양한 후에 판독한다. 집락 1개 이상이 생기거나 엷은 증식이 있어도 내성으로 판독한다. streptomycin 첨가배지에 24시간 후 증식이 없을 때에는 24시간 더 배양한 수에 다시 판독한다. kanamycin 고도내성 시험은 표준 방법이 정해지지 않았으나 2,000 μg/mL가 첨가된 배지를 사용하고 그 결과는 kanamycin과 amikacin에 대해서 적용한다.

(3) 액체배지 미량희석법

BHI broth를 사용한다. gentamycin은 500 μg/mL, streptomycin은 1,000 μg/mL되게 만든다. 접종량은 $5\times10_5$가 되게 한다(한 well당 배지는 0.1 mL이고 접종 균수는 5×10^4가 됨). 이 시험을 위해서 Mueller-Hinton broth를 사용하면 세균의 증식이 불량하여 결과가 부정확해진다.

(4) 액체배지 희석법

시험할 균주가 많지 않을 때 편리하다. BHI broth 1 mL당 gentamicin 500 μg이나 streptomycin 1,000 μg이 되게 넣고 1 mL씩을 시험관에 분주한다. 항균제가 들어 있지 않은 대조배지도 만든다. 배지를 -20℃에 냉동해 두면 수개월간 사용할 수 있다. 시험 전에 배지를녹이고 시험세균을 5×10^5 되게 접종하고, 35℃에 24시간 배양한 후에 판독한다(Yagupsky 등, 1990).

■■■ E test에 의한 여러 균종의 시험

느리게 증식하거나 특별한 배양조건을 필요로 하는 세균, 즉 신속 증식 *Mycobacterium*, 무산소성 세균, 수막알균, 폐렴알균 등에 의한 MIC를 E test(AB Biodisk, Solna, Sweden)로 시험할 수 있다(그림 12-9). 이 방법은 우무희석법과의 상관관계가 대체로 좋다. 그러나 세균의 접종량, 배지의 성분과 pH, 가스 환경과 배양기간, 판독 방법에 따라서 결과가 달라질 수 있다.

*Stapylococcus*의 methicillin이나 oxacillin 감수성을 시험하기 위해서는 Mueller-Hinton 배지에 NaCl을 2%되게 첨가해야 한다. 다른 세균을 시험할 때는 그 세균에 알맞은 조건으로 시험해야 한다.

(1) β-lactamase 검사

① 목적

β-lactamase는 β-lactam 환을 가수분해하는 효소로, β-lactam제제에 대해 내성을 나타내게 된다.

12

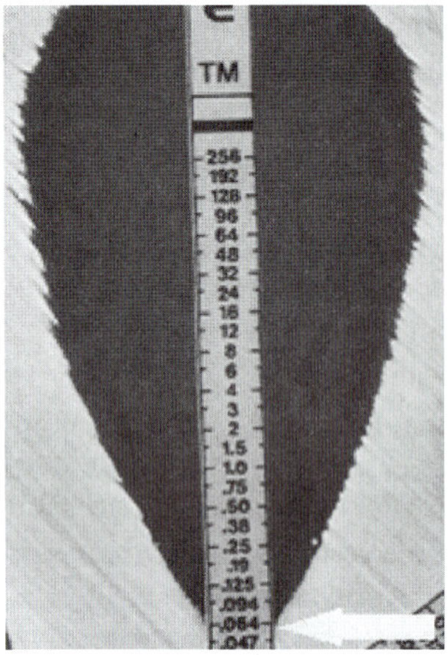

그림 12-9. E test에 의한 항균제 감수성 시험
*E. coli*균주에 대한 tobramycin MIC가 0.064 μg/mL이다.

β-lactamase test는 *Haemophiius* spp., *Neisseria gonorrhoeae*와 *Moraxella catarrhalis*의 디스크 확산법의 결과보다 빠르고 임상적으로 의미 있는 정보를 제공할 수 있다. 또한 β-lactamase producing *Enterococcus* spp.를 찾는 유일한 검사이다(표 12-6).

② 검사 과정

18~24시간 배양된 혈액 한천이나 초코렛 한천으로부터 순수 집락 4~5개 정도를 취하여 검사를 시행한다. 검사의 종류는 다음 표와 같다.

③ 정도관리

- 양성 정도관리균주 *Staphylococcus aureus* ATCC292130
- 음성 정도관리균주 *Haemophilus influenzae* ATCC10211

: 정도관리균주를 이용하여 검사일이나 검사 시마다 검사를 시행한다.

④ 양성의 의미(표 12-8)

1. *Haemophilus* spp., *Neisseria gonorrhoeae*, *Moraxella catarrhalis* : penicillin, amphicillin 및 amoxicillin에 대한 내성
2. *Staphylococcus*와 *Enterococci* : amino-β, carboxy-β, ureidopenicillins 및 penicillin에 대한내성

⑤ 유의점

β-lactamase 시험 결과가 음성이라고 하더라도 β-lactam제제에 대하여 다른 기전을 통하여 내성을 나타낼 수 있으므로 내성을 배제할 수는 없다. 그렇기 때문에 *Enterobacteriaceae*, *Pseudomonas* spp., 및 기타 산소성 그람음성 막대균에 대한 검사는 하지 않는다.

(2) 디스크 확산법의 장점과 단점

디스크 확산법은 몇 가지 장점이 있는데

① 시험방법이 간단하고 재현성이 좋다.

② 시약이 비교적 경제적이다.

③ 시험에 특이한 기구가 요구되지 않는다.

④ 결과에 대해서 임상의들이 해석하는 데 편리하다.

⑤ 시험을 하기위한 항균제의 선택이 용이하다.

디스크 확산법의 단점으로는 우선 oxacillin hetero-resistant staphylococci와 vancomycin resistant (low level) Enterococci를 검출하는 데 디스크 확산법은 적당치 않다. 또한 증식이 느린 세균이나 무산소성 세균은 시험할 수 없다. 이러한 세균은 희석법으로 시험해야 한다. methenamine mandelate나 methenamine hippurate에 대한 감수성 시험은 할 수 없다. 녹농균의 gentamicin 감수성은 배지 중의 calcium과 magnesium 농도에 따라서 달라진다. 대부분의 Mueller-Hinton agar에는 충분한 양 이온이 들어 있다. 다른 참조균주로는 배지의 근소한 차이를 알아내

지 못하므로, 확인을 위해서는 녹농균 참고균주를 써서 시험해야 한다.

trimethomprim-sulfamethoxazole 감수성 시험을 할 때는 *Enterococcus faecalis* ATCC 29212나 ATCC 33186을 써서 배지의 정도관리를 한다. 20 mm 이상의 투명대를 보여야 한다. thymidine이나 thymine이 소량 들어 있으면 억제대중에 엷은 증식이 보인다.

디스크 확산법으로는 확산이 잘되는 항균제만이 정확한 결과를 보인다. polymyxin B와 E (colistin)는 확산성이 나쁘기 때문에 그 결과가 정확치 않으며, 희석법으로 확인하는 것이 좋다.

(3) 정도관리(quality control)

디스크 확산법에 대한 정도관리 목적은 술식, 시약(배지와 디스크 등) 준비, 검사자, 판독과 해석 및 결과보고에 대해서 정밀도(precision)와 정확도(accuracy)를 감시(monitor)하는 것이다. 이와 같은 목표를 달성하기 위해서는 유전적으로 안전한 참고균주(reference strains)를 이용해야 한다.

β-lactamase 억제제의 복합제인 augmentin이나 unacin 검사의 정도관리를 위해서는 *E. coli* ATCC 35218을 쓴다. 참고균주의 일부는 15% glycerol 첨가 tryptic soy broth나 20% 탈지분유(skim milk 등)에 집락을 면봉으로 진하게 풀어서 -20℃ 이하에 보관한다. 사용균주는 1달에 1번씩, 또는 변이가 일어났을 때는 냉동한 균주에서 tryptic soy agar (TSA)에 계대한다. 녹농균은 변이되기 쉽다.

사용균주는 1주일에 1회 계대하여 냉장한다. 사용균주를 액체배지에 접종하여 하룻밤 배양하고 이어서 한천평판에 분리 배양한다. 이 세균으로 통상의 술식에 따라서 감수성 검사를 한다.

억제대의 범위(zone of inhibition diameter ranges) : 1 주일에 1회로 줄일 수 있는 경우는 다음과 같다. 매회의 정도관리 결과는 억제대의 지름이 최소 및 최대치(범위)에 들어야 한다. 일련의 20회의 시험에서는 범위를 벗어날 때는 그 원인을 찾아서 고쳐야 한다. 그러나 정도관리치가 중앙치±정확성 범위(허용 최대억제대-최소억제대)일 때는 그 원인을 찾아서 제거해야 한다. 원인을 제거한 후에는 다시 일련의 20회 시험을 시작한다. 5회의 연속된 정도관리에 있어서는 제일 큰 억제대와 제일 작은 억제대의 차가 재현성의 허용한계를 벗어나서는 안 된다.

영양요구성 까다로운 균에 대한 디스크법의 배지와 접종시간은 다음과 같다(表 12-9).

정도관리의 빈도(frequency of quality control) : 새로운 배지나 새 디스크를 쓰게 될 때는 감수성 검사를 하는 날마다 정도관리를 해야 한다. 감수성 검사를 하는 날은 동시에 정도관리를 해야 한다. 그러나 연속된 30 일간의 정도관리에서 만족스런 결과를 얻은 기록을 가진 검사실은 그 빈도를 1주일에 1회에 줄일 수 있다.

즉, (1) 각 세균과 항균제별로 30회 시험 중 3회 이하만이 정확성 정도관리 범위를 벗어날 때

(2) 각 세균과 항균제별로 30회 시험 결과를 5개씩의 6군으로 나눌 때의 재현성 범위를 벗어나는 것이 없을 때 1주일에 1회씩 정도관리를 하다가 정확성 관리 범위를 벗어나는 일이 생기면 그 문제를 찾아내어 제거할 때까지 매일의 정도관리로 되돌아가야 한다. 문제가 해결된 것은 다음과 같은 결과를 뜻한다.

(3) 5일간 계속하여 시험을 하여 세균과 약제별로 모두 정확성 범위에 들 때

(4) 각 세균과 약제별로 억제대의 최대치와 최소치의 차이가 재현성 범위에 들 때 항균제 감수성 시험에 흔한 과오의 원인(common sources of error in antimicrobial susceptibility testing) : 흔한 과오의 원인에는 다음과 같은 것이 있다.

① 디스크 확산법으로 시험할 수 없는 세균을 시험하는 경우

12

② 배지의 pH나 성분이 부적당한 경우

③ 배지의 두께가 4 mm가 아닌 경우

④ 항균제 디스크를 잘못저장하거나 유효기간이 지난 것을 쓰는 경우

⑤ 접종균액의 탁도를 잘못 맞추었을 때

⑥ 배양조건(온도, 시간, 배양환경)을 잘못 했을 때

⑦ 억제대를 잘못재거나 해석기준을 잘못 적용할 때 등이다.

5) 액체배지 희석법(dilution testing by the broth method)

액체배지 희석법에는 두 가지 방법이 있는데 하나는 시험관법(macrodilution broth)이고 다른 하나는 액체배지 미량희석(microdilution broth)법이 있고, 상품화된 후자의 방법이 널리 쓰이고 있다(그림 12-10). 상품화된 kit는 제조자의 설명서에 따라서 시험해야 하므로 여기에 서는 시험관법에 대해서만 간단하게 설명하기로 한다.

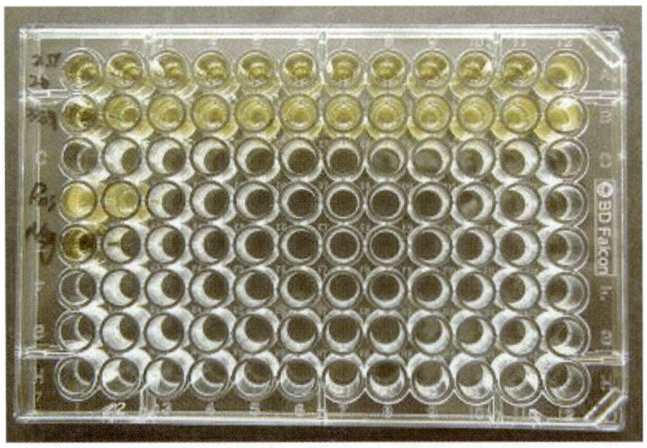

그림 12-10. Microdilution 감수성 시험 tray의 예

(1) 항균제의 희석

표준품 항균제의 무게를 화학천칭으로 정확히 단다. 달은 무게에 역가를 곱하여 실제의 항균제 무게를 계산한다. 이 무게(μg)를 원하는 농도(예 1,280 μg/mL)로 나눈다. 무게를 계산한다. 이 무게(μg)를 원하는 농도(예 : 1,280 μg/mL)로 나눈다.

예) 달은 gentamicin의 무게가 45.6 mg(45,600 μg)이고 1,000 mg 중의 역가는 756 mg이면 45,600 μg 중의 gentamicin 역가는 : 45,600 μg×0.756=34,473 μg, 34,473÷1,280=26.9 mL 즉 26.9 mL의 용매에 녹이면 1 mL당 1,280 μg의 gentamicin 용액이 된다. 항균제에 따라 지시된 용매로 녹인다. 또한 인산염 완충액의 재료는 다음과 같다(표 12-10).

(2) 배지

Mueller-Hinton broth를 13×100 mm 시험관에 1 mL 씩 넣는다. 배지가 안든 첫째 시험관에는 256 μg/mL의 용액 2 mL를 넣는다. 멸균 피펫을 사용하여 다음 시험관으로 1 mL를 옮겨서 2배수 단계희석을 해나간다. 시험관마다 새 피펫을 써야 한다.

시험관의 수는 항균제의 종류와 세균 균종에 따른다. 적어도 0.125 μg/mL까지는 만드는 것이 보통이다. 항균제가 안든 배지를 대조로 세운다. Mueller-Hinton broth에는 1 리터당 50 mg의 Ca와 25 mg의 Mg가 되도록, 여과멸균한 $CaCl_2$ $2H_2O$ (3.68 g/100 mL) 용액 5 mL와 $MgCl_2$ $6H_2O$ (8.36 g/100 mL)

표 12-10. 인산염 완충액(0.1 mol)의 제조

pH	KH_2PO_4(g) (MW 136.09)	K_2HPO_4(g) (MW 174.18)
6.0	11.9	2.2
7.0	5.2	10.8
8.0	0.9	16.3

KH_2PO_4와 K_2HPO_4를 증류수 1리터에 녹이고 121℃에 15분간, 또는 여과하여 멸균한다.
필요하면 1 mol NaOH나 0.1 mL HCl로 pH를 맞춘다. 실온에서 6개월간 보관할 수 있다.
1 mol NaOH : 증류수 1리터에 40 g을 녹인다.
1 mol HCl : 증류수 917 mL에 농염산 83 mL을 넣는다.

2.5 mL를 넣는다. 이들 양이온은 특히 녹농균에 대한 aminoglycoside류, tetracycline류, polymyxin류의 MIC에 영향을 미친다.

(3) 접종 균액

*Haemophilus*와 MRSA 이외의 세균은 4~5개의 집락을 따서 TSB (Difco 혹은 BBL) 4~5 mL에 접종하여 배양한다. 탁도를 McFarland 의 0.5관 표준탁도(약 10^8 CFU/mL)에 맞추고 이것을 다시 TSB나 0.85% 식염수를 써서 1:100으로 희석하면 10^6 CFU/mL가 된다. 균액 1 mL를 각 시험관에 접종한다. 최종 접종 균수는 5×10^5 CFU/mL가 된다. 항균제가 들어 있지 않은 TSB에 세균이 접종되어 배양된 후에 이 시험관은 증식대조(growth control)로써 사용된다. 모든 시험관은 접종준비 후 15~20분 안에 접종해야 한다.

(4) 배양과 판독

35℃에 16~20시간 산소성으로 배양한다. 그러나 vancomycin 내성 *Enterococci*나 MRSA 검출을 위해서 24시간 배양해야 한다. 판독은 육안으로 관찰하여 증식을 억제시킨 항균제의 최소농도를 MIC로 한다. 극히 연한 혼탁이나 극히 소량의 침전은 증식이 억제된 것으로 판독한다. 결과는 감수성(susceptible), 중간 (intermediate), 내성(resistant)으로 해석한다.

(5) 최소살균 농도 시험

① 액체배지 희석법의 대조시험관액 0.001 mL를 평판에 옮기고 펴서 배양한다. 하룻밤 배양한 후에 집락 수를 센다.

② MIC를 시험하고 난 시험관 중 세균증식이 없는 관의 액체를 0.1 mL식 각각 평판에 옮겨 접종하고 하룻밤 배양한다. 대조집락수의 0.1% 이하인 집락수를 보인 시험관의 항균제농도가 MBC이다.

③ MIC와 MBC의 차이가 큰지 적은지에 따라서 항균제를 정균성(bacteriostatic)과 살균성(bactericidal)으로 구별한다.

aminoglycoside류, cephalosporin류, metronidazole, penicillin류, polymyxin류, rifampin, vancomycin은 살균성 항균제이고, chloramphenicol, nalidixic acid, sulfonamide류, tetracycline류는 정균성 항균제이다. 그러나 살균성인지 정균성인지는 항균제의 농도, 배양시간, 시험세균의 균종에 따라서도 달라진다. 살균성 항균제의 MBC가 MIC의 32배 이상일 때 그 세균은 'tolerance'가 있다고 한다.

(6) 정도관리

참조 균주를 동시에 시험하여 그 MIC가 허용범위에 들어가야 하고, 여러 번 시험한 MIC의 95%는 중간치에 맞아야 한다.

6) 우무희석법(diluting testing by the agar method)

우무희석법은 많은 수의 균주를 시험하기에 액체배지 희석법보다 편리하고, 오염을 알아보거나 감수성이 다른 소수의 변이 세균이 섞여 있음을 알 수 있으며, 재현성이 더 높다.

(1) 항균제의 희석

액체배지 희석법에서 설명한 바에 따라서 항균제 원액을 만든다. 희석액으로 희석하여 1 mL당 5,120, 2,560, 1,280, 160 및 20 μg의 용액을 만들고, 이것으로 중간 농도인 1,280~2.5 μg/mL의 용액을 만든다. 이 용액 2 mL와 배지 18 mL를 섞어서 평판 배지 한 개를 만든다(그림 12-11).

(2) 배지

Mueller-Hinton agar는 가장 흔히 사용하는 배지로써 신속히 증식하는 산소성 혹은 통성 무산소성 세균을 시험하기 위해서 쓴다. 영양 요구도가 큰 세균을 시험하기 위해서는 면양, 말 또는 다른 동물의 혈액을 5% 되게 넣는다. 혈액을 넣으면 *Enterococci*에 대한 cephalosporin은 물론 novobiocin이나 nafcillin 등 단백결합력이 큰 항균제의 MIC는 달라질 수 있기 때문에 혈액 없이 증식할 수 있는 세균이면 혈액을 사용해서는 안 된다.

*Streptococci*를 시험할 때는 혈액을 첨가하는 것이 좋고, 임균을 시험하기 위해서는 GC agar base에, 1%의 defined supplement를 넣은 것을 쓰며, *Haemophilus*는 Haemophilus test medium (HTM)을 써서 시험한다.

100 mm의 평판 1개당 배지와 항균제 용액을 합한 양이 20 mL가 되게 하면 편리하다. 항균제 용액 2 mL와 48~50℃로 식힌 배지 18 mL를 섞어서 평판배지 한 개를 만든다(표 12-11). 이를 나사마개 용기에 넣고 가압 멸균하고 50℃로 식힌 후에 항균제 용액을 넣어 잘 섞는다. 혈액을 넣는 배지는 항균제를 넣고 섞은 다음에 혈액을 넣는다. 배양접시에 붓는다. 배지의 pH는 7.2~7.4가 되어야 한다.

(3) 접종

4~5개의 집락을 따서 TSB 4~5 mL에 넣고 혼탁할 때까지 배양한다. McFarland의 제 0.5관 탁도에 맞춘다. *Enterococcaceae*는 약 5×10^7CFU/mL가, 녹농균은 1×10^8~5×10^8 CFU/mL가 된다. 이 균액을 다시식염수나 Mueller-Hinton broth를 써서 1:10으로 희석한다. 0.001~0.002 mL의 백금이를 써서 점상으로 접종한다. Steers의 inoculator를 쓰면 편리하다. Steers의 기구는 32개의 균주를 한 번에 접종할 수 있다. 약 10^4 CFU/mL가 접종된다. 항균제 농도가 낮은 배지부터 접종한다. Steers의 기구 하나로 너무 많은 배지를 접종하면 오염이 되기 쉬우므로 항균제 배지 6가지 이상을 접종해서는 안 된다(그림 12-12). 항균제가 들

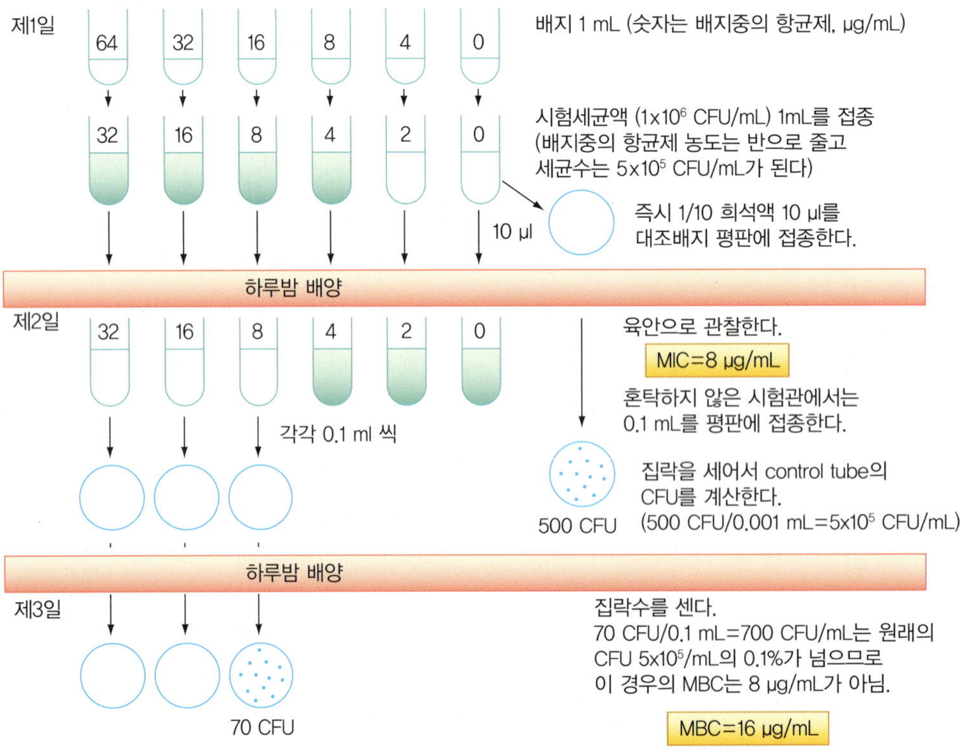

그림 12-11. 액체배지 희석법에 의한 MIC와 MBC 시험

표 12-11. 우무희석법을 위한 항균제의 희석

항균제 용액 농도 양 (μg)	(mL)	증류수(mL)	중간농도(μg/mL)	항균제액 1에 배지 9의 비율로 섞은후 최종농도(μg/mL)
5,120	-	-	5,120	512
5,120	1	1	2,560	256
	1	3	1,280	128
1,280	1	1	640	64
	1	3	320	32
	1	7	160	16
160	1	1	80	8
	1	3	40	4
	1	7	20	2
20	1	1	10	1
	1	3	5	0.5
	1	7	2.5	0.25
2.5	1	1	1.25	0.125

어 있는 배지 접종 전과 후에 항균제가 들어 있지 않은 대조배지 각 1개에 접종하여 충분한 세균이 있는지와 오염균이 없는지를 확인해야 한다. 접종한 배지는 접종액이 완전히 흡수될 때까지 놓아두었다가 35℃ 공기환경에 16~20 시간 배양한다. CO_2 환경에 배양하면 pH가 내려가므로 결과가 부정확해진다. 그러나 수막알균, 임균, *Haemophilus*는 5~7% CO_2 환경에 배양한다. Methicillin 내성 *Staphylococci* 시험을 위해서는 정확히 24시간 배양 한다.

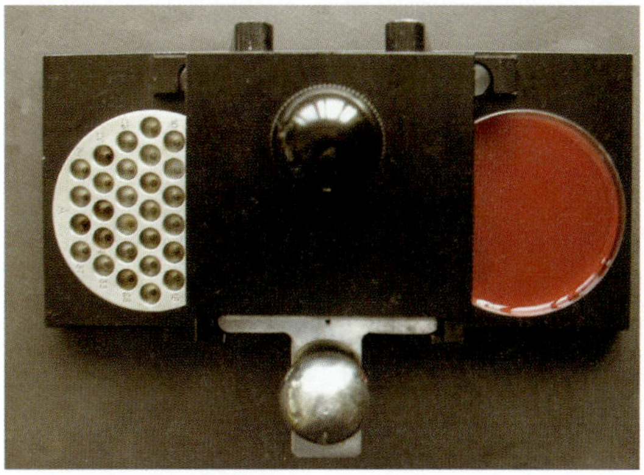

그림 12-12. 우무희석법의 접종기구인 Steers replicator

(4) 결과 판독

검은색 검사대에서 판독한다. 증식을 완전히 억제시킨 항균제의 최소량을 MIC로 한다. 한 개의 집락이나 접종액으로 인해 뿌연 것은 무시한다. cotrimoxazole은 80% 억제 농도를 MIC로 한다. End point로 생각되는 농도보다 높은 농도의 배지에 2개 이상의 집락이 계속해서 증식될 때나, 낮은 농도에서는 증식이 없는데 높은 농도에서 다시 증식이 있을 때는 오염균이 아닌지 계대배양해서 확인해야 한다.

MIC의 해석은 표 12-10에 따른다. *Haemophilus*에 대해서는 별도의 NCCLS 해석기준(1994, M100-S5)에 따라서 해석해야 한다. 대부분의 Mueller-Hinton agar에는 적절한양의 양이온이 들어 있다. 그러나 배지에 따라서는 *P. aeruginosa*의 aminoglycoside 감수성 결과가 달라질 수 있다. Heteroresistance인 *S. aureus*는 35℃에 배양하면 methicillin, oxacillin 및 nafcillin 내성을 나타내지만, 37℃에서는 48시간 배양해야만 내성을 나타낸다.

(5) 정도관리

시험 항균제나 시험 세균에 따라서 적절한 참고균주(*S. aureus* ATCC 29213, E. faecalis ATCC 29212, *E. coli* ATCC 25922 또는 *P. aeruginosa* ATCC 27853)를 동시에 시험하여 그 결과가 허용범위에 들어가야 한다. 통상시험으로 우무희석법을 쓰는 검사실에서는 정도관리 세균에 대한 MIC의 95%가 범위에 들어야 하고 대부분이 중앙치에 맞아야 한다. 접종이 끝난 접종액을 혈액한천에 희석하여 배양하면 오염이 되었는지 알아낼 수 있으며, 여기에 생긴 집락은 재검사가 필요할 때 쓸 수 있다.

7) 무산소성 세균의 항균제 감수성 시험

무산소성 감염의 대부분은 그 감염 균종만 알면 적절한 항균제를 선택할 수 있으므로 감수성 시험을 통상으로 할 필요는 없다. 그러나 심내막염, 뇌농양 등 중증감염에서 분리된 균주에 대해서와 경험적인 항균제 선택으로 치료효과가 없을 때는 시험을 해서 감수성을 확인할 필요가 있다. 또한 감수성 양상이 변화하는지를 지속적으로 조사하기 위해서도 감수성 시험이 필요하다.

metronidazole, chloramphenicol, imipenem, ampicillin/sulbactam, amoxicillin/clavulanic acid, ticarcillin/ clavulanic acid에 대해서는 거의 모든 무산소성 세균이 감수성이므로 감수성시험이 필요치 않다. *Bacteroides fragilis*는 흔히 분리되는 중요한 무산소성세균인데 우리나라에서는 1989~1990년에 분리된 균주 중에 imipenem, chloramphenicol 및 metronidazole 내성균은 없었으나, 80% 이상이 penicillin G, cefamandole 및 tetracycline에 18%가 clindamycin에 내성으로 보고된 바 있다.

무산소성 세균의 감수성 시험에는 ① 우무희석(agar dilution)법으로 두 가지가 있으며, 즉 reference agar dilution test와 Wadworth agar dilution test가 있고, 다음으로 ② 액체배지 희석(broth dilution)법, 액체배지 미량희석(broth microdilution)법 등이 NCCLS(1990) 방법에 수록되어 있다.

전에는 확산법과 액체배지 디스크(broth disk)법도 있었으나 현재는 권장되고 있지 않으므로 쓸 수 없다. 연구를 위해서는 우무희석법이, 통상시험을 위해서는 상품화된 ATB (API systems)와 같은 액체배지 미량희석법이 편리할 것으로 생각된다. 무산소성 세균의 감수성 시험에 있어서는 감수성의 해석기준이 되는 MIC (breakpoint)가 아직 통일 되어 있지 않다.

8) 기타 항균제

항결핵제 : 항결핵제로써 streptomycin, kanamycin 및 rifampicin에 대해서 진술했으며 일반 세균에도 유효한 약제들이다. 제1차 선택 항결핵제로서는 INH, streptomycin, ethambutol, refampin, pyrazinamide 중의 두세 가지 이상을 동시에 투여한다. 제2차 선택 항결핵제로는 ethionamide, kanamycin, capreomycin 및 cycloserine이 있다.

(1) ρ-aminosalicylic acid (PAS)

일반세균에는 항균작용은 약하나, 결핵균에는 특이적으로 유효하다. 그러나 생체 내에서는 혈장단백과

결합하기 때문에 항균력이 감소한다. Streptomycin과 isoniazid(INH)와 병용하여 결핵증의 제1차 선택제로 사용되나 다른 항결핵제의 개발로 점차 사용 빈도가 감소되고 있다. 작용기전은 sulfa제와 같이 PABA와 길항작용으로 정균작용을 한다. 위장장해나 알러지의 부작용이 있다. 내성균의 발생빈도는 낮다.

(2) Isoniazid (INH)

증식하고 있는 결핵균에 매우 유효해서 0.05 μg/mL에도 살균 작용한다. 세포 내의 결핵균에 대해서 유효하다. 작용기전은 구조의 유사성 때문에 nicotineamide

와의 관계 특히 nicotine-amide adenine dinucleotide와 길항 작용하는 것으로 설명되었는데, 현재에는 결핵균의 특이한 지질 즉 mycolic acid의 합성을 저해하여 항결핵 작용설이 일반적으로 지배적이다.

내성균이 출현하기 때문에 INH 내성 결핵균은 catalase 활성을 저하해서 기니아피그(guinea pig)에 대한 병원성이 저하되는 것으로 알려지고 있다. 부작용은 말초신경염, 간 장애를 일으킨다. 유사한 구조를 갖는 것으로서 pyrazinamide, ethionamide가 있으며, INH와 병용하므로 내성화를 지연시켜 항균력을 증가시킨다.

(3) Ethambutol (EB)

항결핵제로써 제1차 약제에 INH, rifampicin과 함께 병영해서 유효한 약제로 사용하고 있다. streptomycin도 위와 같은 약제와 비슷하게 유효하다. 작용기전은 핵산(RNA) 합성의 저해로 지질성분인 세포벽과 결합을 저해하는 것으로 알려지고 있으나 확실하지는 않다. 다른 항결핵제와 교차내성은 없다. 부작용으로 시력장애를 일으키는 일이 있다.

(4) Pyrazinamide (PZA)

작용은 INH와 유사한 것으로 생각되고 있으며, 항균성은 비교적 약하나, INH, ethionamide와 함께 결핵균에 대해서 0.1 μg/mL 전후해서 우수한 최소억제농도(MIC)를 보이는 제1차 선택 항결핵제이다. 간 장애, 신경장애, 관절통 등의 부작용 때문에 현재에는 많이 사용되지 않는다.

(5) 항나균제(antilepral agents)

rifampin, DDS, ethionamide, clofazimine 등이 사용되고 있으나, 피부에 착색해서 흑갈색으로 되는 것이 결점이다.

(6) 항진균제(표 12-12)

세균과는 달리 진균은 진핵생물로써 그 대사계는 인간을 포함한 동물과 비슷하여 진균에게만 선택적으로 독성이 높은 약제를 보이는 것은 어렵다. 지금까지 개발된 약제로는

① griseofulvin으로써 이 약제는 penicillium griseofulvum에 의해서 생성되며, spirocyclic 화합물로 피부사상균에 효과적이다.

② polyene계 항진균제인 amphotericin B와 nystatin이 있으며, 특히 cryptococcus 수막염 환자에게 amphotericin B와 5-FC와 병용하면 효과적이다.

③ 합성제인 5-fluorocytosine(5-FC), clotrimazole, miconazole, ketoconazole 및 immidazole 등의 유도체가 있지만, 항진균제들은 대부분 인체에 독성이강하고 부작용이 많다. 그러나 최근에 nikomycin과 polyoxin-D는 chitin 합성을 선택적으로 저해하여 부작용이 적은 것으로 알려지고 있다.

표 12-12. 항진균제의 종류

대분류	중분류	소분류
Azole	Imidazole	Bifonazole, Mebendazole*
		Ticonazole, Thiabendazole*
Allylamine	Triazole Allylamine Benzylamine	Fluconazole
		Amorolfine
		Terbinafine

* 항기생충 제로도 사용됨.

12

(7) 항바이러스제

현재 사용되고 있는 항바이러스제제들은 제한된 종류의 바이러스 질환에만 효과가 있고 세균에는 모두 무효이며, 모든 약제들이 상당히 독성을 가지고 있다. 따라서 항바이러스를 사용하려고 할 때는 임상적인 소견으로만 진단하지 말고, 실험실에서 바이러스를 배양하거나 바이러스 항원의 존재를 증명해야 하며 확진이 된후에도 단기 혹은 장기 사용 시 나타날 수 있는 독성이 있기 때문에 주의를 해야 한다.

현재 사용되고 있는 항바이러스제는

① Vidarabine으로써 상품명은 Vira-A이며, 단순포진뇌염에 사용된다.

② Acyclovir는 상품명으로 Zovirax이며, 면역기능저하환자의 점막피부 단순포진, 초기음부 단순포진에 사용된다.

③ Idoxureidine은 Stoxii의 상품명으로 단순포진 각막염에 사용된다.

④ 인터페론(interferon)은 세포단백질로써 바이러스의 증식을 저해하기 때문에 붙여진 것이나 인터페론 자체가 바이러스의 증식을 억제하는 것이 아니고 인터페론은 세포로 하여금 항바이러스 작용을 하는 물질을 만들어 내는 유도물질이다.

(8) 항암제(antineoplastic agents)

수종이 개발되어 여러 가지를 조합으로 상당히 유효하지만 조혈장기 등의 중독한 부작용이 있는 것

이 많기 때문에 사용할 때에는 충분한 주의가 필요하다. Actinomycin C. D, zancomycin, kaltinophilin A, mytomycin C, chlomomycin A, bleomycin daunolbicin등이 있다.

6 항균제 사용에 주의

1) 항균제의 선택

어떤 병원미생물에는, 어떤 항균제제가 유효할지 알고 있으므로, 질병에 따라 유효한 항균제를 선택하는 것은 물론이며, 경우에 따라서는 특히 내성의 출현을 막는 의미에서 2종류 이상 병용하는 것도 있다. 그러나 약제에 따라서는 병용에 따라 효과가 증가하는 것과 반대로 감소되는 것이 있으므로, 그 조합에 주의를 해야한다. 일정 기간마다 약제를 바꾸어 1종류의 약제에 대해서 장기간 사용을 피하고 내성균의 출현을 막는 방법도 있다. 병원성 세균이 분리되어 있는 경우에는 일단각각의 항균제에 대한 감수성 시험을 하는 것이 필요하다. 원래 유효해야 할 약제도 병원성 세균이 약제내성을 획득하고 있으므로 무효한 경우가 적지 않다. 또 장기간에 걸쳐서 같은 항균제를 사용할 경우에는, 처음 에는 감수성이 있어도 치료의 도중에서 내성이 되는 수가 많으므로, 가끔 환자로부터 세균을 분리하여 그 감수성을 시험할 필요가 있다.

2) 부작용

항균제 사용에 의해서 생체에 나쁜 영향을 미치는 수가 있다. 이러한 경우는 계속해서 대량사용으로 일어나는 것이 많고, 또 환자의 개체나 환자의 잠재적 질환이 있을 때에는 통상 사용에서 일어나는 것이 있다. 따라서, 간호자는 화학요법이 실시된 후에 환자의 관찰을 충분히 하여 부작용은 약제의 종류에 따라 정해진 것이므로, 그 지식을 충분히 갖추고 있어야 필요에 따라서는 적절한 조치를 할 수가 있다.

부작용으로는 ① 독성에 의한 장기장해, ② 균교대증, ③ 약제 알러지의 3종류가 있다.

(1) 균교대증(superinfection)

항균제를 사용한 후 바로 나타나는 현상은 아니지만, 항균제 특히 항생제의 대량사용에 의해 생체 내의 정상 세균총의 변화와 여기에 동반한 그 약제 저항성 미생물에 의한 균교대증을 일으킬 경우가 있다.

(2) 약제 알러지

Penicillin, streptomycin, tetracycline, macrolide계의 항균제에 많이 나타나나 그중에서 penicillin에 의한 알러지인 아나필락시(anaphylaxis)가 가장 많고, 위험하며 이것을 페니실린-쇽(penicillin-shock)이라고 한다. 이것은 penicillin에 의해 감작된 환자에 penicillin을 주사한 경우에 가장 많고, 가장 심하게 나타난다. 즉 주사 후 30초에서 15분 정도까지 구내이상감, 전신 마비감, 냉한, 방뇨, 가슴의 거북함, 호흡곤란, 비정상적인 맥박, 저혈압, 의식혼탁 및 경련 등의 증상이 나타나고, 마침내는 사망에 이른다. Penicillin의 경구 투여에서는 주사에 비하여 빈도는 낮다. 그밖에 약제로 인한 발진이 전신 또는 국소에 나타나는 수가 있다. 따라서 환자에게 미리 penicillin 사용의 유무, 알러지체질의 유무 등을 문진하고, 다음 페니실린에 의한 과민증시험(피내반응 혹은 안결막 반응) 등을 하여, 예진하는 것이 필요하다.

CHAPTER 13

의료관련감염(병원감염) 관리

학/습/목/표

1. 의료관련 감염(병원감염)을 정의한다.
2. 의료관련 감염의 주요 원인균(세균, 바이러스, 진균)을 열거한다.
3. 의료관련 감염의 주요 경로를 열거한다.
4. 감염관리팀의 임상병리사의 업무를 설명한다.
5. 감염성 폐기물의 분류와 관리에 관해 설명한다.

1 원내감염의 정의와 통제

원내감염 또는 병원감염(nosocomial infection 또는 hospital-acquired infection)이란 '입원당시에 없었던 혹은 잠복하고 있지 않던 감염이 입원기간 중, 혹은 외과수술환자의 경우 퇴원 후 30일 이내에 발생하는 것과 삽입물(implant)이 있을 경우 수술 후 1년 이내에 생긴 감염(절개부위, 근막 및 근육조직)'을 말한다. 환자뿐 아니라 병원 내에서 발생하는 직원들의 감염도 병원감염에 포함된다.

입원환자가 원질환과는 별도로 새로운 감염증이 병원 내에서 이환된 경우나 의료종사자가 병원 내에서 감염되는 경우 등, 의료기관 내에서 생기는 모든 감염을 말한다. 한편 병원 밖에서 생기는 감염을 지역사회감염(community-acquired infection, 원외감염)이라고 한다. 입원 후에 잠복기를 경과해서 발병한 예는 병원감염에 포함시키지 않지만, 반대로 병원 내에서 감염되어 퇴원 후에도 발병한 예는 원칙적으로 병원감염으로 취급한다. 미국 질병통제예방센터(Centers for Disease Control and Prevention, CDC)에서는 의료관련 감염관리 분야를 크게 8가지로 구분하여 이에 대한 가이드라인(guidelines library)를 구축하여 관리하고 있다(표 13-1).

병원감염에서 중요한 것은 감염발생시 통제를 위한 활동들이며 주요 변수들은 다양한데 이를 모니터링하는 주요인자들은 다음과 같다(표 13-2). 또한 최근에는 반코마이신 내성 장알균(vancomycin resistant *Enterococci*, VRE), 반코마이신내성황색포도알균(vancomycin resistant *Staphylococcus aureus*, VRSA), 메치실린내성황색포도알균

표 13-1. 미국 질병통제예방센터에서 제공하는 8가지 감염관리 분야 가이드라인

Core Practices (NEW)
• CDC's Core Infection Prevention and Control Practices for Safe Healthcare Delivery in All Settings
Basic Infection Prevention and Control
• Disinfection and sterilization • Enveronmental infection control • Hand hygiene • Isolation precautions
Antibiotic Resistance
• Multidrug-resistant organisms (MDRO)
Device-associated
• Catheter-associated urinary tract infections (CAUTI) • Intravascular catheter-related infection (BSI)
Procedure-associated
• Organ transplantation • Surgical site infection (SSI)
Disease / Organism-specific
Guidelines • Norovirus • Pneumonia prevention • Smallpox pre-event vaccination Guidance • COVID-19 • Ebola • Influenza – A virus(novel) • Influenza (seasonal) • Measles • MERS-CoV • Tuberculosis (TB)
Healthcare Personnel
Guidelines • Infection control in healthcare personnel • Vaccines for healthcare personnel • HIV occupational exposure management Guidance • HBV infected healthcare personnel • HBV protection and postexposure management • HCV-exposed health care personnel(HCP) guidance(New)
Setting-specific Gukdelines
• NICU-CLABSI (New) • NICU-S. aureus • Dentistry • Dialysis-parenteral medication vials • Dialysis-preventing infections • Dialysis-vaccinating & chronic kidney disease

출처:https://www.cdc.gov/infectioncontrol/guidelines/index.html

표 13-2. 병원감염에서 모니터링 하는 요인들(출처:Yatin Mehta 등, 2014, Indian J Crit Care Med.18(3):149–163)

Areas of infection control	Parameters
Incidence of nosocomial infections	VAP, CRBSI, UTI, SSI, etc.
Morbidities with potential to cause infection	Incidence of needle stick injury, occupational exposure to blood and body fluids
Organism prevalence and antibiotic sensitivity pattern	Antibiogram monitoring for different areas of hospital
Process compliance	Hand washing, personal hygiene, waste disposal, personal protective equipment use, reprocessing of reusable equipmetn and instrument, environmental cleaning and spills management, isolation, linen, laundry and food services, blood and blood product transfusion and handling, care bundles, handling of therapeutic devices, antibiotic protocol, specimen collection etc.
Infrastructure	Design and maintenance of health care premises including hospital mortuaries, air-conditioning, ventilation, temperature and water system monitoring. Monitoring of construction and demolition work
Outbreak	Surveillance and monitoring of outbreak
Training	Periodic evaluation of knowledge and skill level, provision of training material
Protection of health care worker	Monitoring of physical protection with equipment, immunization, health screening etc.
Economic impact	Monitoring of financial gain because of reduced HAI

VAP : Ventilator associated pneumonia; CRBSI : Catheter related blood stream infection; UTI : Urinary tract infection; SSI : Surgical site infection; HAI : Hospital acquired infections

(methicillin-resistant *Staphylococcus aureus*, MRSA), 카바페넴내성장내세균속균종(carbapenem-resistant *Enterobacteriaceae*, CRE), 다제내성아시네토박터바우마니(multidrug-resistant *Acinetobacter baumannii*, MRAB), 다제내성녹농균(multidrug-resistant *Pseudomonas aeruginosa*, MRPA)의 내성균에 의한 병원감염이 증가하고 있다.

감염병 예방 및 관리에 관한 법률에 의한 감염병의 분류 및 종류와 기타 감염병 분류는 다음과 같다(표 13-3, 4, 5).

표 13-3. 법정감염병 분류 및 종류

(2020년 7월 현재) 출처: 법정감염병 진단신고기준(질병관리본부)

구분	제1급감염병	제2급감염병	제3급감염병	제4급감염병
특성	생물테러감염병 또는 치명률이 높거나 집단 발생의 우려가 커서 발생 또는 유행 즉시 신고. 음압격리와 같은 높은 수준의 격리가 필요한 감염병 (17종)	전파가능성을 고려하여 발생 또는 유행 시 24시간 이내에 신고. 격리가 필요한 감염병 (21종)	발생을 계속 감시할 필요가 있어 발생 또는 유행 시 24시간 이내 신고하여야 하는 감염병 (26종)	유행 여부를 조사하기 위하여 표본감시 활동이 필요한 감염병 (23종)
종류	가. 에볼라바이러스병 나. 마버그열 다. 라싸열 라. 크리미안콩고출혈열 마. 남아메리카출혈열 바. 리프트밸리열 사. 두창 아. 페스트 자. 탄저 차. 보툴리눔독소증 카. 야토병 타. 신종감염병증후군[1] 파. 중증급성호흡기증후군(SARS) 하. 중동호흡기증후군(MERS) 거. 동물인플루엔자 인체감염증 너. 신종인플루엔자 더. 디프테리아	가. 결핵 나. 수두 다. 홍역 라. 콜레라 마. 장티푸스 바. 파라티푸스 사. 세균성이질 아. 장출혈성대장균감염증 자. A형간염 차. 백일해 카. 유행성이하선염 타. 풍진 파. 폴리오 하. 수막구균 감염증 거. b형헤모필루스인플루엔자 너. 폐렴구균 감염증 더. 한센병 러. 성홍열 머. 반코마이신내성황색포도알균(VRSA) 감염증 버. 카바페넴내성장내세균속균종(CRE) 감염증 서. E형간염	가. 파상풍 나. B형간염 다. 일본뇌염 라. C형간염 마. 말라리아 바. 레지오넬라증 사. 비브리오패혈증 아. 발진티푸스 자. 발진열 차. 쯔쯔가무시증 카. 렙토스피라증 타. 브루셀라증 파. 공수병 하. 신증후군출혈열 거. 후천성면역결핍증(AIDS) 너. 크로이츠펠트-야콥병(CJD) 및 변종 크로이츠펠트-야콥병(vCJD) 더. 황열 러. 뎅기열 머. 큐열 버. 웨스트나일열 서. 라임병 어. 진드기매개뇌염 저. 유비저 처. 치쿤구니야열 커. 중증열성혈소판감소증후군(SFTS) 터. 지카바이러스 감염증	가. 인플루엔자 나. 매독 다. 회충증 라. 편충증 마. 요충증 바. 간흡충증 사. 폐흡충증 아. 장흡충증 자. 수족구병 차. 임질 카. 클라미디아 감염증 타. 연성하감 파. 성기단순포진 하. 첨규콘딜롬 거. 반코마이신내성장알균(VRE) 감염증 너. 메티실린내성황색포도알균(MRSA) 감염증 더. 다제내성녹농균(MRPA) 감염증 러. 다제내성아시네토박터바우마니균(MRAB) 감염증 머. 장관감염증[2] 버. 급성호흡기감염증[3] 서. 해외유입기생충감염증[4] 어. 엔테로바이러스감염증 저. 사람유두종바이러스 감염증
감시 방법	전수감시7)	전수감시	전수감시	표본감시8)
신고[5]	즉시	24시간 이내	24시간 이내	7일 이내
보고[6]	즉시	24시간 이내	24시간 이내	7일 이내

1) 신종감염병증후군 : 급성출혈열증상, 급성호흡기증상, 급성설사증상, 급성황달증상 또는 급성신경증상을 나타내는 신종감염병증후군

2) 장관감염증 : 살모넬라균 감염증, 장염비브리오균 감염증, 장독소성대장균(ETEC) 감염증, 장침습성대장균(EIEC) 감염증, 장병원성대장균(EPEC) 감염증, 캄필로박터균 감염증, 클로스트리듐 퍼프린젠스 감염증, 황색포도알균 감염증, 바실루스 세레우스균 감 염증, 예르시니아 엔테로콜리티카 감염증, 리스테리아 모노사이토제네스 감염증, 그룹 A형 로타바이러스 감염증, 아스트 로바이러스 감염증, 장내 아데노바이러스 감염증, 노로바이러스 감염증, 사포바이러스 감염증, 이질아메바 감염증, 람블편 모충 감염증, 작은와포자충 감염증, 원포자충 감염증

3) 급성호흡기감염병 : 아데노바이러스 감염증, 사람 보카바이러스 감염증, 파라인플루엔자바이러스 감염증, 호흡기세포융합바이러스 감염증, 리노바이러스 감염증, 사람 메타뉴모바이러스 감염증, 사람 코로나바이러스 감염증, 마이코플라스마 폐렴균 감염증, 클라미디아 폐렴균 감염증

4) 해외유입기생충감염증 : 리슈만편모충증, 바베스열원충증, 아프리카수면병, 샤가스병, 주혈흡충증, 광동주혈선충증, 악구충증, 사상충증, 포충증, 톡소포자충증, 메디나충증

5) 신고 : 의사, 치과의사, 한의사, 의료기관의 장 → 관할 보건소로 신고

6) 보고 : 보건소장 → 시장·군수·구청장 → 특별시장·광역시장·도지사 → 질병관리본부로 보고

7) 전수감시 : 감염병의 예방 및 관리에 관한 법률 제11조에 의하여 모든 의사, 치과의사, 한의사, 의료기관의 장, 부대장(군의관), 감염병 병원체 확인기관의 장이 신고 의무를 갖는 감시체계임

8) 표본감시 : 감염병의 예방 및 관리에 관한 법률 제16조 및 제11조제5항에 의하여 표본감시기관을 지정하고 지정된 기관에 한하여 신고를 받아 운영하는 감시체계임

표 13-4. 기타 감염병 분류

분류	정의	대상감염병	근거
○ 기생충감염병 (7종)	기생충에 감염되어 발생하는 감염병	1. 회충증 2. 편충증 3. 요충증 4. 간흡충증 5. 폐흡충증 6. 장흡충증 7. 해외유입기생충감염증	감염병의 예방 및 관리에 관한 법률 제2조 제6호
○ 세계보건기구감시 대상 감염병 (9종)	세계보건기구가 국제공중보 건의 비상사태에 대비하기 위하여 감시대상으로 정한 질환	1. 두창 2. 폴리오 3. 신종인플루엔자 4. 중증급성호흡기증후군(SARS) 5. 콜레라 6. 폐렴형 페스트 7. 황열 8. 바이러스성 출혈열 9. 웨스트나일열	감염병의 예방 및 관리에 관한 법률 제2조 제8호
○ 생물테러감염병 (8종)	고의 또는 테러 등을 목적으로 이용된 병원체에 의하여 발생된감염병	1. 탄저 2. 보툴리눔독소증 3. 페스트 4. 마버그열 5. 에볼라바이러스병 6. 라싸열 7. 두창 8. 야토병	감염병의 예방 및 관리에 관한 법률 제2조 제9호
○ 성매개감염병 (7종)	성 접촉을 통하여 전파되는 감염병	1. 매독 2. 임질 3. 클라미디아 감염증 4. 연성하감 5. 성기단순포진 6. 첨규콘딜롬 7. 사람유두종바이러스 감염증	감염병의 예방 및 관리에 관한 법률 제2조 제10호
○ 인수공통감염병 (10종)	동물과 사람 간에 서로 전파되는 병원체에 의하여 발생되는 감염병	1. 장출혈성대장균감염증 2. 일본뇌염 3. 브루셀라증 4. 탄저 5. 공수병 6. 동물인플루엔자 인체감염증 7. 중증급성호흡기증후군(SARS) 8. 변종크로이츠펠트-야콥병(vCJD) 9. 큐열 10. 결핵	감염병의 예방 및 관리에 관한 법률 제2조 제11호
○ 의료관련감염병 (6종)	환자나 임산부 등이 의료행위를 적용받는 과정에서 발생한 감염병	1. 반코마이신내성황색포도알균(VRSA) 감염증 2. 반코마이신내성장알균(VRE) 감염증 3. 메티실린내성황색포도알균(MRSA) 감염증 4. 다제내성녹농균(MRPA) 감염증 5. 다제내성아시네토박터바우마니균(MRAB) 감염증 6. 카바페넴내성장내세균속균종(CRE) 감염증	감염병의 예방 및 관리에 관한 법률 제2조 제12호

ㅇ 관리대상 해외 신종 감염병	기존 감염병의 변이 및 변종 또는 기존에 알려지지 아니한 새로운 병원체에 의해 발생하여 국제적으로 보건문제를 야기하고 국내 유입에 대비하여야 하는 감염병	보건복지부 장관 지정	감염병의 예방 및 관리에 관한 법률 제2조 제20호
ㅇ 검역감염병	외국에서 발생하여 국내로 들어올 우려가 있거나 우리나라에서 발생하여 외국으로 번질 우려가 있어 검역법에서 검역대상감염병으로 지정한 감염병	1. 콜레라 2. 페스트 3. 황열 4. 중증급성호흡기증후군(SARS) 5. 동물인플루엔자 인체감염증 6. 신종인플루엔자 7. 중동호흡기증후군(MERS) 8. 에볼라바이러스병 9. 그 외 보건복지부장관이 고시하는 감염병(신종감염병증후군, 세계보건기구가 공중보건위기관리 대상으로 선포한 감염병)	검역법 제2조 제1호

표 13-5. 고위험병원체

ㅇ 고위험병원체 : 생물테러의 목적으로 이용되거나 사고 등에 의하여 외부에 유출될 경우 국민 건강에 심각한 위험을 초래할 수 있는 감염병병원체

1. 세균 및 진균
   - 가. 페스트균(*Yersinia pestis*)
   - 나. 탄저균(*Bacillus anthracis*). 다만, 탄저균 중 탄저균 스턴(*Bacillus anthracis Sterne*)은 제외한다.
   - 다. 브루셀라균(*Brucella melitensis*, *Brucella suis*)
   - 라. 비저균(*Burkholderia mallei*)
   - 마. 멜리오이도시스균(*Burkholderia pseudomallei*)
   - 바. 보툴리눔균(*Clostridium botulinum*)
   - 사. 이질균(*Shigella dysenteriae* type 1)
   - 아. 클라미디아 시타시(*Chlamydia psittaci*)
   - 자. 큐열균(*Coxiella burnetii*)
   - 차. 야토균(*Francisella tularensis*)
   - 카. 발진티푸스균(*Rickettsia prowazekii*)
   - 타. 홍반열 리케치아균(*Rickettsia rickettsii*)
   - 파. 콕시디오이데스균(*Coccidioides immitis*, *Coccidioides posadasii*)
   - 하. 콜레라균(*Vibrio cholerae* O1·O139)
2. 바이러스 및 프리온
   - 가. 헤르페스 B 바이러스(Cercopithecine herpesvirus 1, Herpes B virus)
   - 나. 크리미안 콩고 출혈열 바이러스(Crimean-Congo haemorrhagic fever virus)
   - 다. 이스턴 이콰인 뇌염 바이러스(Eastern equine encephalitis virus)
   - 라. 에볼라 바이러스(Ebola virus)
   - 마. 헨드라 바이러스(Hendra virus)
   - 바. 라싸 바이러스(Lassa virus)
   - 사. 마버그 바이러스(Marbug virus)
   - 아. 원숭이폭스 바이러스(Monkeypox virus) 자. 니파 바이러스(Nipah virus)
   - 차. 리프트 벨리열 바이러스(Rift Valley fever virus)
   - 카. 남아메리카 출혈열 바이러스(South American haemorrhagic fever; Flexal, Guanarito, Junin, Machupo, Sabia)
   - 타. 황열 바이러스(Yellow fever virus)
   - 파. 서부 마 뇌염 바이러스(Western equine encephalitis virus)
   - 하. 진드기 매개뇌염 바이러스(Tick-borne encephalitis complex virus; Central European tick-borne encephalitis virus, Far Eastern tick-borne encephalitis virus, Siberian tick-borne encephalitis virus, Kyasanur Forest disease virus, Omsk haemorrhagic fever virus)
   - 거. 두창 바이러스(Variola virus)
   - 너. 소두창 바이러스(Variola minor virus, Alastrim)

더. 베네주엘라 이콰인 뇌염 바이러스(Venezuelan equine encephalitis virus)
러. 중증 급성호흡기 증후군 코로나 바이러스(SARS-CoV)
머. 조류 인플루엔자 인체감염증 바이러스(인체 유래 H5N1, H7N7, H7N9). 다만, 해당 바이러스 중 세계 보건기구가 백신 후보로 인정하는 바이러스(백신 후보주) 제외한다.
버. 고위험 인플루엔자 바이러스(1918 influenza virus의 8개 병원성 유전자중 하나 이상의 유전자를 포함 하는 influenza virus)
서. 전염성 해면상 뇌병증 병원체(Transmission of spongiform encephalopathy agent; Bovine spongiform encephalopathy prion, variant Creutzfeldt-Jakob disease prion)
어. 중동 호흡기 증후군 코로나 바이러스(MERS-CoV)

3. 그 밖에 보건복지부장관이 외부에 유출될 경우 공중보건상 위해 우려가 큰 세균, 진균, 바이러스 또는 프리온으로서 긴급한 관리가 필요하다고 인정하여 지정·공고하는 병원체

[감염병의 예방 및 관리에 관한 법률 시행규칙 제5조]

법정감염병 신고범위

법정감염병 환자 분류 기준
① 감염병환자 : 감염병의 병원체가 인체에 침입하여 증상을 나타내는 사람으로서 제11조제6항의 진단 기준에 따른 의사, 치과의사 또는 한의사의 진단이나 제16조2에 따른 감염병병원체 확인기관의 실험실 검사를 통하여 확인된 사람
② 감염병의사환자 : 감염병병원체가 인체에 침입한 것으로 의심이 되나 감염병환자로 확인되기 전 단계에 있는 사람
③ 병원체보유자 : 임상적인 증상은 없으나 감염병병원체를 보유하고 있는 사람

[감염병의 예방 및 관리에 관한 법률 제2조 제13호, 제14호 및 제15호]

2 감염발생 감시 프로그램

의료관련 감염발생을 감소시키기 위하여 감염문제를 모니터링하고 감염성 질환의 발병을 주기적으로 조사하여 개선활동을 수행하기 위함이다

1) 조사항목

중증환자와 다제내성 환자 분포가 높은 종류의 중환자실을 대상으로 한다. 조사항목은 ① 폐렴(기도삽관, 인공호흡기, 기관절개술 등), ② 요로감염(유치도뇨관, 배뇨장치 등), ③ 혈류감염(중심정맥관, 말초정맥관 등)이다(그림 13-1).

2) 수술부위 감염 감시

병원에 입원하여 수술한 환자를 대상으로 한다. 조사항목은 미국병원감염감시체계(National Nosocomial Infections Surveillance System, NNIS)에서 제안한 위험지표분류(NNIS risk index)에 따라 국내전국병원감염감시체계(KONIS)에서 웹기반 시스템이 구축된 수술 중 원내감염 발생위험이 높은 수술을 선택하여 조사한다(그림 13-2).

*환자 위험도(NNIS index)는 다음 4가지 항목의 합으로 표시한다. ASA score of 3, 4, 5 : 1점, 오염 혹은 불결-감염 상처 수술 : 1점, 수술시간 > T75 시간 (특정수술시간의 75 백분위수) : 1점, 내시경 이용: -1 등이다.

3) 다제내성균 감염감시

병원의 외래 및 입원환자를 대상으로 한다. 조사항목은 원내감염 발생 위험성이 높은 미생물을 선택 조사한다(그림 13-3).

감염발생감시

조사대상/기간	중중환자와 다제내성 환자 분포가 높은 중환자실/12개월
조사항목	기구 관련 폐렴/요로감염/혈류감염
지표정의	(1) 단순 감염발생률 감염률 = 원내감염건수 / 퇴원환자수 × 100 (2) 위험보정 감염발생률 환자일수당 감염률 = 원내감염건수 / 환자의 재원일수 × 100 삽입기구일수당 감염률 = 기구관련 부위별 원내감염건수 / 기구의 총 사용일수 × 100
자료분석/해석	도표 또는 통계적 검증으로 발생률 추이 비교 타 기관과 분기별 비교
보고범위/주기	관련부서, 감염관리위원회, QI위원회, 기관장에 분기별 서면 보고 KONIS 웹사이트 월별 보고
감염관리방법	감소를 위해 절차 개선 또는 수정/문제점 발견 즉시 부서와 회의/ 감시활동 중에도 피드백과 교육/지침 변경 필요시 적용
효과평가/주기	감염발생감시 추후조사와 감염관리방법 평가/분기별 평가

그림 13-1. 중증환자와 다제내성 환자 분포가 높은 중환자실에서 기구관련 폐렴/요로감염/혈류감염의 감염발생감시 내용

감염발생감시

조사대상/기간	입원하여 수술 받은 성인환자 / 6개월
조사항목	수술부위감염
지표정의	감염발생률 = 수술부위감염건수 / 수술환자수 × 100 〈환자중증도를 보정한 환자위험지수(수술창상분류, ASA SCORE 수술시간의 합)에 따른 감염발생률〉
자료분석/해석	도표 또는 통계적 검증으로 발생률 추이 비교 타 기관과 분기별 비교
보고범위/주기	관련부서, 감염관리위원회, QI위원회, 기관장에 분기별 서면 보고 KONIS 웹사이트 월별 보고
감염관리방법	감소를 위해 절차 개선 또는 수정/문제점 발견 즉시 부서와 회의/ 감시활동 중에도 피드백과 교육/지침 변경 필요시 적용
효과평가/주기	감염발생감시 추후조사와 감염관리방법 평가/분기별 평가

그림 13-2. 입원하여 수술 받은 환자의 수술부위 감염의 감염발생 감시 내용

감염발생감시

조사대상/기간	입원환자/12개월
조사항목	다제내성균주
지표정의	(1) 단순 감염발생률 분리률 = 분리인수 / 퇴원환자수 × 100 (2) 위험보정 분리률 환자일수당 분리률 = 분리인수 / 환자의 재원일수 × 100
자료분석/해석	도표 또는 통계적 검증으로 단순 분리율과 위험보정분리율 추이 비교
보고범위/주기	관련부서, 감염관리위원회, QI위원회, 기관장에 분기별 서면 보고
감염관리방법	감소를 위해 절차 개선 또는 수정/문제점 발견 즉시 부서와 회의/ 감시활동 중에도 피드백과 교육/지침 변경 필요시 적용
효과평가/주기	감염발생감시 추후조사와 감염관리방법 평가/분기별 평가

그림 13-3. 입원환자의 다제내성균주의 감염발생 감시 내용

3 균주별 감염관리

1) 반코마이신 내성 장알균(VRE) 보균 환자

(1) 반코마이신 내성 장알균(VRE)이란?

장관 내에 정상적으로 존재하는 장알균(*E. faecalis*, *E. faecium* 등)이 반코마이신 항생제에 내성을 갖는 것을 말한다. 외부로부터 유입되는 경우도 있지만 장기간 입원치료를 받은 면역력이 약한 환자의 경우나 치료를 위해 항생제를 사용하는 과정에서 생길 수 있다.

(2) VRE가 분리되면 모든 사람에게 위험한가요?

장알균 자체는 우리 몸속의 정상 정상균무리이므로 대변이나 소변에서 분리되는 경우 대부분 문제가 되지 않는다. 치료 상의 문제가 없다면 VRE가 분리되는 상태에서도 퇴원이 가능하고, 일반인들에게 이러한 균이 노출되는 것은 건강의 문제가 되지 않는다.

(3) VRE가 다른 사람에게 전파될 수 있나요?

환자의 체액이나 분비물, 상처 혹은 카테터에서 분리되기도 하며, 접촉에 의해 주변 환경이나 다른 사람에게 전파될 수 있다. 그러므로 VRE가 더 이상 분리되지 않는다고 판단될 때까지 격리실을 사용하고, 출입하는 직원과 보호자(간병인)는 가운, 장갑을 착용해야 한다.

2) 격리 지침

① VRE가 분리되는 환자는 격리(접촉주의 적용)한다. : VRE가 분리되는 환자는 균주가 다르더라도 같은 병실을 사용할 수 있다.

② 검체의 종류에 상관없이 VRE가 분리된 경우 가능한 빨리 격리를 시작하며 격리가 지연되는 경우 <격리지연에 따른 격리종류별 감염관리방법>을 적용한다.

③ 현 입원기간 동안 VRE가 분리된 환자는 OCS (operation control system) 화면 우측 상단『감염』이 파란색으로 표시되며 이를 클릭하며 해당 정보가 조회된다.

④ VRE가 분리되는 환자라도 치료 상 문제가 없다면 퇴원이 가능하다.

⑤ 격리 해제 기준

- 원래 분리된 임상검체와 보균검사(Culture; 검체명 'VRE' 지정)에서 1주 간격 2번 연속 음성 시 해제한다.
- 원래 분리된 임상검체에서 경피경간 담도배액술(percutaneous transhepatic biliary drainage, PTBD), 경피적 농양배액술(percutaneous abscess drainage, PAD), 경피적카테터배액술(percutaneous catheter drainage, PCD)가 없는 경우 보균검사(Culture; 검체명 'VRE' 지정)에서 1주 간격으로 2번 연속 음성 시 해제한다.

⑥ 격리병실 입실 전 개인보호장구(장갑, 가운)를 착용하고, 퇴실 전 개인보호장구를 벗고 손위생을 반드시 시행한다.

3) 검사실에서의 감염관리

① 가능한 VRE 환자를 맨 마지막 스케줄로 배치한다.
② 환자 접촉 전 · 후 손위생을 시행한다.
③ 검사나 시술 시 1회용 가운과 장갑을 착용한다.
④ 시술이 종료되면 환자와 접촉한 물품 및 환경은 환경소독제(100배 희석한 락스)로 닦고 린넨은 새것으로 교환한다.

4) 카바페넴 내성 장내세균속균종(CRE) 보균 환자

(1) 카바페넴 내성 장내세균속균종(CRE)이란?

장관 내에 존재하는 장내세균속균종(*E.coli*, *K. pneumoniae*, *Enterobacter* spp. 등)이 카바페넴계 항균제(imipenem, meropenem, ertapenem 등)에 내성을 갖는 것을 말한다.

(2) CRE가 분리되면 사람에게 위험한가요?

카바페넴 내성을 나타내는 경우 여러 계열의 항생제에 내성을 가지므로 치료가 어렵고 특히 장기재원환자와 인공호흡기, 중심정맥관 등의 침습적인 처치를 받고 있는 중환자에서는 치명률과 사망률이 높은 것으로 보고되고 있다.

(3) CRE가 다른 사람에게 전파될 수 있나요?

주로 의료기관 내에서 환자와 직접 혹은 간접적인 접촉 및 의료기구를 통해 전파가 가능하며, 특히 침습기구로 인해 감염위험이 증가된다. 그러므로 CRE가 더 이상 분리되지 않는다고 판단될 때까지 격리실을 사용하고, 출입하는 직원과 보호자(간병인)는 가운, 장갑을 착용해야 한다.

(4) 격리 지침

① CRE가 분리되는 환자는 격리(접촉주의 적용)한다. : CRE가 분리되는 환자는 균주가 다르더라도 같은 병실을 사용할 수 있다.
② 검체의 종류에 상관없이 CRE가 분리된 경우 가능한 빨리 격리를 시작하며 격리가 지연되는 경우 <격리지연에 따른 격리종류별 감염관리방법>을 적용한다.
③ 현 입원기간 동안 CRE가 분리된 환자는 OCS 화면 우측 상단『감염』이 파란색으로 표시되며 이를 클릭하며 해당 정보가 조회된다.
④ 격리실이 부족한 경우 CRE 환자의 격리를 VRE 환자의 격리보다 우선 시행한다.
⑤ CRE가 분리되는 환자라도 치료 상 문제가 없다면 퇴원이 가능하다.
⑥ 격리 해제 기준

- 원래 분리된 임상검체와 보균검사(Culture; 검체명 'CRE' 지정)에서 1주 간격 3번 연속 음성 시 해제한다.
- 원래 분리된 임상검체(PTBD, PCD 등)가 없는 경우 보균검사(Culture; 검체명 'CRE' 지정)에서 1주 간격으로 3번 연속 음성 시 해제한다.

⑦ 집중치료실에서만 적용

• 환자 표식 : '빨간색 집게(VRE와 동일)'를 환자 이름표에 부착한다.

⑧ 격리병실 입실 전 개인보호장구(장갑, 가운)을 착용하고, 퇴실 전 개인보호장구를 벗고 손위생을 반드시 시행한다.

(5) 검사실에서의 감염관리

① 가능한 CRE 환자를 맨 마지막 스케줄로 배치한다.

② 환자 접촉 전 · 후 손위생을 시행한다.

③ 검사나 시술 시 1회용 가운과 장갑을 착용한다.

④ 시술이 종료되면 환자와 접촉한 물품 및 환경은 환경소독제(100배 희석한 락스)로 닦고 린넨은 새것으로 교환한다.

4 개인보호장구 종류 및 적용 (표 13-6)

개인보호구는 호흡기,눈,손,발을 포함한 전신과 의복을 감염원으로부터 보호하도록 고려하여 선택한다. 일회용 방수성긴팔가운, 일회용 장갑, 마스크(N95 또는 KF94이상),고글 또는 안면보호구, 장화 또는 신발커버 등이다. 개인보호구는 질환별 또는 감염경로, 감염노출상황 · 행위, 용도에 맞게 보호구를 선택하여 사용하는 것이 중요하다

개인보호구 착의(착용) 및 제거 원칙은 다음과 같다

① 착의(착용)

상황에 따른 개인보호구 권장 범위에 따라 미리 물품을 준비하여 올바른 착용 순서와 방법으로 착용한다

• 머리는 단정히 묶거나 고정하고 시계, 장신구 등을 제거하여 오염 방지

• 탈수 예방을 위해 보호구 착용 전 수분을 보충하

표 13-6. 개인보호장구 종류 및 적용

종류	구분		구체적 상황
마스크	수술용		모든 수술, C-line 삽입, 척추강 내 혹은 경막하공간 시술 시, 공기매개감염질환자 이동시, 호흡기증상이 있는 직원 ※ 본인이 사용한 것에 한해 근무시간동안 재사용 가능(수술실 제외)
	N95		공기매개감염(활동성 결핵, 수두, 홍역) 격리실 출입 시 공기매개감염 의심 및 확진 환자의 에어로졸생성 시술이나 검사 진행 시 (Intubation, Bronchoscopy, Suction) ※ 근무시간 내(통상 8시간, 최대 24시간)재사용 가능
보안경, 안면가리개 쉴드마스크			혈액매개감염질환이 있는 환자의 수술 혈액이나 체액이 튈 것이 예상되는 시술(외과, 정형외과, 산부인과, 흉부외과, 신경외과 시술시)
장갑	멸균	라텍스	모든 수술, 분만, 침습적 방사선 시술, TPN 및 항암제 준비, 혈관 관련 시술(중심정맥관 등)
		비닐	Suction(open method)
	청결	라텍스	오염이 심하거나 작업강도가 높을 때, 응급상황, IV 삽입 및 제거, 혈액 채취, IV line 제거, 직장검진, 기구 세척 등
		비닐	환자와 가벼운 접촉, 소량의 혈액, 체액 등과 단시간 접촉 시, 격리환자 접촉, 점막이나 피부병변 접촉, 오염기구나 환경소독제 접촉, 쓰레기 정리 등
가운	멸균		모든 수술, 분만 및 침습적 시술, 무균실 출입
	청결		격리환자 접촉, 혈액 및 체액에 노출될 가능성이 있는 환자 접촉

13

고 미리 화장실에 다녀옴

- 착용 후 오염, 파손이 있을 경우 처치, 행위 사이에 개인보호구 교체
- 속장갑이 젖을 정도라면 근무자 교대

② 탈의(제거)

감염원으로부터 안전한 곳(예: 격리병실 밖의 갱의실 등)에서 개인보호구에 오염된 감염원이 신체 부위와 주변을 오염시키지 않도록 주의하며 탈의하며 각 보호구는 벗자마자 주변을 오염시키지 않도록 주의하며 올바른 순서와 방법으로 탈의하여 의료폐기물 상자에 바로 버린다.

5 병원직원 감염관리

병원에서 근무하는 직원은 병원과 지역사회 양쪽에서 전염성 질환에 노출될 가능성이 있으며, 만약 이들이 질병을 얻게 되면 근무지인 병원에 있는 환자나 다른 직원에게, 또는 지역사회에서 접촉하는 다른 사람에게 질병을 전파시킬 가능성을 갖게 된다. 병원에서 환자와 접촉하거나 환자의 검체 등을 직접 접촉하거나 다루는 사람들은 일반환경보다 병원성균에 노출될 기회가 크다. 그러므로 병원감염관리를 위해서는 우선 병원에서 일하는 직원의 건강관리를 해야 하는 목적과 병원직원이 자주 접하는 전염성질환들의 특성, 관리방법 등에 대하여 알아야 할 필요가 있다.

1) 직원감염관리의 목적

직원 감염관리의 목적은 환자와 직원 간 또는 직원과 직원 간에 감염성 질환이 전파되는 위험을 최소화함으로써 직원과 환자 모두를 병원감염으로부터 보호하기 위해서이다. 직원감염관리를 위한 정책수립 및 수행을 위해 병원의 행정가, 의료인, 기타 다른 직종의 직원들은 긴밀한 협조를 해야 한다. 그리고 직원감염관리를 위해서는 직원 의무실과 같은 직원건강관리를 전담하는 기구가 있어야 하며, 다음과 같은 프로그램을 포함해야 한다.

(1) 채용신체검사
(2) 건강 및 안전교육
(3) 예방접종프로그램
(4) 감염노출위험이 있는 위험물에 대한 지속적인 감시와 적절한 예방조치 수립
(5) 직원 간의 유행발생의 관리를 위한 계획수립
(6) 직무와 관련된 질병이나 위험에 노출된 직원에 대한 진료제공
(7) 채용 등으로 인해 특별한 상황에 노출된 감염위험에 대한 정보제공
(8) 감염성 질환으로 인한 직무제한의 지침 마련
(9) 모든 병원 직원에 대한 건강관리기록의 유지 및 관리

2) 병원직원이 자주 노출되는 감염성질환에 대한 특성 및 관리

여러 가지 감염성 질환이 있으나 여기에서는 중요한 몇 가지만 소개한다.

① 모든 체액, 분비물, 혈액 등은 오염된 물질로 간주되므로 시술자 및 보조자는 장갑, 가운(비닐가운 또는 에이프런), 마스크, 보안경을 반드시 착용하고 시술하도록 한다.
② 시술 전 · 후, 환자 접촉 전 · 후는 장갑 착용여부와 상관없이 손위생을 시행한다.
③ 사용한 내시경을 세척할 때에 찔리지 않도록 주의하고 반드시 페이스 실드 마스크, 장갑, 비닐 앞치마를 착용한다.
④ 주사침 자상으로 인하여 감염성 질환(B형, C형 감염 등)에 노출될 수 있으므로 예방접종을 반드시 실시한다.
⑤ 주사바늘, Injection needle 등에 의한 주사침 자상을 예방하고 바늘에 찔린 경우 즉시 응급실을

방문하여 의사의 진료를 받고 감염관리기준서 『혈액 및 체액에 노출된 직원관리』 흐름도에 따라 추후 조치를 받는다.

⑥ 철저한 손위생을 실시한다.

⑦ 투석실 내에서 음식, 음료 섭취 또는 흡연을 하지 않는다.

⑧ 사용한 주사기 바늘은 절대 recapping 하지 않고 손상성 폐기물통에 버린다.

⑨ 근무중에 혈액이나 기타 오염물질이 가운에 묻었을 때는 즉시 갈아입는다.

⑩ 무균적 처치시에는 반드시 감염관리 기준에 따라 수술용 마스크, 수술용 장갑을 착용한다.

⑪ 모든 의료진은 HBsAg 검사 결과를 파악하고 필요시 예방접종을 한다.

⑫ 임산부나 면역억제요법 중인 직원은 가능한 간염 환자의 간호에 직접적인 참여를 하지 않도록 한다.

3) 손씻기 방법

손씻기에 대한 과정은 다음과 같다(그림 13-4).

4) 손위생이 필요한 시기(표 13-7, 그림13-5)

표 13-7. 손위생이 필요한 시기

환자 접촉 전/후	혈액 및 체액 접촉 후
• 악수, 쓰다듬기 등 가벼운 접촉 • 이동시 보조, 체위변경, 침상목욕 등 마사지, 물리치료 • 혈압, 맥박, 청진, 촉진 등	• 구강간호, 흡연 등 점막 또는 피부병변 접촉 후 • 소변, 대변, 구토물 정리 • 혈액 및 체액 채취, 혈액 및 체액이 묻은 기구 세척 및 정리
청결 무균 시술 전	**환자 주변환경 접촉 후**
• 구강간호, 흡연 • 드레싱, 상처처치 • 중심정맥관, 유치도뇨관 삽입 등 침습 처치, 주사, 투약	• 침상 정리, 시트교환 • 침상난간 접촉, 침상주변 가구접촉, 의료기구접촉

6 감염성 폐기물 분류와 관리

의료폐기물은 정해진 전용용기에 버리며, 사용개시일, 수거일을 표기(수거장에서 업체로 보내지는 일자까지 감안하여 작성한다)한다. 모든 의료폐기물 뚜껑은 닫도록 하며 손상성폐기물통의 겉뚜껑도 반드시 닫아서 관리해야 한다. 손상성 폐기물통은 일회용으로 사용시 안전하게 고정하며 용기의 2/3 정도 채워지면 밀봉하여 배출한다. 한편 최근에는 손상성폐기물 처리의 적격외부업체와 계약 및 근거자료 구비 등도 요구된다.

1) 감염성폐기물의 범위

(1) 감염성폐기물의 종류

① 조직물류

인체 또는 동물로부터 적출되거나 절단된 물체, 동물의 사체(수의사법에 의한 동물병원에서 발생되는 것), 실험동물의 사체와 인체 또는 동물의 피, 고름, 분비물(단, 장사 등에 관한 법률에 의한 임신 4개월 이상의 사태는 제외).

② 탈지면류

인체 또는 동물의 피, 고름, 배설물, 분비물 또는 소독약이 묻은 탈지면, 붕대, 거즈, 일회용기저귀, 생리대

③ 폐합성수지류

일회용주사기, 수액세트, 혈액백 또는 혈액투석 시 사용된 폐기물

④ 병리계폐기물

시험, 검사 등에 사용된 배양용기, 폐시험관, 슬라이드, 커버글라스, 혈액병, 폐장갑, 폐배지 또는 폐혈액

⑤ 손상성폐기물

주사바늘, 수술 용 칼날, 한방 침 또는 치과용 침

13

HOW TO HANDRUB?

RUB HANDS FOR HAND HYGIENE! WASH HANDS WHEN VISIBLY SOILED

Duration of the entire procedure: 20-30 seconds

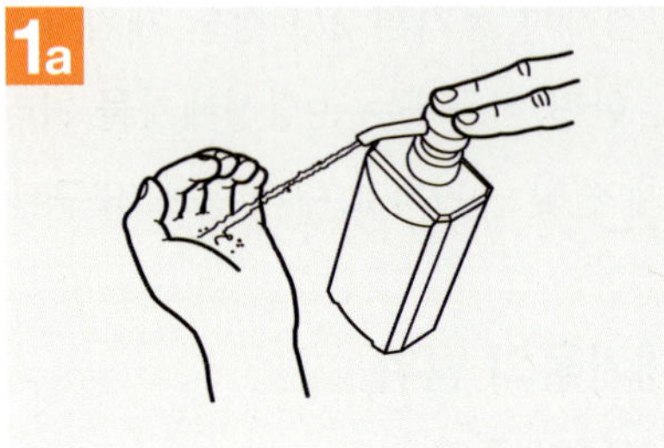

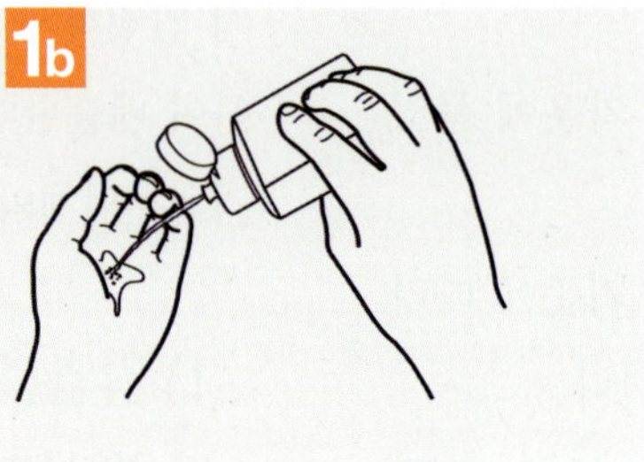

Apply a palmful of the product in a cupped hand, covering all surfaces;

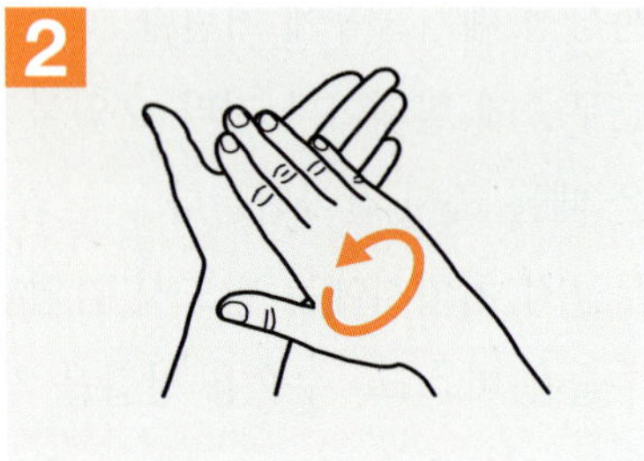

Rub hands palm to palm;

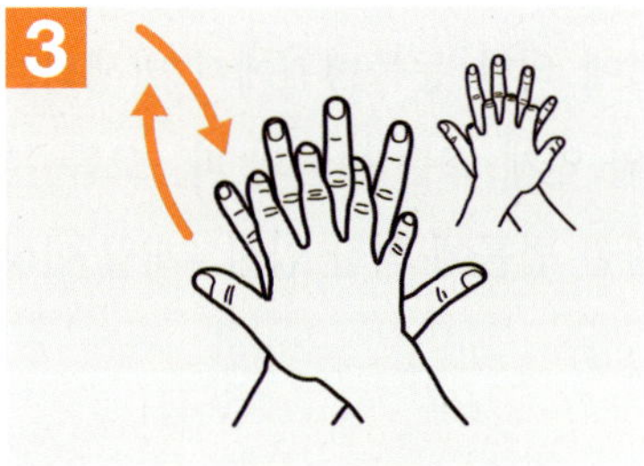

Right palm over left dorsum with interlaced fingers and vice versa;

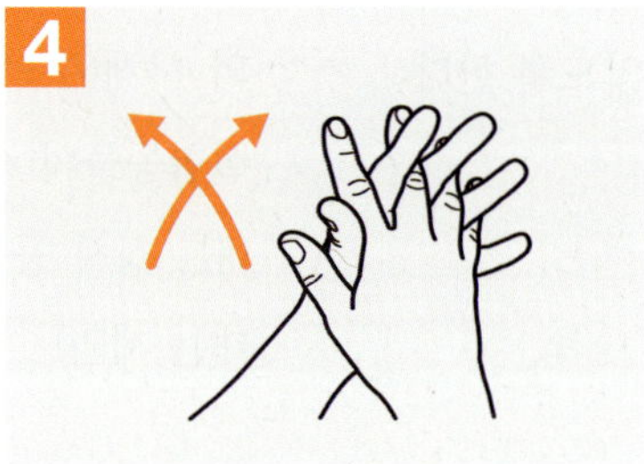

Palm to palm with fingers interlaced;

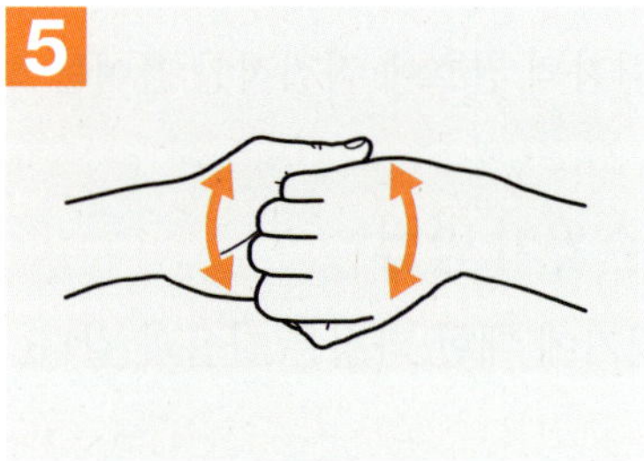

Backs of fingers to opposing palms with fingers interlocked;

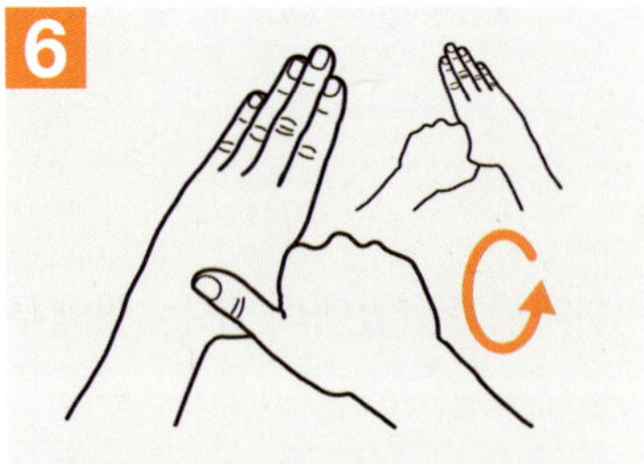

Rotational rubbing of left thumb clasped in right palm and vice versa;

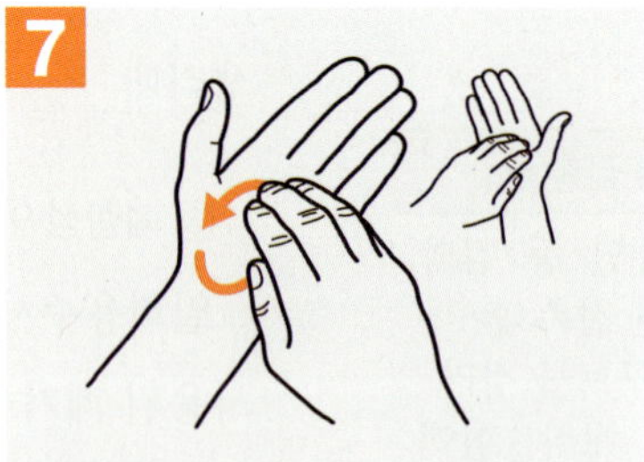

Rotational rubbing, backwards and forwards with clasped fingers of right hand in left palm and vice versa;

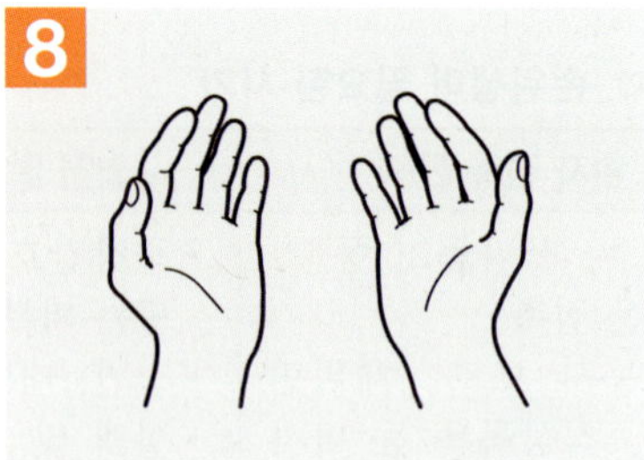

Once dry, your hands are safe.

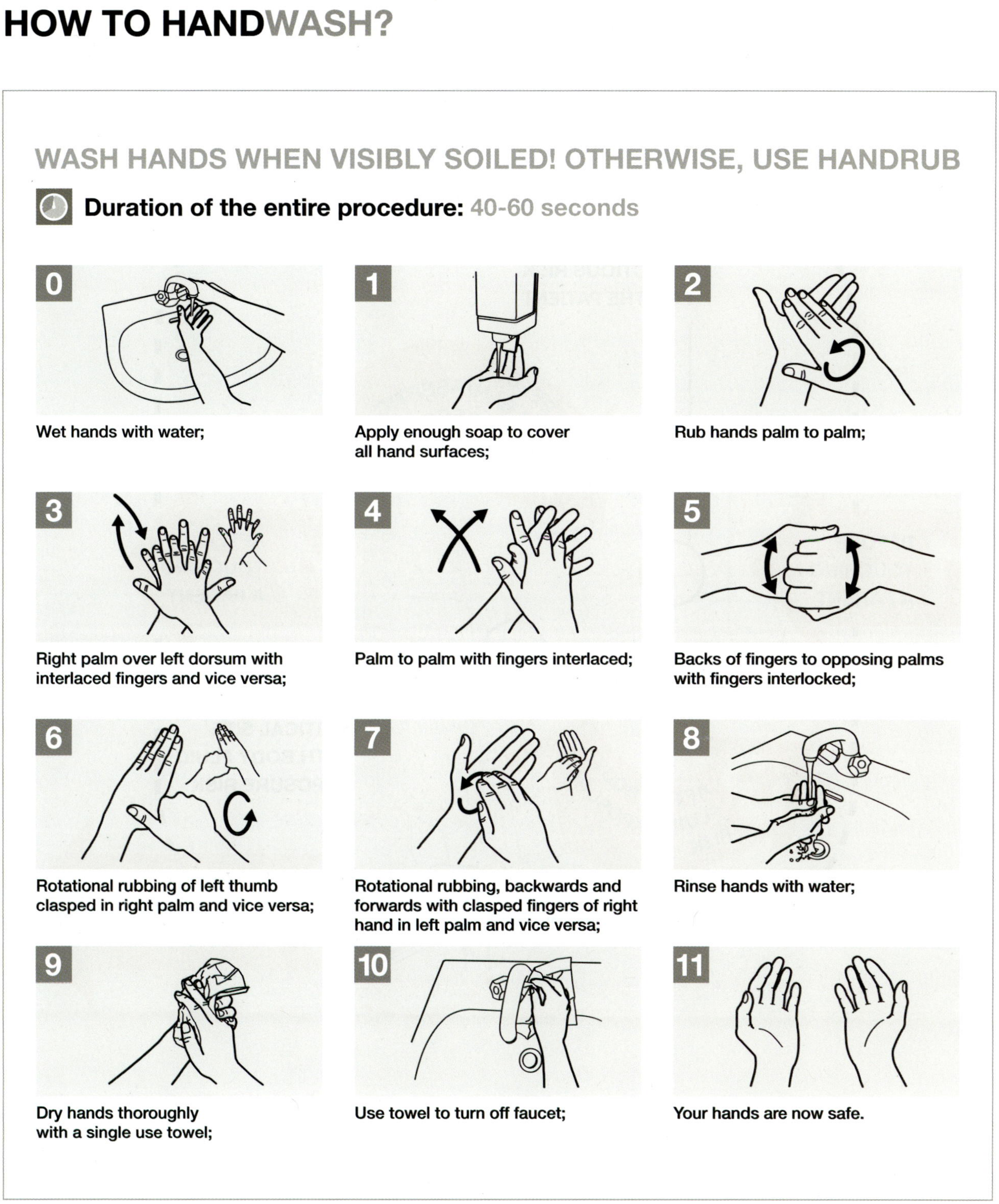

그림 13-4. 손씻기는 어떻게 언제하는가?

출처: https://www.afro.who.int/sites/default/files/pdf/Health%20topics/Hand_Hygiene_Why_How_and_When_Brochure.pdf

WHEN?

YOUR 5 MOMENTS
FOR **HAND HYGIENE***

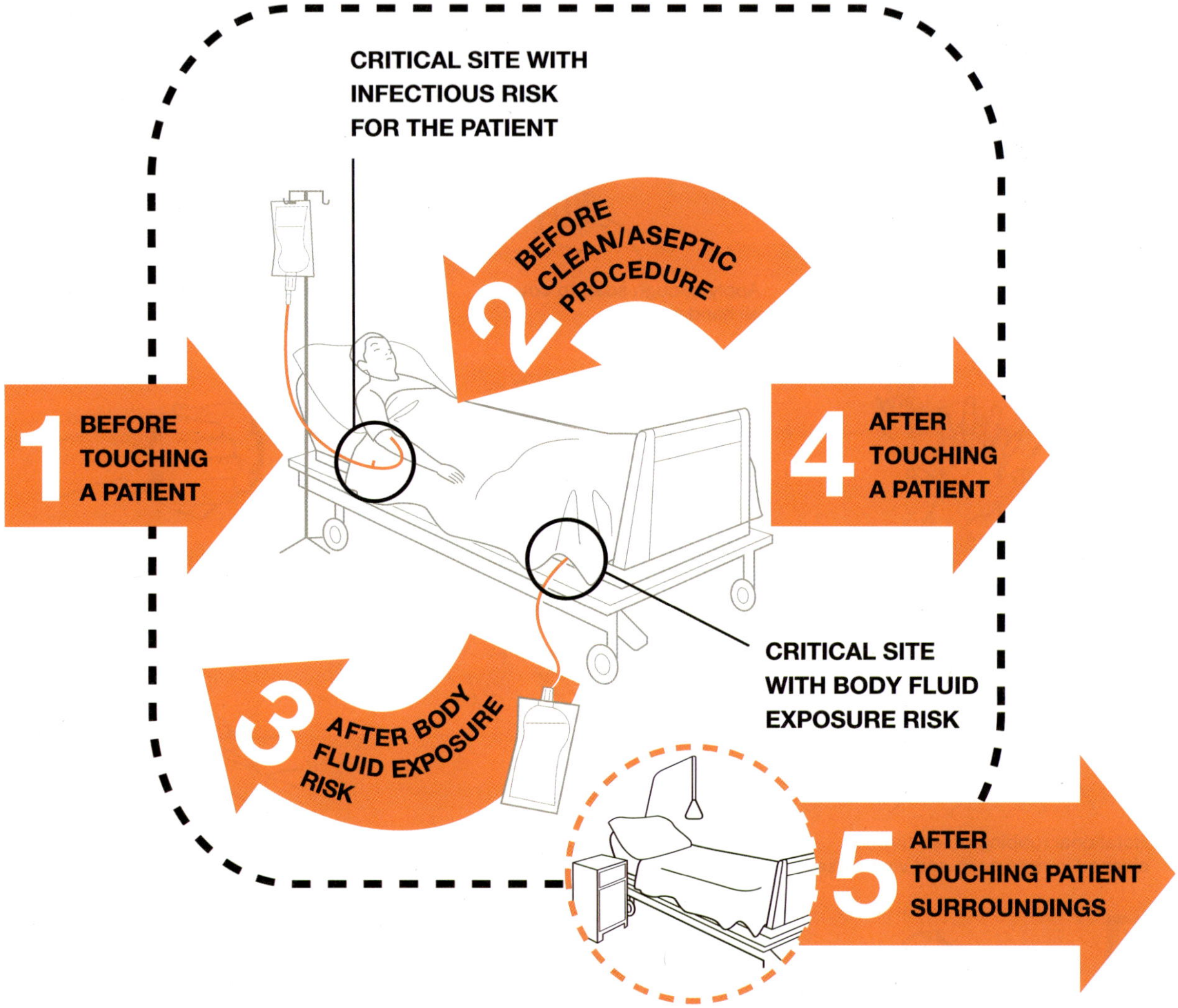

1 Before touching a patient

WHY? To protect the patient against colonization and, in some cases, against exogenous infection, by harmful germs carried on your hands

WHEN? Clean your hands before touching a patient when approaching him/her*

Situations when Moment 1 applies:

a) Before shaking hands, before stroking a child's forehead
b) Before assisting a patient in personal care activities: to move, to take a bath, to eat, to get dressed, etc
c) Before delivering care and other non-invasive treatment: applying oxygen mask, giving a massage
c) Before performing a physical non-invasive examination: taking pulse, blood pressure, chest auscultation, recording ECG

2 Before clean / aseptic procedure

WHY? To protect the patient against infection with harmful germs, including his/her own germs, entering his/her body

WHEN? Clean your hands immediately before accessing a critical site with infectious risk for the patient (e.g. a mucous membrane, non-intact skin, an invasive medical device)*

Situations when Moment 2 applies:

a) Before brushing the patient's teeth, instilling eye drops, performing a digital vaginal or rectal examination, examining mouth, nose, ear with or without an instrument, inserting a suppository / pessary, suctioning mucous
b) Before dressing a wound with or without instrument, applying ointment on vesicle, making a percutaneous injection / puncture
c) Before inserting an invasive medical device (nasal cannula, nasogastric tube, endotracheal tube, urinary probe, percutaneous catheter, drainage), disrupting / opening any circuit of an invasive medical device (for food, medication, draining, suctioning, monitoring purposes)
d) Before preparing food, medications, pharmaceutical products, sterile material

3 After body fluid exposure risk

WHY? To protect you from colonization or infection with patient's harmful germs and to protect the health-care environment from germ spread

WHEN? Clean your hands as soon as the task involving an exposure risk to body fluids has ended (and after glove removal)*

Situations when Moment 3 applies:

a) When the contact with a mucous membrane and with non-intact skin ends
b) After a percutaneous injection or puncture; after inserting an invasive medical device (vascular access, catheter, tube, drain, etc); after disrupting and opening an invasive circuit
c) After removing an invasive medical device
d) After removing any form of material offering protection (napkin, dressing, gauze, sanitary towel, etc)
e) After handling a sample containing organic matter, after clearing excreta and any other body fluid, after cleaning any contaminated surface and soiled material (soiled bed linen, dentures, instruments, urinal, bedpan, lavatories, etc)

4 After touching a patient

WHY? To protect you from colonization with patient germs and to protect the health-care environment from germ spread

WHEN? Clean your hands when leaving the patient's side, after having touched the patient *

Situations when Moment 4 applies, if they correspond to the last contact with the patient before leaving him / her:

a) After shaking hands, stroking a child's forehead
b) After you have assisted the patient in personal care activities: to move, to bath, to eat, to dress, etc
c) After delivering care and other non-invasive treatment: changing bed linen as the patient is in, applying oxygen mask, giving a massage
d) After performing a physical non-invasive examination: taking pulse, blood pressure, chest auscultation, recording ECG

5 After touching patient surroundings

WHY? To protect you from colonization with patient germs that may be present on surfaces / objects in patient surroundings and to protect the health-care environment against germ spread

WHEN? Clean your hands after touching any object or furniture when living the patient surroundings, without having touched the patient*

This Moment 5 applies in the following situations if they correspond to the last contact with the patient surroundings, without having touched the patient:

a) After an activity involving physical contact with the patients immediate environment: changing bed linen with the patient out of the bed, holding a bed trail, clearing a bedside table
b) After a care activity: adjusting perfusion speed, clearing a monitoring alarm
c) After other contacts with surfaces or inanimate objects (note – ideally try to avoid these unnecessary activities): leaning against a bed, leaning against a night table / bedside table

***NOTE:** Hand hygiene must be performed in all indications described regardless of whether gloves are used or not.

그림 13-5. 손위생이 필요한 시기

출처: https://www.afro.who.int/sites/default/files/pdf/Health%20topics/Hand_Hygiene_Why_How_and_When_Brochure.pdf

⑥ 혼합감염성폐기물

제① 내지 제⑤의 감염성폐기물과 혼합되거나 접촉된 폐기물로서 다른 감염성폐기물로 분류되지 아니한 폐기물

(2) 전기용기는 환경부장관이 고시하는 검사기준에 따라 검사기관이 검사한 용기만 사용

① 검사기관 : 한국생활용품시험연구원, 한국화학시험연구원

② 종류별 전용용기에 표시하는 도형의 색상

㉠ 인체조직물 등 태반-적색

㉡ 기타 조직물류-적색

㉢ 탈지면류, 폐합성수지류, 혼합감염성폐기물-오렌지색

㉣ 병리계폐기물, 손상성폐기물-노란색

(3) 폐기물의 처리

폐기물의 처리과정은 그림 13-5와 같다.

7 격리종류별 감염관리방법

격리종류별 감염관리 방법은 표 13-8와 같다.

8 격리종류별 기본사항

격리종류별 기본사항은 표 13-9와 같다.

9 물품별 개봉 후 유효기간

물품별 개봉 후 유효기간은 표 13-10과 같다.

10 환경소독방법

환경소독방법은 표 13-11과 같다.

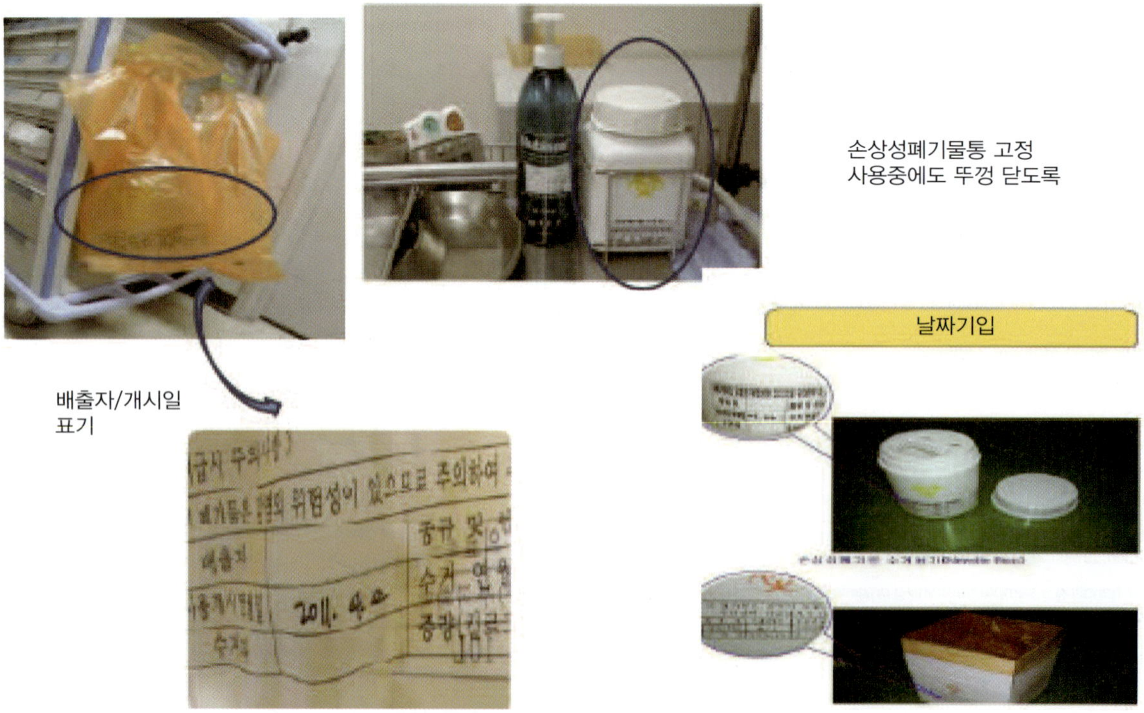

그림 13-5. 폐기물 처리

표 13-8. 격리 종류별 감염관리 방법

격리종류	내용
보호주의	• 환자 및 보호자에게 화장실 사용, 식사, 자가간호 전 · 후의 손위생을 철저히 하도록 교육한다. • 격리병실에 입실할 때까지 감염예방을 위하여 환자에게 수술용 마스크를 작용하도록 한다. • 격리병실에 입실하기 전까지 다른 환자나 보호자들의 이동이 적은 곳에 배치한다. • 환자 처치 시 무균법을 철저히 준수한다.
공기주의	• 격리병실에 입실할 때까지 환자에게 수술용 마스크를 착용하도록 한다. • 검사 등 환자의 이동시 환자에게 수술용 마스크를 착용시킨다. • 수두, 홍역이나 피부결핵 등으로 배액성 피부병변이 있는 환자는 피부병변이 노출되지 않도록 깨끗한 시트로 덮어둔다. • 응급실에서는 격리병실에 입실하기 전까지 응급 격리실에 우선 배치한다.
비말주의	• 다른 환자나 방문객과 최소 1 m 이상의 거리를 유지하도록 하고, 환자 간 커튼을 이용하여 차단한다. • 의료진이나 보호자들은 환자와의 거리가 1 m 이내로 밀접한 접촉을 할 경우 수술용 마스크를 착용한다. • 검사 등 환자의 이동시 환자에게 수술용 마스크를 착용시킨다. • 환자치료 24시간까지 환자와 식사, 음료, 식기를 공유하지 않도록 한다.
접촉주의	• 환자의 신체나 환자와 근접한 환경을 접촉하기 전 반드시 일회용 장갑을 착용하고, 장갑을 벗은 후 반드시 손위생을 시행한다. • 환자 처치 시 복장이 오염될 가능성이 있는 경우 가운을 착용한다. • 응급실에서는 격리병실에 입실하기 전까지 응급 격리실에 배치하거나, 다른 환자나 보호자들의 이동이 적은 곳에 배치한다. • 가급적 이동을 제한하고 불가피할 경우 환자에게 덧가운을 입히거나 깨끗한 시트로 환자를 감싸 환경을 오염시키지 않도록 주의한다. • 체온계, 혈압계, 청진기, 이동변기 등은 환자 개인별로 사용한다.

표 13-9. 격리 종류별 기본사항

구분	표준주의	공기매개주의	비말주의	접촉주의
격리실	개인위생을 적절히 유지하지 못할 경우 필요	감염기간 동안 격리 가능하면 음압 1인실 사용	가능하면 1인실 사용	1군 법정전염병, CRE, VRE 등 환경오염이 심한 경우 사용
마스크 착용	수술용 마스크 : 혈액, 체액 등이 튈 가능성이 있는 경우 착용	N95 마스크 : 출입하는 모든 사람이 반드시 착용	수술용 마스크 : 환자와 1 m 이내 있는 경우 착용 혈액, 체액 등이 튈 가능성이 있는 경우 착용	수술용 마스크 : 혈액, 체액 등이 튈 가능성이 있는 경우 착용
보안경*착용	혈액이나 체액 등이 눈에 튈 가능성이 있는 경우	표준 주의에 준함	표준 주의에 준함	표준 주의에 준함
가운 착용	혈액이나 체액 등이 피부나 의복에 튈 가능성이 있는 경우	표준 주의에 준함	표준 주의에 준함	병실 입실 시 착용 나오기 전 제거
장갑 착용	혈액이나 체액, 기타 오염된 물품을 만지는 경우 손상된 피부나 점막을 만지는 경우	표준 주의에 준함	표준 주의에 준함	병실 입실 시 착용 나오기 전 제거

* 보안경은 페이스 실드 마스크로 대체 가능하다.

표 13-10. 물품 개봉 후 유효기간

종류	개봉 후 유효기간
증류수	1일
크린조	1일
베타딘, 히비탄, 알코올, H_2O_2, 헥시클렌, 0.5% 헥시타놀, 2% 헥시타놀 ET, 하이크로로에스 등 소독액	1년
0.1% 클로르헥시딘 글루코네이트(헥사메딘)	실온에서 15일
알코올 스펀지	1일
포비딘 탈지면 볼	7일
거즈	1일
코튼볼	1일
알코올 손소독젤(Sanitizer)	1년
알코올 스프레이(스프레이 통에 부어 사용하는 경우)	1년
락스 희석액, 태고 희석액	1일
HBV Quat 희석액(소아 장난감 소독용)	7일
파이졸, 글리세린	각 제품의 유효기간까지
Eye wash용 N/S, IV 세트	각 제품의 유효기간까지
Sono (EKG) jelly	1년
Surgical jelly	30일
혈당측정 스틱통	120일
제모제	1년

※ 물품의 개봉 후 유효기간은 제품 출하 시 유효기간을 넘지 않는다.

표 13-11. 환경소독방법

구분		소독방법
병실 환경	바닥, 벽	• 일반병실 바닥이나 벽에는 소득제를 사용하지 않는다. • 특수부서나 오염된 지역에만 100배 희석한 락스를 사용한다.
	화장실	• 바닥과 변기는 100배 희석한 락스로 1일 1회 이상 닦는다.
	퇴실환자 병실	• 100배 희석한 락스를 사용하여 바닥, 침상, 집기를 청소한다.
격리 병실	재원 병실	• 100배 희석한 락스를 사용하여 바닥, 침실, 집기를 청소한다.
	퇴실 병실	• 모든 환경 표면을 100배 희석 락스를 사용하여 청소하며 2분 후 깨끗한 물걸레로 잘 닦아낸다. • 소득액이 모든 표면에 접촉되도록 물품의 위치를 변경하면서 시행한다.
혈액이나 체액을 엎지른 경우		• 적은 양이면 알코올 스폰지로 닦는다. • 많은 양이면 일반 Spill kit을 이용하여 장갑을 착용한 후 종이타올로 덮고 10배 희석한 락스를 뿌려 닦아낸다. 사용한 장갑과 종이타올은 비닐봉지에 담아 묶고 의료폐기물통에 버린다.

11 음압병실 점검

1) 음압병실 사용 대상

공기매개질환(호흡기 결핵, 홍역, 수두)에 이환 또는 의심되는 환자는 음압병실에 격리한다.

2) 음압병실 모니터링

(1) 압력계로 확인하는 방법

방문과 창문의 밀폐상태를 확인 후 급기조절기를 '0', 배기조절기를 '100'으로 조절한 후 Indicator 수치가 −0.1 이하인지 확인한다.

(2) 매뉴얼로 확인하는 방법(스모그테스터)

- 스모그테스터 : 방문과 창문의 밀폐상태를 확인 후 틈새에 스모그테스터 발연관의 고무구를 압축하여 연기가 병실 안쪽으로 움직이는지 확인
- 압력이 높은 곳에서 낮은 곳으로 연기가 움직임

(3) 음압병실을 사용하고 있는 경우

환자가 입원하고 있는 경우 해당 부서에서는 매일 1회 음압 상황을 낮번 담당간호사가 점검하고 확인 내용을 점검표에 기록하며 해당 부서 파트장은 검검표를 1년간 보관한다.

(4) 음압병실을 사용하지 않는 경우

환자가 입원하고 있지 않은 경우 해당 부서에서는 매월 15일 1회 낮번 담당간호사가 점검하고 확인 내용을 점검표에 기록하며 해당 부서 파트장은 점검표를 1년간 보관한다.

(5) 문제발생 시 관리방법

모니터링 결과 문제 발생 시 즉시 시설관리팀에 연락하고 점검한다. 시설관리팀은 매월 1회 음압실을 점검하고 확인 내용을 점검표에 기록하여 관리하며, 점검표는 1년간 보관한다.

12 응급실 및 외래에서 감염성 질환(의심) 환자 발생 시 대처

응급실의 경우 초진구역에서 격리실로, 외래의 경우 환자에게 수술용 마스크를 착용시킨 후 주위사람들과 1M 떨어진 곳으로 이송격리한 후 우선 진료를 볼 수 있게 하며 질환의 감별기준은 갑자기 생긴 발열과 동반되는 증상으로 첫째 심한 수양성 설사(혈성, 점액성 설사), 둘째 전신발진으로 수포성 또는 홍역유사발진, 셋째 급성 경과의 콧물, 기침, 인후통을 의미하며 임상적으로 추정되는 경우가 기준이 된다. 따라서 감염성 질환 환자발생의 절차는 그림 13-6과 같다.

전염성질환 감별기준	콧물, 코막힘, 인후통, 기침, 발열, 발진, 설사 등의 증상
전염성질환 환자 발생시 절차	– 전염성질환이 확정되지 않았더라도 경험적 선제 격리실시 – 응급실의 경우 트리아제에서 격리실로 – 외래의 경우 환자에게 수술용 마스크를 착용시킨 후 우선적으로 진료 실시 – 입원이 필요한 공기매개질환자인 경우 환자의 중증도에 따라 음압 병실 또는 음압 집중치료실 격리

그림 13-6. 감염성 질환 환자발생 시 절차

2편

임상세균학

CHAPTER

14 그람양성알균

학/습/목/표

1. *Staphylococcus*균속의 병원성 및 특징, 예방과 치료에 대해 설명한다.
2. *Streptococcus*균속의 병원성 및 특징, 예방과 치료에 대해 설명한다.

그람양성 알균에는 *Micrococcus*과, *Streptococcus*과, *Peptococcus*과 등이 있다.

*Micrococcus*과의 주요 균속으로는 *Micrococcus*속, *Staphylococcus*속이 있고, *Streptococcus*과의 주요 균속에는 *Streptococcus*속, *Enterococcus*속이 있다. 그람양성 알균은 사람에게 매우 중요한 병원체이며, 피부와 구강을 비롯한 인체의 여러 부위에 정상적으로 서식하는 정상균무리이기도 하다. 특히 *Staphylococcus*균속과 *Streptococcus*균속은 그람음성 알균인 *Neisseria*속과 함께 인체에서 주요한 화농성 세균들이다.

1 *Staphylococcus*균속과 감염증

*Micrococcus*과는 그람양성, 불규칙한 입방체 배열의 알균이다(그림 14-1, 2).

이 과에는 4개의 균속이 있다. *Micrococcus*속은 산소성이고 *Staphylococcus*속은 조건무산소성이다.

*Stomatococcus*속은 구강의 정상균무리로 협막이 있는 균이다. *Planococcus*속은 사련알균으로 비병원성이다. 이중 인체에 가장 중요한 병원균은 *Staphylococcus*균속의 *Staphylococcus aureus*이다.

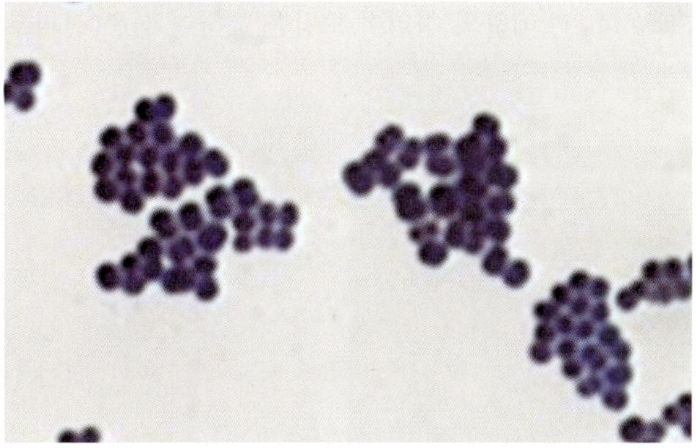

그림 14-1. *Staphylococcus*의 그람염색

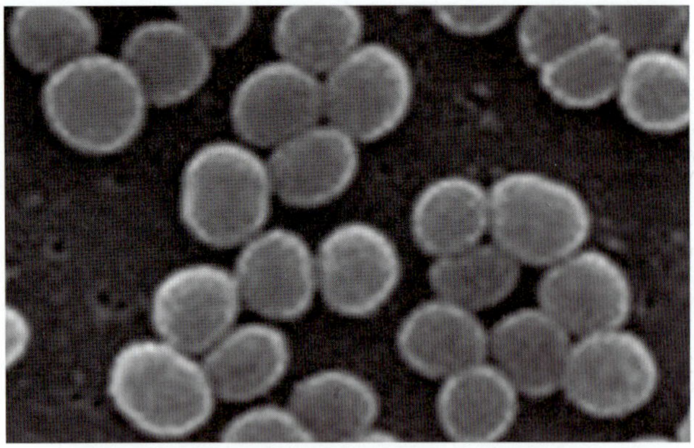

그림 14-2. 포도알균의 주사현미경 사진

1) 포도알균과 감염증

Staphylococcus(포도알균)는 비강, 피부, 장관 등에 정상적으로 서식하고, 정상인의 약 50%는 피부와 점막에, 약 20%는 정상인의 변에서 이 세균이 분리되며 *Staphylococcus aureus*(황색포도알균)는 피부감염, 골수염, 폐렴, 위장관 감염을 일으킨다.

(1) 염증성 질환

① 포도알균성 농피증

Staphylococcu aureus(황색포도알균)가 피부에서 내부에 침입하여 감염, 증식을 일으키면 농피증(pyodermia)이 된다. 세균이 침입하는 깊이에 따라 여러가지 임상형이 있다. 모근을 포함한 모포부위에만 감염이 국한 되는 경우를 모낭염(folliculitis)이라 하고(그림 14-3), 세균의 침입이 모낭을 통하여 심층(진피부분)에 이르면 피부표면에 결절성 팽창이 생겨 부스럼이 생기는데, 이를 종기(furuncle)라 한다(그림 14-4). 병소에 발적, 통증, 국소적 발열을 동반한다. 모낭과 피부표면에 한정되지 않고 피하에도 수포성으로 발생하는 피부 감염을 농가진(impetigo)이라 한다(그림 14-5). 또한 신생아나 영아에서 표피박리를 유발시키는 독소에 의해 전염성 농피증이 일어나면 수포가 급속히 융합하여 병소가 퍼지면서 전신적으로 표피박탈이 일어나는 표피박리증후군 혹은 열상피부증후군(scalded skin syndrome)을 일으킨다(그림 14-6).

② 포도알균성 골수염과 관절염

골수염(osteomyelitis)의 90%가 *Staphylococcus aureus*(황색포도알균)에 의한다. 대부분 원발성 화농창에서 혈액 속에 전파되어 발생하며, 5~15세의 남자에게 많다. 급격한 오한을 동반하여 발열하며, 뼈에 통증이 있다. 백혈구가 증가되고, 뼈속의 농즙에서 황색포도알균이 배양된다. 발병 제1주에는 50~60%의 빈도에서 균혈증(bacteremia)이 나타난다. 뼈속의 농즙이 흡수되지 않고 그 속에 남아 만성화하여, 피부가 상하고 누공(fistula)을 형성하여 치료가 곤란하게 된다. 황색포도알균에 의한 화농성 관절염(septic arthritis)은 통상 단발성에서 골수염의 파급에 의한 것이 많으며 격심한 관절통과 고열을 발생한다. 관절강 천자액에서 황색포도알균이 분리된다.

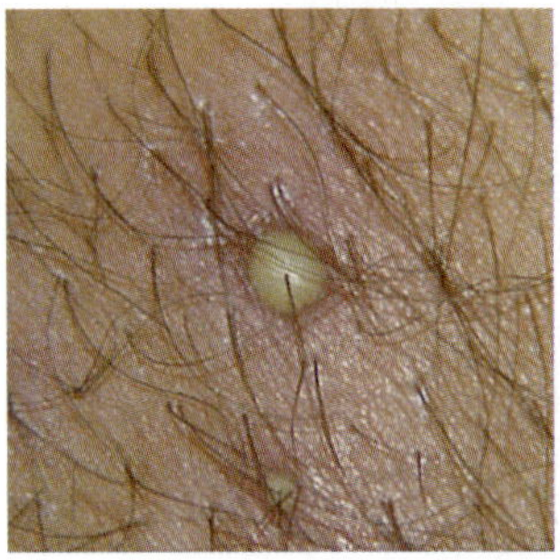

그림 14-3. 모낭염(folliculitis)

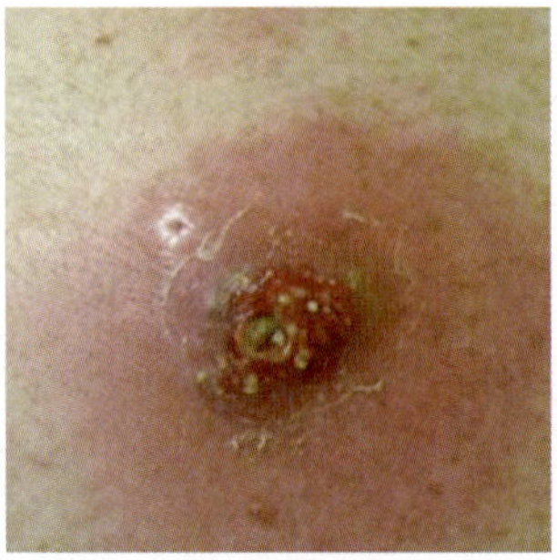

그림 14-4. 종기(furuncle)

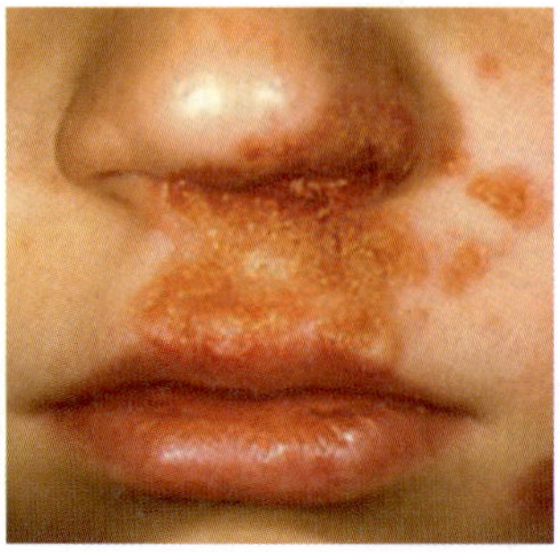

그림 14-5. 농가진(impetigo)

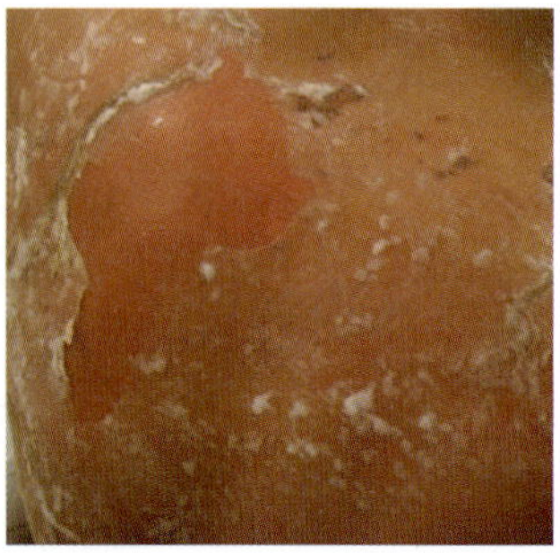

그림 14-6. 표피박리증후군 (scalded skin syndrome)

③ 포도알균성 폐렴

유아, 소아, 고령자 등의 면역력이 쇠퇴한 사람에서 많고 인플루엔자 이환 후에 2차 감염으로 발생한다. 발열(39~40℃)은 비교적 급격하며, 불쾌감, 기침, 호흡곤란이 나타난다. 황녹색 농성의 객담을 배양하면 황색포도알균이 분리된다. 만성화하면 폐농양이나 농흉도 형성하지만 이와 같은 염증의 원인으로써 패혈증(septicemia)이 일어나, 2차적으로 신장, 간의 농양을 다발적으로 형성하거나 내막염을 일으키기도 한다.

④ 포도알균성 장염

Tetracycline, Chloramphenicol 등 광범위 항생제 사용 중에 균교대증이 일어나 발생하는 위막성 장염으로, 환자의 대변 중에 사용약제에 내성인 황색포도알균이 검출된다. 항생물질 투여 중에 설사, 발열이 일어나며 농과 혈액 혹은 쌀뜨물 형태의 배변이 빈번하다.

⑤ 표피성 포도알균에 의한 감염증

포도알균 중에서 혈장응고효소(coagulase) 반응 음성의 *Staphylococcus epidermidis*(표피성 포도알균)는 과거에는 병원성이 없는 것으로 생각하였으나 최근에는 피부화농창의 농즙에서 분리빈도가 증가 추세에 있으며, 뇌나 심장 수술 후에 뇌실, 혈관 내에 삽입된 카테터의 선단에 부착하여, 세균성 심내막염 등의 원인균이 되고 있다.

(2) 포도알균성 식중독

황색포도알균이 생성하는 내열성의 장관독소에 의한 독소형 식중독이다. 오염식품 섭취 후 2~3시간 이내에 구토, 설사, 복통 등의 위장증상을 일으키나, 발열은 거의 없다. 예후는 양호하며, 독소를 토하고 배설하면 곧바로 회복된다.

(3) 독소 쇼크 증후군(Toxic shock syndrome)

황색포도알균에 의해 오염된 탐폰을 월경중에 사용하면 그 독소(toxic shock syndrometoxic-1, TSST-1)가 혈액 속으로 흘러서 고열, 구토, 설사 및 저혈압을 동반한 쇼크(shock) 증상을 보이는데 주로 젊은 여자에게 많다. 피부에 물이 많이 차거나 반상의 발진이 생긴다. 회복기에는 손바닥, 발바닥, 손가락 등의 피부에서 대량의 가루가 떨어진다.

(4) 포도알균에 의한 병원 내 감염

포도알균은 여러 종류의 항균제에 대해 높은 내성을 지니고 있으므로 항균제 감수성 검사를 실시하여 항균제를 선택해야 한다. 메치실린 내성 포도알균(Methicillin-resistant *S. aureus,* MRSA)에 의한 원내 감염이 꾸준히 보고되고 있다. 항생물질의 투여를 받은 환자의 체내에서 선택적으로 존재한 내성 포도알균이 의사나 간호사의 손이나 콧구멍 내에 보균되어 직접 혹은 재채기 등에 의한 공기 중 산포로 전파된다. 1961년에 영국에서 처음으로 MRSA가 보고된 이래 전 세계적으로 꾸준하게 증가하는 추세이다.

2) 포도알균의 특징

(1) 형태 및 생물학적 특징

지름 0.8~1.0 μm의 그람양성 알균이다. 염색표본이나 주사전자 현미경으로 관찰하면, 마치 포도송이 같은 불규칙한 배열을 하고 포도알균(*Staphylococcus*, grape like cocci)이라고 하였다. 아포도 없고, 편모가 없어 운동성이 없다. 보통우무배지에 잘 증식하여 표면이 평활(smooth)하고 불투명하며 볼록한 집락이 관찰된다. 포도알균은 조건무산소성균으로 유당, 포도당, 만니톨 등을 발효한다. 또한, 식염 내성이 강하여 7.5% 식염을 포함한 배지에서 잘 발육한다.

(2) 균체 외 효소

① **카탈라제**(catalase)

당 분해에 관련되는 효소 외에 protease, lipase, DNase (DNA 분해효소), phosphatase 등 여러 가지 효소를 생성하지만 그중에서도 catalase 생성은 *Micrococcus*과의 균속에서 이 효소를 생성할 수 없는 사슬알균속과 이 효소를 생성하는 포도알균속과의 감별에 도움이 된다.

② **혈장응고효소**(coagulase)

Coagulase 생성은 *S. aureus*, *S. intermedius* 및 *S. hyicus*의 일부에 생성되며, 이들 세균과 토끼(또는 사람) 혈장을 혼합하여 37℃로 반응시키면 섬유소(fibrin)를 형성하여 혈장의 응고가 일어난다. Coagulase 반응에는 섬유소원(fibrinogen)을 직접 섬유소로 변화시키는 것(clumping factor, bound coagulase)과 혈장 중의 plasma factor에 작용하여 응고기전을 일으켜 thrombin 같은 물질을 생성시키는 것(free coagulase)의 두 종류가 알려져 있다.

③ **용혈소**(hemolysin, staphylolysin)

용혈소에는 α, β, γ, δ의 4종류가 있고, α독소는 토끼, β독소는 면양, γ와 δ독소는 사람을 포함한 각종 동물의 혈액을 용혈시킨다. α용혈 독소는 토끼에 치사작용(lethal toxin), 사람의 피부에 괴사작용(skin necrotizing toxin)을 일으킨다.

β독소는 세균을 접종한 면양 혈액우무배지를 37℃에서 4℃로 낮추면 용혈환이 분명하므로 난냉독소(hot-cold toxin)라고도 한다.

④ **백혈구독소**(leucocidin)

주로 동물의 백혈구를 사멸시키는 이열성의 독소로서 *S. aureus*가 생성한다. 여기에 대한 항체는 *S. aureus*감염증에 대하여 방어효과가 있다고 한다.

⑤ **장독소**(enterotoxin)

장독소는 *S. aureus* 일부 균주(파아지형 III, IV군)에 의해서 생성되는데, 이 독소를 포함한 식품을 먹으면 구토, 설사 등의 식중독 증상을 일으킨다. 항원성에 의해서 A, B, C, D, E의 5종 독소로 나누어져 있으나 어느 것이나 100℃ 30분의 가열에 견디므로, 오염된 식품의 조리에 의해 독성이 파괴되는 경우가 적다.

(3) 포도알균의 분류

Coagulase의 양성 포도알균 또는 coagulase 음성 포도알균으로 분류한다. Coagulase 양성 포도알균 중에서 *S. aureus*가 가장 병원성이 강하고 사람에게 감염증을 일으키는 중요한 세균이다. Coagulase 음성 포도알균(coagulase-negative staphylococci, CNS)은 17종으로 분류되나 그중에서 *S. epidermidis*의 분리빈도가 높고 *S. aureus*와의 감별이 중요하다.

3) 포도알균 감염증의 예방과 치료

피부에 포도알균에 의한 감염이 생기면 이것이 다시 피부 심층에 감염되지 않도록 피부절상에 접촉하는 것은 반드시 피해야 한다. 급성감염증에 대해서는 항생물질의 투여가 뛰어난 효과를 보이지만 대부분의 균주는 penicillinase (PCase) 생성균이므로, penicillin G나 ampicillin은 효과가 적다. Methicillin, cephem 내성의 포도알균(MRSA)은 β-lactam제의 결합능력에 변이가 있는 페니실린결합 단백(PBP-2')을 갖고 있으므로 methicillin 등의 β-lactam제가 결합할 수 없다. 그러므로 이들의 약제가 세균의 펩티도글리칸 합성을 저해할 수 없는 것이 내성의 기전이다. MRSA에 대해서는 minocycline 외에 vancomycin, rifampin 등이 유효하다.

병원 내 감염예방은 의료종사자들이 감염자에 접촉한 후, 충분히 손을 소독한 후에 다음 환자를 접촉해야 한다. 또한 감염자의 의류, 침구 등에서 세균이 공기 중에 산포되지 않도록 주의가 필요하다. 특히 MRSA 감염환자는 별도의 병실에 입원시켜야 하며 출입 시는 마스크를 한 다음 철저히 손 소독을 해야 한다.

2 *Streptococcus*균속과 감염증

사슬알균과의 주요 병원 균속에는 *Streptococcus*속과 *Enterococcus*속이 있다. 장알균속(*Enterococcus*)은 *Streptococcus* group D에서 독립하였다.

1) 사슬알균과 감염증

통상 *Streptococcus*(사슬알균)는 사람의 피부, 구강, 인두 등에 정상적으로 존재한다. 기타의 부위로써는 Lancefield의 B군 사슬알균(*Streptococcus agalactiae*)은 여성의 질 등의 성기에, 장알균(*Enterococcus*)속은 사람의 장내에 상재한다.

(1) *Streptococcus pyogenes*(A군 사슬알균)에 의한 감염증

A군 사슬알균에 의한 감염의 제1의 표적 기관은 인두이다. 유아에서는 인두염(pharyngitis)의 형태로 오지만 어린이나 성인에서는 화농성의 편도선염(tonsillitis)이 되는 경우가 많다(그림 14-7).

① **성홍열(scarlet fever)**

발적독소를 생성하는 *Streptococcus pyogenes*의 감염에 의해서 성홍열을 일으킨다. 늦은 가을에 많으며, 4~6세의 소아에 집단발생을 일으킬 수 있다.

잠복기는 2~3일에서 급격한 고열이 나고 인두통을 호소한다. 발병 2일 전후에 경부, 액와주변, 측흉부, 상지내측, 대퇴내측을 시작으로 해서 거의 전신에 발진이 생긴다. 발진은 지름 1~1.5 mm의 모근부에 일치된 빨간 작은 구진이 많이 나타나 피부가 빨갛게 보인다. 다만 입의 주변에는 발진이 나타나지 않고 오히려 창백하게 보인다. 발진보다 약간 늦게 혀가 심홍색으로 팽창하고 좁쌀 같은 것이 생긴다(딸기 혀, Himbeerzunge)(그림 14-8). 발진은 더욱 심홍색을 보이며 발진 사이에 부종을 띠지만, 결국 피부의 가루를 발생하며 치유가 된다. 손끝 등은 가루가 크고, 껍질로 벗겨져 떨어진다. 성홍열의 새로운 발진에 항체 혹은 성홍열 회복기 환자의 혈청을 피내주사하면 발진이 사라지는데 이것을 슐츠-샤를톤(Schultz-Charlton) 현상이라고 한다.

백혈구수는 발병초기에 증가하여 15,000~20,000 개/μl 정도이며, 회복기에는 streptolysin O에 대한 항체 즉 ASO(anti streptolysin O)치가 상승한다.

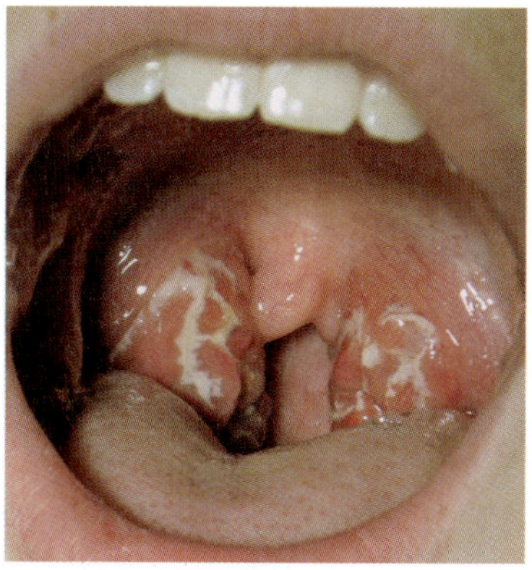

그림 14-7. 인두염(pharyngitis)

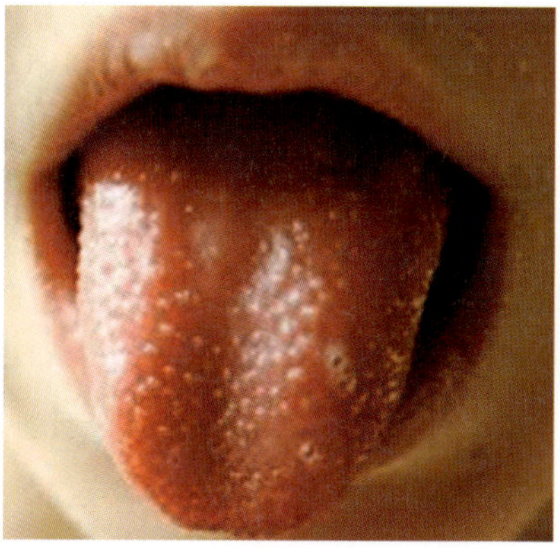

그림 14-8. 성홍열(scarlet fever)

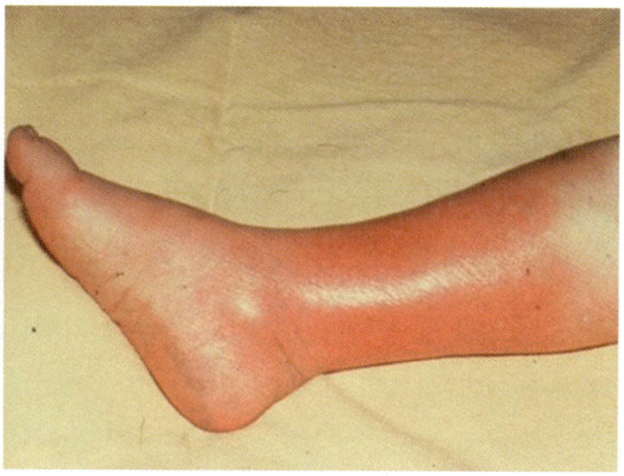

그림 14-9. 단독(erysipelas)

14

② 사슬알균성 농피증

*Streptococcus pyogenes*는 포도알균과 같은 농피증(pyodermia)의 원인이 되지만, 표피에 퍼지는 농가진(impetigo) 염증이 진피 층에 퍼져 주변의 부종과 림프절염을 보이는 단독(erysipelas) 등을 일으킨다(그림 14-9). 단독에서는 경계가 명확한 홍반성 팽창이 관찰된다. 또한, 세균이 생성하는 섬유소용해효소(fibrinolysin)에 의해 피부에 널리 퍼지고 침투하여, 화농창을 만드는데 이것을 봉와직염(cellulitis)이라고 한다.

③ 기타

*Streptococcus pyogenes*는 인두염, 편도선염, 기관지염 등의 상기도감염증 외에 중이염, 유양돌기염, 산욕열 등의 원인이 된다.

④ *Streptococcus pyogenes*(A군 사슬알균)에 의한 2차 감염

류마티스열(rheumatic fever)은 사슬알균 감염 후의 소아에서 4~6주 후 갑작스러운 발열, 관절통을 동반하여 발생한다. 임상증상은 심염(심잡음, 심비대), 다발성관절염, 무도병(chorea), 수상홍반, 피하결절의 5가지 주요 증상과 발열, 적혈구침강속도(ESR) 항진 등의 작은 증상이 나타난다. 인두에서 *S. pyogenes*가 분리되며, 혈청에서 ASO (Anti-streptolysin O), Anti-streptokinase의 상승이 확인된다.

급성사구체신염(acute glomerulonephritis)은 류마티스열과 같이, *Streptococcus pyogenes*와 항체의 면역복합체가 신사구체에 부착하여 일어난다고 알려지고 있으며, 감염 후 1~3주에서 혈뇨, 부종, 고혈압을 주요 증상으로 발병한다. 단백뇨가 확인되며, 요침사에서 적혈구와 원주가 다수 관찰된다.

(2) *Streptococcus agalactiae*(B군 사슬알균)에 의한 감염증

최근 *Streptococcus agalactiae*(B군 사슬알균)에 의한 신생아의 감염증이 증가하고 있다. *S. agalactiae*는 건강 성인 여자의 질내에 상재하는데, 임신말기에 세균이 증가하면 신생아의 피부에 부착하여 패혈증, 폐렴, 수막염을 일으키며, 이환된 신생아의 생후 수 일 내 사망률은 60~75%가 된다.

(3) *Streptococcus* viridans 그룹에 의한 감염증

혈액우무배지에서 α-용혈을 보이는 *Streptococcus* viridans 그룹에 의한 감염증으로 중요한 것은 아급성 세균성 심내막염(subacute bacterial endocarditis)이다. 심장판막에 세균이 부착하여 증식되고, 다시 혈중에 산포되어, 38~40℃ 이장열이 계속되며 비종, 간종과 함께 심 잡음이 들리게 된다. 특히 혈관의 색전증 증상이 보이고, 손끝의 피부나 점막에 일혈반을 발생하며 그 중심에 담백색의 점이 관찰된다(Osler's painful spot).

(4) *Streptococcus pneumoniae*(폐렴알균)에 의한 감염증

호흡기감염증(급성기관지염, 만성기관지염, 폐렴), 이비인후과적 감염증(부비강염과 중이염), 수막염의 원인균이 된다. 폐렴은 감기와 같은 증상으로 발열, 불쾌감, 전율과 함께 흉통, 호흡곤란을 동반한다. 기침과 함께 녹물색의 가래를 배출하고, 때로는 농흉(pyothorax)을 발병한다. 폐렴의 합병증으로 심내막염이나 수막염이 발병하는 경우가 있다. 항생물질의 보급 후 폐렴알균에 의한 감염증은 현저히 감소되었다.

(5) *Enterococcus*(장알균)에 의한 감염증

Enterococcus faecalis, *Enterococcus faecium*은 종종 요로 감염증을 일으켜 방광염, 신우신염의 원인균이 된다. Penicillin계, cephalosporin계 약제에 대

하여 내성이 강하고 다른 균종에 의한 감염증의 치료 중에 균교대증으로 감염을 일으키는 경우가 있다. Vancomycin Resistant Enterococcus (VRE)는 병원 내 감염의 대표적인 균이다.

(6) 감염 부위에 따른 사슬알균에 의한 감염증

(표 14-1)

2) 사슬알균의 특징

(1) 형태 및 생물학적 특징

*Streptococcus*과는 그람양성 알균이며 지름이 0.5~1.0 μm이고, 사슬형태의 배열을 한다(그림 14-10). 아포나 편모는 없으며 운동성이 없다. 보통우무배지에서는 발육이 약하나, 혈액이나 혈청 등의 영양성분을 가한 배지에서 발육이 양호하다. 일반적으로 포도알균에 비하여 발육이 늦고 집락이 작으며, 37℃ 24시간 배양에서 평활(smooth)하고, 작은 회백색의 집락을 보인다. 포도알균과는 달리 catalase 음성이지만 조건무산소성으로 발육하며, 포도당을 발효한다.

사슬알균은 균체 내에 항원성을 나타내는 다당체(C 다당체)를 갖는다. Lancefield는 C 다당체의 항원특이성에 의해 사슬알균을 13군(나중에 21군까지 나눔)으로 분류되며, 그중에서 A군 사슬알균(*Streptococcus pyogenes*)은 사람에 대하여 항원성이 강하고 중요한 세균이다. 폐렴알균(*Streptococcus pneumoniae*)은 알균이 2개씩 늘어선 쌍알균의 배열을 하고 있다(그림 14-11). 특유한 협막이 있으며, 다른 사슬알균과 구별된다(그림 14-12).

(2) 독소 및 균체 외 효소

Lancefield의 분류에 의한 A군 사슬알균(*Streptococcus pyogenes*)은 사람에 대한 병원성이 강하고, 여러 가지 균체 외 효소를 생성한다.

① Streptolysin

Streptolysin은 토끼, 사람의 혈액을 용혈하는 용혈독소 즉 용혈소(hemolysin)이다. Streptolysin에는 항원성이 강하고, 열, 산소에 불안정하며 불활성

14

표 14-1. 사슬알균에 의한 감염증

균종	감염 부위	감염증
S. pyogenes (A군 사슬알균)	인두, 편도선 기관지, 폐 심근(면역복합체) 관절(〃) 신사구체(〃) 피부 기타	인두염, 편도선염, 성홍열 기관지염, 폐렴 류마티스열 〃 급성사구체신염 전염성농가진, 단독 중이염, 산욕열
S. agalactiae (B군 사슬알균)	요로 기타	방광염 패혈증, 폐렴(신생아) 수막염(신생아)
S. viridans	심내막	아급성심내막염
S. mutans	구강	치수염
E. faecalis	요로	방광염, 신우신염
S. pneumoniae	폐 중이, 부비강 등	폐렴 중이염, 부비강염, 수막염

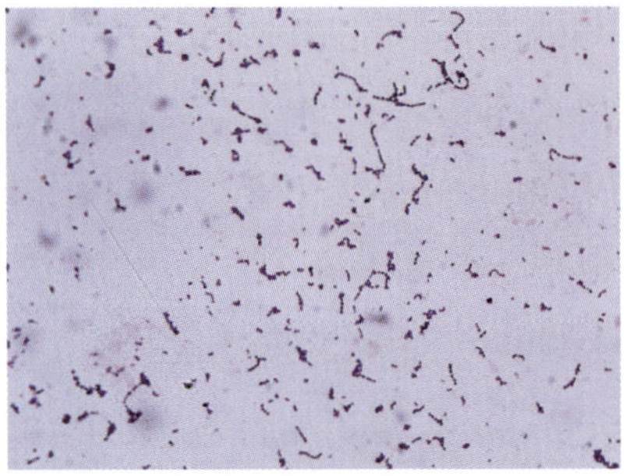

그림 14-10. 사슬알균의 그람염색

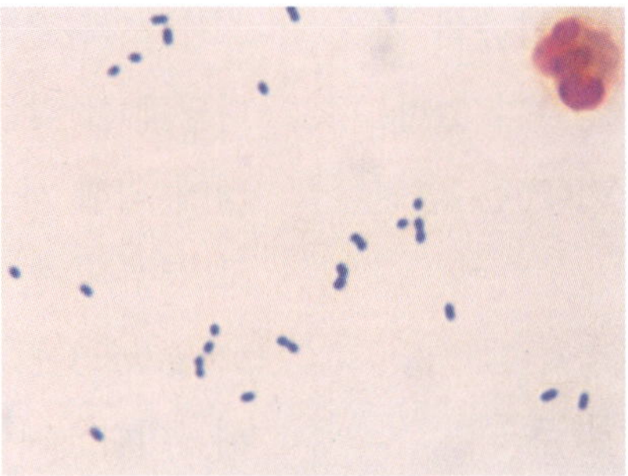

그림 14-11. 폐렴알균의 그람염색

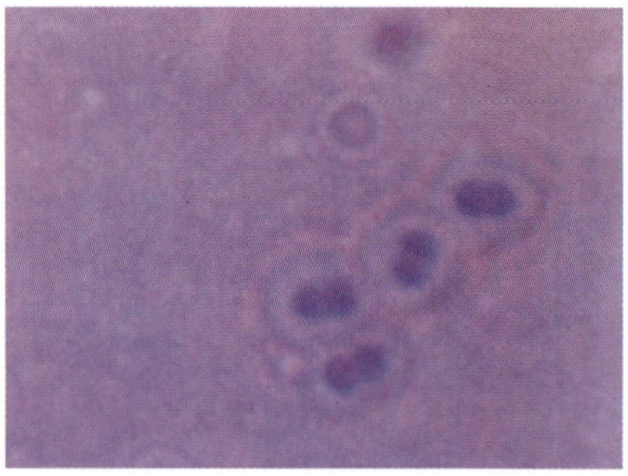

그림 14-12. 폐렴알균의 협막팽화시험

화되기 쉬운 Streptolysin O (SLO)와 산소에 비교적 안정하며, 혈청을 포함한 배지 내에서 잘 생성되는 Streptolysin S (SLS)가 있다.

② **발적독소**(erythrogenic toxin, Dick toxin)

피부에 발적을 일으키며, 내열성의 외독소이다. 성홍열(scarlet fever)의 경우 이 독소에 의해 피부에 선홍색의 발진이 생긴다.

③ Streptokinase (fibrinolysin)

혈장 중에 있는 plasminogen을 plasmin으로 변화시켜서 섬유소(fibrin)의 용해를 촉진시킨다. 감염된 조직에서 A군 사슬알균은 응고된 혈액을 용해시켜 다른 조직에 퍼지도록 촉진시킨다.

④ Hyaluronidase (spreading factor)

결체조직에 있는 hyaluronic acid를 분해시키는 효소로써 감염된 조직에 확산시키는 작용을 한다. 이 효소는 항원성이 있으며, 세균이나 조직에 특이적이다.

⑤ DNase (deoxyribonuclease 혹은 streptodornase)

DNA를 분해하는 효소로써 농즙 중의 DNA를 분해하여 점도를 내리는 효과가 있다. 이 효소는 농이나 괴사성 조직 혹은 항균제를 제거하거나 삼출액을 액화시키는 데 촉진작용을 한다.

3) 사슬알균 감염증의 예방과 치료

사슬알균은 균형이 많으므로 예방주사(vaccine)의 접종에 의한 면역학적 예방은 하지 않는다. 포도알균에 비하여 페니실린계 약제에 대한 내성균주가 적고 페니실린 G, cephalosporin계 약제가 유효하다. 그러나 최근에 tetracycline, chloramphenicol, macroride계 약제에 대한 내성균이 출현하였으므로 이러한 약제의 사용은 주의해야 한다. 류마티스열, 사구체신염, 폐렴에 대해서는 각각의 대증요법이 필요하다는 것은 말할 것도 없다.

CHAPTER

15 그람음성알균

학/습/목/표

1. *Neisseria*균속의 병원성 및 특징, 예방과 치료에 대해 설명한다.
2. *Moraxella*균속의 병원성 및 특징, 예방과 치료에 대해 설명한다.

1 *Neisseria*균속과 감염증

그람음성 쌍알균이며 강낭콩 모양으로 임상검체의 염색에서 다형핵 백혈구(polymorphonuclear leukocytes, PMN) 안에서 관찰된다(그림 15-1). 산소성이며, 협막, 편모, 아포는 없다. 영양 요구성이 많고, 최적증식온도는 35~36℃이다. 혈액을 90℃ 이상 가열한 초콜릿 한천과 풍부한 영양성분을 혼합하여 만든 초콜릿 한천 등에서 증식한다. 병원성균인 임균이나 수막알균은 5% 내외의 CO_2가 존재하는 환경에서 증식이 촉진된다. 특히 환자에서 분리할 때 CO_2 가스 없이 발육하지 않는 것이 많다. 이 목적으로 양초단지법(candle jar method)이나 CO_2 배양기를 사용한다. *Neisseria*속에는 병원성인 임균(*N. gonorrhoeae*), 수막알균(*N. meningitidis*) 및 비병원성인 *Neisseria*가 있다.

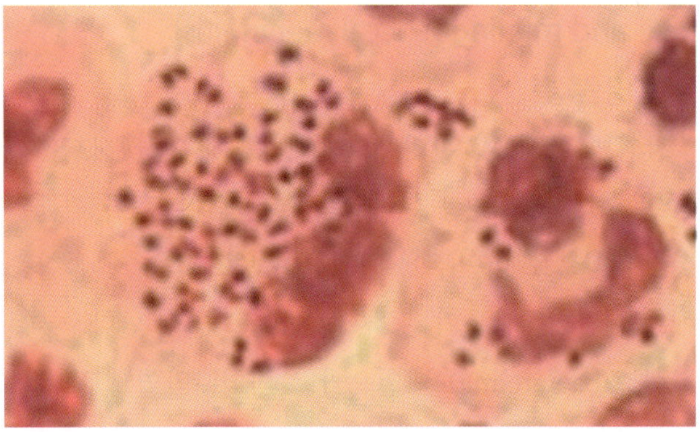

그림 15-1. 그람음성 쌍알균의 그람염색

1) 임균과 감염증

(1) 병원성

감염병 예방 및 관리에 관한 법률에 의한 제4급 감염병 중에서 성병인 임질(gonorrhea)의 원인균이다(그림 15-2). 이 세균은 사람에게만 감염되며, 동물에게 자연감염은 없다. 성인의 감염은 성접촉에 의한 직접감염으로 2~14일의 잠복기를 거쳐 배농을 동반한 요도염으로 발병한다. 성기감염은 남자의 경우 3~

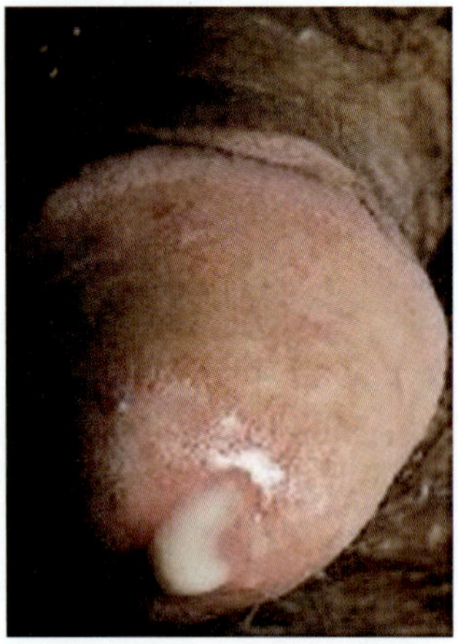

그림 15-2. *Neisseria gonorrhoeae*에 감염된 임질의 증상

10%, 여자의 경우 40% 이상이 무증상으로, 이러한 사람이 감염원이 될 수 있고 임질의 근절을 불가능하게 한다. 여자에서는 주로 자궁경관에 감염이 시작되어 약간의 농이 동반되는 것 외에 자각증상이 나타나지 않는 때가 많다. 치료하지 않으면 남자에서는 전립선염, 부고환염, 방광염으로 진행되고, 여자에서는 질염, 직장염, 자궁내막염, 난관염, 난소염 등을 일으켜 불임의 원인이 되는 경우가 있다. 남녀 모두에서 드물게 균혈증을 일으켜 관절염으로 진행되는 경우도 있으나 현재는 조기에 치료함으로 이와 같은 예는 드물다. 신생아가 임질에 감염된 모체에서 출생하면 눈에 급성염증을 일으키는 경우가 있는데, 이것을 신생아안염(ophthalmia neonatorum)이라고 한다(그림 15-3). 직접 혹은 간접감염에 의해 성인에서도 임균성 안염이 생기는 경우가 있다.

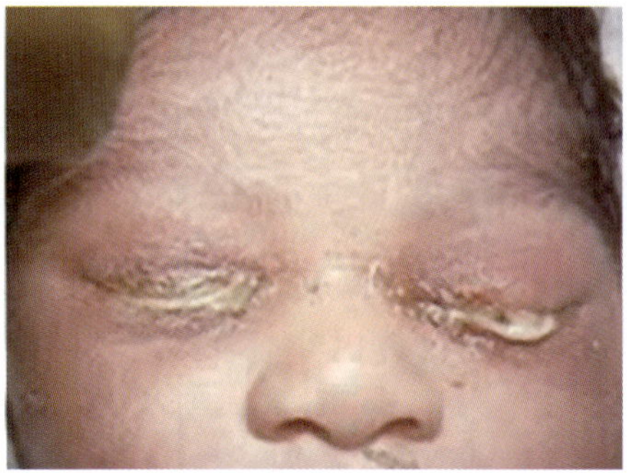

그림 15-3. 임질균에 감염된 신생아 안염

(2) 세균의 특징

임균은 인체 이외에서 저항성이 약하여 42℃ 이상의 고온에서는 물론이고, 25℃ 이하의 저온에서도 급격히 사멸한다. 따라서 임균의 배양에는 임상재료의 채취나 수송에 주의가 필요하다.

(3) 예방과 치료

성인에서는 직접접촉에 의해 감염되므로 불결한 성접촉을 삼가는 것이 가장 좋은 예방법이다. 기계적인 예방법으로 콘돔 사용도 예방의 보조적 수단이 된다. 신생아의 임균성 안염은 1% 질산은 용액을 신생아 결막에 점적하고 식염수로 세척함으로써 예방이 가능하다. 치료에는 페니실린 G 주사 혹은 암피실린 복용이 가장 효과가 높다고 알려졌으나 최근 plasmid에 의한 β-lactamase 생성 임균(penicillinase-producing *Neisseria gonorrhoeae*, PPNG)이 외국 뿐만 아니라 일본에도 50% 이상으로 보고되고 있어, 치료 전 감수성 시험이 필요하다. 감수성 시험은 penicillin G, spectinomycin에 한하여 시험한다. 페닐실린 내성균주에 의한 임질의 치료에는 spectinomycin을 사용하는데, 아직 내성이 흔하지 않다. 항균제 내성 임균이 많아짐에 따라 임질치료에 ceftriaxone이 권장되고 있다. β-lactamase 생성 임균을 신속히 시험하려면 디스크법 Nitrocefin (Cefinase, BBL)이 예민하고 편리하다.

2) 수막알균과 감염증(*Neisseria menigitidis* and meningococcal meningitis)

(1) 병원성

감염병 예방 및 관리에 관한 법률에 의한 제2급 감염병 중 수막알균성 수막염의 병원체이다. 이 세균은 비말감염으로 비인두에 침입하여 림프절을 지나 혈중에 들어간다. 잠복기는 2~3일이며 고열이 난다. 우선 균혈증(bacteremia)을 일으키고 뇌척수막염으로 이어지므로 피부에 출혈성 발진이 발생할 수 있다. 두통,

구토, 반사항진, 의식혼탁 등을 주요 증상으로 한다. 불현성 감염이 많고, 소아에 발병하기 쉽다. 발열, 피부의 출혈, 수막자극증상 등의 임상소견과 뇌척수액 혼탁 상태에 따라 세균성 수막염의 진단은 어렵지 않으나 그 원인이 수막알균에 의한 것인가는 세균학적 검사를 해야 한다.

(2) 세균의 특징

임균과 비슷한 그람음성의 산소성 쌍알균으로 처음 분리 시 CO_2 배양을 하지 않으면 발육하지 않는 것이 많다. 임균은 포도당(glucose)만 발효하나 수막알균은 포도당뿐만 아니라 맥아당(maltose)를 발효하므로 구별된다.

(3) 예방과 치료

수막알균은 주로 직접 접촉 비말 감염을 통하여 전염되므로 집단 내에서의 접촉을 적게 하고, 환기를 자주 하며, 사람이 많은 장소를 피하는 것이 좋다. 또한 환자의 비강, 인두 분비물의 취급에 유의하는 것이 감염증의 예방에 도움이 된다. 치료에는 페니실린과 암피실린이 가장 유효하다.

2 *Moraxella*균속과 감염증

객담의 직접도말 표본에서 많은 다형핵 백혈구와 많은 그람음성 쌍알균이 세포 외에서 관찰되면 이 세균을 의심할 수 있다. 이 세균을 분리하기 위해서는 혈액 한천, 초콜릿 한천, 액체배지 등에 접종하여 35°C에 배양한다. CO_2 없이도 증식된다.

1) *Moraxella*와 감염증

(1) 병원성

눈결막, 코, 상기도에서 잘 분리되지만 *M. lacunata*에 의한 급성결막염 이외에 드물게 심내막염, 수막염, 패혈증을 일으킨다. 또한 기회성 병원체의 가능성이 있으므로 역학적 관찰이 필요하다.

(2) 세균의 특징

Nitrate와 nitrite를 환원하며, deoxyribonuclease를 생성함으로 *Neisseria*와 감별된다. Glucose에서 산을 생성하지 않는다.

(3) 예방과 치료

Rifampin과 erythromycin에 대한 감수성이 크고, tetracycline과 cholramphenicol에 대해서도 대부분의 균주가 감수성이 있다.

CHAPTER 16

산소성 또는 조건무산소성 그람양성막대균

학/습/목/표

1. *Bacillus*균속의 병원성 및 특징, 예방과 치료에 대해 설명한다.
2. *Corynebacterium*균속의 병원성 및 특징, 예방과 치료에 대해 설명한다.
3. *Listeria*균속의 병원성 및 특징, 예방과 치료에 대해 설명한다.
4. *Erysipelothrix*균속의 병원성 및 특징, 예방과 치료에 대해 설명한다.
5. *Mycobacterium*균속의 병원성 및 특징, 예방과 치료에 대해 설명한다.
6. *Nocardia*균속의 병원성 및 특징, 예방과 치료에 대해 설명한다.
7. *Actinomyces*균속의 병원성 및 특징, 예방과 치료에 대해 설명한다.

1 *Bacillus*균속과 감염증

*Bacillus*균속은 큰 그람양성 막대균이며, 산소성으로 아포를 형성하고 연쇄적인 배열로 발육한다. 대부분은 *B. cereus*나 *B. subtilis*와 같이 부생성균이며 토양이나 물, 공기 및 초목 등에 널리 분포하고 있다. *B. cereus*는 음식물 중에 enterotoxin(장독소)을 생성하여 사람에게 식중독을 일으킨다. *Bacillus* 속은 보통 병원성은 약하나 면역이 억제된 환자에게 기회감염을 일으킨다. 사람에게 높은 병원성을 보이는 것은 *B. anthracis*(탄저균)이며, 이 세균은 원래 가축의 질병 원인균이다.

1) *Bacillus anthracis*와 감염증

(1) 병원성

탄저(anthrax)는 원래 면양, 소, 말 등의 가축이나 야생 초식동물의 전염병이며, 사람은 이 질병에 걸렸던 동물이나 동물의 가죽, 털 및 배설물과 접촉했을 때 우발적으로 감염된다. 따라서 이와 같은 기회가 많은 수의사, 목축 식육업자, 모피 공업자 등에서 감염될 수 있다. 동물 간의 감염은 경구, 호흡기 혹은 경피적으로 일어난다.

탄저는 임상적으로 세 가지 형이 있는데 사람에게 가장 많은 형은 악성 농포를 형성하는 피부탄저이다. 주로 얼굴, 목이나 상피 등 노출부의 작은 상처에 아포가 침입하여 발아한다. 2~5일의 잠복기 후에 염증성 구진이 생기고, 이어서 수포, 농포 및 괴사성 궤양, 포진이 파괴되어 특유의 흑색 가피를 형성하는데, 가피의 주위가 젤라틴과 같은 부종으로 둘러싸여 있는 것이 특징이다(그림 16-1). 통증은 없으나 중증의 피부탄저에서는 국소의 림프절이 팽대하여 압통을 보이며, 패혈증으로 진전되면 종종 사망할 수 있다.

폐탄저는 "양모업자의 병"이라고도 하는데, 동물의 털이나 가죽을 취급하는 공장 등에서 탄저균 아포를 포함한 먼지를 흡입하여 광범위한 출혈성 종격동염이나 출혈성 수막염을 일으킨다. 이 병은 호흡곤란, 흉통, 고열로 시작하여 급속히 진행되며 치명률이 높다. 흡입된 아포는 폐포 대식세포(macrophage)에 탐식되어 폐 림프와 함께 국소의 기관-기관지 림프절에 운반되어 발아 증식한다. 대개의 영양형균은 림프절에서 혈중에 들어가 망상내피계 특히 비장에서 파괴되지만, 즉시 이 방어계를 극복하여 치명적인 균혈증을 일으킨다. 출혈성 폐부종과 흉강 내 삼출액 저장을 일으키지만 폐렴은 드물다.

장탄저는 가축에서는 흔하지만, 사람에게서는 드물며, 탄저에 감염된 동물의 고기를 먹고 감염된다. 우리나라에서는 소와 말의 탄저병이 산발적으로 발생하고 죽은 동물의 고기를 먹은 농부가 감염된 예가 있다. 복통, 구토, 혈액이 있는 설사, 쇼크(shock)가 주요 증상이며, 치명률이 매우 높고, 부검에서는 소장 림프절의 병소와 출혈성 염증이 관찰된다.

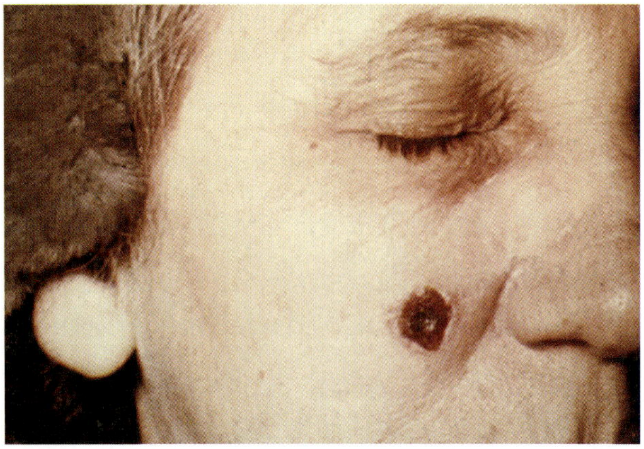

그림 16-1. 염소 털 처리 공장에서 일한 여성의 얼굴에 생긴 피부탄저

(2) 세균의 특징

탄저균은 대형(1~1.5×4~10 μm)의 그람양성, 아포형성 막대균이며, 편모가 없기 때문에 운동성 음성이다. 균체의 끝 부분은 대나무 마디 모양으로 연결되어 있고 조직 내에서는 한 개 혹은 짧은 연쇄로 관찰되며, 배양한 균은 긴 사슬을 만든다(그림 16-2).

아포는 생체 내에서는 형성하지 않고, 영양형의 증식이 불리한 조건에서 균체의 중앙에 형성하며, 도말 염색에서 흔히 볼 수 있다. 또한 비교적 열에 강하고(가열 10분, 건열 140°C 3시간), 소독제에도 저항성을 보이며, 30년 이상이 지난 뒤에도 감염을 일으킬 수 있다. 탄저균은 산소성 조건에서 가장 잘 발육하지만 무산소성 조건에서도 증식한다. 아포형성에는 산소성 조건이 필요하지만 발아에는 불필요하다.

탄저균은 보통 액체배지나 혈액우무배지에 잘 발육하지만, 다른 *Bacillus*와는 달리 대부분은 용혈을 보이지 않는다. 강독소 균주의 집락은 크고 회백색이며 표면은 거칠고, 촘촘한 돌기를 내며, 약확대의 경검에서 메두사 머리(Medusa head) 모양으로 보인다(그림 16-3). 강독소 균주에 의한 협막 형성은 감염 조직 내에서 일어나고, 중탄산염과 혈청을 포함한 배지에서 고농도

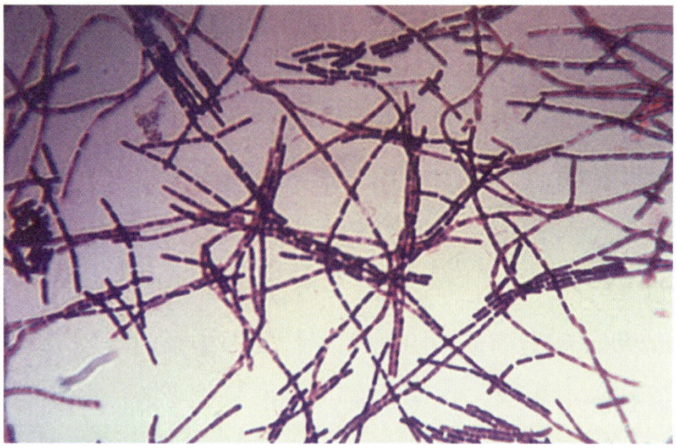

그림 16-2. *B. anthracis*의 그람 염색

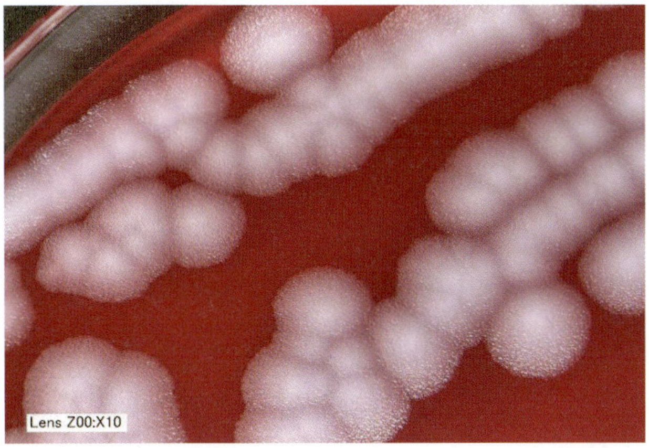

그림 16-3. 혈액우무배지에서 자란 *B. anthracis*의 집락 성상

의 CO_2 존재 하에 표면이 매끄럽고 점조성의 집락을 만든다.

(3) 치료 및 예방

Penicillin이 제1선택의 항균제이며, 그 밖에 tetracycline, erythromycin, chloramphenicol에 감수성을 보인다. 조기에 투여하는 것이 매우 중요하다. 폐탄저는 균혈증을 일으킨 경우가 아니면 눈에 띄지 않는 경우가 많으므로 대부분 화학요법에 무효하고 치명적이다. 탄저의 예방을 위해서는 가축의 위생관리를 충분히 해야 하며, 탄저가 의심되는 동물은 즉시 격리하고, 확정되었을 때는 소독 및 소각 처리해야 한다. 작업종사자에 대해서는 탄저에 관한 위생교육이 필요하다.

2) 그 밖의 *Bacillus*균속과 감염증

(1) *B. cereus*의 병원성

*B. cereus*는 자연계에 널리 분포하는 큰(1.0~1.2×3~5 μm) 그람양성 막대균이며, 그 성상은 탄저균과 매우 흡사하다. *B. cereus*는 병원성을 보이지 않는 경우가 많으나 때로는 식중독을 일으킨다.

B. cereus 식중독에는 ① 설사형(잠복기가 10~13시간으로 복통, 물과 같은 설사, 이급후증 등을 주요 증상으로 하여 구토, 발열 등은 거의 볼 수 없으며, *Clostridium perfringens* 균의 식중독과 흡사하다)과 ② 구토형(잠복기가 1~6시간이며, 오심, 구토를 주요 증상으로 하여 설사, 복통은 거의 볼 수 없고, 포도알균 식중독과 유사하다)의 두 가지가 있다. 이 세균은 penicillinase와 cephalosporinase를 생성하므로 β-lactam 항균제 치료 중에 균교대 현상으로 기회감염을 일으키는 것도 있다.

(2) *B. subtilis*의 병원성

*B. subtilis*는 0.7~0.8×2~3 μm의 막대균이며, 주모성 편모를 가진 *Bacillus*이다. 자연계에 널리 존재하며 배지나 임상재료의 오염 원인이 된다. 보통 사람에게 질병을 일으키지 않으나, 안구표면의 상처에 침입하여 각막, 결막염을 일으키는 경우가 있다.

2 *Corynebacterium*균속과 감염증

*Corynebacterium*은 그람양성 곤봉 모양(Coryne=clubed shaped)의 막대균이며, 운동성이 없고, 아포를 형성하지 않는다.

도말표본에서 L이나 V자형 배열을 하는 것이 특징이며, Loeffler methylene blue 염색에서 진한 청색으로 염색되는 이염색소체(metachromatic body)를 볼 수 있다. *Corynebacterium*에 속하는 디프테리아균(*Corynebacterium diphtheriae*)은 강력한 독소(디프테리아 독소)를 생성하여, 사람에게 전형적인 독소성 감염증(toxi-infection)을 일으킨다. 기타 *Corynebacterium* (*Diphtheroids*)은 널리 자연계에 분포하고 있으며, 보통 비병원성이다. 그러나 이들 diphtheroid (coryneform)도 면역이 약한 상태의 환자에서 폐렴, 심내막염, 연조직이나 뼈의 감염증 등을 일으키는 경우가 있다.

1) 디프테리아균과 감염증

(1) 병원성

자연계에 알려져 있는 디프테리아균의 유일한 숙주는 사람이다. 디프테리아는 대부분 어린이의 질병으로, 비말감염에 의해 보통 상기도에 감염한다.

사람의 인후에 감염된 독소원성(독소 생성능을 가진) 디프테리아균은 점막에 증식하여 독소를 생성하고, 그 부위의 조직에 괴사를 일으켜 병소를 만든다. 조직이 염증반응을 일으킨 결과, 회색을 띤 삼출물이 축적되어 디프테리아의 위막(pseudomembrane)을 만든다. 위막은 보통 편도선 부분 혹은 후두부 인두에 나타나고 상방과 비강에 퍼져 비인두 디프테리아를 일으킨다. 이 형의 디프테리아는 현저한 중증감염과 독소혈증(toxemia)을 종종 동반한다. 감염이 인후에서 하방과 후두 및 기관으로 퍼지면 후두부 디프테리아를 일으켜 삽관이나 기관절개를 하지 않으면 질식사의 위험이 있다. 병상이 회복상태를 보이더라도 중독증에 의해 1~6주에 심근장해를 일으켜 사망하거나, 후마비(연구개, 안구근, 사지근, 혹은 호흡근의 마비) 등의 합병증이 잘 나타난다. 일반적으로 디프테리아의 경우 편도선염, 인두염에 국한되어 경부림프절의 종창을 관찰할 수 있으나, 주변 조직의 침습, 균혈증은 볼 수 없다. 또한, 점막의 발적이나 종창도 사슬알균에 의한 것과 비교하여 분명하지 않으며, 발열이나 중증 감염이 없는 것이 특징이다.

(2) 세균의 특징

디프테리아균은 0.5~1.0×2~6 μm의 다형성, 곤봉상의 그람양성 막대균이다. 비교적 영양이 부족한 배지에서 배양한 균체는 불규칙하게 염색되고, 균체의 끝에 구슬 같은 형태가 종종 관찰되는데 메틸렌블루 등의 푸른색소로 염색하면 진한 청색으로 염색된다. 이것을 이염색소체(Loeffler methylene blue나 Albert 염색 및 Neisser 염색법으로 염색한다.)라고 한다(그림 16-4).

환자의 비인두 검체에서 디프테리아균을 분리배양할 때, Loeffler의 serum slant배지가 사용된다. 선택배지는 potassium tellurite가 들어 있는 혈액우무배지(CTBA)가 사용되는데 potassium tellurite가 환원되어 회색-흑색의 집락을 만들고, 집락성상에 따라 Gravis, Intermedius 및 Mitis의 세 가지 형태로 분류하는데 증상과 밀접한 관련은 없는 것으로 알려져 있다(그림 16-5).

디프테리아균이 철 결핍 조건하에서 생성하는 균체외독소(exotoxin)는 디프테리아의 병원성인자이며, 중독증상을 일으킨다. 디프테리아균에는 독소를 생성하지 않는 균주와 독소유전자를 지닌 특정 파아지(β-파

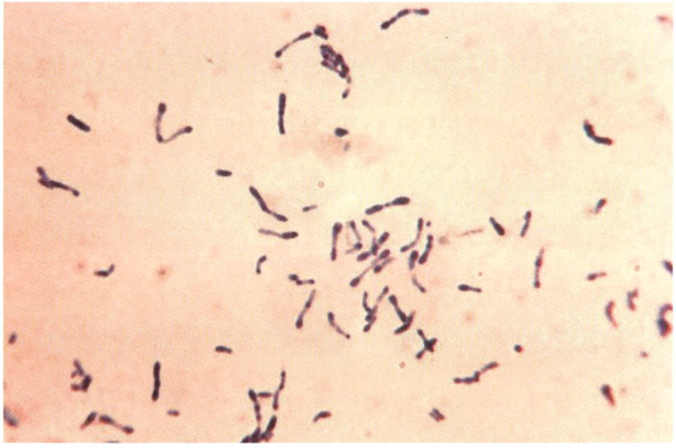

그림 16-4. *C. diphtheriae*의 Loeffler methylene blue 염색

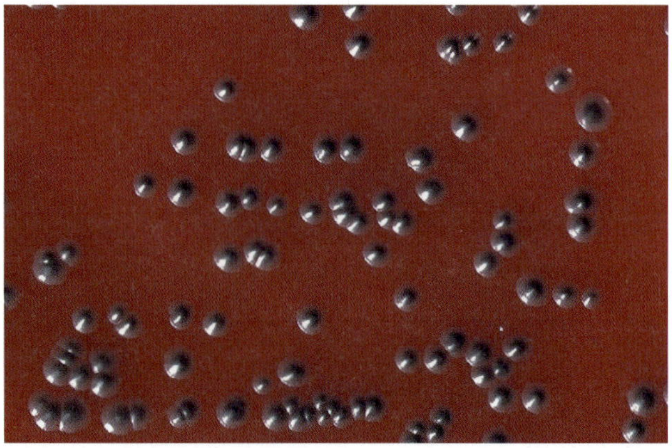

그림 16-5. potassium tellurite blood agar에서 자란 *C. diphtheriae*의 집락 성상(Gravis형)

아지 등)를 프로파아지의 형태로 균의 염색체에 용원화하여 독소를 생성하는 독소원성 디프테리아 균주가 있다.

(3) 치료 및 예방

디프테리아는 독소성 감염증이므로 세균감염에 의한 처치로써 항생물질(penicillin, erythro-mycin, tetracycline이 유효)을 투여할 뿐만 아니라, 조직에 결합되는 독소를 신속히 중화하기 위하여 조기에 충분한 항독소 치료를 임상진단에 이용한다. 사람 IgG 제제로 되어 있는 파상풍 항독소의 경우와 달리, 디프테리아의 경우, 증상의 정도에 따라 말 항독소를 20,000~100,000 단위로 근육 내 또는 정맥 내에 주사한다. 말 항독소는 혈청병 등 알레르기 반응을 일으킬 가능성이 있으므로 미리 피내반응을 하여 과민반응을 보이지 않는 것을 확인하고 신중히 투여한다.

또한, 예방을 위해 디프테리아 독소의 포르말린 처리 톡소이드를 주사하여 능동면역을 얻게 한다. 파상풍 톡소이드(T), 포르말린 처리한 백일해 독소와 백일해 F-HA(섬모혈구응집소)를 주성분으로 한 백일해 백신(P) 및 정제 디프테리아 톡소이드(D)를 혼합한 삼중혼합(DPT)백신이 영아의 기초면역에 사용된다.

3 *Listeria*균속과 감염증

1) *L.monocytogenes*와 감염증 (*Listeria* and its infectious diseases)

(1) 병원성

*Listeria*증(listeriosis)은 *L. monocytogenes*에 의해서 일어나는 감염증이며, 가축, 야생동물 및 사람에게서 발생한다. 전염성 단핵구증 환자에서 최초로 *Listeria* 균이 분리되었기 때문에 전염성 단핵구증이 주목되었으나, 이 세균에 의한 감염은 주로 수막염이며, 패혈증을 동반하는 경우가 있다. 또한 수막뇌염, 기타 전염성 단핵구증, 폐렴, 심내막염, 농양, 결막염, 요도염 등을 일으킨다. 자궁 내에서 태아가 이 세균에 감염이 되면 사산되거나 조산된다. 조산의 경우, 태아패혈증성 육아종증이 발생하며 예후는 현저하게 나쁘다. 또한 분만 중에 신생아가 감염되는 경우가 있는데 생후 1~4주 후에 발생한다. 이런 경우 임산부는 임신 중 분명한 감염증의 증상을 보이지 않는 경우가 많다. 일반적으로 신생아 및 5세 미만의 소아에 자주 감염되며, 백혈병, 림프종, 당뇨병 및 steroid, 항암제, 면역억제제의 투여를 받고 있는 환자에서 흔히 감염을 일으킨다. *Listeria*는 건강한 사람이나 동물에 보균되어 있으며, 환경에도 널리 상재하고 있다. 외국에서는 오염식품 섭취에 의한 집단발생 예가 보고되고 있으며, 특히 우유나 우유제품이 원인식품으로 주의가 필요하다.

(2) 세균의 특징

*L. monocytogenes*는 그람양성 막대균(2~3×0.5 μm)이나 알균과 혼동하기 쉬운 것도 있다. 협막이나 아포는 없으며, 4개 정도의 주모성 편모를 가지고 있어 운동성 양성이다(그림 16-6). 37°C보다 20~25°C에서 배양하는 것이 편모의 발육에 좋고 운동성이 활발하다. 반고체배지에서는 우산 모양의 증식이 특징이다. 혈액우무배지에서 잘 발육하지만 보통우무배지에

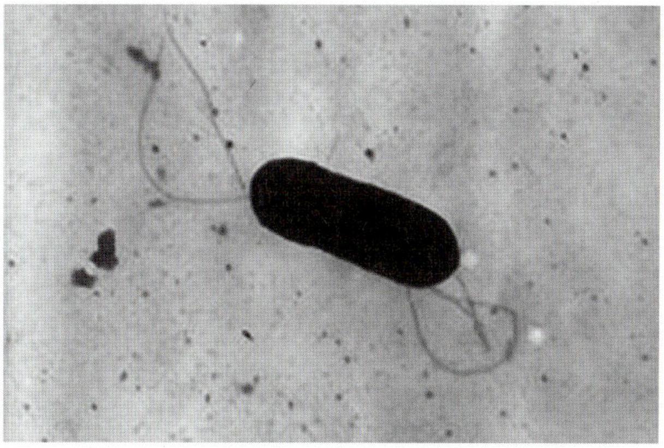

그림 16-6. *L. monocytogenes*의 주모성 편모

16

서도 발육한다. 집락은 반투명으로 회색이며, 대부분의 균주가 비교적 약한 β-용혈을 보인다. 산소성에서도 발육하지만 미산소성 환경의 발육이 좋으며, 4~5℃에서도 발육할 수 있는 특징이 있다.

(3) 예방과 치료

신생아의 *Listeria*증은 임산부의 *Listeria*증 치료로 예방할 수 있다. 그러나 대부분 임산부의 증상이 가벼워 감염 여부를 알지 못하기 때문에 예방이 어렵다. 또한, 오염식품의 검출은 식품에 들어 있는 *Listeria*증의 예방에 중요하다. *Listeria*의 치료에는 penicillin계, cephalosporin계, microride계, tetracycline계 및 chloramphenicol 등을 사용하며, 각종 항생제에 높은 감수성을 보인다. 임상적으로 ampicillin, penicillin이 유효하며 종종 사용하고 있다. 여기에 streptomycin과 gentamicin을 병용하는 경우도 있다.

4 *Erysipelothrix*균속과 감염증

1) *E. rhusiopathiae*와 감염증

(1) 병원성

E. rhusiopathiae(돼지단독 세균)는 자연계에 널리 분포하고, 담수, 해수어류의 표피에서도 볼 수 있다. 돼지에는 돼지단독(swine erysipelas)이라고 불리는 특징적인 다이아몬드형의 피부병변을 일으키고 때로는 급성패혈증이나 심내막염도 일으킨다. 이 세균은 돼지에 보균되어 변이나 타액으로 배설된다.

사람은 감염된 동물의 축산물(고기, 가죽, 뼈)에 접촉하여 찰과상을 통해 감염된다. 돼지고기, 생선 등을 다루는 직업을 가진 사람의 손에 감염이 생기기 쉽고 동통 있는 병변이 생긴다. 가장 많은 병형은 아급성으로 진행하는 수지 피부의 병변이다. 이것은 통증을 동반한 발적, 부종이 보이며, 종종 수포가 생긴다. 병소는 뚜렷하게 경계되어 원심적으로 퍼지며, 보통 발열은 볼 수 없다. 이와 같이 사람에게 피부감염을 일으키는 질환을 유단독(erysipeloid)이라고 하며, 관절염을 동반하는 경우도 있다. 자연치유에는 30일이 걸리며, 심내막염을 동반하거나 급성 패혈증을 일으키나 유단독의 발생은 드물다.

(2) 세균의 특징

*E. rhusiopathiae*는 조건무산소성의 그람양성 막대균(1~2×0.2~0.4 μm)으로 *Listeria*와 유사하다. 보통배지에서 실온으로 발육하지만 37℃에서 발육이 좋다. 평판배지상의 집락은 두 가지 형이 있는데 하나는 0.5~1.0 mm 크기의 평활한 S형이고, 다른 하나는 약간 크고 거친 표면을 보이는 탄저균 집락과 유사한 R형이다.

(3) 예방과 치료

치료에는 penicillin을 제1선택제로 사용한다. Penicillin에 알레르기 환자인 경우는 erythromycin을 투여한다. 돼지의 경우, 예방주사로 약독화 생균을 투여한다.

5 *Mycobacterium*균속과 감염증

1.0~10.0×0.2~0.6 μm의 그람양성 무아포 막대균으로 세포벽에 다량의 납, 지질을 포함하므로 산과 알칼리, 유기용매에 저항이 강하다. 산소성균이며, 편모, 협막은 없다.

1) 결핵균과 감염증

(1) 병원성

결핵(tuberculosis)은 결핵균에 의한 만성감염증으로 폐가 호발부위이다. 감염원으로써 가장 중요한 것은 개방성 폐결핵 환자이며, 이 균이 미감염자에 감염하여 폐에 침출성 염증을 일으키는 경우가 많다. 균은 림프관을 지나, 폐문의 소속 림프절에도 병변을 일으키는데, 이를 초기증후군이라고 한다.

감염 후 숙주에는 결핵균에 대한 면역이 성립되어 4~6주에 투베르쿨린 반응이 양성으로 된다. 대개의 경우 그대로 치유되어, 결핵에 대한 저항성을 획득한다. 그러나 일부에서는 결핵균이 다시 폐 조직을 침범하는 증상외에 수막염, 복막염, 신결핵, 골관절결핵 등을 일으켜 미열, 피로, 탈력, 체중감소 등의 전신증상과 함께 각 장기 특유의 증상을 보인다. 한편, 초기증후군과 관련된 병소 내에서 결핵균이 잠복상태가 되어 수년에서 수십 년 후에 증식 하는 일이 있다. 이것을 내인성 재연이라고 한다.

(2) 세균의 특징

결핵균은 1~4×0.3~0.6 μm의 가늘고 긴 막대균으로 편모, 아포 및 협막은 없으며, 때때로 다형성을 보인다(그림 16-7). 그람양성이지만 가온하지 않으면 염색하기 힘들다. 가온염색으로 균체 내에 침입한 염색액(예를 들면 carbol-fuchsin)은 산이나 알코올로 탈색하기 힘들다. 이러한 특징을 항산성균(acid-fastness)이라고 하며, 항산성염색의 대표적인 방법은 Ziehl-Neelsen 염색이다.

결핵균은 대표적으로 인형 결핵균(*Mycobacterium tuberculosis*)이지만 유사하게 *M. africanum*과 소형 결핵균(*M. bovis*)이 있고 사람에 결핵을 일으킨다. 배양을 위해 미국에서는 Loewenstein-Jensen 배지가, 일본과 우리나라에서는 Ogawa 배지가 널리 쓰인다.

결핵균은 절대산소성이며, 3~5% CO_2 존재하에서 발육이 촉진된다. 발육 속도는 늦고, 고형배지 상에서 육안으로 집락이 확인될 때까지 3주 이상 걸린다.

집락은 R형으로 담황색을 띤다(그림 16-8). 독력균주를 액체배지에서 배양하면, 균괴는 최초 평행에 겹쳐 뱀 모양의 형태를 띤다. 이것을 균삭 형성(cord formation)이라고 한다(그림 16-9).

(3) 예방과 치료

Streptomycin, kanamycin, isonicotinic acid hydrazide, rifampicin 및 ethambutol이 일차선택약제로 사용된다. 장기투여가 필요하므로 내성균의 출현을 막는 목적으로 2약제 내지는 3약제의 겸용이 바람

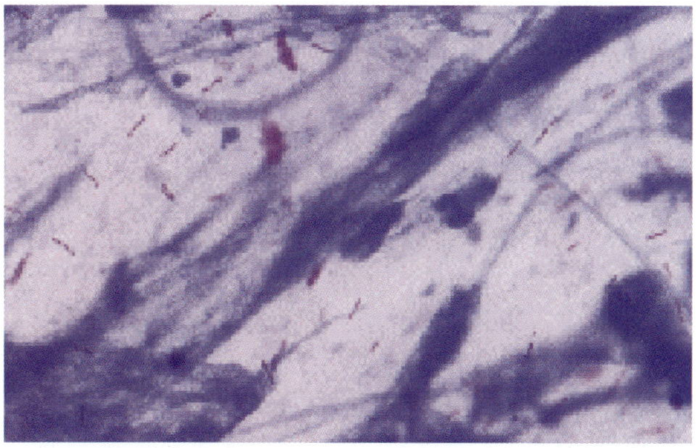

그림 16-7. 결핵균의 Ziehl-Neelsen 항산성 염색

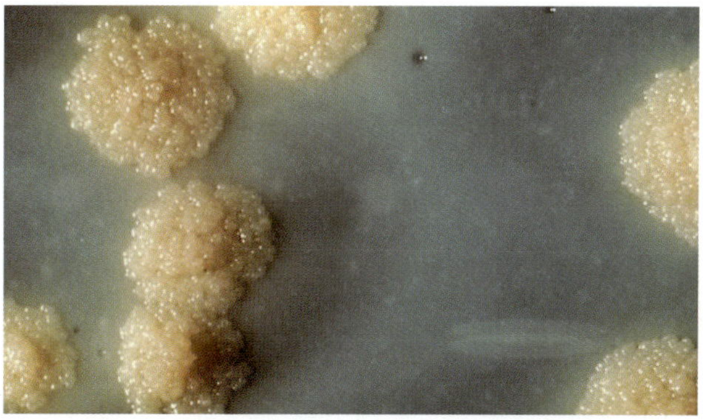

그림 16-8. *M. tuberculosis*의 집락 성상

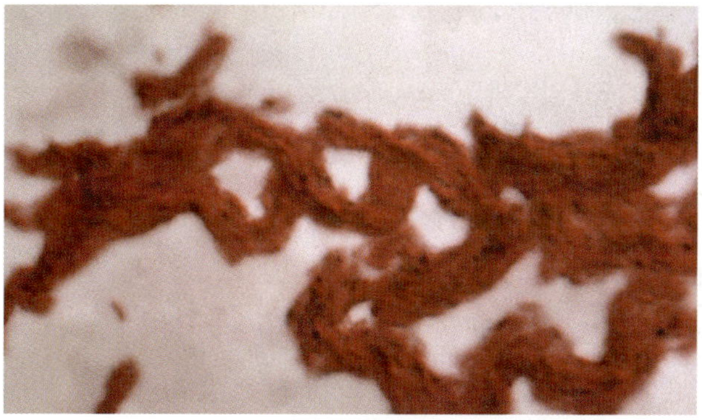

그림 16-9. *M. tuberculosis*의 균삭 형성

직하다.

환자의 조기발견, 격리, 치료 외에 투베르쿨린 반응 음성자에는 BCG를 접종하여 면역력을 얻게 한다. BCG (Bacille Calmette-Guerin)는 소형결핵균을 소담즙산 배지에 계대한 변이균주이며, 병원성은 약하고 접종된 개체에 결핵에 대한 면역력을 준다. 통상 0~4세의 유아기, 초등학교 1년, 중학교 2년 중에 투베르쿨린 반응 음성인 사람에게 접종한다. 80 mg/mL의 농축 생균액 1 방울을 피부 위에 떨어뜨려 접종용 관침에 의해 경피적으로 접종한다. BCG의 예방접종은 결핵에 감염되었을 경우 경과가 가볍고, 특히 혈액의 병소 전이, 예를 들면 속립결핵이나 결핵성수막염을 예방한다.

2) 비정형 항산성균과 감염증

(1) 세균의 특징

1950년대 이후 정형적인 결핵은 아니나, 사람에게 결핵과 유사한 질환을 일으키는 1군(group)의 항산성균이 주목되어 「비정형 항산성균」이라 하는 명칭이 주어졌다. 비정형 항산성균은 발육속도와 집락의 색소생성으로 다음과 같이 4군으로 나누어진다.

① I 군 : 광발색균(photochromogen)

37℃, 1~2주에서 집락이 발생한다. 집락은 어두운 곳에서 배양했을 경우, 색소를 생성치 않으나 1시간 광선에 노출하여 하루 더 배양하면 선명한 황색이 된다(*M. kansasii, M. marinum*).

② II 군 : 암발색균(scotochromogen)

발육속도는 I군과 같다. 집락은 S형이며, 광선의 노출과 관계없이 황색을 띤다.

(*M. scrofulaceum, M. szulgai*)

③ III 군 : 비발색균(nonchromogen)

발육속도는 I, II군과 같고, 집락은 S형으로 명암과 관계없이 색소를 생성하지 않는다.

(*M. intracellulare, M. avium*)

④ IV 군 : 신속발육균(rapid grower)

집락성상은 S형, R형, 착색, 비착색 등 다양하지만, 전부 배양 1주일 이내에 자란다.

(*M. fortuitum*, *M. chelonei*)

3) 한센균과 감염증

(1) 병원성

한센병(Hansen's disease, leprosy)은 한센균에 의해 일어나는 질환이며, 주로 한센병 환자가 감염원이다. 한센병이라고 하는 질환은 아직도 불명한 것이 많고, 걸리기 쉬운 사람과 걸리기 어려운 사람이 어떻게 구별되는지 확실치 않다. 한센균은 사람에게 감염되기 어려운 병원균이나 부모-자식은 감염되기 쉽고, 부부간에서는 거의 감염되지 않는다. 한센균은 신경에 친화성이 있고, 지각마비가 수반되는 것이 특징이며, 감염된 개체의 면역상태에 따라 임상증상이 다르게 나타난다. 한센병 질환은 크게 두 가지 형과 군으로 분류하고 있다.

① 나종형(L형, lepromatous leprosy)

결절성 피부병소가 많고, 한센균이 쉽게 관찰되며 lepromin 피부반응이 음성이지만 혈청 중의 항체가는 높다. 임상증상은 안면에 심하게 결절이 나타나고 사자얼굴이 된다. 초기에 마비는 적으나 오래되면 마비의 부분이 퍼진다. 중증으로 되면 눈에도 결절이 나와 실명하는 경우가 많고, 머리털, 눈썹 및 속눈썹도 빠지고, 코가 궤양으로 인해 함몰되어 비정상적으로 된다(그림 16-10).

② 유결핵형(T형, tuberculoid leprosy)

비진행성으로, 피부의 병변은 신체의 일부에 국한하

며 발병은 하지 않는다. 융기된 홍반이 있고, 지각마비가 확실하다. 소속신경의 종창이 많으며, 병소에 한센균은 검출되지 않는다. lepromin 피부반응은 강양성이고, 혈중에 항체는 볼 수 없다.

③ **경계군**(B형, borderling group)

L형과 T형을 함께 가지는 병변으로 증상이 가벼울 때에는 BT (borderline tuberculoid)로서 T형의 병변을 보이지만, 중증이 되면 한센균도 검출되고, BL (borderline lepromatous)로써 L형의 병변을 보인다.

④ **미분화군**(indeterminate leprosy)

한센균의 초기감염 병소이며, 가볍게 마비를 동반하는 홍반이 나타난다. 한센균이 검출되는 경우도 있으나, 대체로 음성이다. lepromin 피부반응도 음성일 때가 많다.

(2) 세균의 특징

한센균(*Mycobacterium leprae*)은 1874년에 Hansen에 의해 처음으로 기재되었다. 그러나 아직 인공배양에 성공하지 못하였다. 한센병 결절 내에 나세포라고 불리는 조직세포 중에서 증식하며, 특유의 집단(나구, globi)을 이룬다. Armadillo 및 누드마우스에서 한센균이 증식할 수 있으므로 한센균의 성상이 상당히 밝아졌다.

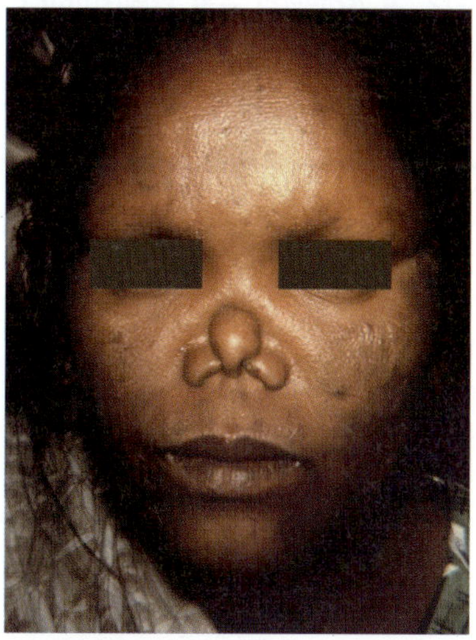

그림 16-10. **나종형 한센병(Lepromatous leprosy)**

(3) 예방과 치료

세계적으로 한센병 환자 수는 약 1,200만 명이 넘고 특히 아시아, 아프리카에 많으나, 해마다 감소하고 있다. 이 중에서 실제로 활동성 한센병 증상을 보이는 환자는 20분의 1이하일 것이다. WHO는 multidrug therapy (MDT)로써 DDS, 리팜피신 및 B 663의 세 가지 약제를 병용하여 세계의 한센병 박멸 운동을 전개하고 있다.

6 *Nocardia*균속과 감염증

1) 노카르디아와 감염증

(1) 병원성

노카르디아는 토양 중에 존재하여 사람의 기도에 흡입되면 폐렴, 폐농양, 공동, 농흉 등의 각종 임상증상을 보이며, 폐결핵이나 폐진균증과 유사하다. 폐에서 혈액으로 들어가 뇌농양이나 전신성 노카르디아증 등 각종 장기에 전이되는 경우가 있다. 또한, 면역이 저하된 환자에 기회감염으로 발생하는 경우도 많다. 노카르디아증은 주로 *N. asteroides*에 의해 일어나지만 다른 *N. brasiliensis*, *N. caviae*에 의한 것도 있다.

(2) 세균의 특징

Nocardia 균종은 사상형 혹은 구형이고, 그람양성이며, 약한 항산성이다. 일반적으로 비운동성으로 공기 중 균사를 형성하는 것도 있다(그림 16-11). 보통배지에 발육하지만, Sabouraud dextrose 배지, Ogawa 배지에도 발육하며, 산소성이다. 집락의 표면은 주름이 있고 황색 내지 오렌지색을 나타내며, 2주까지 배양한다.

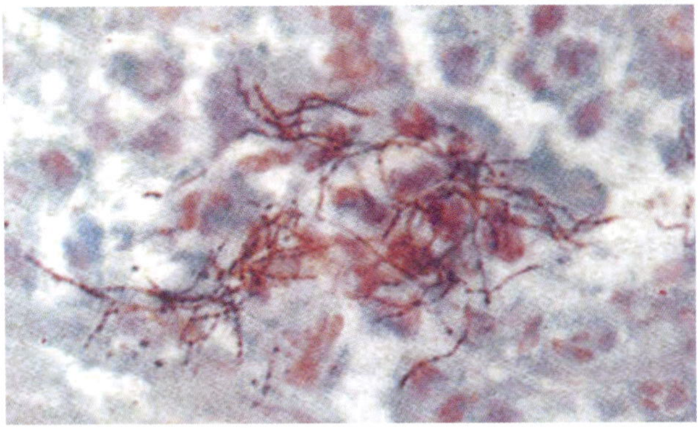

그림 16-11. *N. asteroides*의 Ziehl-Neelsen 항산성 염색

(3) 치료

Trimethoprim과 sulfamethoxazole 혼합제 등을 사용하고 있다. 이 약제 외에도 amikacin과 minocycline도 유효하다. 외과적 처치도 필요하게 된다.

7 *Actinomyces*균속과 감염증

1) 방선균과 감염증

(1) 병원성

사람에게 병원성을 가지는 것은 대부분 *A. israelii*이다. *A. israelii*는 정상인의 구강 내 등에 존재하며, 내인성 감염을 일으킨다. 방선균증의 호발부위는 목, 안면(약 60%), 흉부, 복부(약 20%)이고, 만성화농성육아종성 질환으로, 외부에 누공을 만들기 쉽다. 발치나 구강 내의 상처가 원인이 되어 아급성으로 진행되면 종창과 경결이 생기고, 밖으로 터져 배농하며, 이때 농중에서 균괴인 유황과립을 그람염색으로 관찰할 수 있다. 또한, *A. israelii*가 흡입되어 폐방선균증을 일으키는 경우가 있다. 폐에서 흉강을 거쳐 흉벽에 누공을 만든다. 혈액을 통해서 간, 신장, 뇌 등에 전이되는 경우도 있다. 소화관의 방선균증은 회맹부가 많고 복벽에 누공을 만든다.

(2) 세균의 특징

*A. israelii*는 직경 1 μm 이하이나, 길이는 길고 사상형으로 다형성을 보인다. 무산소성이며, CO_2가 존재하거나 배지에 혈액 또는 포도당을 첨가하면 발육이 양호하게 된다. 10일 정도 배양하면 어금니 모양으로 솟아 오른 집락을 형성한다. 조직이나 농즙 중에서도 육안적인 균괴를 형성하는데 이것을 유황과립(sulfur granule)이라고 한다(그림 16-12).

(3) 치료와 예방

방선균증의 치료에는 penicillin이 가장 좋다. 장기적으로 대량 투여를 실시하나 외과적 처치도 종종 필요하게 된다.

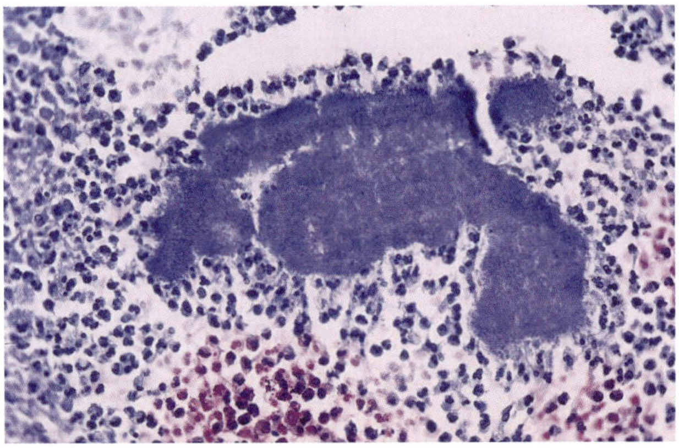

그림 16-12. *A. israelii*의 유황 과립(sulfur granule)

CHAPTER 17

그람음성 조건무산소성 막대균

학/습/목/표

1. 장내세균목(*Enterobacteriaceae*)의 병원성 및 특징, 예방, 치료에 대해 설명한다.

1 *Enterobacteriaceae*와 감염증

장내세균목(*Enterobacterales*, 엔테로박테랄레스)은 감마프로테오박테리아(*Gammaproteobacteria*) 강(Class)에 포함된 그람음성, 아포비형성, 조건무산소성, 막대모양의 세균목이다. 엔테로박테랄레스(*Enterobacterales*)라는 이름은 라틴어 엔테로박터(*Enterobacter*)은 생물의 분류단계 '속'에서 파생되었으며 접미사 "-ales"는 '목'을 나타낸다. 기존에 "장내세균"은 장내세균목(*Enterobacteriaceae*)만을 포함하였으며 *Escherichia*속 등이 포함되었다. 그러나 2016년에 '장내세균'은 장내세균목(*Enterobacterales*)으로 재분류되었고 이후 2021년에 게놈, 16S rRNA 서열 및 다중 궤적세열을 기반으로 장내세균목에 7개의 과(*Budviciaceae*, *Enterobacteriaceae*, *Erwiniaceae*, *Hafniaceae*, *Morganellaceae*, *Pectobacteriaceae and Yersiniaceae*)로 분류되었다.

장내세균목에 대표적인 기회감염과 장관감염을 일으키는 장내세균목(*Enterobacteriaceae*)에는 *Citrobacter*, *Enterobacter*, *Escherichia*, *Klebsiella*, *Salmonella*, *Shigella*, *Plesiomonas*이 있으며 그 외에 세균과와 감염증은 표 17-1에 요약되었다.

1) 장내세균목의 일반적인 성상

장내세균목에 속하는 세균은 그람음성인 곧은 막대균으로 0.3~1.0×1.0~6.0 μm이다. *Shigella*와 *Klebsiella* 균종을 제외하고 운동성이 있으며, 주로 주모성(peritrichous) 편모인데 *Tatumella*는 예외적으로 극성편모를 가지고 있다. 조건무산소성이고 대개 MacConkey 우무배지에서 증식된다. glucose에서 산 또는 산과 가스를 생성하고 oxidase 음성이며, 질산염 환원은 대개 양성이다. 이 과에는 많은 균속과 균종이 있고 그 분류는 많은 변화를 겪고 있어 Bergey manual과 미국 Centers for Disease Control (CDC)의 분류가 항상 일치하지 않는다.

표 17-1. 대표적인 장내세균목의 세균과 감염증

Family(과)	Genus(속)	Species(종)	사람의 감염증
Enterobacteriaceae	*Citrobacter*	*C. amalonaticus*	
		C. diversus	
		C. freundii	설사
	Enterobacter	*E. cloacae*	호흡기질환, 요로감염
		E. geroviae	폐렴, 요로감염증
		E. taylorae	신생아패혈증, 수막염
	Escherichia	*E. coli*	설사, 장염, 장관 외 감염증
		E. fergusonii	
		E. hermanii	
	Klebsiella	*Klebsiella aerogenes*	원내감염 및 기회감염, 패혈증
		Klebsiella oxytoca	설사
		K. p. subsp. ozaenae	
		Klebsiella pneumoniae	폐렴, 요로감염증(기회성병원균)
		K. p. subsp. rhinoscleromatis	
	Salmonella	*Salmonella Choleraesuis*	패혈증, 위장염, 장열
		Salmonella Typhi	장티푸스(위장염, 균혈증, 장열)
		Salmonella Paratyphi	파라티푸스(위장염, 균혈증, 장열)
	Shigella	*S. boydii*	세균성 이질
		S. dysenteriae	세균성 이질
		S. flexneri	세균성 이질
		S. sonnei	세균성 이질
	Plesiomonas	*P. shigelloides*	해산물에 의한 설사, 위장염 봉소염, 패혈증, 수막염 등 장외감염
Erwiniaceae	*Pantoea*	*P. agglomerans*	폐렴, 요로감염증, 수막염(기회감염)
	Tatumella		
Hafniaceae	*Edwardsiella*	*Edwardsiella tarda*	전신출혈, 장관외 감염증(기회감염)
	Hafnia	*Hafnia alvei*	요로감염증
Morganellaceae	*Proteus*	*P. mirabilis*	요로감염, 폐혈증
		P. myxofaciens	
		P. vulgaris	상처감염, 요로감염
	Providencia	*P. stuartii*	요로감염
		P. rettgari	여행자설사
	Morganella	*M. morganii*	요로감염, 수술후 및 병원내감염
Yersiniaceae	*Serratia*	*S. liquefaciens*	
		S. marcescens	병원내감염, 요로 감염, 폐렴
		Y. enterocolitica	급성위장염(식중독), 장간막림프절염, 패혈증
		Y. pestis	페스트(흑사병)
		Y. pseudotuberculosis	급성위장염, 장관막림프절염, 결절성홍반

2) 병원성

(1) 장관감염

장내세균목의 세균 중에는 설사, 급성위장염 등의 장관 염증이 원인이 되는 것으로 ① *Salmonella*, ② *Shigella*, ③ 병원성 *Escherichia coli*, ④ 페스트균을 제외한 *Yersinia* 등이 있다. *Citrobacter freundii*, *Klebsiella oxytoca*에 의해서도 설사가 일어난다고 하는 보고가 있다.

(2) 장관 외 감염

장내세균목 중에는 장관 이외에 감염되어 특정 질병을 일으키는 것이 있다. *Klebsiella pneumoniae*는 폐렴의 원인균이 될 수 있으며 이환되면 병상은 매우 위중하다. *Salmonella* Typhi와 *S.* Paratyphi-A는 열성 질환인 장티푸스와 파라티푸스를 각각 일으킨다. 대장균(*E. coli*)은 비경구적으로 체내에 침입했을 경우, 방광염, 수막염 등 염증성 질환의 원인균이 되기 쉽다. 페스트균(*Yersinia pestis*)은 설치류에 감염되고 벼룩을 매개체로 사람에 ① 선 페스트(bubonic pest), ② 폐 페스트(pneumonic pest) 및 ③ 패혈증형 페스트(septice-mic pest)를 일으킨다.

(3) 기회병원균

장내세균목의 세균 중에서 장관감염증의 원인이 되는 세균이나 장관 외 감염증을 일으키는 세균 외에 통상 사람에게 병원성을 보이지 않고 장내 정상균무리의 일부로 상주하는 것이 많다. 그러나 숙주 면역력의 저하나 항균제의 사용에 의한 균교대 현상 결과, 염증성 질환이나 패혈증을 일으킬 수 있다. 이와 같은 세균을 기회병원균(opportunistic pathogen)이라고 한다. *Edwardsiella tarda*, *K. pneumoniae*, *Klebsiella aerogenes*, *Serratia liquefaciens* 등이 있다.

3) 이질균과 감염증

(1) 병원성

전형적인 세균성 이질은 2~6일의 잠복기를 지나 38~39℃의 발열과 복통 및 점혈성 설사를 하루에 10회 이상 일으킨다. 경구적으로 침입한 세균은 소장에서 증식하고 회장말단이나 결장에 이동하여 점막상피성 세포 내에 침입하면 점막이 충혈되며, 그 후 부종에서 작은 농양 혹은 광범위 농양을 형성한다. 소농양이 파괴되면 농이 배출되고 출혈도 일어나므로 농점혈변이 나온다. 장외감염은 극히 드물고, 증상의 경중은 이질균의 독력과 개체의 저항력에 따라 다르다.

치료는 화학요법이 사용되어 예후는 양호하다. 병후면역이 통상 생기지 않으므로 재감염도 있을 수 있다. 이질균이 장기간 배출되든가(병후보균자), 화학요법에서 일시 회복하여도 치료를 중지하면 재발하는 경우가 있다. 한편 혈변 등에서 임상적으로 세균성 이질이 의심되는 경우라 하여도 바이러스성 이질(viral dysentery)이나 원충성 이질(protozoal dysentery) 등이 있기 때문에 세균검사를 통하여 감별하는 것은 매우 중요하다.

(2) 세균의 특징

이질균은 주로 사람 및 원숭이에 병원성을 보이며, 장관 내와 변에서 분리된다. 그람음성막대균으로, 무아포, 무협막이며, 무모균으로 비운동성이다(그림 17-1). 조건무산소성이지만 산소성으로 보통우무배지에서 잘 발육하며 투명, 원형, 습윤 및 평활(smooth)한 집락을 만든다. 이질균속은 네 가지 균종이 있으며 이들은 각각 아군(subgroup) A, B, C, D로 부르기도 한다. 균종 동정은 생화학적 시험보다 혈청학적 방법에 의한다(표 17-2, 그림 17-2).

① *S. dysenteriae* (serogroup A)

Mannitol을 비분해하며 이 아군에 속하는 균종

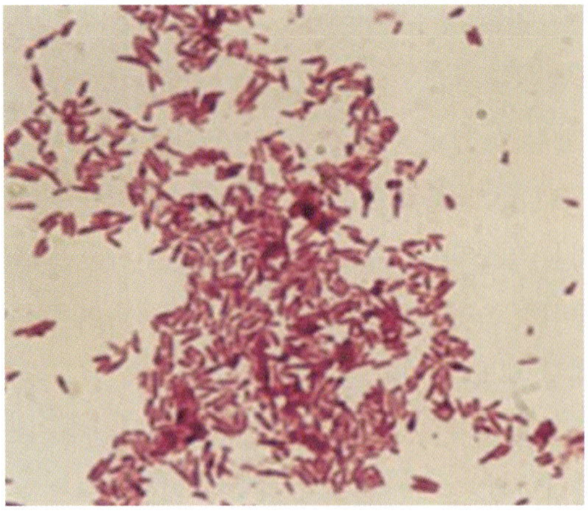

그림 17-1. 그람염색에 의한 *S. flexneri*

은 특이항원에 의해 1-12의 혈청형(균형, serotype : serovariant : serovar)으로 구분된다.

② *S. flexneri* (serogroup B)

Mannitol을 분해하며 이 아군의 세균은 형항원(type antigen)과 군항원(group antigen)을 가지고 그 조합에 의해서 6형으로 나누며 형항원이 결핍된 변이주는 X, Y로 분류된다.

③ *S. boydii* (serogroup C)

특이항원에 의해 18개의 형으로 분류되지만 생물학적 성상은 B 아군과 같다.

④ *S. sonnei* (serogroup D)

특이항원은 한 종류이지만 변이에 의해서 I상과 II상이 있다. I상균은 감염초기의 신선 분리주로, II상균은 회복기 환자에서 분리된다.

표 17-2. *Shigella*균종의 생화학적 성상

시험	*S. dysenteriae*	*S. flexneri*	*S. boydii*	*S. sonnei*
Mannitol	−[a]	+	+	+
ONPG	V	−	V	+
Ornithine	−	−	−	+
Serogroup	A	B	C	D

[a] −, ≤ 90%의 균주 양성; V, 10~89% 양성; +, ≥ 90% 양성

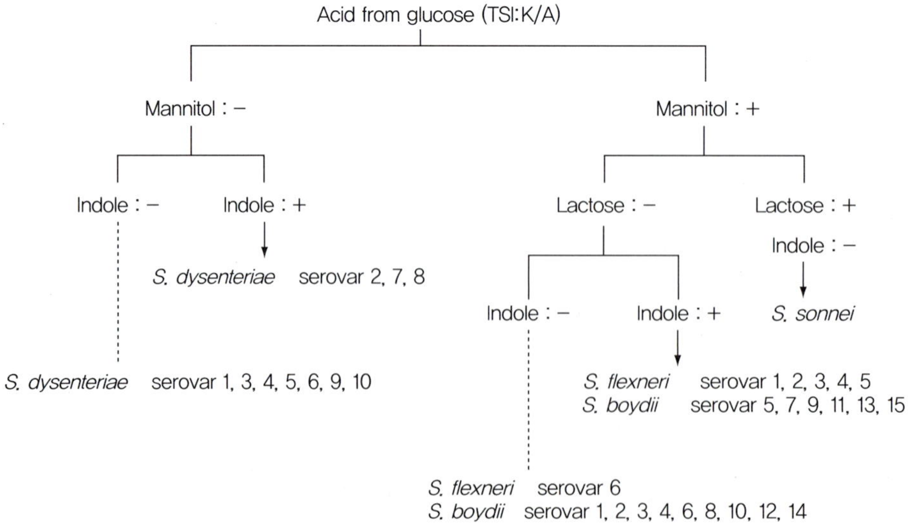

그림 17-2. *Shigella* 혈청형(serovar)의 생화학적 성상

(3) 예방 및 치료

주로 환자와 보균자가 감염원이 된다. 경구 전염병으로 직접 또는 간접으로 전염된다. 대규모 집단발생으로 물에 의한 감염이나 식품오염에 의한 유행도 볼 수 있다. 따라서 예방에는 감염경로에 대한 대책이 중요하다. 변의 위생처리, 식품위생감시, 급수시설의 보전 및 정화 등이 중요하다. 이질 환자는 전염병 예방법에 의해 소재지 보건기관에 신고할 의무가 있고 환자의 격리와 소독 등을 실시해야 한다. 보균자도 환자와 같은 처리를 한다. 치료에 tetracycline, kanamycin, quinolone (ciprofloxacin 등) 등이 사용된다. Plasmid에 의한 다제 내성균이 많으므로 치료 전에 항균제 감수성 시험은 중요하다.

4) 장티푸스균과 감염증

장티푸스(typhoid fever)는 *Salmonella* Typhi가 원인균이다. *Salmonella*속의 세균은 Kauffnann-White의 항원에 의해서 분류된다. 이 분류의 기준은 혈청형의 차이에 따라 기인하며 2,600종 이상의 혈청형(serovar 혹은 serotype)이 보고되고 있으며 그 일부를 표 17-3에 제시하였다.

*Salmonella*는 균체(O)와 편모(H) 항원을 가지고 감별한다. *S*. Typhi 등 몇 균종은 협막(K)인 Vi 항원도 가지고 있다. *Salmonella serovar*들은 항원성이 비슷한 것들을 묶어서 A, B 등의 serogroup으로 나뉘는데, 사람의 감염에서 분리되는 대부분은 A-E군이며, 병원 검사실에서 슬라이드 응집반응으로 알아내는 것이 보통이다.

Serovar 동정에는 O항원과 H항원의 phase 1과 2항원을 검사해야 동정이 되며 이러한 일은 국립보건원이 하고 있다. O항원은 아라비아 숫자로 H항원은 로마자의 소문자나 아라비아 숫자로 표기한다. 9, 12 : d는 *S*. Typhi를 뜻한다.

(1) 병원성

장티푸스는 *S*. Typhi, 파라티푸스는 *S*. Paratyphi-A에 의해서 일어난다. 이러한 열성질환은 다른 살모넬라증과 감염양식이나 임상증상이 다른 제2급 법정전염병이다. 잠복기는 약 2주간이며, 감염균의 독력, 균량 및 이환자의 감수성 차이에 의해서 잠복기간이 다르다.

① 초기(제1주)

경구 섭취된 세균은 소장의 Peyer판과 장관 림프절에 침입 증식하여 병소를 형성한다. 림프조직의 세포내에서 증식한 세균은 혈류 중에 들어가 균혈증을 일으

표 17-3. *Salmonella* 항원구조의 예

Species 혹은 serovar	Group	O항원	H항원	
			Phase 1	Phase 2
S. Paratyphi-A	A	1, 2, 12	a	–
S. *Schottmuelleri* (S. paratyphi-B)	B	1, 4, 5, 12	b	1, 2
S. Typhimurium	B	1, 4, 5, 12	i	1, 2
S. *Choleraesuis*	C1	6, 7	c	1, 5
S. *Hirschfeldii* (S. paratyphi-C)	C1	6, 7, (Vi)	c	1, 5
S. Typhi	D	9, 12, Vi	d	–
S. *Enteritidis*	D	1, 9, 12	g, m	–
S. *Gallinarum*	D	1, 9, 12	–	–
S. *Pullorum*	D	9, 12	–	–
S. *Anatum*	E	3, 10	e, h	1, 6

17

킨다. 오한과 함께 체온이 점차적으로 상승하여 약 1주일 후에는 39~40℃의 고열이 계속된다. 일부 환자는 복부피부에 붉은색 반점(rose spot)이 가끔 보이며, 비장이 커지고 백혈구감소 및 맥박이 느려지는 것이 특징이다.

② 중기(제2주)

간의 Kupper 세포 및 비장 세포 중에 세균이 증가되므로 이들 장기가 비대하여 Peyer판에 괴사가 일어난다. 세균이 담즙 중에서 소장 내에 배출되어 변으로 나온다. 39~40℃의 고열 때문에 무기력한 티푸스 얼굴을 보이게 된다.

③ 후기(제3, 4주)

이 시기는 장관의 병변이 궤양기에 들어감으로 장천공을 일으키기 쉽다. 담낭, 신장은 만성염의 상태가 되기 쉽고 장기배출의 원인이 된다. 합병증이 생기지 않고 회복기로 될 때 체온은 점점 정상으로 돌아온다.

(2) 세균의 특징

장티푸스균(*S*. Typhi)과 파라티푸스균 A(*S*. Paratyphi-A)는 사람에게만 병원성을 보인다. 우리나라에서는 *S*. Typhi 감염이 대부분이었고, *S*. Paratyphi-A 감염도 많았으나 최근에는 다른 *Salmonella* 감염이 증가하고 있다. 대부분의 *Salmonella*는 운동성 양성, mannitol과 sorbitol 발효 양성이고, indole, urease, phenylalanine deaminase, ONPG, sucrose, lactose, salicin 등이 음성이다(그림 17-3). 대부분이 H_2S를 다량 생성하지만 *S*. Typhi는 소량을 생성하므로 TSI 우무배지에서 H_2S 관찰이 안 될 때도 있다. *S*. Paratyphi-A는 10%가 H_2S 양성이라고 하나 일본에서 분리된 균주 중 극히 드물다. 다른 혈청형 동정은 혈청학적으로 가능하지만 *S*. Typhi는 가스음성,

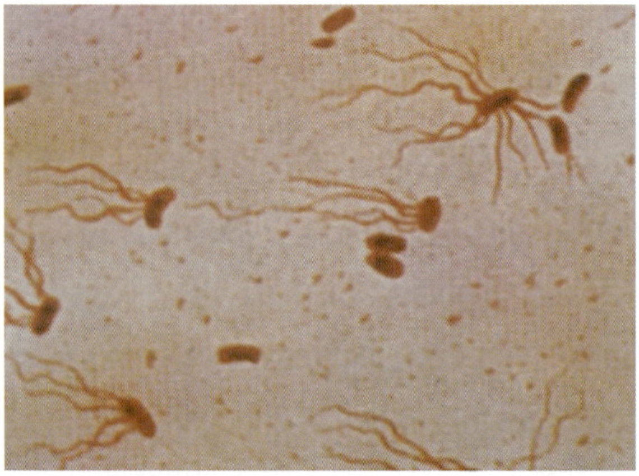

그림 17-3. 편모염색(Leifson flagella stain)으로 본 주모성 편모를 가진 *S*. Typhi

ornithine decarboxylase 음성이고, *S*. Paratyphi-A는 lysine decarboxylase와 H_2S 음성이므로 생화학적 성상을 가지고 동정할 수 있다(표 17-4). 이들은 임상적 의의가 크게 다르므로 *Salmonella* group D나 A라고 보고하지 말고, *S*. Typhi 혹은 *S*. Paratyphi-A라고 보고해야 한다. *S*. Typhi는 균체항원(O)으로써 9, 12를, 편모항원(H)으로 d를 가지고 있으며, *S*. Paratyphi-A는 1, 2, 12의 O항원과 a의 H항원을 가지고 있다(표 17-3). 또한 *S*. Typhi는 O 항원 외측에 이열성의 vi항원을 가지고 있다. vi항원이 많을수록 병원성이 강하지만, 인공배양을 반복하면 없어지는 수가 있다(V-W 변이). vi항원이 많으면 여기에 방해를 받아 O 응집반응이 나타나지 않는 경우가 있다. 역학적으로 필요에 따라 *S*. Typhi와 *S*. Paratyphi-A는 어떤 종의 bacteriophage에 용균되는지 혹은 용균이 안 되는지로 분류하는데 이것을 파아지 형별(phage-typing)이라고 한다.

(3) 예방과 치료

*Salmonella*의 전파를 방지하기 위해서는 환자와 보균자를 적절히 치료해야 하며 주변 환경을 청결히 하는 것이 중요하다. 변의 위생처리, 상수원의 보호 및 정화, 일반 공공시설의 관리 및 매개곤충의 박멸에 유

표 17-4. 주요 *Salmonella*의 생화학적 감별

시험	*S. choleraesuis*	*S. paratyphi-A*	S. Typhi	기 타[a]
Arabinose 발효	−[b]	+	−	+
Citrate 이용	V	−	−	+
Glucose에서 가스 생성	+	+	−	+
Lysine decarboxylase	+	−	+	+
Ornithine decarboxylase	+	+	−	+
Rhamnose 발효	+	+	−	+
Trehalose 발효	−	+	+	+

[a] 전형적인 serogroup A-E.
[b] −, ≤ 9%의 균주 양성; V, 10-89% 양성; +, ≥90% 양성

의해야 하며 우유는 위생적으로 살균되어야 하고 음식물도 적절히 조리해 먹어야 한다. 특이 *Salmonella*는 저온에는 잘 견디나 열에는 약하기 때문에 장티푸스가 유행할 때에는 필히 가열된 음식물을 먹어야 한다. 아울러 환자와 보균자의 색출 및 치료에 만전을 기해야 한다. *S*. Typhi 이외의 *Salmonella*는 예방접종에 크게 효과가 없으므로 잘 이용하지 않으나 *S*. Typhi는 능동면역을 이용한 예방접종을 하는 것이 바람직하다.

치료에는 chloramphenicol과 ampicillin을 사용한다. Amoxacillin도 장티푸스 치료에 효과적이며, chloramphenicol보다 보균자를 적게 발생시킨다. 장티푸스균은 세포 내 기생균이므로 다른 항균제는 감수성 시험 결과가 좋아도 임상효과는 없다. Chloramphenicol은 인체세포 중에 잘 흡수된다. 최근에 R-plasmid에 의한 다제내성 장티푸스균이 외국에서는 증가되고 있으나, 이와 같이 내성이 있을 때는 trimethoprim- sulfamethoxazole 병용치료가 효과적이다. 병후 보균자는 담낭제거 등의 외과수술을 요하는 경우도 있다.

5) 다른 *Salmonella* 균속과 감염증

(1) 병원성

S. Typhi, *S*. Paratyphi-A 이외의 *Salmonella*는 각종 동물에 *Salmonella*증(Salmonellosis)을 일으키며, 사람에게는 오염된 음식물에 의한 감염형 식중독을 일으킨다. 식중독(food poisoning)에는 *Salmonella* 외에도 장염비브리오(Vibrio parahemolyticus), *S. aureus* 및 *Campylobacter jejuni* 등이 있다.

잠복기는 수 시간에서 1일로 짧고, 일반적으로 발열, 오심, 구토, 복통, 설사 등이 주요 증상이며, 그 결과 담낭염, 골수염, 뇌막염, 관절염 등이 발병할 수도 있다. 특히 신생아는 패혈증이나 수막염을 일으키기 쉽고, 소아는 성인보다 증상이 심하다. 일반적으로 감염형 식중독은 다량(1,010/mL 이상)으로 원인균을 섭취해야 발병한다. 식품 중에서 증식한 소량의 세균으로 인하여 사람에서 사람으로 2차 감염을 일으키는 것은 드물며, 세균성 이질(Shigellosis)이나 콜레라 등의 소화기 전염병과 구별된다.

Salmonella 식중독을 일으키는 세균의 균속으로 분리빈도가 높은 것은 *S. Typhimurium*, *S. Enteritidis* 등이다. *Salmonella* 균속의 분포는 세계각지에서 지역차가 크므로 해외여행자의 여행지에 따라 동향이 변한다.

(2) 예방과 치료

치료에는 수액과 항균제가 필요하지만 R-plasmid에 의한 다제 내성균주가 많으므로 감수성 시험을 하여 그 결과에 따라 약제를 선택해야 한다. 다른 감염형 식중독보다 사망률이 높으므로 주의를 해야 한다.

6) 대장균과 감염증

(1) 병원성

① 장염성 대장균에 의한 장관 감염증

대장균은 통상 건강인의 장관 내 정상 균무리를 구성하는 세균의 일종이다. 그러나 지금까지 사람에서 설사의 원인이 되는 대장균으로, 다음 5종류가 있다.

㈎ Enteropathogenic *E. coli*
(EPEC, 장병원성 대장균)

㈏ Enteroinvasive *E. coli*
(EIEC, 장침입성 대장균)

㈐ Enterotoxigenic *E. coli*
(ETEC, 장독소원성 대장균)

㈑ Enterohemorrhagic *E. coli*
(EHEC, 장출혈성 대장균)

㈒ Enteroadherent *E. coli*
(EAEC, 장부착성 대장균)

EPEC는 주로 유아에 감염을 일으키는데, 현재 우리나라에서 이 감염이 거의 없어져 통상검사는 필요 없을 것으로 생각된다.

ETEC는 콜레라균같이 이열성 독소(heat labile toxin, LT) 및 내열성 독소(heat stable toxin, ST)를 생성하여 많은 양의 물 같은 설사를 일으킨다. 흔히 여행자 설사 환자에서 분리된다. EIEC는 이질균같이 장 점막을 침입하여 혈액, 점액 및 백혈구가 섞인 설사를 일으킨다.

EHEC 장염은 최근에 보고되었는데 혈청형 0157 : H7 균주에 의하며 환자는 혈액이 많이 섞인 설사를 한다. EHEC 감염증이 주목된 것은 1982년 미국에서 일어난 식중독 사건이다. 서부의 오레곤 주와 중부의 미시간 주의 같은 식당체인의 햄버거가 원인으로 원인균은 *E. coli* 0157 : H7이었다. 주요 증상은 혈변과 심한 복통이며, 설사는 물 같은 변에서 혈액이 소량 동반되고 이어서 신선 혈변이 배출된다. 심할 때는 "all blood and no stool"이라고 기재할 정도이며, 이와 같은 증상의 병명은 hemorrhagic colitis(출혈성 대장염)라고 부르고 있다.

일본에서 1996년 6월에 *E. coli* 0157 : H7 감염이 집단적으로 발생하여 심각한 사회적 문제가 되었으며 법정전염병으로 지정되었다. EAEC는 소아의 설사와 관계가 있다고 보고되고 있으나 아직 충분한 연구가 되어 있지 않다. Hep-2 세포에 흡착한다고 하는 특징이 있어 enteroadherent *E. coli*라고 명명하였다. 증상은 EPEC 감염과 유사하다.

② 장관 외 감염증

대장균은 장관 이외의 부위에서도 화농성 염증을 일으킨다. 대표적으로 요로 감염증의 원인균으로써 대장균의 분리율은 다른 세균보다 높다. 방광염에서 신우신염으로 진행되는 경우도 있다. 신생아 수막염도 대장균 감염증으로써 매우 중요한 질환이다. 또한 기회감염의 병원체로써 패혈증을 일으킨다. 용혈독소를 생성하는 plasmid를 가진 대장균의 병원성도 알려져 있다.

③ 패혈증과 내독소 쇼크(endotoxin shock)

대장균을 비롯하여 그람음성막대균(간균)의 세포벽의 지질다당류는 내독소(endotoxin)이며 다채로운 생물활성을 가진다. 세균이 사멸, 용해되어 체내에 내독소가 유리되면 발열, 백혈구 감소 등이 일어나고 일정량 이상이 되면 환자는 내독소 쇼크를 일으킨다. 이것은 혈류 중의 내독소가 혈소판이나 백혈구를 파괴하여 히스타민, 세로토닌, 카테콜아민, 키닌 등 혈관에 장애를 주는 화학물질을 유리시켜 생체 아민의 작용에서 모세혈관의 확장이 일어나 순환부전이 되기 때문이다. 이밖에도 내독소에 의한 슈워츠맨 현상의 결과 피부, 신장 등의 출혈성 괴사를 특징으로 하는 파종성 혈관 내 응고 증후군(disseninated intravascular coagulation, DIC)이 일어나는 경우가 있다.

그람음성막대균에 의한 패혈증이나 신우염일 때는

혈중의 내독소량을 측정하여 초기 쇼크를 예방할 필요가 있다.

(2) 세균의 특징

대장균은 주모성 편모를 가진 그람음성막대균이며 크기는 0.5×2~5 μm이다(그림 17-4). *E. coli*는 한 균종만 있었으나 새로운 균종이 추가되었다. 다른 균종은 극히 드물게 분리된다. 대개의 균주는 섬모를 가지고 있으며 섬모에는 두 종류가 있는데 사람 및 동물의 조직에 점착하여 혈구 응집반응을 일으키는 일반섬모(general pili)와 세균세포의 접합에 의해 유전자를 전달하는 역할의 성섬모(sex pili)가 있다.

한편 ETEC 등에서는 특정 섬모가 정착인자로써 활동하고 있다. 대장균이 가진 항원은 O항원(균체항원, somatic), K항원(협막항원, capsular), H항원(편모항원, flagella) 등 3종류로 분류되고 현재까지 O항원은 180종, K항원은 100여종, H항원은 56여종인 것으로 알려져 있다. 통상 대장균의 혈청형을 나타내는 데는 O항원과 H항원만이 사용되며 예를 들면 O 158 : H 7과 같은 표시법으로 나타낸다.

(3) 예방과 치료

대장균은 사람 및 온혈동물의 장관 정상균무리의 일부로 되어 있으므로 오염방지가 가장 중요한 예방법이다. 치료에서 장염대장균의 식중독일 경우 수액과 항균제를 투여하고, 염증성 질환에서는 항균제가 투여되지만 R-plasmid에 의한 다제내성균이 많으므로 감수성 시험이 중요하다.

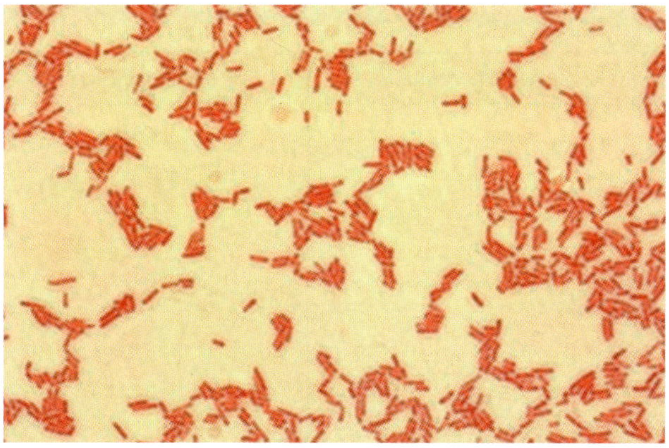

그림 17-4. 그람염색에 의한 *E. coli*

7) *Yersinia*와 감염증

(1) 병원성

① 식중독

Yersinia 균속의 *Y. enterocolitica*와 *Y. pseudotuberculosis*는 급성장관 감염증을 일으킨다. 두 균종은 야생동물이나 가축에 널리 분포하며, *Y. pseudotuberculosis*는 주로 설치류나 조류에 질병을 일으키고, 사람에게는 드물게 장간막림프절염(mesenteric lymphadenitis)을 일으킨다. *Y. enterocolitica*는 사람에게 식중독을 일으키는 경우가 많다. *Y. enterocolitica*의 일부 혈청형은 동물에서 병원성을 나타내지만, 주로 무증상으로 보균되며 사람에게 감염되었을 경우에는 발병한다.

Yersinia 식중독의 주요 증상은 충수염, 회장말단염, 장관막림프절염, 위장염, 결절성 홍반, 패혈증, 관절염 등이고 이 중에서 주요 질환은 위장염이며 발열, 복통, 설사가 나타난다.

*Y. enterocolitica*와 *Y. pseudotuberculosis*에 의한 장관감염증의 경우, 다른 세균에 의한 감염에서 볼 수 없는 속발증이 일어나는 것이 특징으로, 주요 증상은 결절성 홍반과 관절염이다. 결절성 홍반은 복부 증상이 일단 소멸한 7~20일 후에 발현하며 9~22일 정도 계속된다. 관절염 혹은 관절통은 급성감염증이 나타난 후부터 7일에서 1개월 이내에 일어나 1~3개월 정도 지속된다.

② 페스트(흑사병, plgue)

페스트는 원래 설치류에서 볼 수 있는 급성질환으로, 사람은 페스트균(*Yersinia pestis*)을 가지고 있는 설치류의 동물을 흡혈한 쥐벼룩에 의해 감염된다. 임상적으로 림프절 페스트와 폐 페스트로 나누지만 전자는 사람에서 사람으로 전염되지 않고 쥐벼룩에 의해서 전파되며 후자는 객담 및 객출되는 비말이 감염원이 된다.

(a) **림프절 페스트**(bubonic plague)

벼룩의 교상 혹은 점막에 침입한 페스트균이 림프절에 감염 후 12~24시간 이내에 출혈성 염증과 현저한 종창을 일으킨다. 그 후 전신의 림프절종에 퍼지고, 동통과 발열이 일어나 병상의 진행과 함께 쇠약해진다. 간, 비장이 종대되고 중독성상, 의식장애, 경련이 일어나 사망한다.

(b) **폐렴성 페스트**(pneumonic plague)

림프절 페스트가 진행되면 2차적으로 출혈성 기관지 폐렴을 일으켜 사망한다. 환자에서 비말감염 외에 감염동물의 분뇨 진애를 호흡하여 이환되는 경우가 있다. 페스트균은 전염성에 매우 강하고 이열성 협막양 단백항원 외에 페스트 독소와 균체 복합 항체, 3종의 항원을 가지고 있다.

(2) 세균의 특징

페스트균은 생체내에서만 협막을 가지고 다형태성을 보이는 그람음성막대균이며 양극성염색(polar stain)을 보인다(그림 17-5). 보통우무배지에서 발육은 약간 느리고 30°C가 증식 최적온도이다. *Y. enterocolitica*와 *Y. pseudotuberculosis*는 페스트균과는 달리 페스트균과 달리 보통우무배지에서도 잘 발육하며 집락은 30°C에서 2일간 배양하면 1~1.5 mm의 회백색 반투명 평활한 집락을 관찰할 수 있다. 증식 최적온도는 30°C이지만 운동성은 실온인 20°C 부근에서만 나타난다. 생화학적 성상은 표 17-5와 같다.

(3) 예방과 치료

페스트는 제1급 법정전염병으로 외국 항로에서 선박 내 쥐의 퇴치는 예방상 중요하다. 다른 *Yersinia* 감염증의 경우, 동물에 의한 음료수나 식품의 오염방지에 주의를 해야 하며, 생육에서 조리식품에 대한 2차 오염을 막는 것도 필요하다. 페스트 치료는 초기부터 streptomycin과 tetracycline의 병용요법을 실시한다. 실험적으로 R-plasmid를 페스트균으로 옮기는 것은 가

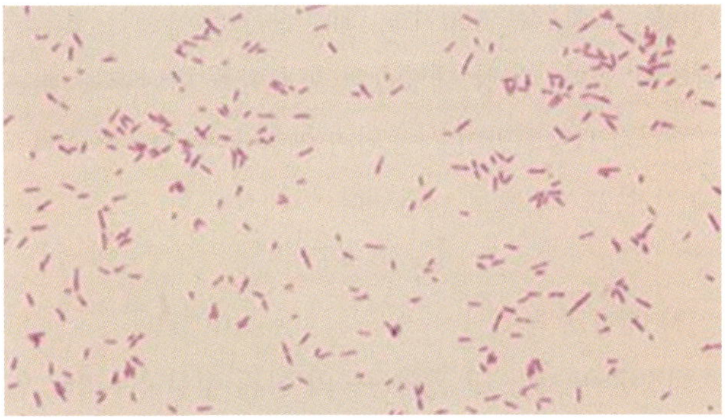

그림 17-5. 그람염색에 의한 *Y. enterocolitica*

표 17-5. *Yersinia* 균속의 감별

생화학적 성상	*Y. pestis*	*Y. pseudotuberculosis*	*Y. enterocolitica*
Indole	−	−	V(50)
VP (25~28℃)	−	−	+
Ornithine	−	−	+
Motility (25~28℃)	−	+	+
Fermentation of Sucrose	−	−	+
Rhamnose	−	+	−
Cellobiose	−	−	+
Sorbitol	−	−	+
Melibiose	V(20)	+	−

+, 90% 혹은 그 이상 양성; −, 90% 혹은 그 이상 음성; V, 11-80% 양성, 모든 시험은 25~28℃로 하였다.

능하지만 다제내성 페스트균이 분리된 보고는 아직 없다. 다른 *Yersinia* 감염증의 경우에는 cephalosporin계(ceftriaxone), aminoglycoside계(kanamycin, streptomycin), aminobenzylpenicillin, tetracylin 등이 유효하다. *Y. enterocoliticasms* plasmid 유래의 streptomycin과 tetrcyclin 내성이 있어 치료 전 반드시 항생제 민감도 검사를 시행하여 균주에 대한 민감도를 확인하고, 감염의 심각도와 감염 부위 등을 고려하여 적절한 항생제를 선택하여 치료를 시행해야 한다. 또한 항생제는 교차 저항성을 유발할 수 있으므로 적절한 사용 방법을 준수하여 치료해야 한다.

8) 폐렴막대균과 감염증

(1) 병원성

*Klebsiella*는 주로 환자들의 호흡기 감염, 요로 감염, 외상 및 수술 부위 감염 등을 유발하는 세균으로 그람염색을 통해 관찰하면 두꺼운 협막을 가진 긴 막대균으로 보인다. *K. pneumoniae*는 세균성 폐렴 중에서 노인을 제외하고 그 분리율이 낮았으나 최근 항균제 사용의 증가로 인해 penicillin계 항균제에 자연내성인 균으로 분리빈도가 증가하기 시작하였다. 특히 악성 종양, 백혈병, 당뇨병 등의 기초질환을 가지며, 면역력이 저하된 환자에서 β-lactamase에 가수 분해되는 cephalosporin이나 penicillin의 치료를 받고 있을 경우 *K. pneumoniae*의 분리율은 높아지고 있다.

*Klebsiella*는 인체 각 부위의 화농성 질환에서 흔히 검출되지만 호흡기 감염증을 제외하면 2차 감염균으로써 역할을 하는 경우가 많다. 원래 *Klebsiella* 균종은 장관이나 호흡기도의 정상균무리이다. 요로감염, 수막염, 복막염 및 패혈증을 드물게 일으키고, 또한 장독소(enterotoxin) 생성 *Klebsiella*에 의한 장염의 보고도 있다. 기타 담도 감염이나 이비인후과의 검사재료에서 분리되어 만성비염의 원인균으로도 알려져 있다. *Klebsiella* 균종은 기회감염인 경우가 많다.

(2) 세균의 특징

그람음성막대균으로 두꺼운 협막을 가지며 주모성 편모가 없어 운동성이 결여된 세균이다. 보통우무배지에서 잘 발육하며 MacConkey 우무배지, EMB 우무배지, 혈액우무배지에서 점조성 집락을 형성한다.

Klebsiella 균속은 *K. pneumoniae*, *K. oxytoca*, *K. terrigena*, *K. planticola*의 4균종이 있고 이 중 *K. pneumoniae*는 3종류의 아종(*subspecies*, *subsp.*) 즉 *pneumoniae*, *ozaenae*, *rhinoscleromatis*로 나뉜다. *Klebsiella*는 항원으로 1-5의 O항원과 1-82의 K항원군으로 나뉜다. *Klebsiella* 협막 항원은 내열성으로 121℃에서 2시간의 가열에도 파괴되지 않으므로 협막(K항원)만으로 감별한다(그림 17-6).

(3) 예방과 치료

*K. pneumoniae*를 제외한 비병원성균으로 된 *Klebsiella*를 최근에는 기회감염(opportunistic infection)이나 원내감염의 원인균으로써 주목하고 있다. 치료에는 β-lactamase에 내성인 새로운 cephalosporin계 항균제 즉 cefoxitin, cefmetazole, cefotaxime, ceftizoxime, latamoxef, cefmenoxime 등이 가장 유효하다. tetracycline, dibekacin 등에 대해서는 R-plasmid에 의한 내성균이 있으므로 감수성 검사 후에 사용해야 한다.

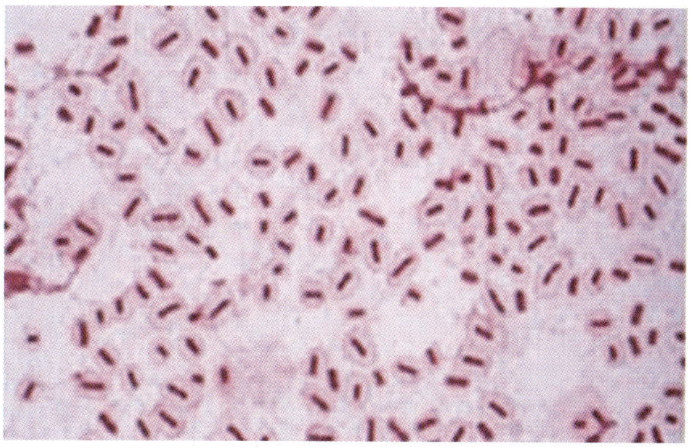

그림 17-6. **협막을 가진 *K. penumoniae***

9) 장내세균목와 기회감염증

(1) *Citrobacter*의 특징과 기회감염

*Citrobacter*속에는 *C. freundii*, *C. diversus* 및 *C. amalomaticus*의 3균종이 있다. 그람음성막대균으로 주모성 편모가 있어 운동성을 갖으며 협막은 없고 보통우무배지에서도 잘 발육한다. 기회병원균으로써 요로, 담낭, 중이, 척수 등의 임상검체에서 자주 분리되고 그외 패혈증에서도 검출된다. 항원으로는 O항원과 H항원을 갖는다. *Salmonella*와 같은 O항원이나 장티푸스와 같은 Vi항원을 가지는 것이 있으므로 동정에 주의가 필요하다.

(2) *Enterobacter*와 *Serratia*의 특징과 기회감염

*Enterobacter*균속에는 *E. cloaceae*, *E. akazakii* 및 *E. gergoviae* 등의 23균종이 있다. 물, 토양에 널리 분포하며 사람, 동물의 장관 정상균무리이기도 하다. 요로감염증을 비롯하여 폐렴, 신생아 패혈증, 수막염을 일으킨다. 현재 penicillin, cephem계 항균제, aminoglycoside계 항균제(gentamicin 등)에 내성이 많다.

Serratia 균속에는 *S. rubidae*와 *S. liquefaciens* 등 18균종이 있다. 주모성 그람음성막대균이며, 협막이 있는 균종도 있다(그림 17-7). DNase 활성이 강한 점에서 다른 장내세균목에 속하는 세균과 감별된다. *S. marcescens*와 *S. rubidae*는 적색 및 분홍색의 색소인 prodigiosin을 생성하지만 색소비생성 균주도 있다(그림 17-8). 자연계에 널리 분포하고 있으며, 대개의 항균제에 내성인 기회병원균으로, 각종 염증을 일으키며 특히 이 세균에 의한 난치성 폐렴이 주목되고 있다.

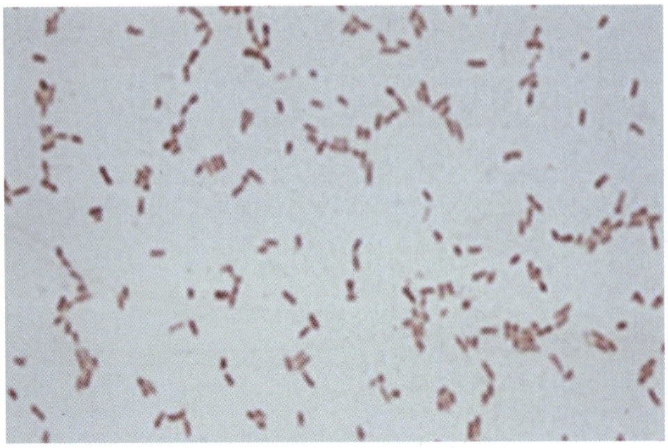

그림 17-7. 그람염색에 의한 *S. marcescens*

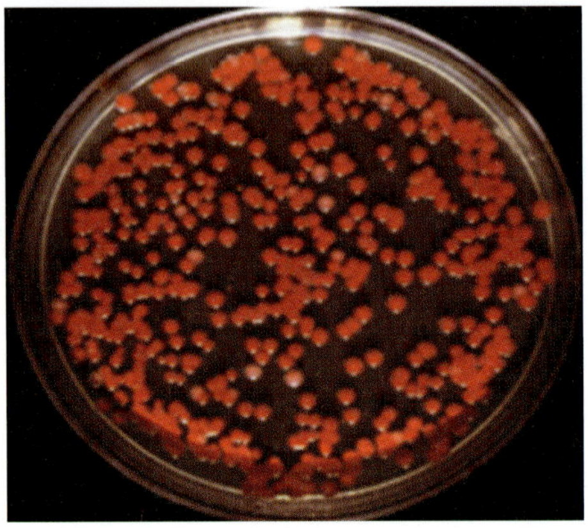

그림 17-8. Prodigiosin 색소를 생성하는 *S. marcescens*

(3) *Proteus*의 특징과 기회감염

*Proteus*속에는 *P. vulgaris*, *P. mirabilis* 및 *P. myxofaciens* 등의 5균종이 있다. 주모성 편모로 운동성이 활발한 그람음성막대균이며, 보통우무배지에서 유주하여 독립된 집락을 만들지 않는 것이 있다. 강한 urease 활성을 보이는 특성으로 다른 장내세균목에 속하는 세균과 구별된다. *P. vulgaris*와 *P. mirabilis*는 혈액우무배지나 Endo 우무배지에서 유주(swarming) 현상을 보이며 이로인해 세균의 분류를 방해하는 경우가 있다. 담즙산염을 포함한 MacConkey 배지상에서는 유주현상이 약해진다. *Proteus*는 자연계에 널리 분포하고 장내의 정상균무리에도 존재한다. 각종의 항균제 특히 β-lactam 약제에 자연내성으로 균교대 현상을 일으키기 쉽다. 요로감염이 많으나 백혈병 환자나 신생아에서 패혈증이나 수막염을 일으키는 경우가 있다. 특정 *Proteus* 세균의 일부 혈청형과 *Rickettsia* 종과 공통항원이 있어 교차반응을 일으킨다. *Proteus* 항원

을 분리함으로 리케차감염 진단에 이용하고 있다. 이것을 바로 Weil-Felix 시험이라고 하는데 *P. vulgaris* OX-19 항원은 발진열 질병군(TG) 항체에 반응하고, *P. mirabilis* OX-K 항원은 스크럽 타이푸스 질병군(STG) 항체에 반응하며, *P. vulgaris* OX-2 및 OX-19 항원은 홍반열 질병군(SFG) 항체에 모두 반응한다(표 17-6).

(4) 치료

Citrobacter, *Enterobacter*, *Serratia* 및 *Proteus* 등의 그람음성막대균에 대해서는 ceftizoxime, cefmenoxime, cefotaxime, 등의 제3세대 cephalosporin계가 실용화되어 치료에 사용된다.

(5) *Plesiomonas shigelloides*의 특징과 감염

*P. shigelloides*는 원래 *Vibrionaceae*과의 일부로 간주되었지만 5S rRNA 서열이 유사해 최근 *Enterobacteriaceae*로 편입되었다.

*P. shigelloides*의 rRNA 서열은 *Proteus mirabilis*와 가장 유사한 것으로 밝혀졌으며 결과적으로 현재 Enterobacteriaceae 계통 내에서 *Proteeae* 부족의 일부로 분류하고 P. *shigelloides*는 그 속의 단일종이다.

이 세균이 분리되는 대부분의 증례는 급성 위장염으로 복통을 동반하며, 다른 장관 병원성균과 같이 분리되는 경우가 많다. 이 균은 내열성 혹은 이열성의 장독소(enterotoxin)를 생성하며, 장염의 기전은 확실치 않다. *P. shigelloides*는 연조직 감염이나 전신성 감염도 있지만 대부분은 기저질환이 선행되는 기회감염이 많다. 원래 이 세균은 하천의 정상균무리이며, 때로는 연안 해수에서 분리된다.

어패류에 의한 식중독 증례에서 장염비브리오와 기타 병원균이 함께 분리되기 때문에 해산물의 어패류에도 이 세균이 오염되고 있음을 시사한다. *P. shigelloides*는 2~4개의 극성 편모를 가진 운동성 양성균이다. 식품과 물에서 이 세균의 분리 방법은 *Aeromonas*와 비슷하다. Ampicillin이나 carbenicilin에 내성인 균주가 있지만 대부분의 항균제에는 감수성이다.

표 17-6. 리케차 감염(Rickettsial infection)에서 Weil-Felix 반응

감염증	*Proteus*		
	OX-19	OX-2	OX-K
발진티푸스(epidemic typhus)	++++	+	0
발진열(murine typhus)	++++	+	0
쯔쯔가무시병(Scrub typhus)	0	0	++++
홍반열(spotted fever)	+	++++	0
록키산홍반열(Rocky mountain spotted fover)	++++	+	0
다른 tickborne 감염	+	+	0
Q 열	0	0	0

17

CHAPTER 18

Vibrionaceae와 감염증

학습목표

1. 비브리오과(*Vibrionaceae*)와 에어로모나다과(*Aeromonadaceae*)의 병원성 및 특징, 예방, 치료에 대해 설명한다.

비브리오과(family *Vibrionaceae*)의 세균은 그람음성의 곧거나 굽은 막대균이며, 한 개 또는 여러 개의 극성편모로 운동을 하는데, 보통우무배지에서 배양하면 주모성 편모를 가지는 균도 있다. 보통 담수나 해수에 분포되어 수중 세균 혹은 해수 세균이라고도 한다. 어패류나 사람에서도 분리되는 경우가 있다. 비브리오과에는 *Vibrio*, *Catenococcus*, *Listonella*, *Photobacterium* 균속외에 14균속이 있으며 에어로모나다과에 *Aeromonas* 균속외에 5균속이 있다. 최근 *Plesiomonas*는 장내세균과에 분류되어 17장에 포함되었다(표 18-1). 사람에게 병원성을 보이는 것은 비브리오속이 많으며 임상검체에서 25균종이 분리되고 있다. 즉 콜레라균(*V. cholerae*)이나, 장염비브리오(*V. parahemolyticus*)를 시작으로 *V. mimicus*, *V. metschnikovii*, *V. cincinnatiensis*, *V. hollisae*, *V. damsela*, *V. fluvialis*, *V. furnissii*, *V. alginilyticus*, *V. vulnificus* 및 *V. carchariae*이다. 에로모나스속(genus *Aeromonas*)에 병원성으로 가장 많이 알려진 균종은 *A. hydrophila*, *A. caviae* 및 *A. veronii* biovar sobria(전에는 *A. sobria*라고 불렀음) 3균종이 있고, 이외에도 11균종이 드물게 보고되고 있다.

1 *Vibrio cholerae*와 감염증

(1) 병원성

콜레라균은 오랫동안 바닷물에 존재할 수 있고, 하천의 밑바닥이나 진흙 속에 증식해서 물속에 나타나는 것으로 생각되어지며, 또한 프랑크톤, 어패류 및 담수호와 해수같은 자연 환경에서도 분리될 수 있다. 이 세균은 외인성 감염(exogeneous infection)으로써 오염된 물이나 음식물, 특히 해산물을 날로 먹으면 소장관 내에 증식하여 생성되는 콜레라 독소의 작용으로 심한 설사가 발생한다. 오염된 물로 목욕이나 의복을 세탁하면 전파의 위험성이 높고, 콜레라 환자의 설사변이 생활 용수로 사용되고 있는 하천수나 우물물에 오염이 되면 급속도로 유행이 확대된다.

표 18-1. 비브리오과에 의한 사람의 감염증

병원성 균종	질병	오염원	비고
V. cholerae O1	얼음, 식품, 어패류에 의한 콜레라	하천수, 연안해수, 사람, 어패류, 동물	*V. cholerae* non-O1 : 본질적으로는 콜레라와 같다고 생각됨.
V. cholerae non-O1	얼음, 식품, 어패류에 의한 콜레라형 설사(cholera like diarrhea), 위장염, 담도염, 창상감염 등	*V. cholerae* O1과 같음	장관 외 감염은 드물지만 기초질환이 있는 것이 패혈증으로 되는 수도 있다.
V. cholerae O139	식품, 어패류에 의한 콜레라형설사(cholera-like diarrhea)	하천수, 연안해수, 사람, 어패류 등	*V. cholerae* O1과 같이 콜레라독소를 생성하여 심한설사를 일으킴. 8번째 세계유행 콜레라균주.
V. parahemolyticus	어패류에 의한 장염, 해수에 의한 연조직 감염, 장외감염은 극히 드물다.	연안해수, 어패류	일본 사람들은 어패류를 흔히 생식하므로 이세균에 의한 식중독이 흔하다.
V. mimicus	하천수, 어패류 특히 굴을 먹은 후에 설사.	하천수, 연안해수, 어패류	콜레라와 비슷하여 설탕(sucrose) 비발효를 제외하고 감별이 까다롭다.
V. alginolyticus	해수에 노출된 후 연조직 귀 및 창상감염	연안해수	해산물에 대단히 흔하며, 장관 외 감염을 일으킴. 귀감염의 대부분은 중이염.
V. vulnificus	원발성 패혈증, 창상감염	연안해수, 굴 등의 어패류	임상적인 면에서 창상감염군과 원발성 패혈증으로 나누는데 특히 패혈증은 간질환 등의 기존질환을 가진 환자가 굴 등의 어패류를 날로 먹으면 감염된다.
V. fluvialis	어패류로 인한 장염	연안해수, 하천수, 어패류	
V. furnissii	어패류로 인한 장염	연안해수, 하천수, 어패류	*V. fluvialis* 중에 포도당에서 가스를 생성하는 균종
V. hollisae	어패류로 인한 장염	해수연안, 어패류	호염성 비브리오로써 TCBS나 MacConkey 한천에서 증식이 불량함
V. metchnikovii	기회성 감염(설사증, 연조직감염, 균혈증, 패혈증)	연안해수, 하천수, 어패류	사람과 동물의 장관에서도 분리됨
V. damsela	연조직감염	연안해수, 어패류 (dam-selfish)	피부괴양의 원인균으로써 보고됨
A. hydrophila *A. veronii biogroup sobria*(구명 *A. sobria*) *A. caviae*	담수와, 어패류, 해수 등에 의한 위장염, 연조직감염이나 간질환 등 기존질환을 가진 환자의 패혈증	담수와, 연안해수, 어패류, 파충류, 양서류	양서류, 어류, 파충류에도 감염. 사람의 감염은 주로 여름철에 일어난다.

콜레라의 잠복기는 3~4시간 내지는 4~5일이나 보통 3일 이내이고, 그 후 급격한 물 같은 설사가 일어나 환자는 급속도로 탈수, 산증(acidosis)의 증상을 나타내며 허탈 상태에 빠진다. 구토를 동반하는 경우가 있고, 피부의 긴장은 없어지고 맥박은 약하게 되며, 심음도 알아듣기 힘들게 된다. 물 같은 설사변은 변 냄새가 없고 쌀뜨물 같은 설사변으로 관찰되며 점액, 상피세포와 대량의 콜레라균을 볼 수 있다. 설사는 1시간에 1리터를 넘는 경우가 있다. 발열은 없고, 무뇨, 팽창근 등의 근육 경련이 일어나는 등의 특유한 증상을 보인다. 적절한 치료를 하지 않으면 환자의 60%는 혼수에 빠지고 사망하게 된다. 적절한 수분과 전해질 및 tetracycline과 같은 항생제를 사용하면 사망률은 1%이하로 낮출 수 있다.

(2) 세균의 특징

*V. cholerae*는 콤마 모양의 굽은 그람음성막대균으로 한 개의 극성 편모를 가지고 있어 운동성이 있다(그림 18-1). 협막과 아포는 없으며 조건무산소성으로 증식한다. 보통우무배지에서 잘 자라지만 알카리성(pH 7.6~8.6)에서 잘 발육한다. 식염이 안든 배지에서도 자랄 수 있지만 1~3% 식염이 든 배지에서 잘 자란다. 이 세균을 분리하기 위해서는 증균배지인 alkaline peptone water (APW, pH8.4)와 thiosulfate citrate bile salts sucrose (TCBS, PH 8.6)우무배지와 같은 선택배지를 사용하는데 콜레라균은 TCBS 우무배지에서 설탕(sucrose)을 분해하여 노란색 집락을 만든다. 전통적인 생화학적 시험과 혈청학적 방법으로 동정한다.

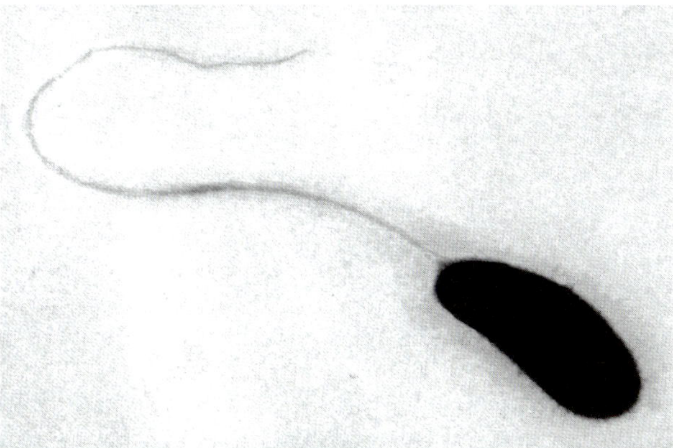

그림 18-1. *V. cholerae* O139의 전자현미경에서의 형태

콜레라균의 항원에는 H 및 O항원이 있고, 사람의 콜레라 원인이 되는 균은 O1항원을 갖고 있으며 이 밖에 O1군 혈청에 응집하지 않는 균주를 *V. cholerae* non-O1이라고 부른다. H항원은 *V. cholerae* O1 및 non-O1에 공통되어 있다. 따라서 콜레라균은 O항원에 의해서 혈청형 별로 나눈다. 콜레라균의 O항원은 A, B, C의 3항원으로 되며, 이 항원의 조합에 의해서 Ogawa(AB), Inaba(AC) 및 Hikojima(ABC)의 3혈청형으로 나누어진다. 콜레라의 유행과 심한 설사는 *V. cholerae* O1에 의해서 발병되고 *V. cholerae* non-O1은 보통 O1콜레라 보다 덜한 것으로 알려지고 있다. 혈청형(serotype) O1의 콜레라균은 생물학적 성상의 차이로 고전형(Classical)과 엘토형(El-tor)인 생물형(biogroup)으로 나눌 수 있다(표 18-2). 생물형인 고전형과 혈청형 O139의 콜레라는 인도와 방글라데시에 지금도 유행하고 있지만, 세계적으로 유행하고 있는 콜레라는 *V. cholerae* O1의 생물형인 El-tor형과 *V. cholerae* O139이며, 우리나라는 엘토형 콜레라가 1991년 이래로 발생하고 있다.

(3) 예방과 치료

우리나라의 경우, 콜레라는 외국에서 들어오는 전염병으로 예방의 첫째는 유행지에서 항공기나 선박을 통한 여행객의 검역이 가장 중요하다. 그러나 해외여행자가 증가하면 보균자는 검역에 걸리지 않고 귀국할 수 있으며, 이런 경우 국내 각 지역에서 산발적으로 환자가 발생할 가능성이 크다. 또한 우리나라 인접 지역에서 콜레라가 발생했을 때에 바닷물이나 어패류를 통해서 발생할 수 있다. 적절한 방역과 각자의 위생적

표 18-2. ***V. cholerae*** **serogroup O1의 생물형 비교**

성상	Biogroup	
	Classical	El-tor
Voges-Proskauer	−	+
Polymyxin B(50 U)억제	+	−
면양적혈구 용혈	−	+
닭적혈구 응집	−	+
Bacteriophage		
Classical IV	+	−
El-tor 5	−	+

인 처리를 하면 제2차 감염은 막을 수 있다. 감염원은 환자 및 보균자의 변이나 구토물이 된다. 전파 방식은 오염된 물이나 음식물을 통하여 경구 감염된다. 전파 기간은 콜레라균이 변으로 배출되는 기간이며, 발병 후 1주 전후이지만 항생물질 투여로 기간을 단축시킬 수 있다. 예방 대책으로써 환자, 보균자를 격리하고 변에서 오염된 것을 소독하며, 접촉자는 5일간 건강 상태를 감시한다. 유행지에서 우물물이나 날것의 어패류를 먹어서는 안된다.

물은 염소 소독한 것이나 끓여서 사용하며, 어패류는 먹기 전에 10분 이상 끓인다. 콜레라의 예방주사의 효과는 6개월 혹은 그 이하로 알려져 있으나 절대적인 것은 아니다. 새로운 예방 주사의 개발이 시도되고 있으며, 유행 지역에 있는 사람 및 방역에 종사하는 사람은 경구용 tetracycline을 복용하여 감염을 방지한다. 치료에 있어서 가장 중요한 것은 수분과 전해질을 공급하는 것이다. WHO가 권장하고 있는 경구용 수액(oral rehydration-suspension, ORS)의 성분은 다음과 같다(표 18-3). Tetracycline은 직접 콜레라 독소에 작용하지는 못하지만 경구 투여는 설사 및 콜레라균의 배출 기간을 분명히 단축시킨다.

표 18-3. WHO가 콜레라 치료용으로 권장하고 있는 ORS의 성분

성분	양
식염(sodium chloride)	3.5 g
염화칼륨(potassium chloride)	1.5 g
포도당(glucose)	20.5 g
물	1,000 mL

2 *Vibrio parahaemolyticus*와 감염증

(1) 병원성

일본에서 어패류를 흔히 생식하므로 장염비브리오의 식중독은 적지 않으며, 식중독 원인의 40~60%를 차지하고 있다. 원인 식품은 장염비브리오가 호염성 해수세균의 일종이기 때문에 어패류 및 2차 제품이 압도적으로 많다. 장염비브리오는 세계 각지의 연안 해수 중에 널리 분포하고 있다. 해수 중에서의 증식은 기온과 수온의 영향을 받아 우리나라에서는 여름철에 연안 해수에서 종종 검출된다. 따라서 이 세균에 의한 식중독은 5~10월에 걸쳐 발생할 수 있다. 이 세균에 의한 식중독은 급성 위장염이며, 12~24시간의 잠복기를 거쳐 발병한다.

주요 증상은 발열, 구토, 복통, 오한을 보이며, 설사에서 점액의 혈변을 배출하는 경우도 있다. 격렬한 복통을 호소하는 경우는 위경련과 오진되는 경우가 있다. 대개는 2~3일 정도에서 회복되나 때로는 심한 설사에 의해 탈수 증상이나 혈압이 떨어지는 경우도 있다. 이 세균이 생성하는 내열성 용혈 독소가 심근에 작용하면 심부전으로 치명적일 수도 있다.

(2) 세균의 특징

*V. parahemolyticus*는 한 개의 편모를 가진 그람음성의 막대균이지만 보통우무배지에서 발육한 세균은 주모성 편모를 가진 균도 있다. 협막과 아포는 없다(그림 18-2). 이 세균은 발육에 식염(NaCl)을 필요로 하는 호염성(halophilic)이기 때문에 배양을 위해서는 1~3%의 식염을 넣어야 한다. 식염 농도 8%까지 발육 가능하지만 10%에서 발육하지 않는 점에서 유사한 호염성 비브리오와의 감별에 이용된다. 이 세균은 용혈소인 독소나 효소를 생성한다. 사람 또는 토끼의 혈구가 첨가된 특수한 평판배지에서 병원성 장염비브리오는 용혈반응을 보이나, 말의 혈구가 첨가된 배지에서는 용혈반응을 일으키지 않는다. 이러한 특이용혈반응을 가나가와 현상(Kanagawa phenomenon)이라고 하며, 이 세균이 생성하는 내열성 용혈소가 판명되어 가나가와 독소로 부르고 있다. 장염비브리오의 장관 병원성은 이 독소와 밀접한 관계가 있다. 해수 유래 장염비브리오의 대부분은 가나가와 현상 음성이다.

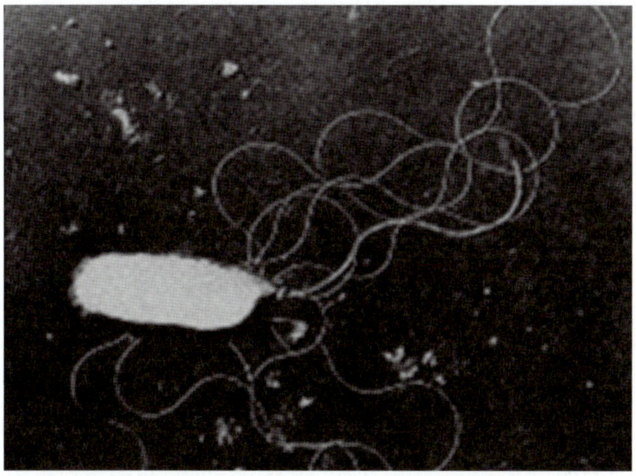

그림 18-2. 전자현미경으로 본 주모성 편모를 가진 *V. parahemolyticus*

(3) 예방과 치료

우리나라에서 장염비브리오는 수온이 상승하는 여름철에 해수 중에 증식하여 어패류를 오염시키고, 사람은 오염된 해산물이나 어패류를 생식하거나 먹음으로써 감염된다. 따라서 여름철에는 어패류의 생식을 피하고 가열 후 섭취해야 한다. 분열시간이 12분으로 빠르기 때문에 식중독을 일으키는 균수에 비교적 빨리 도달한다. 더욱이 장염비브리오는 여행자 설사증 환자로부터 종종 분리된다. 동남아시아의 열대나 아열대 지방에서 어패류의 생식은 피하도록 한다. Kanamycin, chloramphenicol, tetracycline, nalidixic acid 및 cephalosporin 등의 항생제는 균의 배출을 단축하는 작용이 있으나, 증상의 개선에는 효과가 없다. 심장장해에 대한 대증요법이 필요할 경우가 있다.

3 *Vibrio vulnificus*와 감염증

(1) 병원성

창상감염(wound infection)은 상처가 있는 부위를 바닷물과 접촉하거나 어패류의 취급 또는 낚시 중에 상처를 통해서 감염된다. 잠복기는 4시간~4일(보통 12시간)이며, 급속히 부종, 홍반이 생기면서 주위로 퍼져 나가고 시간이 지나면 대수포(bulla)와 괴사 등이 생긴다(그림 18-3).

발열, 오한 등이 있으나 괴사 부위의 외과적 절제, 항생제 치료로 수일 내에 치료가 된다. 그러나 기저질환이 있는 환자에서는 패혈증으로 발전하여 사망하기도 한다. 원발성 패혈증(primary septicemia)은 대부분 간경변 등의 기저 질환을 가진 사람이 오염된 어패류나 해산물을 날로 먹었을 때 발생한다. 갑작스런 오한, 발열, 피로 등 전신 증상이 나타나고 일부에서는 구토, 설사 및 복통을 일으키며, 잠복 기간은 16~20시간으로 입원 후 12시간 이내에 혈압 강하를 초래하

18

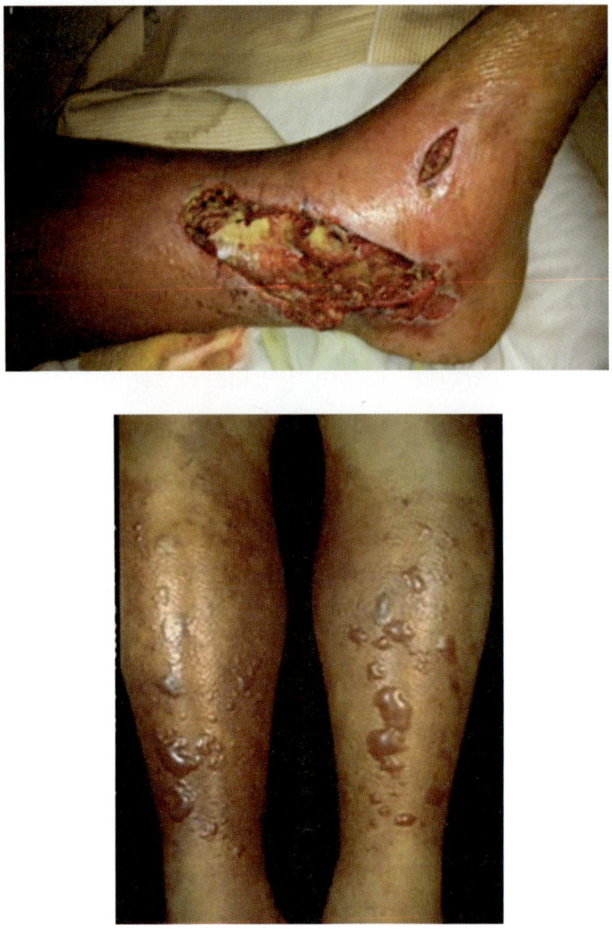

그림 18-3. *V. vulnificus* 감염에 의한 수포, 괴사 생성

기도 한다. 보통 발병 36시간 이내에 대다수의 환자에서 전이성 피부 병소가 사지, 특히 하지에서 발적, 반상 출혈, 수포형성, 괴사 등이 나타난다. 이때 혈액배양은 대부분 양성이고 피부 병변의 50%에서 균이 분리된다. 대부분 이 시기에 감기나 식중독으로 오인하여 치료가 늦어지므로 사망률이 높게 되는 원인이 된다.

(2) 세균의 특징

*V. vulnificus*는 굽은 막대균으로 보통 한 개의 편모를 가지고 운동을 한다(그림 18-4). 조건무산소성으로 증식되며, 식염(NaCl)이 있어야 증식하는 호염성 세균이다. 배양에 이용되는 검체로는 괴사성 조직이나 혈액이며, 환자의 상태가 급격히 악화되므로 신속한 동정이 대단히 중요하다. 배지로는 Tryptic soy broth(TSB) 등의 혈액배양용 배지, 혈액우무배지, 선택배지로는 TCBS를 사용한다. 대개 녹색을 띈 용혈성이 큰 집락이 관찰되고 TCBS에서는 녹색 집락이 보인다. ortho-Nitrophenyl-β-galactoside (ONPG)시험 양성이지만 lactose반응은 대개 48시간 후에 양성이 된다. 생화학적 성상과 혈청학적 시험으로 동정한다.

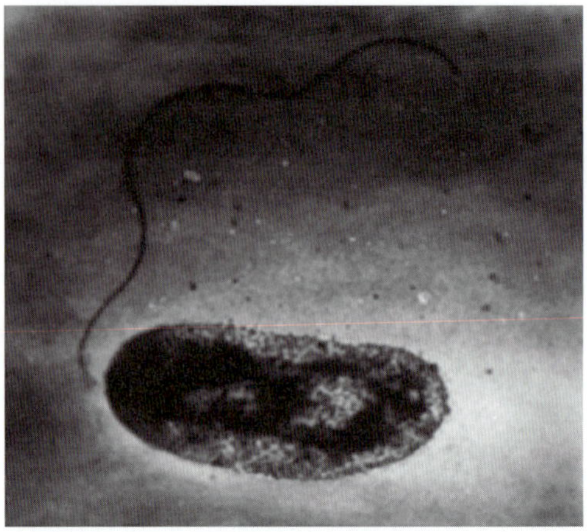

그림 18-4. 한 개의 편모를 가진 *V. vulnificus*

(3) 예방과 치료

*V. vulnificus*나 이 세균이 생성하는 균독은 열에 약하기 때문에 어패류를 끓이거나 구워 먹으면 감염되지 않는다. 특히 5월과 10월 사이에 기저질환 환자는 어패류를 날 것으로 먹어서는 안 된다. 즉 간질환 환자(간경화, 만성간염, 간암 등), 알코올 중독자, 만성질환 환자(당뇨병, 폐결핵, 만성 신질환, 만성 골수염 등), 악성 종양 환자, 위 수술을 받은 사람, 위장관 질환 환자, 장기간 부신피질 호르몬제를 투여받은 사람, 제산제와 위산분비 억제제를 복용중인 사람, 항암제나 면역억제제 투여자, 면역 결핍 환자 등은 오염된 어패류를 생식했을 때 tetracycline을 즉시 복용해야 한다. Colistin 이외에 여러 항균제가 시험관 내에서 감수성이나 tetracycline만이 임상 효과가 뚜렷하다. 저혈압이 되기 전에 투여해야 효과를 기대할 수 있다.

Klontz 등의 보고에 의하면 발생 72시간 이후에 치료하였으나 모두 사망하였기 때문에 현재로서는 조기 발견하여 즉시 치료하는 것이 최선의 방법이다.

4 *Vibrio alginolyticus* 및 기타 *Vibrio* 균속과 감염증

*V. alginolyticus*는 해산물에 흔하고 창상감염을 일으키며, 결막염과 균혈증 환자에서도 분리된 보고가 있다. 이 세균은 주로 장관 외 감염을 일으키며, 설사를 일으킨다는 보고는 없다. 변에서 이 세균이 분리될 때는 *V. parahemolyticus*와 *V. cholerae*를 감별해야 한다. 이 외에도 *V. mimicus*, *V. hollisae*, *V. fluvialis*, *V. furnissii*, *V. damsela*, *V. metschni- kovii*, *V. carchariae*, *V. cincinnatiensis*가 사람 검체에서 분리된다.

5 *Aeromonas*균속과 감염증

*Aeromonas*속은 에어로모나다과(Aeromonadaceae)에 속하는 조건무산소성 그람음성막대균이다. 물에 있는 세균이지만 냉혈동물과 사람에게 감염을 일으킬 수 있다. Oxidase 양성, 포도당을 발효하고, 아포와 협막은 없으며 대개 한 개의 극성 편모를 가지고 있으나 여러 개의 편모를 가지고 있는 주모성 편모의 세균도 있다. 이 속에는 운동성이 있는 *A. hydrophila*, *A. caviae*, *A. sorbia*와 운동성이 없는 *A. salmonicida*의 4균종으로 분류하고 있으나 새로이 5균종이 추가로 보고되고 있다.

A. hydrophila, *A. sobria* 및 *A. caviae*는 원래 담수에 상재하며, 담수어나 양서류 또는 파충류에 감염을 일으킨다. 저온에서 발육하기 때문에 냉장고에 보관 중인 식품을 부패시키는 경우가 있다.

사람의 감염은 주로 여름에 일어나는데 설사 환자의 변 또는 혈액, 골수, 흉막액, 농즙, 요 등의 많은 임상 재료에서 분리되는 경우가 있다.

사람의 감염은 물이나 토양에 오염되어 일어나는 봉소염과 창상감염, 급성설사, 간질환 등 기저 질환을 가진 환자의 패혈증, 연조직 감염 등을 일으킨다. 특히 유럽이나 미국에서는 사람의 감염 예가 많으며 기회감염이나 원내감염의 병원균과 같이 숙주의 상태에 따라 감염이 발생하는 것으로 생각된다. *Aeromonas*속은 ampicillin에 내성인 것이 특징으로, penicillin, carbenicillin 및 ticarcillin에도 내성이다. 일부 균종은 cephalothin에 내성이며, 대부분 azlocillin, mezlocillin, piperacillin, 제2 및 제3세대 cephalosporin, aminoglycoside, chloramphenicol, nalidixic acid, trimethoprim sulfamethoxazole에 감수성이다.

CHAPTER 19

포도당비발효 그람음성 막대균

학/습/목/표

1. 포도당비발효 그람음성막대균(간균)(glucose–nonfermenting gram–negative *bacilli*)의 일반적인 특성과 병원성을 설명한다.

Family 1 : *Pseudomonadaceae*, 총(극)모균, catalase(+), oxidase(+), GC : 58~71%

Family 2-4 : 지적온도 35℃ 이하의 비병원성균

Family 5 : 지적온도 40~50℃, 8~23% 식염을 요구하는 비병원성균

Family 7 : *Legionellaceae*, L-cysteine HCl과 purine체를 요구, GC : 39~43% Other genera

Alcaligenes : 당에서 산을 생성하지 않음, GC : 56~70%

Brucella : biotin을 요구, GC : 56~58%

Bordetella : 아미노산, CO_2 요구, GC : 56~70%

Francisella : 다형태성, GC : 33~36%

1 *Pseudomonas*균속과 감염증

1) *Pseudomonas*의 일반성상

*Pseudomonas*속의 균종은 대개는 토양, 해수, 하수, 부패유기물, 식품 등 자연계에 널리 분포되어 있다. 이들은 그람음성 산소성, 무아포의 혹은 짧은막대균(coccobacillus)인 것이 공통점이다(그림 19-1). 탄수화물을 이용하지 못하거나 산화(oxidation)에 의해서 분해하며, 발효(fermentation)에 의해서는 분해하지 못한다. 이 세균들 중에는 명명이 안 된 것도 있고, *Bergey's* manual(1984) 발행 후에 분류와 균종명이 바뀐 것도 있어서 혼동을 일으키기 쉽다. 일부의 균종은 식물, 사람, 동물에 병원성을 보인다. 또한 이 세균들을 포도당 비발효 그람음성막대균(간균)(glucose nonfermenting gram-negative *bacilli*, GNFB)이라고도 부른다.

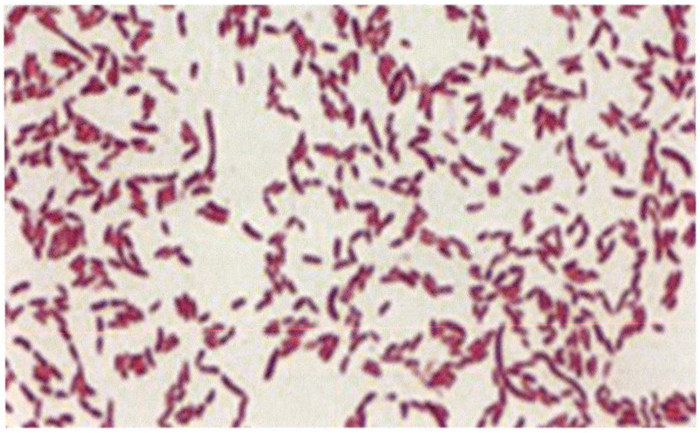

그림 19-1. 그람염색에 의한 *P. fluorescens*

2) 균교대증과 원내감염 (microbial substitution and hospital infection)

광범위 항생제, 화학요법제는 병원균만 아니라 체내에 정상균무리까지도 감소시킨다. 그 결과 체내 혹은 외부에서 침입한 약제에 비감수성의 약독균이 병소에서 교대되는 수가 있다. 이것을 균교대현상이라고 한다. 또한 화학요법은 자연계에 생존력이 강한 세균을 환자와 그 주변에 존재하는 결과를 초래하기 쉽다. 근대적인 병원의 항온, 항습의 환경이 세균증식에 적당하기 때문에 병원 내의 오염이 확대되어 저항력이 저하된 환자에게 감염을 일으킨다. 이것을 원내감염(hospital 혹은 nosocomial infection)이라고 한다. 특히 미숙아, 면역부전 환자, 당뇨병 환자, steroid, 항암제, 면역억제제 등의 장기사용자, 방사선 치료 환자 및 대수술 받은 환자가 감염되기 쉽다. 녹농균(*Pseudomonas aeruginosa*)은 원내감염의 대표적인 원인균이다.

3) 녹농균의 특징

녹농균(*P. aeruginosa*)은 *Pseudomonas*속 중에서 특히 사람에 대한 병원균으로 중요하다. 극모성 편모를 가진 0.5~0.8×1.5~3.0 μm의 무아포 그람음성 막대균이며 단염색법으로도 잘 염색이 된다. 보통 배지에 잘 발육하며 혈액우무의 집락은 변연이 불규칙하고 굵은 유리 모양(회백색)처럼 거칠고, 완전 용혈(β-hemolysis)을 일으킨다. 집락이 크며, 48시간 배양 후에는 3~5 mm가 된다. 그리고 청록색 색소를 형성하고 포도향기 같은 냄새가 난다. TSI의 사면에서는 흔히 금속성 광택을 볼 수 있다. Pyocyanin(청록색 색소)은 *P. aeruginosa*만이 생성하므로 Mueller-Hinton agar 등에 이 색소가 생기면 *P. aeruginosa*로 동정해도 된다. Pyocyanin을 생성하지 않는 균주는 fluorescein(황색 색소로 자외선 등을 비추면 형광을 내는 색소)을 생성하고 42℃에서 증식되면 이 세균으로 동정할 수 있다. 오염된 검체에서 분리하기 위한 선택배지에는 cetrimide (cetyltrimethyl ammonium bromide)가 든 Pseudosel agar (BBL), irgasan (2,2,2-trichloro-2-hydroxydiphenyl ether)가 든 Irgasan agar (Difco)가 있다. 원내에 분포되어 감염을 일으키는 균주는 대부분 색소 비생성 균주이다.

포도당을 산화적으로 분해하여 산을 생성하지만 가스의 발생은 볼 수 없으며 발효는 하지 않는다. 젤라틴은 액화하는데 indole과 H_2S는 생성하지 않는다. 녹농균이 생성하는 Kerastase, exotoxin A, protease, gelatinase 등의 균체외독소는 피부 병소의 형성이나 폐 등에서 조직 파괴에 관여한다.

녹농균의 독력(virulence)이 약해서 건강인에서는 피부의 표제 부위를 제외하고 감염은 일어나지 않는다. 그러나 자연계에 널리 분포되어 있고 건조에는 약하나 수분이 있는 곳에서는 오래 살아남는다. 즉 다른 세균이 발육하기 어려운 환경에서도 증식한다. 그리고 소독액이나 항생물질에 저항성이 높으므로 신생아나 노인, 면역기능이 저하된 환자, 항생물질 장기 사용자 등은 이 세균에 의한 균교대증이나 원내 감염을 일으키기 쉬운 기회성 병원체이다. 때로는 혈류에 들어가 패혈증이나 수막염을 일으키고, 감염된 환자의 창상이나 요로부터 감염이 전파될 수 있다. 또한 유아의 설사, 눈의 감염, 화상창의 감염, 낭종성 섬유종(cystic fibrosis) 환자의 감염, 골수염, 외이염 등을 일으킨다.

녹농균은 균체항원(O군 형), 생성하는 pyocin의 차이(pyocin 형), phage에 대한 감수성의 차이(phage 형)로 형별을 구별할 수 있다.

4) 다른 *Pseudomonas*의 특징

(1) *P. fluorescens*와 *P. putida*

이 세균은 병원환경과 호흡기 검체 등에서 분리되지만 대개는 오염균이고, 드물게 기회감염을 일으킨다. 농흉, 요로감염, 복막염, 창상감염, 패혈증 등을 일으킨다. 대부분이 fluorescein(형광색소) 양성이지만 음성인 균주도 있다. 42℃에서 발육하지 못하며, 35℃에서도 발육못하는 것이 있고 최적온도는 25~30℃이며, 냉장고 내에서도 발육한다. *P. putida*는 gelatin 액화 음성인 점을 가지고 감별하기도 하나 이 시험만으로는 정확한 감별이 안 될 수도 있다.

(2) *Burkholderia cepacia*

이 세균은 양파의 식물병원균으로써 최초로 보고되었다. 흙과 물에서 분리되고, 소독제, 치료약제, 병원환경의 여러 검체에서 분리된다. 기회감염균으로 원내 및 원외감염을 일으키고, 패혈증, 수막염, 심내막염, 요로감염, 폐렴, 수술 후 감염 등에서 분리되며, 여러 가지 항균제에 내성이 있다. 일부 균주는 황색, 비형광성 색소를 생성한다. Indophenol oxidase는 음성인 균주와 약양성인 균주가 있다. 임상검체에서 분리되는 균주는 대부분이 색소생성 음성이다. 혈액 우무 배지의 집락은 불투명하고, 광택이 있으며, 볼록하고 버터이다. 발육지적온도는 30~35℃이며, 37℃에서는 발육이 어려운 균주가 있다.

(3) *Stenotrophomonas maltophilia*

자연계에 널리 분포되어 있고, 보통우무배지에도 발육한다. 포도당(glucose)과 맥아당(maltose)에서 산생성이 빠르며, oxidase가 음성이고, 2개 이상의 편모를 가지고 있다. 혈액 우무배지의 집락은 조면이고 편평하며 불투명하고, 암모니아 냄새가 나고 약한 alpha 용혈성이다. 무색인 배지에서는 집락이 연한 노란색이다. 일부 균주는 oxidase 양성이다. 요, 객담, 농, 변, 혈액 등에서 검출되며, 임상검체에서 3번째로 흔히 분리되는 포도당 비발효 그람음성막대균이다.

(4) *Burkholderia mallei*

마비저(glands)의 원인균이다. 말에서 사람에게 전염될 수 있고, 환자로 부터 전염될 수 있다. 환자의 혈액, 객담 및 농에서 분리된다. 유일하게 운동성 음성인 막대균이며, 산소성으로 보통배지에 천천히 발육한다. 감염력이 높고, 동유럽 및 아시아의 일부에 존재한다.

(5) *B. pseudomallei*

이 세균은 짧은 막대균이며, 극염색성을 보인다. 대개 설치류의 기도에 상재하며, 동남아와 북부 Australia에 비교적 흔하다. 드물게 사람이나 동물에 유비저(melioidosis)를 일으킨다. 창상이 오염되어서 혹은 흡입에 의해서 감염된다. 폐, 피부, 근육, 골, 장기에 감염을 일으키며, 패혈증은 급성이고 사망률이 높다.

5) 예방과 치료

Pseudomonas 감염 예방에 가장 중요한 것은 소독제의 선택이다. 역성비누나 chlorohexidine을 사용하는 병원에서는 *Pseudomonas*의 원내감염이 많다. 포비돈요오드(povidone-iodine)나 소독용 70% 알코올이 권장되고 있다. 또한 화학요법제 중에는 균교대현상을 일으키는 경우가 있으므로 주의를 해야 하며, 한편 정상균무리가 많을 때는 녹농균은 증식하기가 어렵다는 보고도 있다. 치료에는 carbenicillin (CABC), sulbenicillin (SUPC)의 대량주사, cefsuldin (CSLD), piperacillin (PIPC), cefoperazone (CPZ) 등의 새로운 항녹농균용 β-lactam의 주사제나 gentamicin (GM), amikacin (AMK) 등 특수한 아미노당 항균제의 주사제가 유효하다.

2 *Acinetobacter*균속과 감염증

대수기에는 막대균 형태, 정지기에는 알균 형태를 보이는 그람음성 짧은 막대균(쌍알균같이 보임)이며 다형태성이다(그림 19-2). 아포, 편모는 없으나 균주에 따라서는 협막이나 섬모가 보일때도 있다. 가장 큰 특징은 페니실린과 세팔로스포린에 내성을 보이는 점이며, 이는 균교대현상에 의한 난치성 감염증의 원인이 될 수가 있다. 토양, 건강인의 장관, 생식기, 호흡기, 객담, 피부 등에서 분리되며 패혈증, 수막염, 담낭염, 창상감염 및 요로감염을 일으키는 전형적인 기회감염병원균이다. *Acinetobacter*는 여러 가지 이명을 가지고 있다. 흔히 glucose를 산화하는 "*A. anitratus*"와 산화하지 않는 "*A. lwoffii*"로 구별했으며 유전적 균종(genospecies)은 17가지가 있다. 현재 *A. calcoaceticus*, *A. lowffii*, *A. baumannii*, *A. haemolyticus*, *A. johnsonii*, *A. junii*의 6균종이 명명되어 있다. 그동안 사용하던 균종명과 새로운 균종명의 관계는 표 19-1 및 표 19-2와 같다.

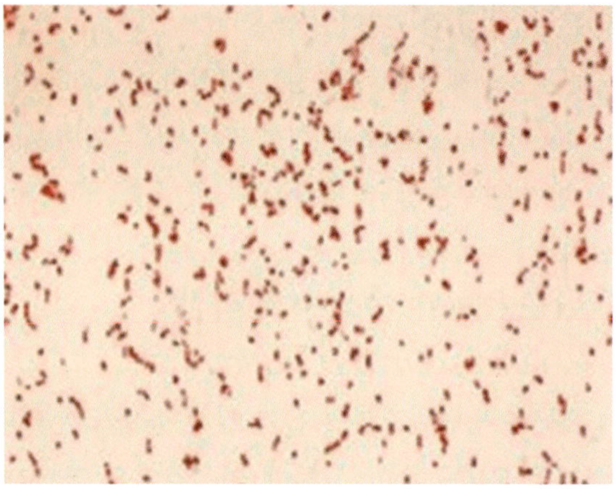

그림 19-2. 그람염색에 의한 *Acinetobacter*

영양요구가 간단하며 보통배지에 잘 증식하고 oxidase와 운동성이 음성으로 *Neisseria*나 *Moraxella*와 구별된다. *A. lwoffii*는 어느 탄수화물도 산화하

표 19-1. *Acinetobacter*의 전에 사용되던 균종명과 현재의 균종명

사용하던 이름	현재의 분류
"*A. anitratus*"	*A. calcoaceticus* (41℃ 음성) *A. baumannii* (44℃ 양성) Genospecies 3 (41℃ 양성, 44℃ 음성)
"*A. lwoffii*"	*A. lwoffii*
용혈성	*A. haemolyticus* (glucose양성 및 음성)
Acinetobacter	Genospecies 6

표 19-2. 임상검체에서 흔히 분리되는 *Acinetobacter*의 성상과 균종

성상		균종
Glucose	용혈성	
+	−	대부분 *A. baumannii* 일부 *A. calcoaceticus*
−	−	대부분 *A. lwoffii*
+/−	+	대부분 *A. hemolyticus* 일부 genospecies 6

지 못한다. 흙, 물, 하수 등에 널리 분포되어 있다. *Acinetobacter*는 임상검체에서 두 번째로 흔히 분리되는 포도당 비발효 그람음성 세균이다. 사람 피부의 정상균무리이고 구강에도 존재하며 병원감염으로 폐렴, 기관지염(tracheobronchitis), 그 밖에 각종 감염을 일으킨다. 병원의 치료용 기구가 오염되어 감염이 계속해서 생길 수 있다. 이 세균은 여러 항균제에 내성이지만 aminoglycoside와 trimethoprim-sulfamethoxazole에는 감수성인 균주가 비교적 많다.

3 *Alcaligenes*균속과 감염증

1) *Alcaligenes*의 특성

*Alcaligenes*속의 균종은 임상적으로 중요한 두 균종 즉 *A. faecalis*와 *A. denitrificans*가 있다. *Alcaligenes*는 크기가 0.5~1.0×0.5~2.6 μm인 막대균이고 모두가 oxidase 양성이다. 주모성 편모를 가진 점이 *Pseudomonas*와 다르다. 혈액 우무배지의 집락은 편평하고 퍼지며, 조면이고, 주변은 깃털 모양이다. *A. odorans*로 불리던 *A. faecalis*는 사과 사이다 냄새가 난다. *A. faecalis*는 탄수화물을 산화하지 않는다.

2) *Alcaligenes*와 감염증

*Alcaligenes*속의 균종은 소변, 혈액, 농, 뇌척수액 등의 임상검체와 하등동물 및 토양에서 분리된다. 기회성 병원체로서 창상감염, 요로감염, 패혈증, 수막염 등의 원인균으로 될 수 있으나 분리균이 그 환자의 원인균인가를 진단할 때는 신중한 검토를 해야 한다. 치료에는 제2, 제3세대의 cephalosporin이 사용된다.

CHAPTER 20

영양요구성이 까다로운 또는 조건무산소성 그람음성막대균

학/습/목/표

1. Haemophilus 균속의 일반적인 특성과 병원성을 설명한다.
2. Bordetella 균속의 일반적인 특성과 병원성을 설명한다.
3. Legionella 균속의 일반적인 특성과 병원성을 설명한다.
4. Brucella 균속의 일반적인 특성과 병원성을 설명한다.
5. Francisella 균속의 일반적인 특성과 병원성을 설명한다.
6. Gardnerella 균속의 일반적인 특성과 병원성을 설명한다.

1 *Haemophilus*균속과 감염증

1) *Haemophilus*의 일반성상

Bergey's manual의 section 5 *Pasteurellaceae*과에는 *Pasteurella*, *Haemophilus*, *Actinobacillus*의 3속이 실려 있다.

*H. aegyptius*는 생화학적 성상이 *H. influenzae* 생물형 III와 같다. 이 두 가지 세균이 같은 균종으로 분류되어야 할지는 의견이 일치되어 있지 않다. *Actinobacillus actinomycetemcomitans*는 *H. actinomycetemcomitans*로 개명토록 제안되었다. 이 균속은 절대 기생성이며 시험관 내(in vitro)의 증식에는 X인자와 V인자의 발육요소가 있는데, 두 가지 인자가 다 있어야 증식되는 것, 한 가지만 있으면 증식되는 것, 한 가지도 필요로 하지 않는 것이 있다. X인자는 혈액 중에 존재하는 내열성 물질의 hemin이며 V인자는 이열성의 nicotinamide adenine dinucleotide (NAD)이다.

*Haemophilus*는 그람음성이고 운동성이 없으며, 작거나 중등도 크기의 짧은 막대균 또는 막대균으로 지름은 1 μm 이하이다. 길이는 일정치 않아서 배양조건에 따라 심한 다형성(pleomorphism)을 보이는 것이 특징이며 종종 극염색성(polar staining)이 보인다(그림 20-1).

협막이 있는 것과 없는 것이 있으며 협막형성은 young culture에서 볼 수 있으나 배양시간이 길어지면 자가용해효소(autolytic enzyme)에 의해서 급속히 용균되어 관찰되지 못한다. 이 균속은 사람의 상

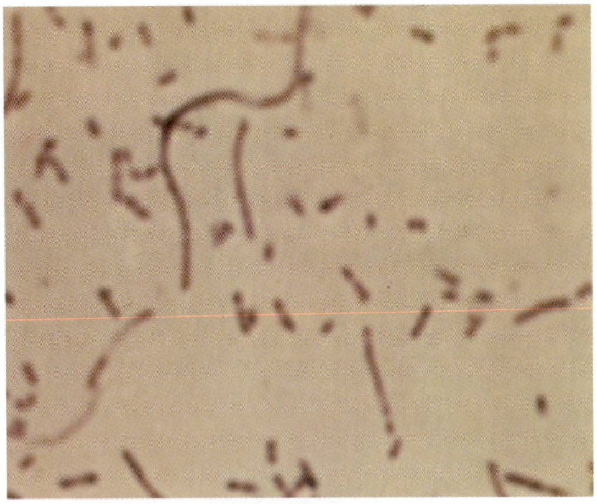

그림 20-1. 그람염색에 의한 *H. influenzae*

부기도에 있어서 정상균무리의 일부이며 건강인에서는 *H. parainfluenzae*가 가장 많고 다음으로는 *H. parahaemolyticus*, *H. aphrophilus* 및 *H. influenzae*가 소수로 상재한다.

생후 1개월 정도에서 *Haemophilus*는 인두에 나타나기 시작하여 3개월 후에는 성인과 같은 정도로 분리된다. *Haemophilus* 균종 중 *H. ducreyi*만 제외하고 대부분의 균은 포도당을 발효하며, 일부 균종은 가스 생성, 질산염을 환원한다. *H. influenzae*는 대부분이 oxidase와 catalase양성이다. *Haemophilus*속의 각균종의 감별은 표 20-1과 같다.

2) *Haemophilus influenzae*와 폐렴 및 수막염

*H. influenzae*는 1892년 인플루엔자(흔히 독감의 원인균은 인플루엔자바이러스이다)의 세계 대유행시에 Pfeiffer에 의해 환자의 비인두에서 분리되었으며 인플루엔자의 원인균이다. *H. influenzae*는 협막다당체의 혈청학적 특이성에 의해 a, b, c, d, e 및 f의 6가지 혈청형으로 나누어져 있다. *H. influenzae*의 협막항원은 폐렴알균(*Steptococcus pneumoniae*)과 혈청학적으로 교차반응을 보이는 것이 알려져 있으며, 기타 *Staphylococcus aureus*, *Staphylococcus epidermidis*, *Streptococcus pyogenes* 및 *Escherichia coli* 등 사이에 항원적으로 공통성이 있다.

*H. influenzae*에 의한 감염증으로써는 만성기도감염증, 수막염, 폐렴, 비인두염, 부비강염, 아급성 심내막염 및 농 등이 있지만, 성인은 호흡기계의 만성질환의 비중이 많은 데 반하여 소아는 예후가 불량한 수막염이나 폐렴 및 후두개염이 많다. 6개월에서 3세까지의 *Haemophilus*에 의한 감염증의 95%는 *H. influenzae* type b에 의한 것이다. 3세가 지나면 다른 혈청형이 증가된다. 폐렴이나 폐화농증 등 성인에서 폐실질 감염증의 원인균은 *S. aureus*, *E. coli*, *Klebsiella pneumoniae, S. pneumoniae*, *Pseudomonas aeruginosa* 등 다양한 성상을 보이지만 만성 기도계

표 20-1. ***Haemophilus* 균종의 감별성상**

균종	용혈	인자 요구성		ALA 시험	산생성					Catalase	ONPG	CO_2가 증식 촉진
		X	V[b]		Glucose	Sucrose	Lactose	Mannose	Xylose			
H. influenzae[a]	−	+	+	−	+	−	−	−	+	+	−	−
H. aegyptius	−	+	+	−	+	−	−	−	−	+	−	−
H. hemolyticus	+	+	+	−	+	−	−	−	V[b]	+	−	−
H. ducreyi	−	+	−	−	−	−	−	−	−	−	−	−
H. parainfluenzae	−	−	+	+	+	+	−	+	−	V	V	−
H. aphrophilus	−	−	−	+	+	+	+	+	−	−	+	+

[a] *H. influenzae* 생물형 III과 성상이 모두 같다.
[b] V. 일정치 않음

감염증의 원인균으로써는 *H. influenzae*가 많이 분리되어 병세의 진정과 증가에 중요한 역할을 하고 있다. 이 세균은 균체외효소로써 IgA 1 프로테아제를 생성하여 점막감염증 발병의 의의가 논의되고 있다.

수막염을 일으키는 *H. influenzae*는 거의 모두가 혈청형 b의 협막을 가진 것이다. 혈청형 b의 93%는 생물형 I이다. 혈청형 b는 후두개염(epiglottitis)도 일으킨다. 협막을 가지지 않은 균주나 b 이외의 혈청형에 의한 수막염은 극히 드물다. 만성 기도계 감염증에 있어서 *H. influenzae*의 원인균으로써 의의는 일차적인 것이 아니고 기관지 확장증, 만성폐기종 등의 기존 호흡기도 장해나 저면역글로불린혈증 등의 면역부전질환을 가진 환자에서 이 세균의 기도감염증을 볼 수 있다. 이 세균에 의한 폐렴도 대엽성폐렴, 기관지 폐렴, 간질성 폐렴과 여러 가지 증상을 보이며 급성 혹은 잠행성으로 발병한다. 그 밖에 *H. parainfluenzae*, *H. aphrophilus*에 의한 수막염도 보고되고 있다. 또한 일반적으로 협막을 가진 S형균에 의한 감염증이 대부분이지만 중이염의 대부분은 협막 비보유균에 의하여 일어난다. S → R변이에 의해 협막을 상실한 R형균은 *H. influenzae*에 의한 수막염 환자의 회복기에 상부기도에서 분리되는 것이 많다.

3) *Haemophilus ducreyi*와 연성하감

*H. drcreyi*는 연성하감(chancroid, soft chancre)이라고 하는 궤양성 성병의 원인균이다.

0.5×1.5~2.0 μm의 그람음성 짧은 막대균이며 염기성 아닐린 색소의 염색액에 진하게 염색되어 양단이 양극성 염색성을 보이는 것이 많다. 운동성 없고 아포도 형성되지 않는다. 궤양 농즙 내에 존재하는 세균은 다형성을 보인다. 또한 림프절의 조직절편 표본 중에는 전형적인 사슬막대균(streptobacillus)의 소견을 나타낸다. 잠복기는 2~3일로 외음부에 적색의 작은 구진을 발생하며 중심에 농포가 생긴다. 이어서 그 농포막이 파괴하여 궤양이 생기고 궤양은 확대된다. 매독과는 달리 본증은 국소에 한정되며 서혜부 림프절은 팽창되어 통증이 있다. 본질환의 진단은 농분비물을 염색하여 경검하면 그람음성 사슬상에 배열하는 막대균의 *H. ducreyi*를 증명할 수 있다(그림 20-2). 분리균의 동정은 주로 균의 형태, 집락성상, 선택배지의 성상 등을 참고로 하여 종합적으로 판단한다. 면역학적 진단으로써 Reenstierna 반응이 사용된다. 즉 연성하감 가열사균 0.1 mL를 피내 주사하면 양성의 경우 48시간 후에 홍반 또는 경결, 농포 등을 발생한다. 횡현이 존재할 경우는 거의 항상 양성이다. 본증의 치료에는 tetracycline군 항생제, 아미노당 항생제 및 광역 β-lactam이 유효하며 대개 경구로 trimethoprim-sulfamethoxazole나 erythromycin을 사용하여 2주 정도면 완치된다.

4) 예방과 치료

*H. influenzae*의 감염증에서 b형이 많기 때문에 b형에서 추출된 감염방어 항원으로써 협막 다당체인 polyribosephosphate에 의한 면역 예방효과가 기대 되고 있다. 이 예방주사는 거의 부작용이 없기 때문에 2세 이상의 소아 수막염의 예방에 유효하지만 2세 미만의 유아는 항체가의 상승이 충분하지 못 하

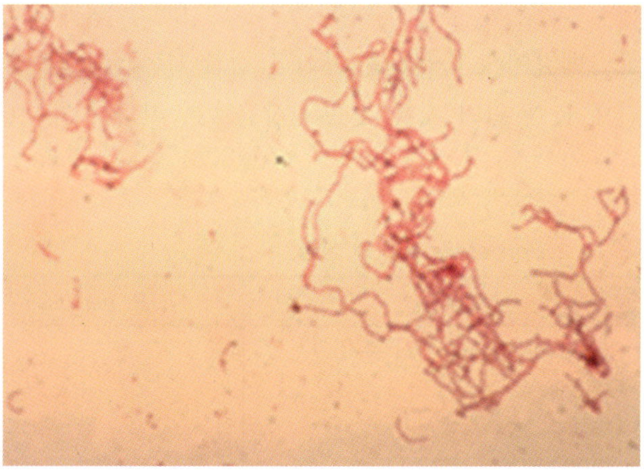

그림 20-2. 그람염색에 의한 *H. ducreyi*

기 때문에 그 예방효과는 적다. 한편 예방적 화학요법(prophylatic chemotherapy)에 의한 효과도 기대되나 아직은 검토 중이다. *Haemophilus* 감염증의 치료에 대해서는 tetracycline, amphicillin이 유효하였지만 내성균의 증가로 cephem계 (cefoxitin, cefmetazole, ceftizoxime 등)가 사용된다.

2 *Bordetella*균속과 감염증

1) *Bordetella*의 일반성상

*Bordetella*속에는 백일해균(*B. pertussis*), 백일해와 비슷한 증상을 일으키는 파라백일해균(*B. parapertussis*) 및 기관지패혈증균(*B. bronchiseptica*)이 포함된다. *Haemophilus*속과 달리 혈액성분의 X (hemin)나 V (NAD)인자를 발육에 필요로 하지 않는다. 각균의 성상은 표 20-2와 같다. 백일해균은 0.2~0.3×0.5~1.0 μm의 작은 그람음성 짧은 막대균이고, 절대산소성이다. 협막을 가지고 있고, 여러 가지 독소를 생성한다. 특수한 배지가 아니면 발육하지 않고, 35~ 37℃, 4~5일간 배양에서 지름 1 mm 정도로 작고, 볼록하며, 평활하고, 수은방울 같은 모양이고, 점조성이며 약한 용혈성이 있다. MacConkey 우무배지에서 *B. bronchiseptica*와 *B. parapertussis*는 증식되나 *B. pertussis*는 자라지 않는다. 환자에서 분리되는 이열성협막항원(K 항원)을 가지는 것을 I상균, 배양에서 K항원을 상실한 것을 III상균, 그 중간의 K 항원의 적은 것을 II상균으로 편의상 3종으로 나눈다. I상균에서 II-III상에서의 변이는 배지의 종류나 배양조건에 의해서 일어난다. 호흡은 산소성(obligate aerobes) 대사에 따른다. 탄수화물에서 산생성, gelatin액화, indole, Voges-Proskauer, H_2S 등이 음성이다. Catalase는 약양성이다. Urease 반응은 *B. pertussis*는 음성, 그 밖의 균종은 양성이다. 분리된 세균의 균종동정을 위해서 직접 형광항체법을 쓸 수 있다. K 항원이 독력과 관계되는 것 외에 이열성피내괴사독소, 적혈구 응집소, 림프구증가인자, 히스타민 증가인자 등이 있다. 독력균주에 섬모가 있고, 숙주세포인 사람의 기관지에 점착한다.

2) 백일해의 임상과 역학

백일해는 소아의 급성호흡기계 전염병이며, 비말전염에서 사람에서 사람으로 감염된다. 기관지에 침입된 세균은 그 상피표면에서 증식되어 상피세포의 섬모운동을 저해한다. 또한 세균에서 방출된 활성인자가 세포를 자극하여 카타르 증상을 일으켜 흡수된 것이 림프구 증가나 저혈당을 일으킨다. 기관지 주변의 염증이나 괴사에서 간질성 폐렴을 일으킬 수도 있다. 백일해 특유의 기침은 수 주간 지속된다. 경련은 점액에 의해 기관지가지의 폐쇄에서 폐포의 확장부전을 일으켜 혈중의 산소결핍으로 인한 것으로 생각하고 있다. 백일해균은 혈류 중에 침입하지 않는다.

임상적으로 3기로 나누는데 발병 1~3주는 카타르기(catarrhal period)이며 이때는 95%의 세균 검출률을 얻을 수 있다. 다음은 발작기(paroxymal period)인 4

표 20-2. *Bordetella* spp.의 성상

성상	*B. pertussis*	*B. parapertussis*	*B. bronchiseptica*
Sheep blood agar에서 증식	−	+	+
Oxidase	+	−	+
Urease	−	+(18시간)	+(4시간)
Nitrate 환원	−	−	+
운동성	−	−	+

주에는 50% 이하에서, 5주일 뒤에는 드물게 양성 결과를 얻을 수 있는 회복기(convalescent period)로 나눈다. 약 2주간의 잠복기를 지나 콧물과 미열 그리고 기침이 야간에 심하다. 이것이 2주간 계속된 후 백일해 특유의 흡입 시의 적성(inspiratory whoop)이 점조한 분비물을 배출하기 위한 오랜 기침발작 후에 2~4주가 계속된다. 백일해의 증상은 근년의 예방주사의 보급과 항균제의 진보에 의해서 경증화되어 진단이 곤란하게 되어 있다. 그러나 백일해 예방접종의 부작용으로 인해 예방접종을 기피하는 일이 생기면서 환자 발생이 증가되었다. 1~5세까지의 어린이의 이환율이 높고 예방주사 미접종자의 사망률이 높다. 발병의 계절은 여름철에 많다(그림 20-3).

3) 예방과 치료

협막보유 I상균의 섬유상 적혈구 응집소(FHA)와 독소(PT)와의 결합예방주사의 예방접종이 매우 유효하다. 실제로는 디프테리아, 파상풍 톡소이드(toxoid)와 백일해균 예방주사(3종 혼합 예방주사, DPT-vaccine)가 사용된다.

치료목적으로 항균제를 투여해도 백일해의 경과가 달라지지 않는다. 그러나 erythromycin을 투여하면 이 세균이 호흡기에서 제거되므로 모든 백일해 환자에게 투여가 권장된다. 또한 백일해 고도면역 사람혈청 글로불린을 투여해도 유효하다고 생각된다.

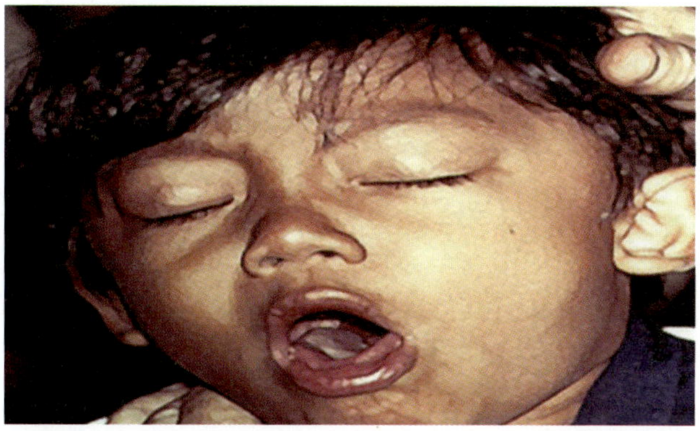

그림 20-3. *B. pertussis*에 감염되어 기침을 하고 있는 어린이

3 *Legionella*균속과 감염증

1) 병원성

1976년 여름 미국 필라델피아시의 어떤 호텔에서 개최한 전미국재향군인대회에서 약 200명의 폐렴 환자가 집단 발생하여 15% 이상의 사망률을 보였다. 이 감염은 바이러스가 원인이라고 의심했으나 CDC (centers for control disease)의 노력으로 새로운 병원균이 발견되어 *Legionella*(재향군인의 의미)라고 명명하였으며 이 감염을 재향군인병(Legionnaire's disease)으로 부르게 되어서 원인균인 *L. pneumophila*가 분리되었다. *Legionella* 세균의 감염을 *Legionella*증이라고 하며, 폐렴이 주 증상인 재향군인병과 인플루엔자 같은 소견을 보이는 폰티악 열(Pontiac fever)이 있으며 다른 부위의 감염은 드물다(표 20-3). *Legionella* 증을 가장 흔히 일으키는 것은 *L. pneumophila*이다.

일부 균종은 사람에서 분리된 일이 없고 자연계 검체에서만 분리되었다. 재향군인병은 중년이상, 면역억제, 신장이식, 흡연 등 선행 요인을 가진 사람이 잘 걸리고 폰티악 열은 선행 요인이 없는 젊은 사람에서 관찰된다. 세균이 들어 있는 옥외 냉각탑, 샤워 등에서 비말(aerosol)이 생기면 이것이 흡입되어 감염이 일어난다. 건축을 위해 땅을 파헤친 것이 감염의 원인이 되었음이 보고된 바도 있다.

일본에서는 1985년에 병원직원들이 폰티악 열에 감염된 일이 있다(김 등, 1985). 혈청학적으로 진단된 *L. pneumophila* 혈청형 1로 인한 폐렴 1예가 보고된 바 있다(최 등, 1990). 이 병은 환자로부터 전염되지 않는다. CDC에 보존되어 있었던 불명 열질환 환자 혈청 중에 이 세균에 대한 항체의 검사에서 폰티악 열(Pontiac fever)이라고 불리던 병도 이 세균이 원인이며 유럽에도 있다는 것을 알았다. 이 세균은 원래 흙속에 존재한다고 생각되었으나 재향군인병이 일어난

표 20-3. 두 가지 *Legionella* 증의 임상소견

임상소견	재향군인병	폰티악 열
사망률	15~20%	0%
잠복기	2~10일	1~2일
증세	고열, 오한, 기침, 근육통, 두통, 흉통, 객담, 설사	인플루엔자 같은 소견 (고열, 오한, 근육통)
폐	폐렴, 흉수	흉막통
신장	신부전(때로는 단백뇨, 혈뇨)	소견 없음
간	중등도의 간기능 이상	소견 없음
위장관	수양, 설사, 복통, 구토	소견 없음
중추신경계	최면, 섬망, 착란	소견 없음

것이 냉방 냉각수 중에 많은 세균이 혼입되어 그 비말(aerosol)을 흡입하여 폐렴으로 발병한 것이다. 재향군인병은 2~10일의 잠복기 후에 고열, 기침, 호흡곤란, 흉통 등의 폐렴증상이 나타나고, 열에 비해 맥박수가 느린 것이 특징이다. 일본에서도 재향군인병의 발생이 확인되므로 인해서 본증에 대한 충분한 주의가 필요하다.

2) 세균의 특징

*Legionella*는 *Bergey's* manual section 4, Family *Legionellaceae*에 수록되어 있다. 현재 29개 균종, 3 아종, 21개 혈청군이 있으나 계속해서 새로운 균종이 명명될 것다. 이 세균은 크기가 다양하여 감염조직에 있는 것은 작은 막대균 혹은 짧은막대균으로 0.5×1.0~2.0 μm이며 배지에 증식된 것은 짧은 막대균으로부터 100 μm의 긴 것도 있다(그림 20-4). 편모는 있으나 협막과 아포는 만들지 않는다. 이 세균은 담수, 수온이 적당한 냉각탑 물, 수돗물에서 관찰된다. 발육인자에 cysteine HCl, purine체가 필요하나 비타민은 요구하지 않으며 철, 마그네슘 등이 발육을 촉진한다. 배양에는 이들을 함유하는 혈액 우무배지나 CYE (charcoal yeast extract) 혹은 Buffered charcoal yeast extract (BCYE-α) 우무배지, 또한 배지의 pH 변동에 의해 발육이 저해되기 때문에 배지에 완충능을 주기 위하여 ACES (N-2-acetoamide-2-aminothane sulfonic acid)를 첨가한 buffered charcoal yeast extract (BCYE-α) 우무배지가 순수분리 배지로 사용된다.

평판배지는 습기가 충분한 공기환경(산소성 상태)의 35℃ 배양기에 2~3일 후면 집락이 생기지만 2주일까지 배양한다. Starch 이외의 당은 분해하지 않고 guinea pig의 적혈구를 용혈한다. 세균은 폐의 다형핵백혈구(PMN)나 macrophage에서 증식하여 병원성을 보인다. *Legionella*속에는 현재 29개 균종이 알려져 있으며 거의 전부의 균종이 사람에게 병원성을 보인다.

3) 세균의 저항성

가열이나 보통의 소독제로 용이하게 살균된다. 1% 크레졸에서 수분 간 처리로 소독할 수 있으나 토양세

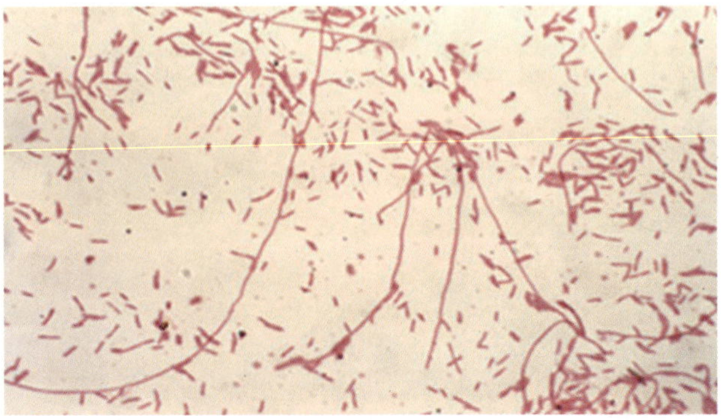

그림 20-4. 그람염색에 의한 *L. pneumophila*

균이므로 물속에서는 장기간 살 수 있으며 증류수에서 100일 이상, 수돗물에서 1년간 생존한다.

4) 세균학적, 혈청학적 진단법

집락은 회백색 또는 청록색이고 광택이 있고 볼록하며 원형이고 지름은 3~4 mm가 된다. 그람음성인 가는 막대균이다. Catalase는 약양성이고 oxidase는 일정하지 않다. BCYE α에서 cysteine이 제외된 배지(BCYE α-Cys)나 혈액 우무에 접종하여 한 세균은 동정에 들어간다. 의심되는 균주는 DFA 시험을 모두 할 수 없기 때문에 우선 "Legionella-like organism"으로 생각하고 연구기관에 동정을 의뢰한다. 연구기관에서는 슬라이드 응집반응이나 세균세포의 지방산을 gas liquid chromatography로 시험하여 동정하기도 한다. 이와 같이 병원균을 분리, 동정하는 것 외에 균체항원을 간접형광항체법이나 특수한 면역학적 방법(ELISA) 등으로 증명한다. 또한 혈중 항체가의 상승을 시험하는 것도 진단에 도움이 된다.

혈청학적 진단법으로 간접형광항체(IFA)법이 가장 널리 쓰인다. 항 *Legionella* 항체가가 4배 이상 증가하면 양성으로 판단한다. 간접형광항체법이 이용된다. 발병 1주일 이내의 급성기 혈청과 3~6주일 후의 회복기 혈청을 채취하여 시험한다. 항원으로는 *L. pneumophila* 1~4군을 쓰고, conjugate는 IgG, IgM, IgA가 든 다가를 쓴다. 항체 역가가 32에서 128 이상이 되면 양성으로 판단한다. 한번 검사로는 역가가 ≥ 256이라도 그 의의를 해석할 수 없다. 따라서 현재는 배양법이 더 권장되고 있다.

5) 예방과 치료

냉각탑의 냉각수 소독은 감염방지에 도움이 된다. 이 세균은 여러 가지 항균제에 감수성이 있지만, 세포 내에서 증식하므로 세포 내로 들어가는 항균제인 erythromycin, rifampin, 5-fluoroquinolone 등만이 치료 효과가 있다. 일차 선택 약제로 erythromycin이 투여된다.

4 *Brucella*균속과 감염증

1) *Brucella*의 일반 성상

본래 가축(염소, 양, 소, 돼지 등)에 전신성 감염(systemic infection)을 일으키고 사람에게도 감염이 되는 인수공통전염병의 원인균이다(그림 20-5).

그람음성 짧은 막대균으로 0.5~0.7×0.5~1.5 μm이며, 한 개씩 쌍으로 혹은 사슬로 배열된다. 협막을 가진 세균도 있다. 주로 돼지의 병원균인 *B. suis*, 소의 병원균인 *B. abortus*, 산양과 면양의 병원균인 *B. melitensis*와 개의 병원균인 *B. canis*가 사람에게 감염을 일으킨다. 사람은 오염된 우유를 마시거나 동물을 다루는 직업인이 감염된다. 사람의 감염은 파상열(undulant fever)이라고 한다. 만성이며 재발이 되는 열성질환이다. 이 세균은 세포 내 기생성이므로 만성 경과를 취하게 된다. 발병 2~3주 후에는 항체가 생기므로 *Brucella* 세균항원을 사용하는 응집반응으로 진단할 수가 있다. *Brucella*속의 각종 균종의 감별은 표 20-4와 같은 성상에 의해서 구별한다. Urea가수분해, H_2S 생성, CO_2 요구성, aniline 염료인 thionine과 basic fuchsin에 대한 감수성을 이용한다. *B. abortus*,

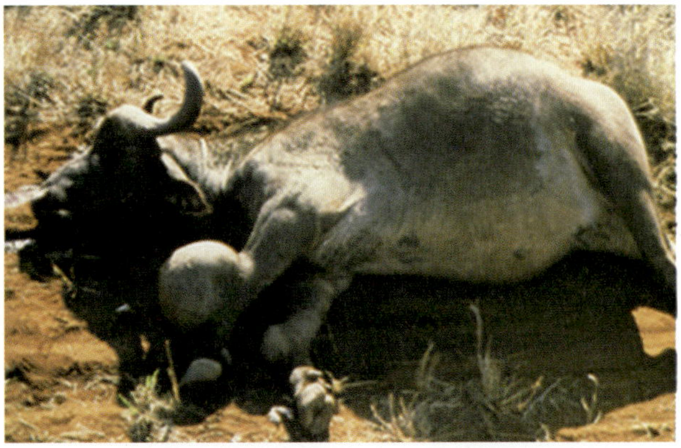

그림 20-5. *Brucella abortus*에 감염된 물소

표 20-4. *Brucella spp.*의 성상

성상	*B. abortus*	*B. melitesis*	*B. suis*	*B. canis*
증식에 CO_2 필요	+/−	−	−	−
Urease 양성 시기	2시간	2시간	15분	15분
H_2S 생성 증식	+	−	+/−	−
Thionin 배지	+/−	+	+	+
Fuchsin 배지	+/−	+	−	−

*B. melitensis*와 *B. suis*에는 공통항원이 존재한다. A 항원은 *B. abortus*와 *B. suis*에 많고, *B. melitensis*에는 적다. 반대로 M 항원은 *B. melitensis*에 많고, 앞의 2 균종에는 적다. 혈청학적인 균종확인에는 M항체만이 포함하는 monospecific serum을 인자혈청으로 사용된다.

2) 파상열의 임상

Brucella 균종과 감염동물 중에는 어느 정도 상관이 있으며, 사람을 포함한 대개의 동물에 감염능이 있다. 감염동물은 패혈증이나 유산을 일으킨다. 수입동물에서 감염될 수 있으며, 가축 및 사람이 감염되는 일은 적다. 동물의 경구(오염된 우유), 흡입 및 경피(동물에 접촉)를 통하여 사람에게 감염된다. 사람의 감염증에는 세 가지 형이 있다.

① 불현성 감염

감염동물에 접촉하는 직종의 사람에서 흔히 보이며, 혈청학적으로만 진단이 된다.

② 급성감염

1~6주의 잠복기 후에 발병한다. 전형적인 증상은 파상열(undulant fever)이며, 매일 오후에 열이 나고 밤에는 떨어진다. 열은 다형핵 백혈구에서 내인성 발열물질의 유리에 의한다. 발열과 균혈증 외에 림프절, 간, 비장 등 망상내계의 비대를 볼 수 있다. 또한 간염, 담낭염, 아급성 심내막염이나 골수염이 일어날 경우가 있다. *B. melitensis*나 *B. suis*는 *B. abortus*보다 심한 임상증상을 보인다.

③ 만성감염

주기적으로 발한, 권태감, 관절통이 일어나지만 발열은 일정하지 않으며, 신경증적 증상을 보인다. 드물게 유산할 경우가 있다. 혈중에 세균이 증명되지 않으므로 진단이 곤란하다.

3) 예방과 치료

동물을 *Brucella* 감염에서 예방하는 것이 가장 좋은 방법이며, 세계 각지에서 *Brucella* 박멸운동이 시도되고 있다. 소에서는 *B. abortus*의 생균 예방주사의 접종이 널리 실시되고 있다. 이 감염의 치료를 위해서는 tetracycline과 함께 gentamicin이 투여된다. 항균제로 인하여 급성증상은 소실되지만 환자의 조직 중에 있는 세균을 완전히 제거하는 것은 곤란하다. 장기간의 치료를 하여도 세포 내에 세균이 남아 있기 때문에 재발을 종종 볼 수 있다.

5 *Francisella*균속과 감염증

1) *Francisella*의 일반 성상

1912년에 미국의 서해안에서 페스트와 유사한 증상을 보이는 다람쥐에서 다형성(pleomorphism)을 가지는 그람음성막대균을 처음 분리하였으며, 이 세균은 야토병(tularemia)의 원인균인 *Francisella tularensis*

이다. 한국에서는 야토병의 감염이 보고된 바 없다. 원래 이 세균은 야생토끼 등 동물의 병원균이며, 사람은 동물과 접촉하거나 흡혈하는 절지동물에 물린 뒤 감염된다. 협막은 생체 내에서 만들고 운동성은 없고 양극성(bipolar) 염색이 된다. 원래 *Pasteurella*속이었으나 산소성(strict aerobic)인 점이 다르기 때문에 1947년에 다시 *Francisella*로 분류되었다. GC는 33~36%로 *Pasteurella*에 가깝다.

2) 야토병의 임상과 진단

야생의 설치류(야생토끼 등)에 접촉하든가 산에서 절지동물(진드기)에 물린 후 1~10일의 잠복기를 지나 불쾌감, 발열이 일어난다. 많은 증례에서는 발열에 앞서 세균이 침입한 부위(주로 손가락)에 구진이 생기고, 국소 림프관의 림프절 염증을 동반한다(그림 20-6). 이 밖에 각결막궤양과 두부 림프절염에서 시작되는 안림프절형, 침입 부위에 병변이 없고 국소 림프절염만으로 발병하는 림프절형, 호흡기 증상을 주로 하는 폐렴형이나 발열만의 장티푸스형이 있다. 화학요법을 사용하지 않을 때 경과는 2~4주간에서 완해와 발열을 반복하여 현저한 근육통이나 두통을 호소할 때가 많다. 화학요법 실시 이전에 사망률은 미국 등에서 약 5%이었으나 적절한 항균제를 신속하게 사용했을 때는 사망률이 1% 이하이다. 임상증상은 장티프스, 폐렴, 포도알균이나 사슬알균에 의한 화농성질환 및 스포로

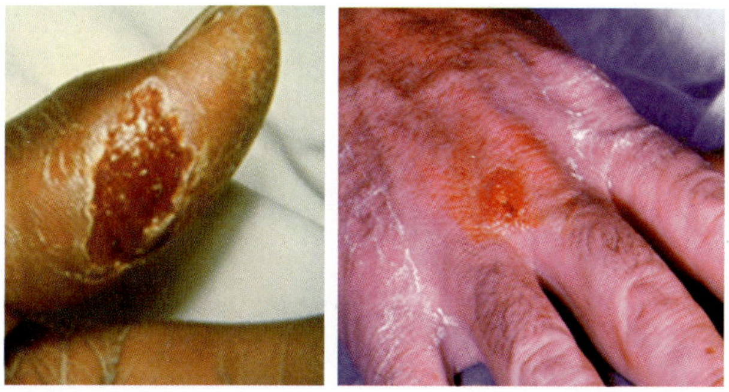

그림 20-6. *Francisella tularensis* 감염에 의한 손가락 궤양과 구진

트리쿰증(sporotricosis)에 유사한 경우도 있으므로 역학적으로 분명하지 않을 때는 임상진단은 쉽지 않다.

확정 진단에는 국소재료를 슬라이드 유리에 도말하여 직접 혹은 간접형광항체법에서 현미경적으로 이 세균을 증명하는 것이 신속한 방법이다. 세균의 분리는 궤양의 마세재료, 림프절 천자액 등을 특수배지인 glucose-cystine blood agar plate, 응고난황배지 평판에 도포하여 37°C에서 48~72시간 산소성 배양한다. 2주 이후의 환자는 표준균주를 가열하여 만든 항원으로 정량적 응집반응인 혈청학적 시험에 의해서 진단할 수 있다.

3) 예방과 치료

야토병은 미국, 유럽, 러시아 및 일본에 분포되는 것으로 알려져 있다. 야생의 설치류(야생토끼 등)와 접촉하거나 산의 진드기에 물리지 않도록 피하는 것이 예방으로 가장 중요하다. 러시아 등에서는 예방주사가 사용되고 있다. 치료에는 streptomycin 등의 아미노당 항균제의 주사가 가장 유효하며, penicillin이나 cephalosporin은 β-lactamase 생성으로 무효하다.

6 *Gardnerella*균속과 감염증

조건무산소성세균으로 그람음성이지만 양성으로 염색되기도 한다. 세포벽 성분이 그람양성세균과 비슷하기 때문이다. 처음에는 *Haemophilus vaginalis*나 *Corynebacterium vaginale*로 불리던 세균이다. 이 균속에는 한 가지 균종만이 있다. 크기는 0.3~0.6×1~2 μm의 막대균이며, 협막, 아포, 편모를 가지고 있지 않다. 사람의 비뇨기계에 정상균무리로 존재하며 세균성 질증(bacterial vaginosis)을 일으키는 데 관련되어 있다.

세균성 질증(bacterial vaginosis) 환자의 질검체는 다음과 같은 소견을 보인다. 즉, ① 점조성이 없는 분

비물이 많다. ② pH가 4.6 이상이다. ③ 10%의 KOH를 넣으면 비린내가 난다. ④ 10~20%의 상피세포는 clue cell이다. ⑤ *Lactobacillus*가 감소되어 있다. X인자나 V인자를 요구하지 않으나 보통 우무배지에서는 발육하지 않고 혈액 우무배지나 Casman's agar에 48시간 배양하면 직경 약 0.1~0.2 mm의 집락을 보인다.

선택배지로서는 Human blood bilayer medium (HBM)이 있다. 사람의 혈액으로 만든 혈액우무배지에서 약한 용혈을 보이나 면양혈액우무배지에서는 용혈성이 불확실하다.

집락을 염색하면 작고 다형성인 짧은 막대균을 볼 수 있다. 그람음성이지만 탈색되지 않은 세포도 섞여 있게 된다. 질검체를 사람의 혈액우무에 배양하면 β용혈성 집락이 생기고, 그람음성 또는 양성인 다형성 짧은 막대균 oxidase와 catalase 음성이면 *G. vaginalis*로 예비동정 하여 보고할 수 있다. 치료에는 metronidazole이 이용된다. 이 약은 *G. vaginalis*에는 항균력이 없고 무산소성 세균에 유효하다. 이 사실은 20~40%의 건강한 부인이 보균자라는 사실과 함께 이 세균이 vaginosis의 원인균이 아님을 시사한다.

CHAPTER

21 무산소성균

학/습/목/표

1. 무산소성 세균의 일반적인 특성 및 병원성에 대하여 설명한다.
2. *Clostridium* 균속의 일반적인 특성 및 병원성에 대하여 설명한다.

1 그람양성 무산소성 알균과 감염증

그람양성의 무산소성 알균으로 *Peptostreptococcus* 속이 있다. 이 속은 사슬상 배열이며, 아미노산에서 알코올 및 유기산을 만들고, GC는 34%이다.

1) 병원성

*Peptostreptococcus*는 사람의 구강, 상기도, 장관, 질 및 피부의 정상균무리로, 뇌농양, 패혈증, 창상감염, 복부수술 후 감염 등의 원인균인 경우가 있다. 점막이 손상되었을 때 염증의 원인이 되기 쉬운 것은 *Bacteroides* 감염증과 비슷하다. 다른 균과 혼합감염이 많다.

2) 세균의 특징

*Peptostreptococcus*는 그람양성알균으로 아포나 편모는 없다. 포도알균이나 사슬알균에 비해 용혈소를 만드는 것은 드물다. Oxidase는 음성이지만 드물게 catalase를 생성하는 것도 있다.

3) 예방과 치료

점막을 손상하는 외과 수술 후에는 cefoxitin (FOX) 등의 예방투여와 배출이 필요하다. 이 세균은 페니실린이 유효하지만 혼합감염이 많으므로 이때는 광역항생물질(제2, 3세대 cepham계 유도체 등)을 사용해야 한다.

2 *Veillonellaceae*와 감염증

1) *Veillonellaceae*의 특성과 분류

그람음성 무산소성 알균이며 편모, 아포, 협막이 없다. 쌍알균과 같이 두 개의 세포가 보이는 경우가 많다.

*Veillonellaceae*과에는 *Veillonella*, *Acidaminococcus*, *Megasphaera*의 3 균속이 있다. 사람에 대한 병원성이 의심되는 것은 *Veillonella*뿐이다.

2) *Veillonella* 감염증

이 속의 세균은 사람의 구강, 호흡기, 질, 장관 등에 정상균무리로써 발견되지만, 백혈병 환자의 패혈증, 수술 후 균혈증, 기관지 확장증에 합병된 폐렴 등의 임상재료에서 분리되어 일종의 기회감염의 병원체로 생각된다.

3) 세균의 특징

*Veillonella*는 지름이 0.3~0.5 μm의 알균이며, 그 배열은 불규칙하거나 쌍알균의 형태로 관찰된다. 이 균종에는 *V. parvula*, *V. atypica*, *V. dispar* 등이 있다.

혈액우무배지에서 37℃, 48~72시간, 무산소성 배양하면, 작고 볼록하며 투명 내지 반투명한 집락을 보인다. 이 집락은 장파장의 자외선을 비추면 적색형광을 내는데, *Bacteroides*와는 달리 혈액이 첨가되지 않은 배지에서는 형광을 내지 않는다. *Veillonella*가 감염에서 분리되는 일은 드물다.

4) 예방

기회감염이기 때문에 면역력이 강한 사람에게는 감염되지 않는다.

5) 치료

Penicillin, metronidazole, chloramphenicol, clinda-mycin, cefoxitin, cephalosporin, imipenem 등을 사용한다.

3 무산소성 아포형성균과 감염증

무산소성의 아포를 생성하는 막대균에는 사람에게 병원성이 있는 그람양성인 *Clostridium* 균속과, 사람에게 병원성이 없는 그람음성인 *Desulfotomaculum* 균속이 있다.

1) *Clostridium* 균속의 일반적인 성상

흙과 해수 중에 널리 분포하고 있으며, 1×5 μm 내외의 그람양성 막대균으로, 주모성 편모를 가지고 운동하는 것도 있다. 아포를 형성하기 때문에 저항성이 강하여 *Clostridium*을 멸균하기 위해서는 가압멸균이나 ethylene oxide 가스 멸균을 해야 한다. 사람에 대한 병원성에 따라 ① 파상풍(tetanus)균, ② 보틀리누스(botulism)균, ③ 가스괴저균(gas gangrene group)균 및 ④ 항균제 유발 설사(antibiotic associated diarrhea)균으로 분류할 수 있다.

2) 파상풍균과 파상풍 (*Clostridim tetani* and tetanus)

(1) 병원성

*C. tetani*는 파상풍의 병원체이다. 파상풍균은 세계 여러 나라의 흙과 하수에 널리 분포되어 있으며, 사람이나 동물의 변에서도 발견된다. 파상풍 환자가 많지 않은 것은 이 세균의 무산소성 요구도가 높고 특수한 환경이 아니면 증식하지 않는 성상과 관계가 있다. 우리나라에서는 소수의 환자에서 발생하고, 일본에서는 연간 100명 미만의 환자가 보고되고 있으며, 열대, 아열대의 개발도상국에서는 10~50배의 환자발생률을 보이고 있다. 흙에 오염된 상처나 창상 부위에 포도알균 등의 감염에 의해 조직이 국소적으로 파괴되면, 혈액순환이 정지되어 무산소성 상태가 된다. 이때 파상풍균이 증식을 시작하고 강한 균체 외독소를 생성하여, 세균은 국소에 있지만 독소는 신경과 림프관을 지

나 전신에 운반된다.

독소는 신경조직에 강한 친화성을 가지고 있으며 상처가 일어난 후 수일~1개월의 잠복기 후에 두통, 전신 권태감과 함께 음식물을 삼키기나 입 벌리기(개구장애)가 곤란한 초기증상이 나타난다. 근 강직은 안면, 목, 복부까지 미치고, 안면근육의 강직은 쓴웃음 표정과 유사한 특유의 경련을 보인다.

전신의 근육강직은 활 모양이 되어 호흡곤란으로 사망하게 되는데(그림 21-1), 이것을 대경련이라고 하고, 경련발작은 가벼운 자극(예를 들면 진동, 미풍, 빛 등)으로 유발된다. 파상풍 독소는 운동신경에는 작용하지만 감각신경에는 침범하지 않으며, 경련 시마다 강한 통증이 느껴지는 질환으로 높은 사망률을 보인다.

(2) 독소

파상풍은 외독소로써 tetanospasmin이라고 하는 분자량 15만의 신경독소와 tetanolysin이라고 하는 분자량 6만의 용혈독소를 만든다. 파상풍의 원인이 되는 것은 tetanospasmin이고, 지상에서 가장 강한 독소이며, 1 mg은 1,000만 마리에 가까운 기니피그를 죽일 수 있다. 파상풍은 병후 면역이 되지 않는데, 이것은 독소가 너무 강하여 항원으로써 충분한 독소가 만들어지기 전에 환자가 사망하기 때문이다.

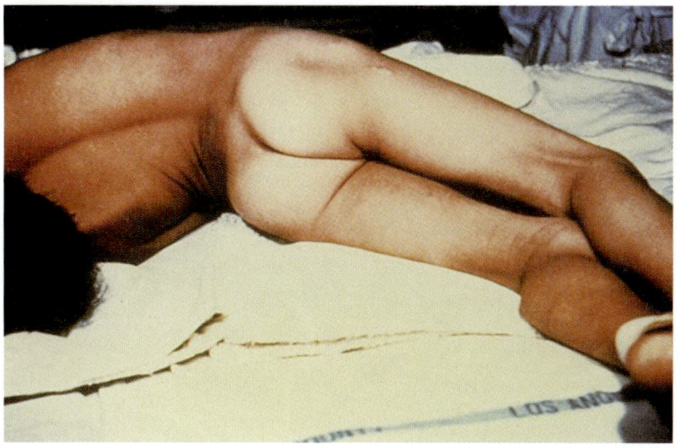

그림 21-1. *C. tetani*의 외독소로 인한 후궁반장(활 모양 강직)

(3) 세균의 특징

무산소성 요구도가 높은 그람양성 막대균이며, 주모성 편모로 운동성이 있다. 아포는 한끝에 구형이며, 균세포의 폭보다 큰 것이 만들어지므로 37℃에서 48~72시간 배양한 균에서 북채 모양으로 보인다(그림 21-2, 3).

(4) 예방과 치료

파상풍은 독소가 너무 강하므로 질병 후 면역은 되지 않으나, 독소를 포르말린으로 처리하면 항원성을 유지한 채로 독성을 제거할 수가 있어(toxoid), 충분한 양을 투여할 수가 있으므로 능동면역에 의해 예방이 가능하게 된다. 현재는 생후 3~48개월의 소아에 DPT(디프테리아, 백일해, 파상풍혼합) 백신으로써

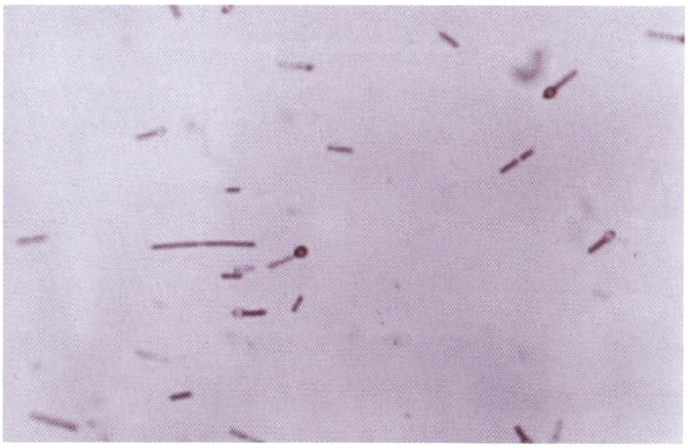

그림 21-2. *C. tetani*의 그람 염색

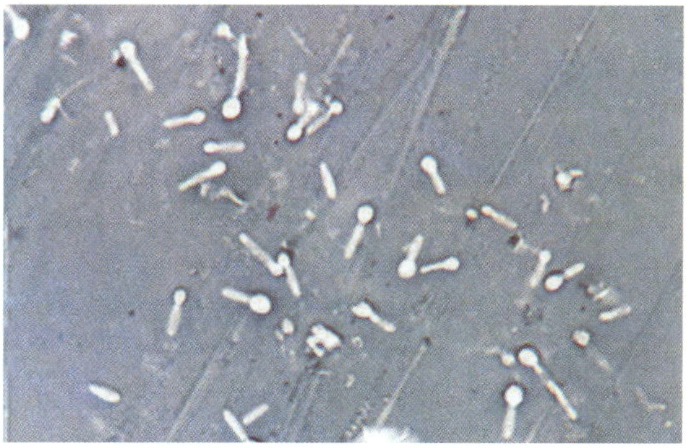

그림 21-3. *C. tetani*의 Nigrosin 음화 염색

기초면역이 만들어지고, 이후 필요에 따라 추가면역이 실시되고 있다. 기초면역으로써 0.5 mL씩 1개월 간격으로 2회 피하 주사하면 창상을 입은 직후에 0.5 mL 추가 주사하는 것으로 파상풍을 예방할 수가 있다.

기초면역을 갖지 못한 환자라도 상처를 입은 직후에 예방접종을 실시하면 toxoid가 신경세포 표면에 먼저 결합하여 뒤에 오는 독소의 결합을 방해하여 파상풍을 막을 가능성이 있다. 치료에는 고압산소요법, 항독소에 의한 혈청요법, 근이완제에 의한 대증요법, penicillin의 화학요법의 병용을 실시한다. 항독소로서 오랫동안 말에서 만든 치료용 혈청이 사용되어 왔으나 말 혈청은 이종단백이며, 파상풍 이외에도 가스괴저, 디프테리아, 뱀 교상, 보툴리누스 식중독 등에도 사용하고 있어 아나필락시스의 위험이 있으므로 사람 γ-글로불린이 이상적이다.

3) 보툴리누스균과 식중독 (*C. botulinum* and food poisoning)

(1) 병원성

전형적인 독소형 식중독의 병원체이다. 보툴리누스균은 진흙(폐수) 중에 많다. 외국에서는 야채, 육류의 통조림 , 소시지 및 초밥 등의 중독으로 알려져 있다. 토양에 오염된 야채, 해수 중의 균에 오염된 상어 알 등의 병조림 멸균이 불완전하거나, 식품보존이 부적당하면 무산소성 조건에서 보툴리누스균이 증식하여 외독소를 생성한다. 독소가 들어 있는 음식물을 먹으면 수시간~3일의 잠복기 후에 두통, 안검하수, 산동, 복시 등의 초기증상을 보이고, 음식물 넘기기가 곤란해지며, 발성장애 및 흉부근육 마비가 진행되어 3~7일 경에 사망한다.

(2) 독소

보툴리누스의 독소는 분자량 35~90만의 단백질이며, 파상풍 독소와 더불어 가장 강한 독성물질이다. 항원성의 차이에 따라 A, B, C, D, E, F, G의 7형으로 나눈다. 각 독소형 생성균주의 분포는 지역적인 차이가 나타나는데, A는 아메리카 태평양 해안에, B는 아메리카 중부 및 유럽에, C는 아메리카와 남아프리카에, D는 남아프리카에, E는 일본에 주로 분포한다. 경구 섭취된 독소는 십이지장에서 트립신 소화에 의해 분자량은 작게 되나, 독성은 강하게 된다. 분자량 15만 내외의 단백이 최소독소 단위이다. 독소는 장관에서 흡수되어 혈관으로 운반되고 신경근 접합부에 작용하여 근마비를 일으킨다. 독소는 항독소로 중화된다.

(3) 세균의 특징

무산소성 요구도가 높은 그람양성의 큰 막대균(1×5 μm)이며, 주모성 편모로 운동성이 있다. 아포는 타원형이며, 끝으로 치우쳐 생성된다(그림 21-4).

(4) 예방과 치료

통조림, 병조림의 소독법의 개선과 진공팩 식품의 위생지도가 필요하다. 치료는 말을 사용한 항독소의 혈청요법을 실시하고, 발병 후에도 효과는 크다. 식품에 의한 식중독의 가능성이 있는 지역에서는 항독소의 상비가 필요하다.

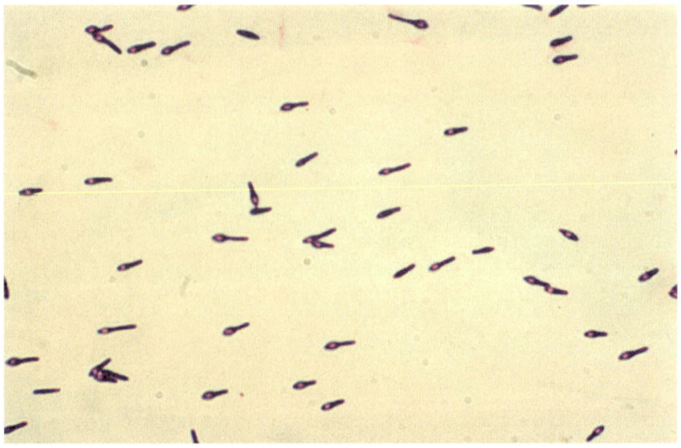

그림 21-4. *C. botulinum*의 그람 염색

4) 가스괴저균과 감염증

(1) 병원성

① 가스괴저(gas gangrene)

흙 속에 널리 분포하고 있는 *C. perfringens*, *C. septicum*, *C. chauvoei*, *C. novyi* 등은 흙에 오염된 상처를 통해 큰 외상(교통사고에 의한 복잡골절, 총상 등)에 감염되어 가스괴저를 일으킨다. 1~2일의 잠복기 후에 창상 주변 연조직의 광범위한 괴사, 수종, 가스 발생을 보이고, 생성되는 독소는 혈류 중에 들어가 용혈, 출혈성 황달로 사망하게 한다.

■ 독소

α, β, ε 등 많은 균체 외독소를 생성한다. 그 중 α-독소는 lecithinase C이며, 혈구나 체세포의 세포질 막을 파괴하여 용혈이나 괴사를 일으킨다. α-독소는 분자량 3만~10만의 단백질이며, 효소활성이 분명해진 최초의 세균독소이다. ε과 함께 동물에 대한 치사, 조직괴사 독소이지만 용혈성은 없다.

② 내열성 *C. perfringens* 식중독

*C. perfringens*는 내열성이 강한 균주로, 감염형 식중독을 일으킨다. 흙속의 세균에 의해 오염된 음식물을 한번 가열하여, 여름철에 실온에서 수시간 무산소성 상태로 방치하면 *C. perfringens* 식중독이 일어나기 쉽다. 크림, 소스 등을 주재료로 하는 크로켓 등의 식품이 원인식품으로 알려져 있다. 12~24시간의 잠복기 후에 발열, 설사, 복통을 일으킨다.

■ 독소

C. perfringens 식중독의 원인이 되는 것은 분자량 3.5만의 단백질인 장독소이며, α-독소는 아니다. 이 독소는 세균이 아포를 만들기 시작한 sporangium의 상태일 때 만들어진다. 식품 중에 혼입된 *C. perfringens* 아포가 가열에 의해 발아하여 영양형 세포로 된 것을 먹으면 세균은 대장에서 아포생성을 하는 것과 동시에 독소도 형성한다. 발생기전은 외독소에 의하나 생균을 섭취하여 체내에서 독소가 만들어지므로 감염형 식중독이다.

(2) 세균의 특징

그람양성의 큰 막대균이며, 대개는 균체 중앙에 타원형의 아포를 만든다. *Clostridium*은 대개 주모성 편모가 있으나 *C. perfringens*는 무모균으로 운동성이 없다(그림 21-5).

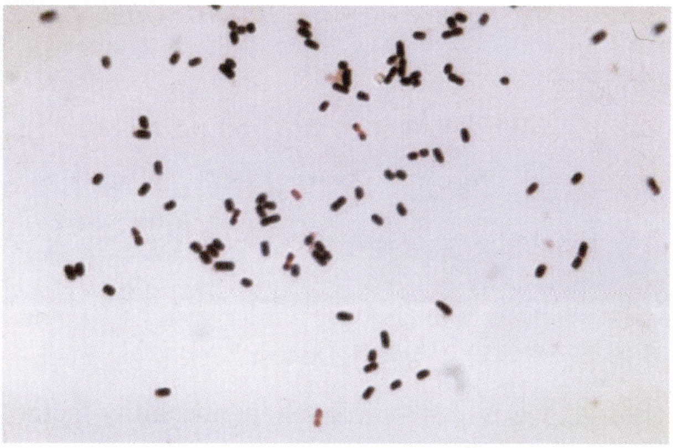

그림 21-5. *C. perfringens*의 그람 염색

(3) 예방과 치료

조직의 괴사가 심한 상처의 입구를 넓게 개방하여 산소를 통하기 쉽게 하고 penicillin을 투여한다. 치료는 penicillin의 대량 투여(100만 단위 이상)와 고압산소 요법이 유효하다. α-독소에 대한 혈청요법도 필요에 따라 사용한다.

5) *Clostridioides difficile*와 위막성 대장염 (*Clostridium difficile* and pseudomembranous colitis)

(1) 병원성

Clindamycin이나 lincomycin 등을 복용하면 설사가 일어나고, 때로는 심한 대장염으로 사망하는 경우가 보고되고 있다. 대장에 궤양이 생기고 위막이 덮인 병소가 특징으로 나타나는데, 이것을 위막성 대장염(pseudomembranous colitis, PMC)이라고 한다. 조직학적으로는 맹장에서 상행결장에 걸쳐 광범위한 점막상피 박탈, 모세관 폐쇄, 다형핵 백혈구의 집합, 죽은 세포가 궤양에 부착한 것이 보인다. 미국의 Bartlett 등은 환자의 세균검사와 동물실험을 반복하여, 원인이 *C. difficile*에 의한 것임을 확인하고, PMC는 clindamycin이나 lincomycin뿐만 아니라 ampicillin이나 cephem계 등 다른 광범위 항균제 복용에서도 일어나는 것을 확인하였다.

(2) 독소

분자량 24만의 단백성 독소로, 60 pg/mL(10^{-11} g/mL)의 극히 미량이며, 조직배양된 사람의 양막 세포 혹은 Hela 세포에 세포독성(cytopathic effect)을 보이고, 마우스 복강 내 주사에 의한 치사작용, 토끼에서 결찰장관액의 저장작용(De test), 기니피그 피내 주사에 의한 출혈, 액체 삼출작용(permeability factor, PF) 등으로 확인된다. *C. sordellii*의 항혈청으로 중화된다.

(3) 세균의 특징

다른 *Clostridium*에 비해서 각종 항균제에 저항성이 강하다.

(4) 예방과 치료

화학요법 중에서 설사 등의 증상이 나타나면 신장 배설형 항생제 주사로 바꿔야 한다. 치료제로써는 vancomycin의 복용이 유효하지만 재발이 20% 정도 나타난다.

4 무산소성 그람음성막대균과 감염증

무산소성 그람음성막대균(anaerobic gram-negative *bacilli*)은 사람의 점막표면에 정상균무리로 널리 분포하고 있다. 즉 인두부에는 10^7/mL, 말단 회장 부위에는 10^7/mL, 특히 대장에는 변 1 g당 10^{11}개의 그람음성 무산소성 막대균이 있다. 그람음성 무산소성 막대균은 대장 내용물의 20~30%에 달하고, 대장균의 100~1,000배의 세균수로 존재한다. 또한 질이나 자궁경관부 및 부비강에 상재하는 그람음성 무산소성 세균이 외상(장천공 등), 충수염의 충수천공이나 수술 후의 복막염, 난관염 등의 원인이 되는 것이 많다. 따라서 감염이 계속되어 패혈증, 혈전정맥염, 심내막염 등으로 진전되는 경우가 있고 면역저하증 환자에는 뇌농양, 연하성 폐렴도 일으킨다. 이와 같이 점막에서의 감염증에는 무산소성 세균의 관여가 크기 때문에 주의해야 한다.

1) 분류

그람음성 무산소성 막대균(anaerobic gram-negative *bacilli*)에는 현재 23 균속이 있으나 과거 수십 년간 그 분류는 크게 변화되었고 현재도 이러한 경향은 계속되고 있다. 무산소성 그람음성막대균은 임상검체에서 분리되는 무산소성 세균의 반 이상을 차지하며 여기에서는 임상검체에서 흔히 분리되는 4 균속(*Bacteroides*, *Porphyromonas*, *Prevotella*, *Fusobacterium*)에 대해서 논하고자 한다.

2) 그람음성 무산소성 막대균에 의한 감염증

무산소성 병원성 세균 중에서 가장 분리 빈도가 높은 것은 그람음성 무산소성 막대균으로, 이 중 임상재료에서 가장 검출률이 높은 것은 *Bacteroides fragilis*이다(그림 21-6). *B. fragilis*와 *B. thetaiotaomicron*은 가장 임상적으로 중요한 균종으로, 대장의 정상

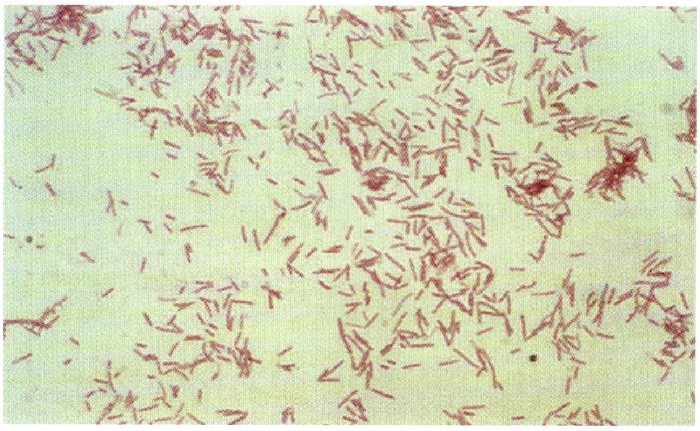

그림 21-6. ***Bacteroides fragilis*의 그람 염색**

균무리일 뿐만 아니라 복부의 감염 부위에서 많이 검출된다. *Prevotella*속의 *P. corporis*, *P. denticola*, *P. intermedia*, *P. loescheii*, *P. melaninogenica*와 *Porphyromonas*속의 *P. endodontalis*와 *P. gingivalis*는 구강에 상재하고 구강, 치주, 두부, 경부, 호흡기계 감염증의 원인균이다. 또한 임상검체에서 비교적 자주 분리되는 그람음성막대균은 *Fusobacterium*이다. 편도선의 궤양과 암회색의 닭 냄새 나는 분비액이 특징인 빈센트씨 구협염(Vincent's angina)을 일으킨다.

5 무산소성균의 예방과 치료

그람음성 무산소성 막대균에 의한 감염증은 대부분 환자의 정상균무리에 의한 감염이다. 이와 같은 감염의 양식을 자가감염(endogeneous infection)이라고 부른다. 따라서 장관 외상 및 수술, 부인과 수술의 경우에는 세균에 강한 항균력을 보이는 cefmetazole 등의 항생제의 예방 투여와 함께 drainage 장치를 필요로 한다. 치료에는 clindamycin, tetracycline, cefmetazole 혹은 cefoxitin 등의 항생제가 사용되지만 clindamycin은 위막성 대장염의 부작용이 있고, tetracycline은 내성세균의 빈도가 30% 정도이므로 현재는 latamoxef, cefmetazole, cefoxitin 및 cefotetan이 사용된다.

CHAPTER

22 만곡되거나 나선인 막대균

학/습/목/표

1. *Campylobacter jejuni*와 *Helicobacter pylori*의 일반적인 특성과 병원성에 대하여 설명한다.
2. 스피로헤타(*Spirochete*)의 일반적인 특성과 병원성에 대하여 설명한다.

1 *Campylobacter*균속 및 *Helicobacter*균속과 감염증

1) *Campylobacter*

*Campylobacter*는 1909년 소의 감염에서 최초로 보고되었으며, 1913년 McFadyean과 Stockman에 의해 유산된 양의 자궁 삼출액에서 처음 분리하였고, 이 세균을 *Vibrio fetus*라고 명명하였다. *V. fetus*는 소, 면양, 산양 등에서 유산의 원인균이다. King(1957)은 사람의 감염에서 분리된 균주 중에는 *V. fetus*와는 다른 성상을 가진 세균이 있음을 보고하였고, 이를 "related vibrio"로 명칭하였다. Sevald와 Veron(1963)은 "related vibrio" 균주가 *Vibrio* 균속과는 성상이 다르므로 *Campylobacter*로 새롭게 명명하였다.

1972년 벨기에의 DeKeyser 등이 2명의 설사환자에서, 1973년 Butzler 등이 소아 설사환자 800명 중 41명에서 당시 "related vibrio"라고 불리었던 이 세균을 분리하여 장관감염증 원인균으로 널리 주목을 받았으며, 이 세균이 오늘날 *Campylobacter jejuni*이다.

C. jejuni 장염이 미국에서는 *Salmonella* 장염 정도로 흔하고 *Shigella* 장염보다 많으며 1년에 2백만 명의 환자가 발생한다. 우리나라 종합병원 환자에서의 분리율은 *Salmonella* Typhi나 *Shigella*보다 높다. *C. coli*는 *Campylobacter* 장염의 3~5%를 차지하는 것으로 캐나다와 영국에서는 보고되고 있으나 장염 환자에서의 분리는 소수가 보고된 바 있다. *C. fetus subsp. fetus*는 간 경변 등 기존 질환이 있는 사람에게 주로 패혈증을 일으킨다. 이 세균은 혈액배양에서 약 1주일 배양한 후에 증식이 관찰된다. *Bergey* manual(1984)에는 5가지 균종만이 수록되어 있다. 그러나 *Campylobacter*의 분류에는 많은 변화가 있었고, 새로운 균종들이 추가되고 있으며 대표적인 *Campylobacter* 균종이다(표 22-1). 장염을 일으키는 균종으로는 *C. jejuni*와 *C. coli*가 가장 많고, 이외

에도 *C. lari*, *C. upsaliensis*, *C. hyointestinalis subsp. hyointestinalis* 등이 드물게 보고되고 있다.

(1) 병원성

대표적인 *Campylobacter* 균종과 각각의 감염증은 표 22-1에 표시하였다. 질병으로써 설사증이 많지만 그 밖에도 패혈증 등 여러 가지 질병의 원인이 된다. *C. jejuni*는 소, 면양, 돼지, 닭, 개, 고양이 등의 건강한 상태에서 보균하는 것이 많으며, 사람에게 감염하면 급성위장염을 일으킨다. 또한 식중독으로 발생하는 경우도 많다. 경구감염 후 3~5일의 잠복기를 거쳐 발열, 두통, 근육통, 복통을 동반한 구토와 자주 설사를 일으킨다.

(2) 세균학적 특징

*Campylobacter*는 그람음성막대균으로 크기는 0.2~0.4×0.5~5 μm이다(그림 22-1). 비브리오와 같이 콤마형, S자형 혹은 나선형이며, 오래된 배양에서는 구형이 되기도 한다(그림 22-2). 한 개의 극성편모가 한쪽 혹은 양쪽 균단에 있어 운동성이 있다. 보통의 산소성 조건에서는 발육하지 않으며, 미산소성(미호기성)으로, CO_2 3~10%의 조건으로 배양하면 발육이 양호하게 된다.

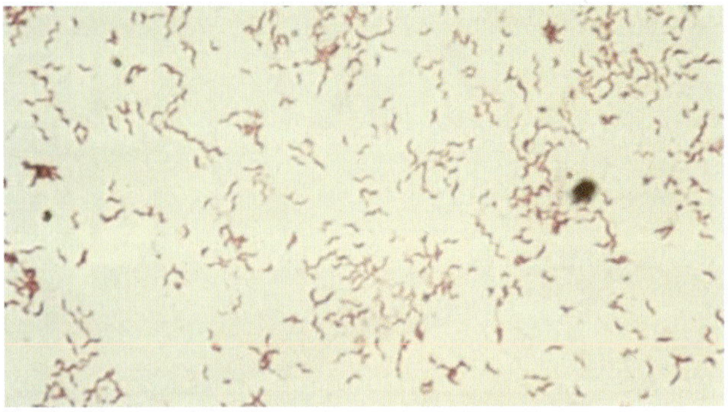

그림 22-1. *C. jejuni*의 그람 염색

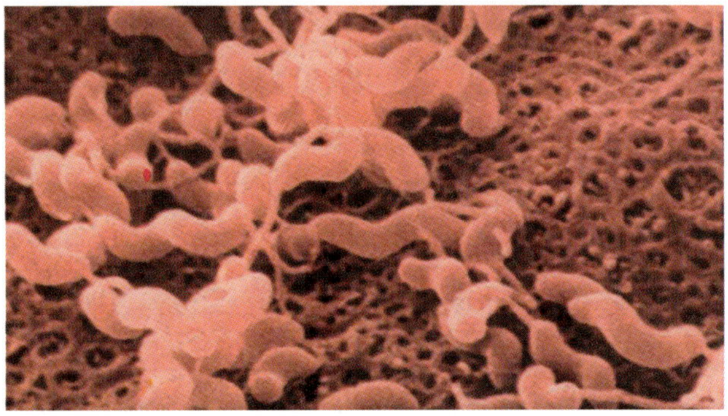

그림 22-2. *C. jejuni*의 주사전자현미경 사진

(3) 치료

Campylobacter 장염에는 macrolide계(erythromycin)등이 사용된다. *C. jejuni*, *C. coli*, *C. fetus* subsp. *fetus*는 chloramphenicol, gentamicin, cefotaxime, ciprofloxacin 등에 감수성이다.

표 22-1. 주요 *Campylobacter*와 *Helicobacter*의 병원성

균종	이명	병원성
C. jejuni subsp. *jejuni*	*C. fetus* subsp. *jejuni*	설사, 식중독, 결절성홍반, 충수염, 복막염, 패혈증, 수막염, 폐렴, 담낭염, 관절염, 전립선염, 요로감염, 소의 유산 등
C. coli	*Vibrio coli*	설사, 식중독
C. fetus subsp. *fetus*	*C. fetus subsp. intestinalis*	패혈증, 수막염, 복막염 심내막염, 관절염, 농창, 설사, 면양과 소의 유산
C. sputorum biovar *sputorum*	*C. sputorum*	사람의 구강 정상균무리
H. pylori	*C. pylori*	위염, 위궤양 및 위암

2) *Helicobacter pylori*

위 점막에 나선형 세균이 존재하고 있는 것은 오래전부터 알려져 왔지만, 1983년에 Marshall과 Wallen이 위염 및 위궤양의 위 생검 조직에서 "unidentified curved *bacilli*"를 분리한 이래로 임상적 의의를 가지게 되었다. 그람음성의 구부러진 짧은 막대균으로 처음에는 *C. pylori*로 분류하였으나 균속의 변경에 따라 *Helicobacter pylori*로 명명되었다.

(1) 병원성

*H. pylori*는 십이지장 궤양환자의 위 생검 조직에서 분리빈도가 가장 높고(70~100%), 다음은 위염, 위궤양의 위 생검 조직에서 약 50~70%의 분리율을 보이고 있다. 건강인의 위 생검 재료에서 분리빈도는 낮고, 연령이 높을수록 분리율이 높으며, 위염, 위궤양 및 십이지장궤양에서 분리율은 세계적으로 지역적인 차이가 있다. 검출된 조직에는 호중구나 단핵구의 세포침윤에 의한 염증증상이 나타나는데, 이 세균이 위염과 위궤양 및 십이지장 궤양의 병태와 관계있다는 설이 유력하며, 아직 전파방법은 밝혀지지 않았다. *H. cinaedi*와 *H. fennelliae*는 동성애 남자의 설사 변에서 분리되었다.

(2) 치료

항생제에 의한 항균효과가 알려져 있으며, 제1 선택제로 amoxicillin, clarithromycin 등이 추천되고 있으며, 위궤양 치료제인 bismuth subcitrate와 복합투여가 보고되고 있다. 생체 내에서 항균제의 치료 효과는 시험관 내의 감수성 결과와 일치하지 않는다. *H. pylori*는 erythromycin, tetracycline, penicillin, gentamicin, cephalothin, clindamycin, ciprofloxacin, nitrofurantoin, rifampin에 감수성이고, cefsulodin, nalodixic acid, sulfonamide, trimethoprim, vancomycin에는 내성이다.

2 *Spirochaeta*균속과 감염증

① 스피로헤타과(*Spirochetaceae*)

- *Treponema* : 5~15×0.09~0.5 μm, 가늘고 물결이 촘촘하다. 병원성 균종이 있고 축사는 5~7개이다(그림 22-4).
- *Borrelia* : 3~15×0.2~0.5 μm, 약간 굵고 물결의 수가 적고 성글며, 무산소성으로 병원성 균종이 있고 축사는 15~20개이다(그림 22-4).

② 렙토스피라과(*Leptospiraceae*)

- *Leptospira* : 6~20×0.1 μm, 양쪽 균단이 구부러져서 갈고리 모양이며, 산소성으로 병원성 균종이 있으며, 축사는 1개이다.

1) *Spirochete*의 일반성상

3~500 μm 크기의 섬세한 나선형의 세균이며, 회전 및 굴곡으로 활발히 운동하고 횡분열로 증식한다. 세포질의 양단 가까이에서 축사(axial filament 혹은 fiber)를 내어서 세포 표면에 밀착하여 세포체에 둘러 감아 중앙에서 겹쳐져 있다(그림 22-3). 세포의 바깥 외측에는 피막(envelope) 즉, 외초(outer envelope)라고 부르는 피막을 갖는다. 내부 구조는 다른 세균과 비슷하다.

그람음성이기는 하나, 그람 염색과 같은 통상의 방법으로는 염색이 곤란하다. Wright 염색, Giemsa 염색을 장시간 실시하거나, 도은법을 사용한다. 살아있는 *Spirochete*는 암시야 현미경으로 용이하게 검출할

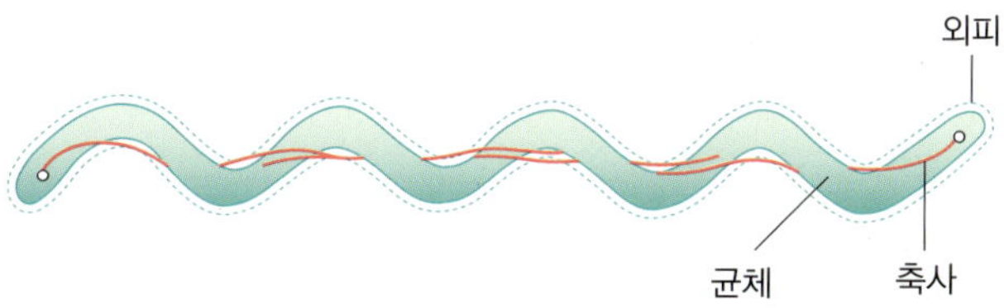

그림 22-3. *Spirochete*의 기본구조

수 있으나 음성염색(negative staining : india ink법 등)을 사용할 수도 있다. 대표적인 *Spirochete*의 형태는 그림 22-4와 같다. 인공배양이 가능한 것도 있으나, 일반적으로는 곤란하거나 불가능하다.

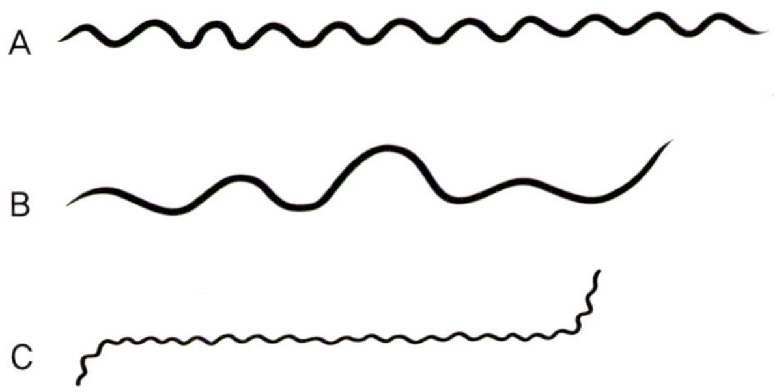

그림 22-4. 대표적인 *Spirochete*의 형태
(A) *Treponema* (B) *Borrelia* (C) *Leptospira*

2) *Treponema pallidum*과 매독 (*Treponema pallidum* and syphilis)

매독균의 학명은 *Treponema pallidum* subsp. *pallidum*이며 *T. pallidum*에는 이 밖에도 *T. pallidum* subsp. *pertenue*와 *T. pallidum* subsp. *endemicum*이 있다. 매독의 병원체는 1905년에 Schaudinn과 Hoffmann이 발견하였다.

(1) 병원성

① 감염

매독(syphilis)은 15세기 말 이후로 세계에 널리 퍼져 현재에 이르기까지 인류의 건강에 큰 문제가 되고 있는 성병(venereal disease)이다. 성교 등의 접촉감염이 많으나, 모체에서 태반을 지나 태아에 감염되는 경우(선천성 매독), 수혈로 감염되는 경우(수혈매독)도 있다. 접촉감염의 경과는 다음의 3기로 나뉜다. 의료종사자가 손에서 감염되는 경우도 있으므로 주의가 필요하다.

② 제1기

감염 후 평균 3주간의 잠복기를 지나 초기병변이 감염 국소에 발생한다. 이 병변은 무통으로 궤양화하기 쉬운 결절을 보이는데, 이를 경성하감(hard chancre)이라고 부르며(그림 22-5), *Haemophilus ducreyi*에 의한 연성하감과 구별된다. 또한 서혜부 림프절이 종창되고, 경성하감 부위에서 쉽게 *T. pallidum*이 증명되며, 현저하게 전염성이 있다. 감염 후 4주가 경과하면 매독혈청 반응은 양성이 된다.

③ 제2기

감염 후 약 3개월이 경과하면 피부나 점막에 특유의 발진이 나타나고(그림 22-6), 발열, 두통, 권태감 등을 동반하는 경우가 많다. 3주에서 3개월이면 자연 치유되지만 약 3년간 재발하고 치유가 반복되기도 한다. 또한 외음부에 발생하는 편평 콘딜로마와 구강 점막진에서 *T. pallidum*이 다수 배출되어 전염된다.

④ 제3기

감염 후 3년이 지나면, 피부, 뼈, 간 등에 고무종(gumma)을 발생한다(그림 22-7). 제3기 매독의 병소에서 *T. pallidum* 검출은 적다.

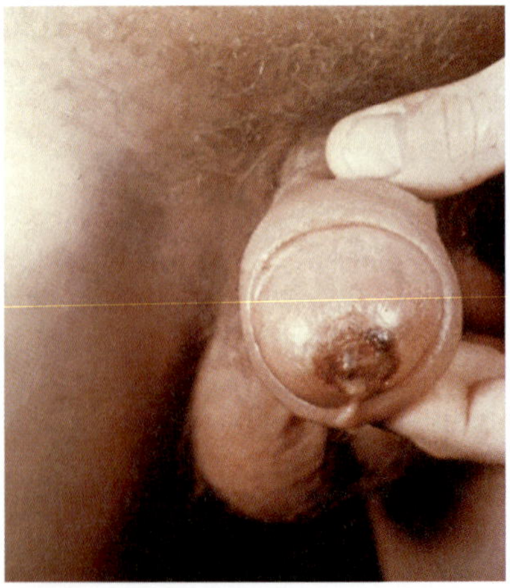

그림 22-5. 제1기 매독

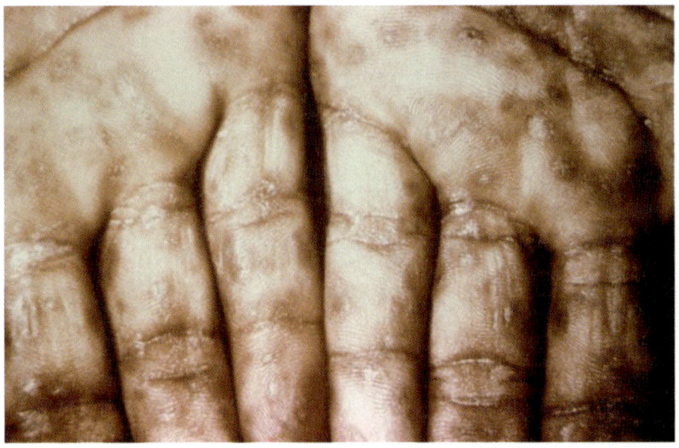

그림 22-6. 제2기 매독

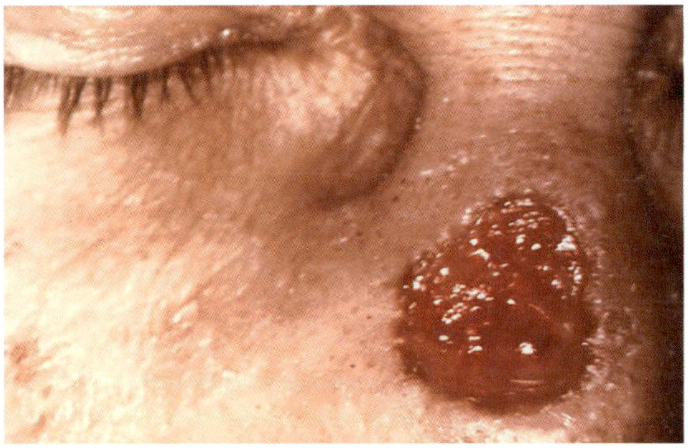

그림 22-7. 제3기 매독

⑤ 만기매독 (변성매독)

감염 후 10~15년 후에 중추신경계의 변성병변을 일으킨다. 진행마비(general paresis)와 척수로(tabes dorsalis) 등이 발생한다.

⑥ 선천매독

임산부가 매독에 감염된 경우, *T. pallidum*이 태반을 통과하여 태아에 감염되면 선천매독이 된다. 유산 혹은 사산이 많으며, 출산 후의 경우, 비염, 특유의 매독진, 뼈, 연골염, 빈혈, 간 및 비장의 종대, 황달, 허친슨치아(Hutchinson's teeth)(그림 22-8), 실질성 각막염 등 여러 가지 증상을 보인다.

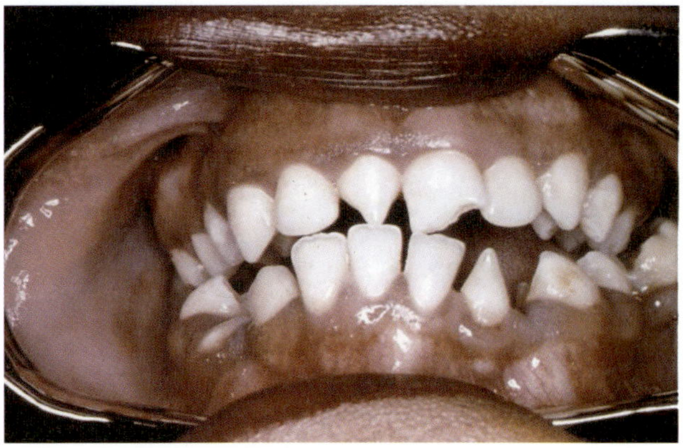

그림 22-8. 선천매독

⑦ 수혈매독

*T. pallidum*이 들어 있는 혈액을 수혈 받으면 발열, 발진 등 제2기 매독의 증상이 발병한다. 만일의 사고를 막기 위해서 수혈용 혈액은 4°C에서 72시간 보존한 후 사용한다.

(2) 세균학적 특징

*T. pallidum*은 5~15×0.2 μm 크기의 나선형이며, 그람염색이 잘 되지 않으므로, 암시야 현미경법, 형광항체법 혹은 도은염색 등으로 관찰한다(그림 22-9). 인공배양이 되지 않기 때문에 균주의 계대는 토끼의 고환 접종법에 의한다. 건조, 저온 고온에 대하여 저항성이 약하고, 체외에서는 급속히 사멸한다. 예를 들면 41°C에서 2시간, 41.5°C에서 1시간으로 사멸되기 때문에, penicillin 실용화 이전에는 환자를 인공적으로 발열시키는 요법도 사용하였다. 또한 4°C에서는 3일간으로 감염력을 상실하므로 보존혈액에 의한 감염의 위험은 적다. 다만 −78°C로 동결했을 경우에는 수년에 걸쳐 감염력이 있다.

(3) 치료 및 예방

치료제로 penicillin이 제1차 선택약제이다. 초기매독에서는 penicillin의 유효 혈중농도를 2주간 유지시킬 필요가 있다. 만기 매독에서는 이 양을 1주 1회로

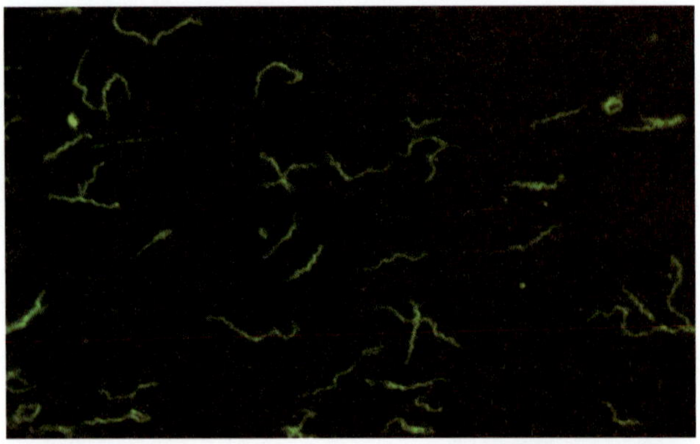

그림 22-9. *T. pallidum*의 형광항체염색

4~6주간 계속한다. Tetracycline, erythromycin도 사용된다. 치료 중에 Jarisch-Herxheimer 현상이 일어나는 수가 있다. 이것은 약제로 살균된 *T. pallidum*에서 다량의 항원이 유리된 결과로 일어나는 allergy 반응이라고 하여 약제 투여 1~2시간 후에 발열, 근육통, 두통, 촉맥, 발진, 혈압저하 등을 가져온다. 대개는 아스피린 투여와 안정 등으로 치유되지만 심장 혈관계나 신경계 매독 환자에서는 치명적인 경우가 있다. 개인적인 예방과 위생교육의 보급 및 환자의 조기발견과 치료를 철저히 해야 한다.

3) *T. pallidum*과 유사한 관련 질환

(1) 매독과 유사한 질환을 일으키는 *Treponema*

매독과 유사한 질환으로서 비성병성 매독(bejel), 열대매종(yaws), 핀타(pinta)가 있다. 성병은 아니며, 접촉감염에 의해서 전염된다. 우리나라에는 존재하지 않는다. 병원성 *Treponema*는 인공배양은 할 수 없고, 치료제는 penicillin이 유효하다. 매독혈청반응에서 양성이다.

① 풍토병성 매독(endemic syphilis))

T. pallidum subsp. *endemicum*에 의해서 일어난다. 아프리카, 중동, 남아시아에 발생하며, 소아에서 잘 감염되고, 전염성의 피부병변을 발생한다.

② 열대매종(frambesia)

T. pallidum subsp. *pertenue*가 원인균이다. 습기가 많은 열대지방에서 풍토병으로 발생한다. 15세 이하의 소아에서 접촉에 의해 감염되고, 팔이나 다리에 궤양성 구진이 생긴다. 피부의 흉터형성이나 뼈 파괴가 종종 일어나지만 심부 장기나 신경이 침범되는 경우는 드물다.

③ 핀타(pinta)

*T. carateum*이 원인균이며, 중남미의 풍토병으로 모든 연령층에 침범된다. 피부에 비궤양성 구진이 생기고, 후에는 색소침착, 각화가 일어난다. 심혈관, 신경계도 침범되는 경우가 있다.

(2) 비병원성 *Treponema*

구강 내, 생식기 등에 각종의 유사 *Treponema*가 존재한다. *Treponema* 균주 중 Reiter주는 *T. phagedenis*에 속하는 비병원성 *Treponema*로 배양이 가능하다.

4) *Borrelia*와 감염증 (*Borrelia* and infectious diseases)

*Borrelia*는 8~18×0.3~0.6 μm의 크기로 3~10개의 불규칙한 굵은 물결을 가진 나선형의 세균이며(그림 22-10), 스피로헤타 중에서 예외적으로 aniline 색소에 잘 염색된다. 15~20개의 축사를 가지고 있다. 사람에게 병원성을 갖는 것은 몸이를 매개체로 하는 *B. recurrentis*와 진드기를 매개체로 하는 *B. burgdorferi*, *B. duttonii* 등이 있다.

(1) 재귀열균(*B. recurrentis*)

*B. recurrentis*는 재귀열(relapsing fever)의 병원체이다. 재귀열은 과거 유럽 및 아시아 각지에서 유행했으나 현재는 동 및 중앙아프리카의 일부, 남미의 일부에 존재할 뿐이다. 몸이에 의해 매개되어 1주간의 잠

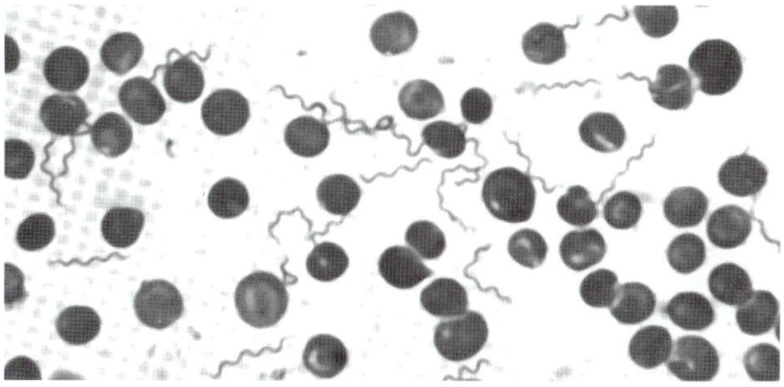

그림 22-10. *B. hermsii*의 Giemsa 염색

복기를 지나 발열, 비장의 종대 등의 증상을 보이고고 열과 해열이 반복되는 재귀열이 발생한다. 열이 떨어질 때 쇼크(shock)가 되어 사망하는 경우가 많다. 열이 날 때 환자혈액의 도말표본 중에 *Borrelia*가 검출되지만 인공배양은 할 수 없다. 마우스 복강 내에 접종하여 계대가 가능하다. Penicillin, tetracycline 및 macrolide계 항균제가 유효하다. 재귀열 중에는 진드기로 매개하는 *B. duttonii*가 있다. 주로 아프리카에서 발생하지만, 전 세계적으로 분포되어 있다. 전신증상은 *B. recurrentis*에 비해 가볍고, 치명률은 2~5% 정도이다.

(2) 라임병균(*B. burgdorferi*)

*B. burgdorferi*는 1975년 미국의 라임(Lyme) 지방에서 발견된 라임병(Lyme disease)의 병원체이다. 여러 종의 진드기를 매개체로 하며, 발열, 두통, 근육통, 관절통을 동반한 만성 유주성 홍반을 주요 증상으로 한다(그림 22-11). 인플루엔자와 같은 혹은 수막염 증상을 나타내며, 신경 증상, 순환기 증상, 관절염 증상으로 진전되는 경우도 있다. 미국이나 유럽 뿐만 아니라 일본과 중국 등 세계 여러 나라에서 발생하고 있다. 우리나라에서도 진드기에서 이 균이 분리되었으며, 항체가 높은 사람이 보고된 경우가 있으나, 아직 사람에서 분리된 예는 없다. 치료제로 penicillin, tetracycline 및 erythromycin 등을 조기 투여한다.

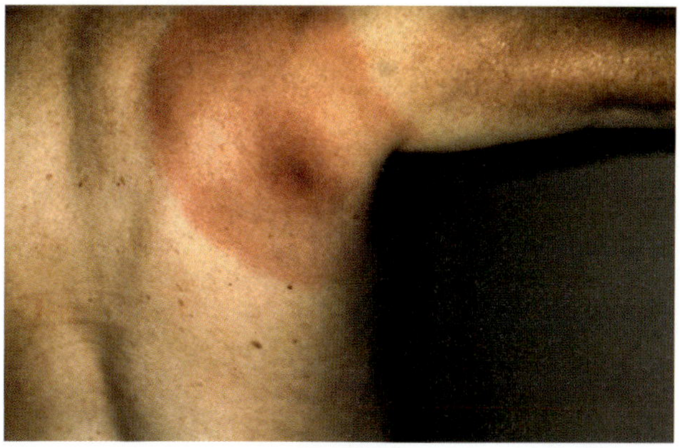

그림 22-11. *B. burgdorferi*에 의한 만성 유주성 홍반

5) *Leptospira*와 감염증 (*Leptospira* and infectious diseases)

(1) 황달출혈성 렙토스피라병(Weil's disease)

① 병원성

L. interrogans serovar *icterohaemorrhagiae*에 의한 질병이며, 일본의 이나타 및 이도(1915년)에 의해 발견되었다. 쥐의 배설된 요에 오염된 물이나 음식물이 피부의 상처나 경구를 통해 감염된다. 이 감염은 동물을 다루거나 논이나 사탕수수 농장에서 일하는 사람에게 생기기 쉽다. 우리나라에서는 1984년에 *Leptospira* 증이 규명되었고, 주로 가을에 감염되는 일이 많다. 보통 사람에서 사람으로의 감염은 볼 수 없으며, 개, 소, 말, 돼지, 고양이 등도 *Leptospira*를 보유할 수가 있다.

임상소견은 가벼운 감기 같은 증세부터 신장과 간의 병변을 동반하는 심한 황달에 이르는 와일병(Weil's disease) 등 다양하다. 잠복기는 3~30일, 대개는 10~12일이다. 이와 같은 잠복기를 거쳐 오한 발열, 두통, 요통, 안구결막의 충혈 증상이 나타난다. 제4~5일에는 황달이 오고, 제2주에는 더욱 심해진다. 또한 출혈 경향도 증가하여 피부의 점상출혈도 보인다. 순환부전, 혈압저하, 신기능부전, 요량의 감소가 나타나고 뇌 증상, 수막자격 증상을 동반하는 경우가 있다. 발병 후 1주일 간(급성기)은 *Leptospira*가 혈액 중에 있고, 초기에는 척수액에도 있을 수 있다. 이 세균이 혈액 중에 있을 때에는 간, 신장을 상해하지만, 항체가 출현하면 신장에 남아 요 중으로 배설하기 시작하고 2~3개월 간 지속된다. 치명률은 10~40%이다.

② 세균학적 특징

*Leptospira*속에는 병원성인 *L. interrogans*와 비병원성인 *L. biflexa*가 있다. 이 세균은 유연성의 나선형 막대균으로, 균단이 반원형으로 구부러진 갈고리 같은 모양이다(그림 22-12). 크기는 6~12×0.1 μm로 그람음성이지만 염색이 잘되지 않으며, 암시야 현미경으로 관찰할 수 있다. 운동성이 있고 산소성이며 세대시간은 6~16시간으로 길다. *L. interrogens*에는 23개의 혈청군과 200 이상의 serovar가 있다.

③ 예방과 치료

치료에는 streptomycin, penicillin, tetracycline, macrolide계 항균제를 사용하고 초기에 사용할수록 그 효과는 현저하다. 보균동물인 쥐의 구제와 오염방지가 예방에 중요하다. 농후 오염지에서 작업하는 사람들은 필요에 따라 고무장화나 고무장갑을 착용해야 한다. 가열사균 백신으로 예방접종을 하면 유효하다.

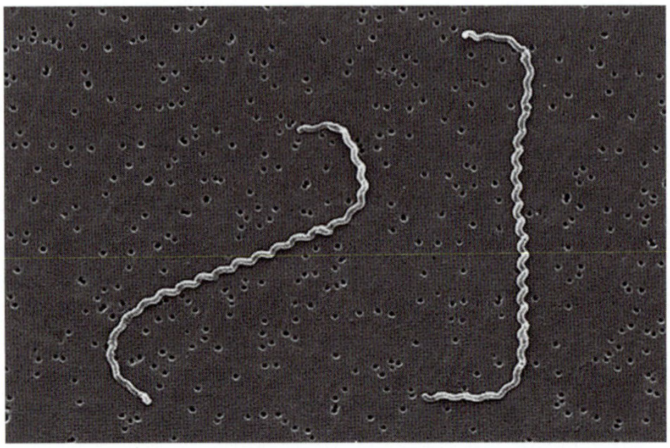

그림 22-12. *L. interrogans*의 주사전자현미경 사진

CHAPTER 23

Mycoplasma, Chlamydia, Richettsia

학습목표

1. *Mycoplasma* 균속의 일반적인 특징과 병원성에 대하여 설명한다.
2. *Chlamydia* 균속의 일반적인 특징과 병원성에 대하여 설명한다.
3. *Rickettsia* 균속의 일반적인 특징과 병원성에 대하여 설명한다.

1 *Mycoplasma*와 감염증

*Mycoplasma*는 인공배지에서 증식하는 세균으로서 다음과 같은 특징을 가지고 있다.

① 자기증식능을 가진 가장 작은 미생물이고, ② 세포벽이 없다. ③ 다형성, ④ penicillin 내성이다. ⑤ 크기는 리케차나 클라미디아와 같이 100~250 nm로 여과형이고, ⑥ 집락은 지름 1 mm 이하이며, 그 형태는 계란 프라이 모양의 특징이 있고, ⑦ 바이러스와 같이 항체에 따라 특이하게 발육이 저지되는 것에 의해 균종을 동정한다. ⑧ DNA의 GC 함량은 적고 23~32%이다(표 23-1).

이상의 특성은 세균과 현저히 다르므로 새로 강(Class)을 마련하여, *Mollicutes*(부드러운 피부의 의미)로써 다음과 같이 분류되어 있다. 사람 및 동물에서 분리되는 것은 주로 *Mycoplasmataceae*과에 속하는 것으로 균속으로는 *Mycoplasma*와 *Ureaplasma*가 있다.

1) *Mycoplasma*의 특징

일반 세균용 배지에는 발육하지 않고 PPLO 배지 등을 사용하여 증식시킨다. 고형배지에서는 지름 1 mm 이하의 작은 집락을 형성한다. 40배 확대의 현미경으로 집락의 형태를 관찰한다.

*M. pneumoniae*는 분리 초기에는 뽕나무 열매와 같은 집락이지만, 다른 전형적인 것은 계란 프라이(fried egg) 모양의 집락이다(그림 23-1). 일반 세균 집락과 전혀 다른 것은 평판 위에는 형성되지 못하고 우무 배지에 파고 들어가는 특이한 발육이다. *Ureaplasma*는 집락이 약 0.1 mm로 매우 작아서 T(tiny)-*Mycoplasma*라고 명명되었다.

*Mycoplasma*는 세포벽이 없어 전자현미경으로 관찰

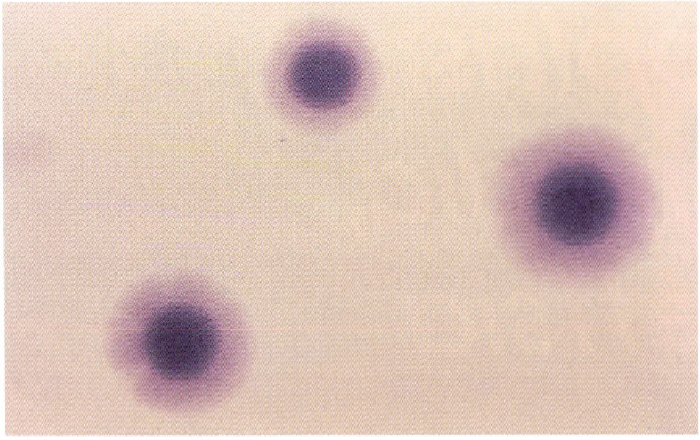

그림 23-1. 배지에서 자란 *M. hominis*의 집락

하면 다형태성이다. 이 세균은 3층으로 된 한계막(unit membrane)으로 덮여 있고 그람염색에서는 음성이다.

2) 병원성

(1) 원발성 비정형 폐렴 (primary atypical pneumonia, PAP)

Mycoplasma 중에서 사람에게 병원성을 보이는 것은 *M. pneumoniae*이고, 원발성 비정형 폐렴(primary atypical pneumonia, PAP)의 원인균이다.

감염은 폐포세포의 부착으로 시작하여 면역반응을 유도하여 발병한다. 폐렴은 발열, 기침, 객담을 주요 증상으로 하는 감기 같은 질환이며, 사계절 동안 발생하지만 특히 겨울부터 봄까지 많이 발생한다. 초등학교 어린이에서부터 청년층까지 넓은 범위의 연령층에서 발생하나, 5~10세가 가장 많다. *M. pnuemoniae*는 호흡기 정상균무리가 아니지만 감염 후에는 수개월 간 분리된다. 불현성 감염이 흔하고 현성 감염일지라도 그 증상은 대개 가벼우므로 "walking pneumonia"라고도 부른다. 이 세균은 호흡기의 분비물에 의해서 전파되고 가장 흔한 증후는 기관-기관지염이지만, 폐렴, 인두염, 비염, 귀의 감염, 수막염, 심근염, 심낭염도 일으킬 수 있다. 국제적으로 4년 주기로 유행한다. 임상적으로는 흉부 X-선 촬영에서 우측 하부 폐 부분에 불균등한 음영을 확인할 때가 많으나 반드시 그런 것은 아니며, 다른 폐렴과의 감별이 곤란할 때가 있다. 예후는 좋으나 경과가 2~3주간 계속되는 경우가 있으며, 사망한 경우는 다른 기초질환을 가지거나 다른 혼합감염을 가진 경우이다.

(2) 비임균성 요도염 및 기타

일반 세균학적 검사에서 병원균이 발견되지 않는 비임균성 요도염(nongonococcal urethritis, NGU)

표 23-1. 각종 미생물의 성상 비교

성상	세균	마이코플라스마	리케차	클라미디아	바이러스
무세포배지 증식	+	+	-	-	-
2분열 증식	+	+	+	+	-
세포벽	+	-	+	+	-
핵산	DNA+RNA	DNA+RNA	DNA+RNA	DNA+RNA	DNA or RNA
Ribosome	+	+	+	+	-
에너지생성 대사능	+	+	+	-	-
특이항체 중화	-	+	+	-	+
항생제 감수성	+	+	+	+	-
Interferon 감수성	-	-	-	+	+

의 주요 원인은 *Chlamydia trachomatis*이지만, 최근에는 만성전립선염 환자의 요에서 *U. urealyticum* 및 *M. genitalium*의 분리율이 높아 원인균에 대한 가능성이 시사된다. 더욱이 *Ureaplasma*는 정자에 흡착하여 운동을 저지하므로 불임의 원인이 된다. 또한, Reiter 증후군의 결막과 요도에서 *M. orale*가 분리되고, Stevens-Johnson 증후군 환자의 혈청에서 *M. pneumoniae*의 항체가가 상승하는 보고가 있으며, 심근염, 심내막염, 만성관절염의 원인으로 의심되는 예가 있으나 아직 병적 의의는 명확치 않다. 사람에서 분리되는 *Mycoplasma* 균종은 *M. pneumoniae*를 비롯하여 *M. hominis*, *M. salivarium* 및 *U. urealyticum* 등이 있다. 특히 건강인의 구강에서 *M. salivarium*은 많이 분리되고 *M. hominis*는 드물게 분리된다. 요에서는 *U. urealyticum*과 *M. hominis*가 분리되는 경우가 많다. *M. pneumoniae* 제외하고, 대부분은 정상균무리로 존재하고 있으며 기회감염의 원인균이 된다. 특히 건강한 여자의 질에는 *U. urealyticum*(60%)과 *M. hominis*(20%)를 보균하고 있으며, 성적으로 문란하지 않은 사람의 보균율은 낮다.

3) 예방과 치료

불활성화 백신은 아직 실행화되지 않고 연구과제로 남아 있다. 치료는 erythromycin, leucomycin (kitasamycin), acetylspiramycin 등 macrolide 항생제와 tetracycline이 현저한 효과가 있지만 아미노배당체(aminoglycoside) 항생제는 효과가 적다. 한편 세포벽을 가지지 않으므로 세포벽 합성을 저지하는 penicillin 이나 cephalosporin 등의 β-lactam 항생제는 모두 내성이다. 최근에 erythromycin 내성 *M. pneumoniae*에 의한 유행이 보고되고 있다. 우리나라에서 분리된 *M. hominis*와 *U. urealyticum*의 약 7%는 tetracycline에 내성임이 보고된 바 있다.

2 *Chlamydia*(*Chlamydophila*)와 감염증

미생물학상의 위치에서 리케차와 같이 클라미디아가 세포 내에서만 증식하는 특성에서 오랫동안 앵무새병, 성병성 림프육아종증, 트라코마 균을 바이러스로서 취급되어 왔다. 그러나 클라미디아는 ① DNA와 RNA의 두 가지 핵산을 가지고 있고, ② 분열 증식한다. ③ ribosome이 있다. ④ 항생제에 감수성이 있는 점에서 바이러스와는 다른 점이다. 또한 리케차와 차이점으로써 ① 클라미디아는 감염성은 있으나 대사활성이 없는 기본체가 있고, 감염성은 없으나 대사활성을 가지는 망상체가 출현하며 이것이 증식하여 다시 기본체가 나타나는 특유의 증식 사이클을 갖는다. ② 세포 내의 증식부위가 다르다. ③ 세포벽에 peptidoglycan이 없다. ④ ATP 생성 대사계가 없으므로 단백합성에 숙주의 ATP를 이용한다. ⑤ 게놈 사이즈가 리케차의 경우 1,100 M dalton인 데 비해, 클라미디아는 660 M dalton으로 작다는 점이 다르다. 이러한 생물학적 특성으로 리케차와 나란히 새로운 *Chlamydia* 목(*Chlamydiales*)으로써 분류하게 되었다(*Bergey's* Manual of Systematic Bacteriology, 1974). 클라미디아는 봉입체의 성질 및 DNA의 상동성에 따라 *C. trachomatis*, *C. pnemoniae*, *C. psittaci*의 3군으로 나뉜다.

1) *Chlamydia*의 일반적 성상

*Chlamydia*는 그람음성균과 유사한 세포벽의 구조를 가지고 있으나 muramic acid는 포함되어 있지 않고, 독특한 증식 사이클을 가지고 있다. 감염성이 있는 입자인 기본체는 지름 300 nm 정도의 입자로, 2층의 외막과 1층의 세포질 막으로 둘러싸여 있고 중심부는 전자밀도가 높은 핵 물질과 소량의 리보솜을 가지고 있다. 외막의 외측에는 소돌기(projection)가 보이고 외막의 내면에는 10 nm의 지름을 가진 육각형의

단위 subunit 구조가 있다. 이 기본체가 세포에 흡착되고 세포의 식균작용에 의해 phagosome에 둘러싸여, 감염 후 8~12시간이 되면 점차 크기가 증가하여 망상체로 변화한다. 이 입자는 시간의 경과와 함께 크기가 증가하여 분열 증식을 하고, 20시간이 지나면 농축하여 다시 기본체가 된다. 24시간 이후 봉입체는 뚜렷하게 되고 기본체는 점차 수가 증가한다.

*C. psittaci*는 36~48시간, *C. trachomatis*는 60~72시간이 되면 거의 기본체로 채워진 성숙 봉입체가 형성된다. 망상체는 500~1,500 nm의 크기로 기본체와 같이 3층의 세포벽을 갖지만 기본체보다 얇다. 기본체와는 달리 감염성이 없고, trypsin에 대한 저항성도 약하며 삼투압이나 진동 등의 기계적인 자극에 대해서도 약하다. 비중은 기본체보다 약간 가볍고, DNA에 대한 RNA의 비는 기본체의 3~4배이며 리보솜도 다량으로 존재하여 대사활성이 활발하다. 기본체는 Gimenez 염색에서는 적색으로, Giemsa 염색에서는 약간 적색을 띤 자색으로, 망상체는 청색으로 염색된다. Giemsa 염색표본을 암시야 현미경으로 관찰하면 봉입체는 황녹색으로 빛나게 보인다. *C. trachomatis*의 봉입체는 글리코겐을 포함하므로 요오드액에서 갈색으로 염색된다(그림 23-2).

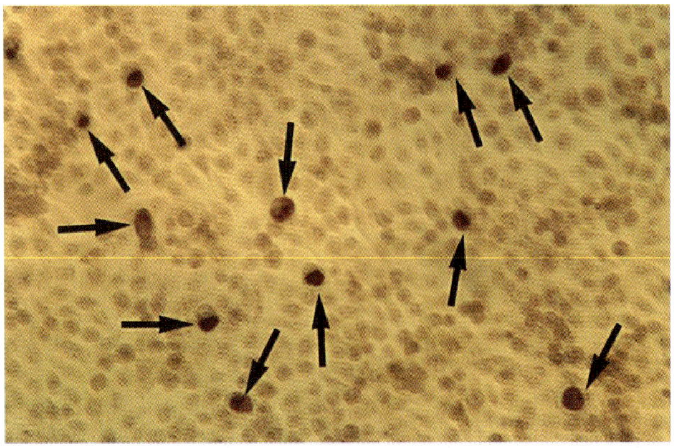

그림 23-2. McCoy 세포 배양에서 관찰된 *C. trachomatis*의 세포질 내 봉입체

2) 트라코마 감염증의 특징

*C. psittaci*에 감염된 새가 배설한 병원체를 사람이 흡입하여 감염되면 폐렴을 일으키고 급성 감염증을 보이지만, 일반적으로 *Chlamydia*의 감염은 잠복감염을 일으켜 지속 감염되는 특징이 있다. 이러한 특징은 앵무새병 군의 조류감염으로 잘 알려져 있고, 트라코마 군의 성병성 림프육아종증에서 감염 후 장기간 지속 감염되는 예가 있다. 또한 봉입체 결막염의 병원체가 임산부의 자궁경부에 감염되어, 신생아의 약 40%가 산도감염에 의해 비인강점막, 안결막, 직장점막에 감염되어 봉입체 결막염이나 폐렴을 일으키는 일이 있다. 감염에 의해 클라미디아의 항체는 상승하지만 높은 항체가 있어도 지속감염을 계속한다.

초기감염에서는 항원의 생성이 늦고 항체가도 낮다. 그러나 재감염 혹은 유아폐렴, 난관염, 골반내염과 같은 감염이 체내에 퍼질 경우는 높은 항체가의 상승을 보인다. 한편 앵무새병, 성병성 림프육아종증(LGV), *C. pneumoniae* 감염증에서는 항체가 높다. 트라코마의 초기감염에는 전형적인 병변이 나타나지 않지만 면역 있는 개체가 감염된 경우에는 전형적인 트라코마 증상을 보이는 것이 원숭이 실험에서 확인되었다. 치료에는 세포벽 합성 저해제인 penicillin계, cephalosporin계 항생제는 유효하지 않고, tetracycline계, macrolide계(erythromycin) 등이 유효하며 비뇨기과 영역에서는 최근에 quinolone계의 항생제도 사용되고 있다. 어느 약제를 사용하는 경우에도 2주간의 투약이 필요하며, 증상이 호전되어도 투약을 중단하면 재발하는 경우가 많다.

(1) 앵무새병(psittacosis) 혹은 비둘기병 (ornithosis)

앵무새류에 감염된 경우는 앵무새 이외의 조류에 감염된 경우보다 일반적으로 증상이 심하고, 동물실험에서도 병원성의 차이를 보인다. 이러한 점에서 전자를 앵무새병(psittacosis), 후자를 비둘기병(ornithosis)이라고 구별하여 부르는 경우가 있다. 잠복기는 7~14일이고, 오한, 발열, 인두통, 권태감, 두통을 동반하여 발병하며, 인플루엔자, 원발성 비정형 폐렴과 혼동하기 쉽다. 열은 39℃ 정도로, 경증에서는 수일에서 정상적인 열로 돌아가나 중증에서는 10~14일 정도 고열이 지속되는 경우가 많다. 호흡은 정상이며, 비교적 맥박은 느리고, 백혈구 수는 정상이거나 약간 적다.

폐의 소견은 1주 후, X-선에서 침윤 음영이 확인되는 것이 특징이다. 인플루엔자, 원발성 비정형 폐렴 및 장티푸스와의 감별이 필요하다. 40~60세에서는 사망률이 높고, 치료하지 않을 경우 20% 정도이며, 항생제 치료에 의해 2% 정도로 낮아진다.

(2) *C. pneumoniae* (TWAR) 감염증

*C. pneumoniae*가 최초로 분리되었을 당시에는 TWAR(대만의 분리주 TW와 급성호흡기환자에서의 분리주 AR을 연결한 명명)이라고 명명하였다. *C. pneumoniae*는 사람에서 사람으로 감염한다고 생각되는 균주이며, 분리 당시에는 봉입체를 형성하지 않으므로 *C. psittaci*에 속한다고 생각되었다. 그러나 새 혹은 소, 양 등의 포유동물 유래의 *C. psittaci* 균주와 현저히 다르고, DNA의 상동성이 *C. trachomatis* 또는 *C. psittaci*라 하더라도 10% 정도만 일치하기 때문에 새로이 독립한 균종으로써 *C. pneumoniae*라고 명명하게 되었다. 항체 보유율은 5~15세 사이에 급속히 상승하고, 이후에는 서서히 상승의 경향이 보인다. 잠복기는 10~65일이다. 무증상에서 인두염, 상당히 중증인 폐렴까지 여러 가지 임상증상을 보이고, 환자 발생은 폐렴 환자의 10%에서 볼 수 있다.

(3) *C. trachomatis* 감염증

① 트라코마(trachoma)

트라코마는 만성 전염성 각결막염으로 여포형성, 유두증식, 팬누스(pannus)와 반흔 형성을 특징으로 한다 (그림 23-3).

아프리카, 아시아의 개발도상국에 많이 발생하며, 직접접촉 혹은 기물을 통하여 전염된다. 병원체의 경우, 유행지에서는 A, B, Ba, C형이 많으나, 비유행지에서는 E, D, G, F 등의 생식기 감염에서 많이 분리되는 것과 같은 형의 균주가 분리되고 있다.

② 비임균성 요도염

잠복기간은 1~3주이며, 비임균성 요도염(NGU)의 40~50%에서 *C. trachomatis*(L형을 제외)가 분리된다. 임질에 비하여 증상이 가볍고, 분비물은 장액성이며, 요도 불쾌감, 소양감, 경도의 배뇨통, 요도통을 호소하는 예가 많다. 임균과의 혼합감염도 20~30%를 보여, 임질 치료 후의 요도염(PGU)의 원인이 되며, 부고환염의 50%는 클라미디아에 의한다고 한다.

③ 경관염, 난관염, 골반내염

여성에서는 경관의 원주상피세포에 감염되어 지속한다. 상행성으로 자궁내막, 난관에 감염되어 자궁내막염, 난관염, 골반내염을 일으켜 불임, 자궁외임신의 원인이 된다고 한다. 때로 간 주위에도 염증이 파급되어 간 주위염을 일으키는 경우도 있다. 또한 조기유산, 전치태반 등의 임신과 분만에 영향을 준다.

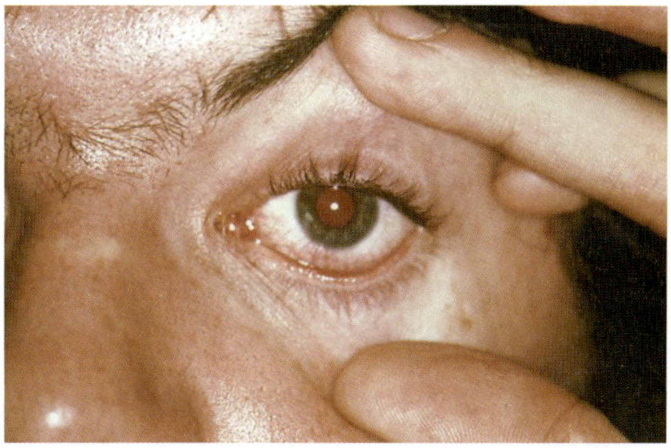

그림 23-3. ***C. trachomatis*** **감염에 의한 각결막염**

④ **봉입체결막염, 신생아 폐렴**

임산부가 *C. trachomatis*에 감염된 경우, 신생아는 산도감염에 의해 25~50%가 봉입체결막염을, 3~18%가 간질성 폐렴을 일으킨다고 추정하고 있다. 이 폐렴은 무열성이며, 발병은 생후 2~6개월에 가장 많이 볼 수 있다.

⑤ **성병성 림프육아종증(LGV)**

잠복기는 3일~3주간이며, 접촉부위에 수포나 구진이 생긴 후 궤양으로 된다. 일과성이며 무통이므로 알아차리지 못하는 경우가 많다. 감염 2~6주 후에 서혜부의 림프절 종창이 출현한다. 림프절은 연화하며 다수의 누공이 생겨, 농즙을 배설한다. 더욱 진행되면 조직의 반흔 형성이나 협착을 일으킨다. 국내의 감염자는 거의 볼 수 없으며, 외국인 선원 혹은 해외 여행자에서 감염자가 발생할 수 있다.

(4) 치료

Tetracycline계가 가장 효과가 있으나, 요로감염증에는 quinolone계 약제도 이용되고 있다. 또 tetracycline을 사용할 수 없는 임산부, 유아에는 erythromycin 등의 macrolide계의 항균제가 사용된다.

3 *Rickettsia*와 감염증

*Rickettsia*증의 하나인 발진티푸스가 이에 의해 매개되는 것은 Nicolle에 의해 1909년에 밝혀졌다. 처음으로 이 병원체의 기재는 Ricketts(1910)에 의해서였고, 이어서 s.von prowazek(1914)에 의해 보고되었다. 그러나 *Rickettsia*의 이름이 학명으로서 미생물학에 등록된 것은 1916년에 Rocha-Lima가 발진티푸스의 병원체를 기재한 것으로 시작되었으며, 그는 발진티푸스의 연구 중 병원체에 감염되어 사망한 Ricketts와 Prowazek의 이름을 후세에 남기기 위하여 *R. prowazekii*라고 명명하였다.

절대 기생성의 그람음성 세균이고, 클라미디아와는 증식 형식이나 생물학적 성상을 달리하는 1군의 미생물을 *Rickettsia*목(Rickettsiales)으로 분류하였다. *Rickettsia* 목 속에 속하는 균종 중에는 무세포배지에서 증식이 가능하거나(*Rochalimaea quintana*는 세균배지에서 증식가능) 그람염색성을 달리하는 것 등 예외적 성상을 보이는 것도 있다. 현재 *Rickettsia*목에는 3과, 3아과, 14속, 43균종을 포함하고 있다. 이 중에서 사람에게 병원성을 보이며 연구대상으로 관심이 있는 것은 *Rickettsia*과(*Rickettsiaceae*)의 3균 속이다. 그 외의 것은 사람 이외의 동물감염이나 절족동물과 공생관계에 있다. 쯔쯔가무시병(scrub typhus)의 병원체인 *R. tsutsugamushi*는 균명이 *Orientia tsutsugamushi*로 변경되었다. 사람에게 병원성인 *Rickettsia*속은 숙주의 세포질 혹은 핵 중에서 증식을 하지만, *Rochalimaea*는 혈액우무배지 등의 무세포배지에서 증식이 가능하다. *Coxiella*는 숙주의 세포질 공포 중에 증식하며, 특유의 증식 사이클을 가지고 있다.

16S RNA 염기배열의 상동성의 해석에서 *Rickettsia*와 *Rochalimaea*의 염기배열은 비교적 유사하지만 *Coxiella*와는 크기가 다르고 발생학적으로 리케차와 다르다. 이들 3개 균 속의 생물학적 성상의 차이는 ① *Rochalimaea*는 혈액우무배지와 같은 무세포배지에서 배양할 수 있고, ② 세포 내의 증식부위가 다르다. ③ *Coxiella*는 내생포자양 형태를 형성하며, 세포외 환경에서도 강하고, 다른 리케차증의 절지동물에 의한 전파양식은 달리 에어로졸에 의한 직접 기도 감염을 일으킬 수 있다. ④ DNA 상동성의 해석에서 *Coxiella*는 다른 두과의 균 속과는 현저히 다르다.

Rickettsia 속의 12균종은 병형과 성상에 따라 발진티푸스군, 홍반열군, 쯔쯔가무시병 군으로 나누고 있다. 이들 리케차증의 경우, 사람의 감염경로는 몸이,

벼룩, 진드기 및 좀 진드기 등이 매개체로 알려지고 있다.

1) *Rickettsia*의 일반적 성상

크기는 0.2~0.5×0.5~2.0 μm이고, Giemsa 혹은 Gimenez 염색에서 적자색으로 염색된다(그림 23-4). 짧은 막대균이고 때로는 다형성을 보인다.

전자현미경으로 관찰하면 그람음성균과 유사하고, 세포벽과 세포질 막 사이에 명료한 세포질 간격을 볼 수 있다(그림 23-5). 리케차의 내부에는 DNA 섬유와 ribosome이 있고 다른 과립 구조물은 특수한 경우를 제외하고 확인되어 있지 않다. Mesosome양 구조는 일부의 경우에서 볼 수 있으며, 편모나 아포는 형성하지 않는다. 협막은 발진티푸스(epidemic typhus) 군 및 홍반열(spotted fever) 군 리케차에서 형성하지만 쯔쯔가무시병 군에서는 형성하지 않는다. 또한 화학구조상 발진티푸스 군 및 홍반열 군 리케차의 경우 peptidoglycan이나 LPS가 증명되고 있지만 쯔쯔가무시병 군 리케차에서는 관찰되지 않는다. DNA의 염기조성은 어느 경우에든 GC 함량이 29~33%의 범위이고 DNA의 분자량은 1.0-1.5×109 dalton이다.

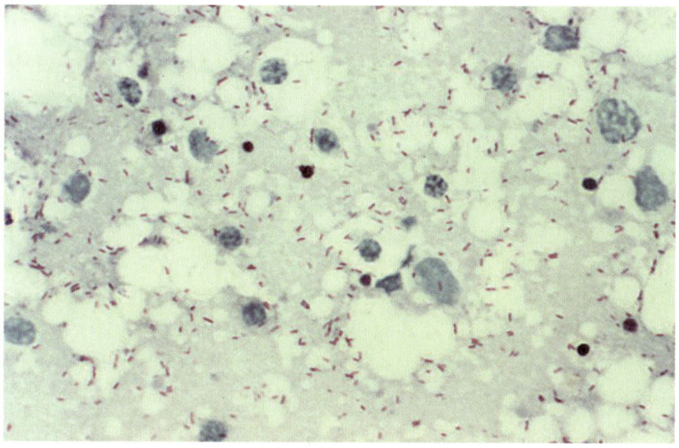

그림 23-4. *R. rickettsii*의 Gimenez 염색

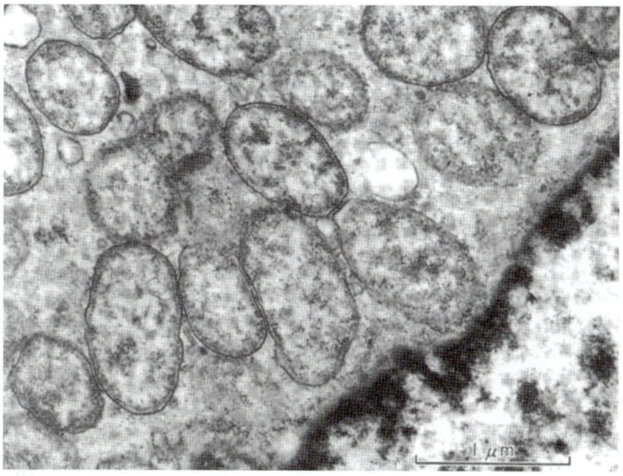

그림 23-5. *O. tsutsugamushi*의 세포 내 증식형태의 전자현미경 사진

2) 리케차증

(1) 발진티푸스 (epidemic typhus, louse-borne typhus)

전쟁이나 기아 등으로 생활환경이 나쁜 시기에 세계 각 지역에서 많은 환자가 발생하였고, 우리나라에서는 1957년까지 발생이 있었으며, 그 이전에는 때때로 많은 발생이 있었다. 그러나 생활환경의 개선으로 감소하여 현재는 세계적으로 거의 증례보고가 없다. 몸이의 변 중에 배설된 *R. prowazekii*가 긁은 상처를 침입하여 감염한다(그림 23-6).

사람이 유일한 보균자이지만 최근에 미국동부에 서식하고 있는 날다람쥐가 이 리케차를 보유하고 있다는 것이 알려지고 있다. 잠복기는 2주 전후이며, 갑자기 발증한다. 발열, 두통, 발진이 3대 주요 증상이다. 발

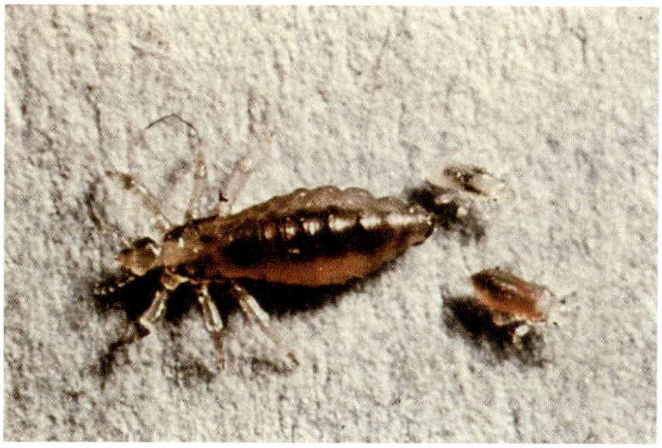

그림 23-6. *R. prowazekii*의 매개체(몸이)

열은 39~40℃에 달하며 1주간 정도 계속된다. 두통은 심하고, 진통제에 의한 효과는 어렵다. 발진은 발병 5~7일에 몸에 나타나고 1~2일에 안면, 손바닥, 발을 제외하고 전신으로 퍼진다. 중증인 경우 피하출혈이 있는 출혈진으로 된다. 맥박은 느리고 약하게 되며, 종종 불규칙하다. 혈압도 떨어지고 심신이 쇄약해지며, 이어서 혼수상태가 되어 의식도 혼탁해진다. 치료를 하지 않을 경우 치명률은 20~70%이다.

Brill-Zinsser병은 과거에 발진티푸스에 이환한 사람이 발병하는 재발성 발진티푸스이다. 원발성 발진티푸스에 비해서 경과가 짧고 증상도 일반적으로 경하다. 사망률은 낮고 발진이 생기지 않는 경우가 많다. *R. prowazekii*에 대해서 급격한 항체 상승을 보이지만 IgG 항체가의 상승에 선행하는 IgM 항체가의 상승은 보이지 않는다.

(2) 발진열(Murine typhus, endemic typhus, fleaborne typhus)

우리나라의 환자발생은 1950년대에 확인되었고, 근년에도 발생하고 있다. 또한 세계 각 지역에서 산발적으로 발생을 보인다. *R. typhi*가 원인체이고, 쥐벼룩에 의해 매개한다. 쥐에 기생하는 쥐벼룩과 쥐, 감염된 벼룩에 물리면 그 주변을 긁은 상처를 통해 감염된다. 잠복기는 6~14일이고, 증상은 발진티푸스와 유사하나 경증이고 사망률은 적다. 회복 후에는 영구면역을 얻는다.

(3) 록키산홍반열(Rockey mountain spotted fever)

미국 록키산 지방 및 동부에서 발생하는 리케차증이다. 미국에서는 연간 약 2,000명의 환자가 발생한다. *R. rickettsii*가 원인체로, 진드기에 의해 매개되어 사람에게 감염된다. 3~12일의 잠복기 후에 오한을 동반한 발열, 두통 및 전신통이 있고, 발병 4~5일에 손바닥, 발바닥에서 넓은 발진이 보인다(그림 23-7). 치료하지 않으면 사망률은 20%에 달한다.

(4) 쯔쯔가무시병 (Tsutsugamushi disease, scrub typhus)

쯔쯔가무시병(양충병)은 6 · 25 사변 중에 외국군인 환자에 발생이 있었으나, 우리나라 사람의 발생은 1985년에 밝혀졌다.

일본에서는 예전부터 대단히 흔한 토착병으로 잘 알려져 있는데, 1960~70년대에 환자 발생이 극히 감소되었다가 1980년대에 들어서 그 발생이 증가되어, 연간 환자 수는 700~1,000명 정도이다. 우리나라에서도 1970년대 이전에는 환자 발생이 적어서 모르고 지낸 것으로 생각된다. 임상적으로 의심되는 환자가 1981년 진해에서 발생하였음이 밝혀졌고, 이 감염이 전국적으로 가을에 많이 생기고 있음이 확인되었다. *O. tsutsugamushi*를 보유한 털진드기(*mite*)의 유충에 물림으로 감염된다(그림 23-8). 사람 → 사람으로 전파나 감염동물 → 털진드기 → 사람으로 전파되는 경우는 없다.

털진드기의 종류는 80여 종류가 있고, 이 중 리케차를 보유하고 있는 것은 10여 종이다. 잠복기는 7~10일이며 전신권태, 두통, 관절통 등을 동반한 급격한 발열 증상으로 발병하고 발진, 물린자리에 발열, 림프

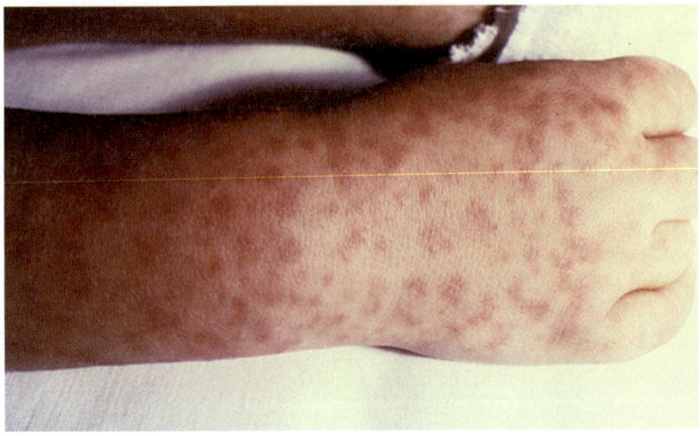

그림 23-7. *R. rickettsii*에 의한 록키산홍반열

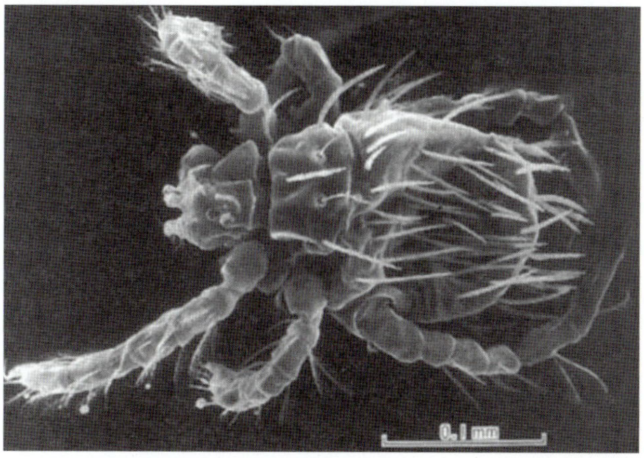

그림 23-8. *R. tsutsugamushi*를 전파시키는 털진드기의 유충

절 종창을 수반한다. 리케차를 보유한 털진드기에 물린 자리가 최초의 침입 병소가 되며, 발적 → 구진 → 수포 → 가피(eschar) → 궤양 순으로 진행되고, 발병 시 가피형성을 보인다. 그 후 리케차는 소속 림프절에 도달해서 종창을 일으키고, 혈액으로 퍼지며, 혈관 주변염을 일으킨다. 발병 3일경부터 발진이 몸에 나타나고, 중증의 경우는 폐렴, 뇌염 등의 증상이 있으며, 범발성 혈관내 응고 증후군(DIC)이 나타난다. 치료하지 않으면 치명률은 40% 정도이다.

3) 리케차증의 예방 및 치료

(1) 예방

살충제에 의한 매개동물을 구제하는 방법은 사람 환경에 밀접한 몸이나 벼룩 등의 경우에 유효하고 필수적이다. 그러나 야생동물에 기생하는 생활사를 가지고 있거나 넓은 자연계에 분포하는 진드기나 털진드기의 경우에는 이러한 예방이 불가능하다. 발진티푸스, 록키산홍반열, Q열은 불활성화 백신이 있다. 그러나 지역적 대유행의 경우를 제외하고는 현재 사용하고 있지 않다.

(2) 치료

Tetracycline계 약제가 유효하며, 이 약제에 대해서 지금까지 내성균의 출현은 없다. Chloramphenicol도 역시 유효하다. 그러나 β-lactam계, 아미노배당체(aminoglycoside)계 항생제는 임상적으로 무효하다.

CHAPTER 24

치아우식증과 구강세균

학습목표

1. 구강 감염증을 내인성 감염증과 외인성 감염증으로 분류할 수 있다.
2. 치아우식증의 발생기전을 설명할 수 있다.
3. 치아우식증의 발생 요인을 설명할 수 있다.
4. *Mutans streptococci*의 종류와 특징을 설명할 수 있다.
5. *Streptococcus mutans*의 특성을 설명할 수 있다.
6. 치아우식증의 발생 부위에 따른 주요 구강세균을 열거할 수 있다.

1 구강 감염증의 분류

구강의 감염증은 내인성 감염증과 외인성 감염증으로 분류할 수 있으며 질환의 원인 세균이 한 종이 아니라 두 종류 이상이 관여하는 감염증을 혼합 감염증이라 한다.

내인성 감염(endogenous infection)은 불결한 구강위생, 감염균의 병독력 변화, 국소에 특정 미생물군의 증가, 숙주의 저항성 저하 및 미생물총 내의 세균 종간 균형 변화 때문에 발생되며 치아우식증과 치주병이 있다. 외인성 감염(exogenous infection)은 외부에서 침입한 세균에 의해 유발되는 것으로 바이러스와 다양한 종류의 세균 등이 외부로부터 침입하여 발생한다.

2 치아우식증의 발생기전

치아우식증의 발생기전은 구강 미생물이 음식물 중 탄수화물을 대사하면서 생기는 산에 의해 치아 경조직인 수산화인회석에 작용하여 무기질이 먼저 탈회되고 유기질 성분이 구강의 부패 세균에 의해 분해되어 발생한다(그림 24-1).

타액 내의 당단백질이 치아 표면에 붙어서 얇은 막을 형성하게 되는데, 이 막을 획득피막(acquired pellicle)이라고 하며 획득피막에 세균이 부착되어 균락을 형성하게 되면 치면세균막이 된다. 우식 원인균은 구강 내 사슬알균(연쇄상구균) 군과 관련이 있으며 이들 중 *Streptococcus mutans*(*S. mutans*)가 가장 밀접

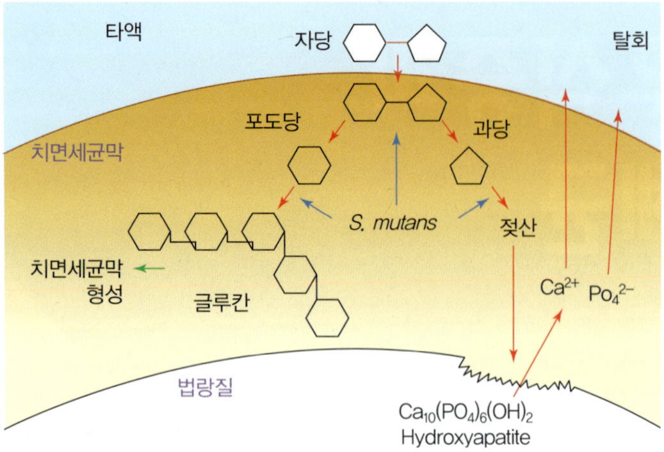

그림 24-1. 치면세균막 형성과 우식 발생의 기전

한 미생물로 알려져 있다. 치면세균막 내의 *S. mutans*는 치아면에 부착 능력이 있고 산 생성에 관여하며 *glucosyltransferase* (GTase)라는 효소를 분비한다. 이 효소는 자당(sucrose)으로부터 점착성의 비수용성 글루칸(glucan)을 생성한다. 글루칸은 점착성이 있으므로 치아면에 치면세균막의 부착과 응집을 증진시키고 미생물들이 즉시 이용할 수 있는 세포 외 영양 저장소가 되기도 한다. 또한 *S. mutans*는 산 생성능이 높고 산성에 내성을 가지므로 pH가 낮은 환경에서도 생존할 수 있다. 전반적으로 pH 5.5 이하가 되면 법랑질 탈회과정이 시작되어 치아우식증이 발병한다.

3 치아우식증의 발생 요인

치아우식증이 발생하는 요인으로는 숙주 요인, 환경요인, 병원체 요인이 있으며 시간적요인이 함께 작용했을 때 발생한다.

1) 숙주 요인

숙주오인에는 구강내 요인과 구외 신체요인이 있으며 구강내 요인으로는 치아와 타액이 있다. 구외 신체 요인으로는 연령, 성별, 종족, 유전인자, 면역 상태 등에 따라 다르게 작용한다. 치아의 요인에는 치아의 성분, 치아의 형태, 치아의 위치와 배열이 있으며 타액요인에는 타액의 성분, 수소이온농도, 분비율, 점조도, 항균작용, 완충작용 등이 있다. 구외 신체요인으로 특히 연령에 따라 치아우식 경험은 증가되며 유전인자나 면역상태에 따라 약간의 영향을 받는다.

2) 환경요인

환경요인 중에서 당분의 양, 종류, 물리적 성상, 섭취빈도, 청정식품의 섭취는 치아우식증의 발생에 많은 영향을 준다. 치아우식증과 탄수화물 직접적인 관계가 있으며 그 중에서 설탕의 섭취와 우식증의 발생사이에는 높은 연관성이 있다. 자당은 매우 잘 녹고, 치면세균막 내로 쉽게 확산되며, 세균의 대사에 의해 세포 외 다당류와 산을 생성한다. 우식 원인의 연쇄상구균은 자당으로부터 비수용성 글루칸을 생산한다.

3) 병원체 요인

치면세균막에 존재하는 많은 종류의 세균들은 당분을 분해하여 산을 만들고 치아우식을 유발시킨다. 치아우식증을 유발하는 대표적인 세균은 *Streptococuus mutans*이며, *Lactobacilli*(젖산균)와 *Actinomyces*속(방선균)도 치아우식을 유발하는 것으로 보고된다.

(1) *Mutans streptococci*

Mutans streptococci는 *S. mutans, S. sobrinus, S. sanguis, S. salivarius, S. mitis, S. milleri, S. viridans* 등으로 *S. mutans, S. sanguis, S. milleri*는 치아의 표면에 기생하고 있으며 *S. salivarius*는 주로 혀의 배면, *S. mitis*는 인두 점막 표면과 치아 표면에 분포하고 있다.

① *Streptococcus mutans*

*S. mutans*는 그람양성알균(그람양성구균)으로 다른 균주들에 비해 병원성이 더 높고 우식관련성이 높다. 당을 젖산과 유기산으로 빠르게 대사하여 산을 생

성하며 내산성이 있어 낮은 pH의 환경에서도 생존력이 높다. 자당으로부터 수용성 및 불수용성 다당류를 만들어 치아표면에 세균의 집락 형성을 돕는다. 자당(sucrose)으로부터 *glucosyltransferase (GTase)*를 이용하여 세포외 다당류를 합성하며 형성된 글루칸은 비수용성으로 부착성이 강하여 치면세균막 형성과 유지에서 매우 중요한 역할을 담당한다. 글루칸은 끈적끈적한 성질을 가지고 있어 수소결합을 이용하여 획득피막의 세균집락 형성에 중요한 역할을 한다.

*S. mutans*의 세포막과 세포벽에 존재하는 탄수화물 및 리포테이코산(lipoteichoic acid)은 고도의 항원성을 나타내며, 치아 표면에 구강 사슬알균(연쇄상구균)이 부착하는 데 중요한 역할을 한다.

② *Streptococcus sanguis*

*S. sanguis*는 아급성 세균성 심내막염 환자의 혈액으로부터 높은 비율로 나타나며 주로 구강내에 서식한다. 당을 젖산과 유기산으로 빠르게 대사하여 산을 생성하며 열구우식의 원인이 되기도 한다.

③ *Streptococcus salivarius*

*S. salivarius*는 치면세균막에 거의 없고 주로 혀표면이나 타액 중에 서식하지만 구강점막과 인두에도 상주하고 있다. 자당, 락토오스, 포도당, 말토오스를 분해하여 대사를 할 수 있다.

④ *Streptococcus mitior*

*S. mitior*는 치면세균막, 혀표면, 타액, 치은열구등에서 상주하며 구강의 전반에서 존재하며 농양, 궤양성구내염, 근관 감염, 치주염, 치아우식에서 발견된다.

⑤ *Viridans group Streptococcus*

Viridans group *Streptococcus*는 발치시 아급성 세균성 심내막염의 원인이 되며 심장질환이 있는 경우 반드시 항생제를 미리 투여한 후 시술을 하여야 한다.

(2) *Lactobacilli*

젖산균(*Lactobacilli*)은 그람양성 무아포막대균으로 보통 편모가 없으며 포도당을 발효하여 주로 젖산을 생산하는 단일 발효종과, 젖산보다는 개미산(formic acid)과 CO_2를 더 많이 생산하는 이형 발효종이 있다. 단일 발효종이 이형 발효종보다 우식 유발성과 관계가 있으며, 구강내에서 가장 대표적인 종은 *Lactobacilli casei, L. fermentum, L. brevis*등이다. 젖산균은 조건무산소성(통성혐기성)이나 산소분압이 낮은 편에서 발육이 양호하므로 초기 우식보다는 좁고 깊은 우식의 진행에 더 많이 관여한다. 젖산균의 특징은 자당으로부터 세포 외 및 세포 내 다당류를 모두 합성할 수 있으며 대사하여 젖산을 생산한다. 산성에 내성이 낮은 pH 환경(pH 5 이하)에서도 증식할 수 있다. 대부분 비병원성이며 정상균무리(상재균)으로 중요하며 발효성 식품을 제조하는데 이용이 되기도 한다.

24

(3) *Actinomyces*

*Actinomyces*는 무산소성(혐기성) 그람양성 막대균으로 구강내에 존재하며 치근 우식의 발생과 관련이 있다. 대표적인 균종으로는 *A. israelii, A. viscosus, A. naeslundii, A. odontolyticus* 등이 있다. *A. israelii*는 사람의 구강내에 상주하며 주로 치은연상 및 치은연하의 치면세균막이나 치석에서 발견되며 장관이나 질점막에서도 검출된다. *A. viscosus*는 점조성이 있는 특징으로 상피세포에 부착하며 다른 구강내 세균과 공동으로 응집할 수 있고 섬유아세포에 장해를 주는 등 치은염을 일으키는 병원성 인자가 있다. *A. odontolyticus*는 심부우식병소에서 검출되며 특히 상아질 우식의 심부에서 많이 발견된다. 그러나 우식의 표층부에서는 검출되지 않아 우식병원성은 명확하지 않다.

4 치아우식증의 발생 부위에 따른 세균

1) 평활면 우식

평활면 우식증의 가장 대표적인 균은 *S. mutans*로 세포외 다당류인 글루칸을 생성하며 산생산성과 산성에 내성이 높다.

2) 소와열구 우식

소와나 열구 우식은 세균이 정착하기에 가장 좋은 곳으로 우식 이환율이 가장 높다. 따라서 많은 세균이 검출되며 *S. mutans*나 *S. sanguis, Lactobacillus* 및 *Actinomyces* 등 산생산성과 내산성 모두 관여한다.

3) 상아질 우식

심부 상아질 우식은 2차 우식으로 발생하므로 다른 부위보다 무산소성(혐기성)이 강한 *Lactobacillus*가 주로 발생하며. 그 밖에도 *Actinomyces neaslundii*, *Actinomyces viscosus* 등이 분리된다.

4) 치근면 우식

치경부 아래 표층은 백악질로서 법랑질에 비해 유기질이 풍부하여 석회화 정도가 낮다. 치근 우식 병소에는 *A. viscosus*, *A. naeslundii*, *A. odontolyticus* 등의 그람양성 세균이 주로 발생한다.

CHAPTER 25

치주질환과 구강세균

학/습/목/표

1. 치주질환의 진행과정을 설명할 수 있다.
2. 치주질환과 세균총 간의 관계를 설명할 수 있다.
2. 치주조직을 파괴하는 세균효소의 종류 및 특성을 설명할 수 있다.
3. 치주질환을 일으키는 세균의 대사산물에 대해서 설명할 수 있다.
4. 치조골의 흡수 원인이 되는 주요 골흡수인자를 설명할 수 있다.
5. *Aggregatibacter actinomycetemcomitans*의 특성을 설명할 수 있다.
6. *Porphyromonas gingivalis*의 특성을 설명할 수 있다.
7. *Prevotella intermedia*의 특성을 설명할 수 있다.

1 치주병(periodontal disease)

치주병(치아주위조직병)이란 치아 주위지지 조직인 치은(gingiva), 치주인대(periodontal ligament), 백악질(cementum) 및 치조골(alveolar bone)에 발생하는 질병을 가리킨다. 치주질환은 염증이 치은에 국한된 치은염(gingivitis)과 치주인대나 치조골까지 염증이 파급된 치주염(치아주위조직염, periodontitis)으로 나눌 수 있다(표 25-1). 치주질환의 진행과정은 초기병변(initial lesion), 조기병변(early lesion), 확립기 병변(established lesion), 진행기 병변(advanced lesion)으로 진행된다(그림 25-1). 초기 병변은 치면세균막(plaque)이 부착되어 4일 이내에 나타나는 병변으로 치은열구 내 삼출액이 증가하고 다형핵 백혈구의 유주가 뚜렷해지며 부착상피 바로 아래인 치은결합조직에는 혈관확장, 부종이 나타나며 콜라겐 섬유가 일부 없어지고 다형핵백혈구의 침윤이 나타난다. 조기 병변은 치면세균막이 부착되어 7일이 지난후 임상적인 치은염이 나타나는 병변으로 부착상피 내에 있는 다형핵백혈구의 침윤이 더욱 뚜렷해지고 상피하결합조직에서는 혈관반응과 부종이 심해지고 T세포가 주체인 림프구가 침윤된다. 확립기 병변은 치면세균막이 부착되어

1-3주가 지난 후 양성세균이 주체인 세균총에서 치은열구내 그람음성 간균의 비율이 증가되며 염증성 세포 침윤의 범위가 확대된다. 염증의 범위가 치은에 국한되어 치은염에 속하지만 병리조직학적으로 치주염 직전의 상태이다. 진행기 병변은 염증이 더 파급되어 치주인대와 치조골까지 진행되어 치주염의 상태가 된다. 치주인대가 염증성으로 파괴되며 부착상피는 근첨방향으로 증식하면서 치면과 치은간에 치주낭을 형성한다. 치주낭내 그람음성 혐기성간균의 비율이 증가되며 치주인대의 섬유는 파괴되며 치조골 흡수가 나타난다.

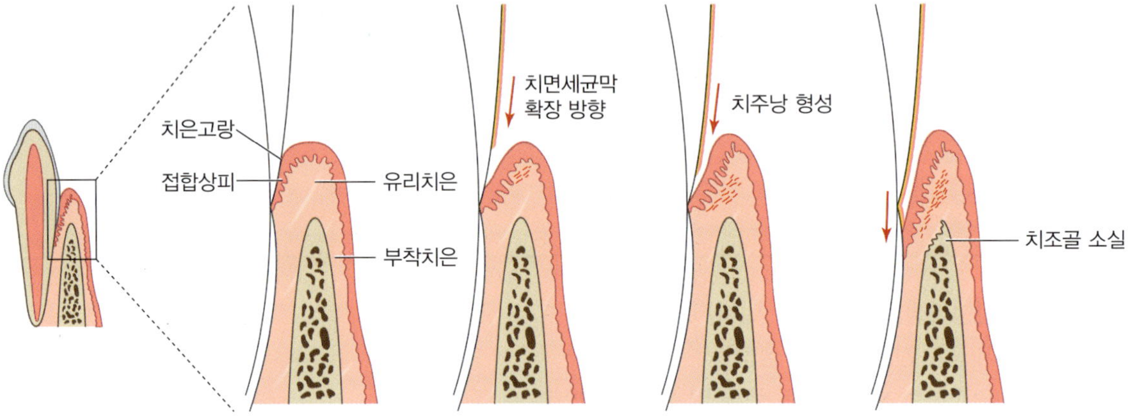

그림 25-1. 치주질환의 진행 과정

표 25-1. 치주질환의 원인과 분류

치은염	치주병
1. 치면세균막과 관련된 치은질환 a. 치면세균막에 의한 치은염 b. 호르몬에 따른 치은질환(사춘기성 치은염, 임신성 치은염) c. 약물에 의한 치은질환 d. 영양결핍에 무관하게 유발된 치은질환 2. 치면세균막과 무관한 치은질환 a. 특이세균(예: 임질) b. 바이러스(예: 포진) c. 진균(예: 선상 치은홍반) d. 유전(예: 선천성 치은섬유종증) e. 전신질환(예: 과민반응) f. 외상(인위적인, 의원성, 사고, 화학적 손상)	1. 만성 치주염 a. 국소 b. 전신 2. 급성 치주염 a. 국소 b. 전신 3. 전신질환에 의한 치주염 a. 혈액성 관련 질환 ① 획득 호중구 감소증 ② 백혈병 ③ 기타 b. 유전성 관련 질환 ① 가족 주기적 호중구 감소증 ② Down's syndrome ③ 기타 다른 희귀 질환 4. 치주농양 a. 치은 농양 b. 치주 농양 c. 지치주위농양 5. 근관 환부와 관련된 치주염 치주-근관 복합 환부 6. 선천적이거나 후천적인 기형과 질환

2 치주질환과 관련된 세균총

1) 치은염과 관련된 세균

치은염은 플라크내의 비특이적 세균 감염에 의해 발현이 되며 주로 치은염 초기에는 치은연상 플라크내에 존재하는 그람양성세균이다. 만성 경과를 거치면 치은연상 플라크내에는 *Actinomyces*속이 증가되며 더 심해지면 그람음성세균이 증가하여 전체의 15~50%를 차지하게 된다. *A. viscosus*와 *A. naeslundii* 두 세균은 구강에 정착해 다량의 치면세균막을 형성하고, 조골세포 기능을 감소시켜 치조골 흡수를 야기하며 상태가 심해지면 운동성 막대균(간균)이나 스피로헤타(나선균)의 출현율이 높아진다.

임신성 치은염은 성호르몬을 이용할 수 있는 *P. intermedia*나 *P. nigrescens*가 증식하여 임신성 치은염을 일으킬 가능성이 있다.

2) 치주염과 관련된 세균

치주염 병소인 치주낭에서는 다양한 무산소성(혐기성) 그람음성 세균이 검출되며 그 중 *P. gingivalis, T. forsythensis, A. actinomycetemcomitans* 3종류의 세균이 치주염 발생에 가장 관련이 있다(표 25-2).

성인형 치주염의 치주낭내에는 대부분 무산소성(혐기성) 그람음성 세균이었으며 일반적으로 활동부위에 *P. gingivalis, T. forsythensis, A. actinomycetemcomitans* 와 *P. intermedia*가 가장 많이 검출된다. 비활동성 부위에서는 방선균이나 사슬알균(연쇄상구균)이 더 많이 검출된다. 만성 치주염 환자의 혈청이나 치은열구 삼출액에는 *P. gingivalis*에 대한 항체가 확인되고 구강에 잘 정착하여 심한 치조골 흡수를 일으킨다. 급성 치주염은 치면세균막 침착이나 치은 염증의 정도는 낮으나 단기간 내에 치주 부착 소실과 치주낭 형성 및 치조골 흡수가 일어난다. 무산소성(혐기성) 그람음성 세균 중 *A. actinomycetemcomitans*나 *Capnocytophaga* 속이 많으며 구강에 정착하며 치조골의 흡수를 일으킨다.

25

표 25-2. 치주질환과 관련된 대표적인 세균

구분	대표 세균종
건전한 치주조직	*Streptococcus mutans, Streptococcus mitis, Actinomyces viscosus, Actinomyces neaslundii*
치은염	*Fusobacterium nucleatum, Prevotella intermedia, Capnocytophaga gingivalis, Actinomyces viscosus, Actinomyces neaslundii, Actinomyces israelii, Streptococcus sanguis, Streptococcus mitis*
괴사성궤양성 치은염	*Fusobacterium, Prevotella intermedia, Spirochetes*
성인성 치주염	*Porphyromonas gingivalis, Prevotella intermedia, Fusobacterium nucleatum, A. actinomycetemcomitans, Spirochetes*
급속 진행성 치주염	*Porphyromonas gingivalis*, 흑색색소 생산성 세균, *Actinobacillus actinomycetemcomitans, Eikenella corrodens*
유년성 치주염	*A. actinomycetemcomitans, Fusobacterium nucleatum*
사춘기성 치주염	*Prevotella intermedia, A. actinomycetemcomitans, Capnocytophaga, Eikenella corrodens*
불응성 성인성치주염	*A. actinomycetemcomitans, P. gingivalis, P. intermedia*

3 치주질환 세균의 독성인자

치주질환 세균이 병원성을 나타내는 독성인자는 세균의 부착인자, 침입인자, 숙주의 방어기구로부터의 회피, 외독소, 내독소등이 있다.

1) 세균의 부착인자

세균의 부착인자로는 균체 표층 성분으로 섬모(fimbriae)와 리포다당(lipopolysaccharide, LPS)이 중요한 역할을 하고 있다. 섬모는 상피세포의 표층에 존재하는 특정 당 잔기를 인식하여 결합한다. 치은연상 치면세균막은 청결한 부위에 세균이 증식하여 치면세균막을 형성하고 다른 세균들이 응집과 증식이 일어난다. 세균을 서로 응집시키는 부착인자로는 *S. mutans*가 생성하는 글루칸이 있으며 *Actinomyces*속의 결합을 증진시키는 부착인자로 작용한다(표 25-3).

2) 세균의 침입인자

세균성 질환이 발생하기 위해서는 숙주의 방어기전을 이겨내고 세포나 조직에 침입을 할 수 있어야 한다. 특히 숙주의 저항성이 약화될 경우 치주질환이 발생이 되며 치은연하의 치면세균막에 특성 세균의 증가는 질환 발생에 매우 중요하다. 급성괴사성궤양성치은염(ANUG)과 진행된 국소형 유년성 치주염의 경우 치주병원성 세균이 결합조직 내에 침입하여 발생되는 것으로 나타났으며 ANUG는 나선균(spirochete)이 다량 침입이 되어 나타나는 것으로 확인이 되었다.

3) 숙주의 방어기구로부터의 회피

병원성을 가지는 *P. gingivalis*는 병원성이 약한 다른 흑색집락형성 그람음성균에 비해 항탐식작용이 강하다. 숙주는 이 종류의 세균을 탐식하기 위해 항체 및 C3보체를 이용한다.

표 25-3. 구강조직 표면에 세균부착, 집락, 응집에 미치는 요인

구분	관여인자	물질	작용
숙주요인	리간드 (연결물질)	sialic acid	상피점막의 표면에 존재하며 세균과 결합
		피막	치은열구액 등이 관여- 면역글로블린과 뮤신
		Proline-rich 산성단백질	A. naeslundii와 결합
		무기질	치석형성 촉진
		렉틴	세균과의 결합에 다리역할
	타액	액성성분	세정작용-세균증식 억제
		당단백질	피막형성-법랑질에 세균 결합을 중개
		라이소자임	세균억제-세포벽 분해
		락토페린	세균억제
		탄산염	완충작용-호산성, 호염성세균억제
		면역글로블린(IgA)	항균작용
세균요인	부착인자	섬모 및 편모	렉틴으로 작용하여 세포 및 조직에 부착
		Lipoteichoic acid	법랑질 피막에 부착하는 역할
		글루칸	*S. mutans*에 의해 형성하여 부착, 집락 및 응집에 관여
		IgA 분해효소	숙주의 방어작용 회피

흑색집락형성 그람음성균에는 협막이 있고, 항탐식작용성 및 항세포 내 살균성이 있다. *P. melaninogenica*, *P. loescheii* 및 *P. asaccharolyticus*는 혈청에 의해 살균되지만 *P. gingivalis* 및 *P. intermedia*의 대부분 균주는 여기에 저항성을 가진다. 치주병원성 세균은 면역글로불린을 분해하는 효소를 생산하며 숙주의 감염 방어 인자를 억제한다. 따라서 세포면역 및 체액성 면역기구를 피하기 위해 여러 기능을 가지고 있으며 다형핵백혈구의 주화성을 억제하는 인자를 생산하여 생체의 방어기구를 피하고 있다.

4) 내독소

모든 그람음성세균의 외막에 존재하는 내독소(endotoxin, 리포다당류(LPS))는 세포독성, 보체활성, 골흡수 등을 일으키며 치은조직에 염증을 일으킨다. *Porphyromonas*속의 균으로 얻은 내독소도 치은조직에 침입되므로 치은조직의 Shwartman 반응은 치주질환과 관련이 있다.

5) 외독소

세균은 외독소(exotoxin)를 생성하여 특성 세포나 조직을 파괴시킨다. 치주질환과 관련된 외독소는 *A. actinomycetemcomitans*에 의해 생성되는 leukotoxin 또는 leukocisdin(LT, 백혈구독소)이다. 백혈구독소는 사람과 원숭이의 다형핵백혈구(PMNs)와 단핵구(monocyte)에 거의 특이적으로 작용해 숙주의 비특이적 면역반응을 파괴한다.

6) 효소(enzyme)

세균은 효소를 분비하여 동물의 세포막 성분이나 세포내 물질, 결합조직 등에 작용하여 세포 손상 및 조직파괴를 유발한다.

치주 병원성 그람음성균은 다양한 효소를 가지고 있는데 *Porphyromonas*속이나 *Prevotella*속에 속하는 치주질환 원인 세균들은 증식에 필요한 영양분을 얻기 위해 주변 조직의 기질 성분을 분해하는 히알루론산분해효소(hyaluronidase), 교원질분해효소(collagenase) 등을 분비하고, 숙주 면역체계를 피하기 위해 항체를 파괴하는 단백질분해효소(protease), 주변 조직의 산소 농도를 감소시키기 위한 siderophores 등과 같은 물질을 분비한다.

많은 흑색집락형성 그람음성균은 피브리노라이신(fibrinolysin)이라는 효소를 분비해 피브린 용해성을 가진다. *P. gingivalis*는 피브린 용해성이 아주 강하고, *P. asaccharolyticus*는 경도 또는 중등도, *P. intermedia*는 약하거나 없고, *P. melaninogenica*, *P. loescheii* 및 *P. denticola*에는 이러한 활성이 없다. 이 피브리노라이신은 비특이적 효소로 다른 종의 단백질에도 작용한다.

7) 치조골 흡수

치조골의 흡수는 세포성 면역에서 기인하는 감작 림프구로부터 분비되는 파골세포활성인자(osteoclast activating factor, OAF)와 보체활성화 내독소 및 세균의 직접작용으로 만들어진다.

(1) 파골세포활성인자

치주염 환자의 말초혈액에 존재하는 백혈구는 골흡수를 촉진시키는 파골세포활성인자(osteoclast activating factor, OAF)를 분비한다. 이 물질은 파골세포(뼈파괴세포, osteoclast)를 활성화시켜 세포 크기와 내부 공포 수를 증가시킨다.

치주염에 의해 활성화된 파골세포는 주변 뼈기질을 흡수해 치조골 흡수를 유발한다. 파골세포활성인자는 대식세포가 분비하는 프로스타글란딘 E(prostaglandin E)가 림프구를 자극해 만들어진다.

(2) 보체활성화

보체 성분 중 C6(complement 6)는 프로스타글란딘 합성을 촉진시켜 파골세포 활성화 인자 생산을 늘려 파골세포를 활성화시킨다.

프로스타글란딘 E는 치은염에서 발견되기 때문에 보체 활성화와 프로스타글란딘 E 합성과의 관련성은 치조골 흡수를 설명할 수 있다.

(3) 지질다당류

내독소인 지질다당류(lipopolysaccaride, LPS)가 파골세포를 직접 자극해 골흡수를 일으키며 또한 LPS-항체 복합체는 보체를 활성화시키고 파골세포 활성화를 증가시킬 수 있다.

(4) 세균의 직접적인 작용

흑색집락형성 그람음성막대균, *Aggregatibacter* 및 *Capnocytophaga*에는 조직 침투성이 있기 때문에 세균이 침입한 뼈 부위에서 수산화인회석 결정과 교원질(collagen)이 용해되는 뚜렷하고 전형적인 골 흡수가 일어난다. 이런 골흡수는 침투한 세균이 분비하는 유기산이 관여하고 있는 것으로 알려졌다.

4 치주질환의 종류에 따른 특성

1) 치은염

치은염 발생 시 병소 부위의 세균총에는 그람양성 알균(구균)의 감소, *A. viscosus*와 *A. naeslundii* 등 방선균의 현저한 증가, 무산소성(혐기성) 그람음성 세균의 약간의 증가 등의 변화가 보인다. *A. viscosus*와 *A. naeslundii* 두 세균 종은 구강에 정착해 다량의 치면 세균막을 형성하고, 조골세포 기능을 감소시켜 치조골 흡수를 야기한다. 점막에 정착 시 균체 표층의 섬모형 구조나 균체 표면의 뮤코다당체를 이용하지만, 균주에 따라 부착능력에 큰 차이가 있는 것으로 알려져 있다. 또 자당으로부터 글루칸을 합성해 분비하는 능력은 세균들의 치면 부착을 도와준다. *A. viscosus*는 보체 활성화, 림프구 증식 활성 및 다클론성 B 세포 활성화 능력을 보유하고 있으며 이 세균 표층 물질인 리포타이코산 유사성 물질은 골흡수능력이 있다. *A. naeslundii*의 지질분획이나 양친매성 물질에는 사람 치은섬유아세포의 증식을 억제하는 작용이 확인됐다.

치은염 환자의 말초혈 림프구는 *A. viscosus*의 항원에 의해 감작(sensitization)된 상태인데, 이렇게 감작된 림프구는 같은 항원을 만나면 각종 림포카인(lympokine)을 과도하게 생성한다. 림포카인의 경우 백혈구 화학주성인자나 대식세포 활성화 인자(macrophage activating factor, MAF)등이 있고, MAF는 대식세포나 세포독성 T세포를 활성화시켜 국소 조직 부위에 리소솜 효소 방출을 증가시키므로 염증을 악화시킬 수 있다. 또 *A. viscosus*의 균체 성분에 감작된 림프구는 같은 항원이 부착된 치은섬유아세포를 공격해 손상시킬 수 있고, 치주염 발생 시 지연형 과민반응을 더 강하게 일으킬 수 있다. 임신성 치은염 병소 부위에는 *P. intermedia*의 증식이 증가하는데, 이 세균의 발육을 촉진하는 에스트라디올(estradiol)이나 프로게스테론(progesterone)의 국소 농도 증가에 의한 것으로 생각된다. *P. intermedia*는 단독으로 농양을 형성시킬 수 있고, 협막을 가지기 때문에 백혈구의 식작용에 저항하며, 국소 부위에 정착 후 교원질분해효소를 비롯한 많은 다른 단백분해효소나 세포독성을 가진 여러 가지 대사산물을 생산한다.

2) 급진성 치주염

급진성 치주염(aggressive periodontitis)은 주로 30세 이하에서 잘 나타나고, 치면세균막 침착이나 치은염증의 정도는 비교적 낮음에도 불구하고, 치조골 흡수가 심각한 치주염을 말한다. 급진성 치주염은 국소성(localized aggressive periodontitis, LAP)과 전신성

(gener alized aggressive periodontitis, GAP)으로 나뉘고, 단기간 내에 치주 부착 소실, 치주낭 형성 및 치조골 흡수가 일어난다.

이 병소에서는 무산소성(혐기성) 그람음성 세균 중 *A. actinomycetemcomitans* 나 *Capnocytophaga* 종이 많다. 이 두 세균 종은 흑색집락형성 그람음성균과 마찬가지로 치주조직 내에 침투할 수 있기 때문에 조직 침입성은 두 치주 병원균의 병독력 지표 중 하나라고 볼 수 있다. *A. actinomycetemcomitans*는 구강세균 중 유일하게 백혈구 독소를 생산하고, 주로 대식세포에 위해작용을 나타낸다. 또한 이 세균은 다형핵백혈구의 화학주성을 억제하는 물질과 카탈라아제(catalase)를 생산하여 다형핵백혈구의 산소 의존성 살균 능력을 방해한다. *Capnocytophaga*속은 다형핵백혈구의 기능에 영향을 준다. 이 세균 감염 환자의 말초혈 다형핵백혈구는 형태 및 운동성 이상을 나타내지만 치료를 통해 이 세균이 제거되면 정상으로 돌아간다. 또한 *Capnocytophaga*속은 다형핵백혈구 화학주성을 억제하며, 약하지만 항체를 분해하는 능력도 가지며 세포 외 다당체를 이용해 림프구 증식을 억제할 수 있다. *A. actinomycetemcomitans*의 많은 균주는 혈청의 살균작용에 저항성을 나타내고, *A.actinomycetemcomitans*의 LPS는 높은 골흡수를 촉진하며, 동시에 조직파괴를 일으키는 교원질분해효소, 강한 알칼리 포스파타제(phospatase) 및 산 포스파타제를 생산한다. 또 상피세포독소, 섬유아세포 증식억제 인자 및 LPS와는 뚜렷하게 다른 골흡수 인자를 생산한다. *Capnocytophaga*는 강한 아미노펩티다제(aminopeptidase)활성을 보유하고, 교원질분해효소 및 트립신(trypsin) 활성이 있으며, 알칼리포스파타제 및 산 포스파타제도 생산한다. 이들은 LPS와 함께 치조골 흡수에 작용한다.

3) 만성 치주염

정상 상태의 치은열구에는 그람양성·통성혐기성 세균들이 대부분을 차지하고, 그 밖에는 나선균 및 간균 등이 적은 수로 존재한다. 하지만 치주질환이 일어날 경우 절대무산소성(절대혐기성) 및 그람음성균의 수가 급격하게 늘어난다(표 25-4)

(1) 세균 감염과 숙주반응이 치주질환에 미치는 영향

건강한 치은에 존재하는 세균은 85%가 조건무산소성(통기혐기성) 그람양성 알균(구균)이나 막대균(간균)이고, 전체적으로 봤을 때 사슬알균(연쇄구균)이 *Actinomyces*속보다 수가 많다. 하지만 치은염이 일어난 부위에서는 사슬알균(연쇄구균)류가 사라진 자리에 *Actinomyces*속과 무산소성(혐기성) 그람음성막대균(간균)들이 25~45% 정도 차지하고 있다. 만성 치주염 조직에는 무산소성(혐기성) 그람음성 세균이 75%를 차지하고 있다. 치주염에 의한 치주조직 파괴는 원인 세균들의 내독소나 독성대사산물에 의해 직접적으로 일으킬 수도 있지만, 대부분은 감염에 의해 활성화된 숙주의 염증 또는 면역 관련 세포들이 분비한 조직분해성 물질들에 의한 간접적 조직파괴 과정에 의해 일어난다.

① *Aggregatibacter actinomycetemcomitans*

그람음성 간균으로 Actinomyces 균종과 함께 자주 분리되며, 치주질환을 일으키는 대표적인 균이다. 조건무산소성(통성혐기성) 균으로 발육에는 이산화탄소(CO_2)가 필요하며, 병원성 인자로 lipid A를 함유한 내독소(LPS), 백혈구독소(leukotoxin), 세포팽화독소(cytolethal distending toxin, CLDT) 등의 외독소, 섬모에 의한 세포부착능, 면역반응 억제 및 collagenase 등의 단백분해효소를 생성한다. 특히 이 세균 종은 사춘기 치주질환(급진성 치주염, aggressive periodontitis)과 성인에서 일어나는 파괴적인 치주질

표 25-4. 주요 치주질환과 관련된 세균

상태	우세한 세균	비고
건강	*Streptococcus sanguis* *Streptococcus oralis* *Actinomyces naeslundii* *Actinomyces viscosus* *Veillonella* spp.	주로 그람양성 알균이고, 나선균과 운동성 간균은 없음
만성 변연성 치은염	*Streptococcus sanguis* *Streptococcus milleri* *Actinomyces israelii* *Actinomyces naeslundii* *Prevotella intermedia* *Capnocytophaga* spp. *Fusobacterium nucleatum* *Veillonella* spp.	약 55%의 세균은 그람양성이고, 종종 나선균과 운동성 간균
만성 치주염	*Porphyromonas gingivalis* *Prevotella intermedia* *Fusobacterium nucleatum* *Tannerella forsythia(formerly Bacteroides forsythus)* *Aggregatibacter actinomycetemcomitans* *Selenomonas* spp. *Capnocytophaga* spp. *Spirochaetes*	약 75%의 세균은 그람음성이고(90%는 절대무산소성균), 운동성 간균과 나선균이 우점종
급진성치주염	*Aggregatibacter actinomycetemcomitans* *Capnocytophaga* spp. *Porphyromonas gingivalis* *Prevotella intermedia*	약 65~75%의 세균은 그람음성 간균, 나선균이나 운동성 간균은 존재하지 않음. 세포성 면역이나 유전적 결손과 관련

환의 주 감염균이다. 또한 감염성 심내막염과 피하 농양에 관여할 수도 있다.

② *Porphyromonas gingivalis*

*P. gingivalis*는 치은연하에서 분리되는 세균으로, 특히 진행된 치주질환(성인성 치주염)에서 발견된다. 절대무산소성(절대혐기성)이고, 혈액 한천(우무)배지에서 배양하면 4~5일 후에 흑색집락을 만들며, 사람과 동물에게 공격성이 높은 치주 병원성 세균이다. *P. gingivalis*는 섬모(fimbriae)를 통해 숙주세포에 부착하고, 균체를 둘러싼 협막은 대식세포의 식작용을 막아 준다.

*P. gingivalis*는 교원질분해효소, 내독소, 섬유소 용해소 및 용혈 뿐만 아니라 면역글로블린, 섬유아세포 억제인자, 보체 및 heme 격리 단백질 등을 파괴하는 다수의 단백분해효소들과 같은 다양한 병독성 인자들을 생산한다.

③ *Prevotella intermedia*

사람의 치은열구에서 분리되고, 혈액 한천(우무)배지에서 배양하면 갈색-흑색색소를 생산하는 무산소성(혐기성) 그람음성막대균(간균)이다. 내독소, 교원질 분해효소, 면역글로불린 파괴효소 활성을 가지고 있다. 치은염(사춘기성 치은염, 임신성 치은염), 만성 치은염 등의 원인 세균이다.

4) 만성(성인형) 치주염

만성 치주염(만성 치아주위조직염, chronic periodontitis)은 치주질환 중에서 무엇보다 빈도가 높은 질환이다. 만성 치주염에서는 치주낭 깊이 증가, 치주 염증 악화가 확인되는 것 외에 치주골 흡수가 일어난다. 따라서 만성 치주염이 진행되면 치아 이완 및 동요가 일어난다(그림 25-2). 이 질환의 국소 부위 미생물총에는 *P. gingivalis*와 나선균이 주로 관찰된다. 치료에는 이들 세균종에 특이적으로 작용하는 항생제인 클린다마이신을 단기간 전신 투여한다. 만성 치주염 환자의 혈청이나 치은열구 삼출액에는 *P. gingivalis*에 대한 항체가 확인되고, 구강에 잘 정착하여 심한 치조골 흡수를 일으킨다.

흑색집락형성 그람음성균 군의 대부분은 박테리오신을 생산한다. *P. melaninogenica*의 균체로부터 정제된 박테리오신, 멜라니노신은 그람음성균 뿐만 아니라 *A. viscosus*, *A. naeslundii*, *S. mitis* 및 *S. salivarius* 등 그람양성균에도 작용한다. 이와 같은 사실은 *Bacteroides*가 생산하는 박테리오신이 치은염 상태에서 치주염 상태로 진행시키는 것을 의미한다.

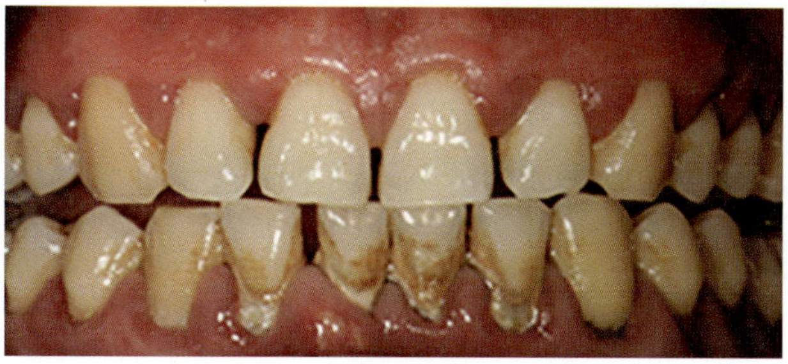

그림 25-2. 진행된 만성 치주염

CHAPTER

26 치수염 및 치근단 감염 관련 세균

학/습/목/표

1. 치수염을 일으키는 구강세균을 열거할 수 있다.
2. 치근단 감염을 일으키는 구강세균을 열거할 수 있다.

1 치수염 관련 세균

치수염(치아속질염, pulpitis)은 대부분 치수강 근처까지 진행된 우식 병변을 통해 발생하며 치아가 파절되거나 치과치료시 삭제에 의해 치수가 노출되어 감염되는 하생성 감염과 변연성 치주염에 수반하는 부근관의 감염과 인접 치아의 근첨 병변으로부터 혈류를 통해 근첨공으로 감염되는 상행성 감염이 있다(그림 26-1). 치수염의 미생물학적 양상은 증례에 따라 다양하고, 원인균을 특정하는 것은 곤란하지만 일반적으로 볼 때 용혈(hemolysis)을 나타내는 사슬알균(연쇄구균)의 검출 비율이 높다. 치수강이 폐쇄된 상태에서는 급성 치수염으로 진행이 되고 치수강이 개방되어 있으면 만성 치수염으로 진행된다.

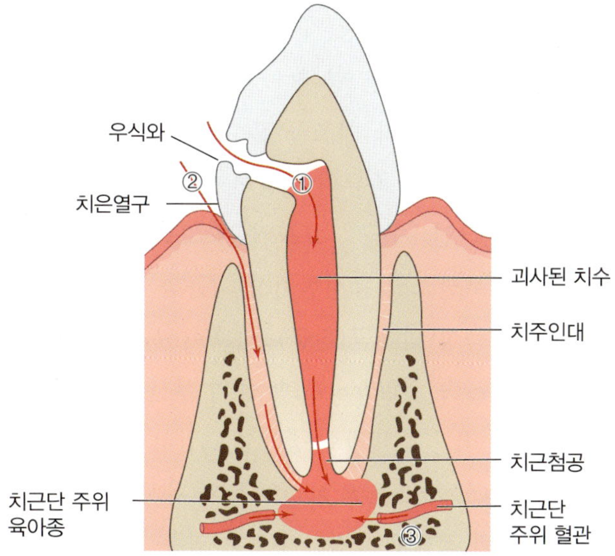

그림 26-1. 세균이 치수와 치근단주위조직으로 침범할 수 있는 경로
① 치근단공(치아뿌리끝구멍, apical foramen), ② 치주인대(치아주위인대, periodontal ligament), ③ 혈류(anachoresis)를 통하여 침범한다.

개방성 치수염부위에서 분리되는 세균은 매우 다양하며 일반적으로 *Streptococcus*속(*Streptococcus mitis*와 *Streptococcus facalis* 등)이 가장 빈번하게 검출되며 그 외 무산소성(혐기성) 사슬알균(연쇄상구균)인 *Peptostreptococcus*속과 무산소성(혐기성) 그람양성세균인 *Eubacterium*속, *Corynevacterium*속, 무산소성(혐기성) 그람양성세균인 *Porphyromonas*속(*Porphyromonas endodon talis)*과 *Prevotella*속(*Prevotella intermedia)*등도 높게 검출된다.

폐쇄성 치수염은 생활치수의 경우 산소성(호기성) 세균이 우선 존재하다가 치수가 파괴되면 산소 공급이 저하되어 무산소성(혐기성) 세균이 생장하게 된다. 주로 높은 비율로 검출되는 세균은 *Streptococcus* spp. (*S. mitior* 등), *Corynebacterium* spp. 등이다.

2 치근단 감염 관련 세균

치수염이 진행하여 치수괴사(치아속질괴사, pulpal necrosis)가 되면 염증이 대부분 치근단으로 진행되어 감염을 일으킨다. 급성으로 진행되면 치조농양(alveolar abscess)를 형성하고 골수염이나 봉와직염이 된다. 만성으로 진행되면 치근단 육아종(radicular granuloma)및 치근단 낭(치아뿌리주머니, apical cyst)이 형성된다. 치근단 낭이나 치근단 육아종은 만성으로 진행됨에 따라 치조골 흡수를 일으킨다. 감염근관 내에는 여러 종류의 세균이 발견되고 있다. 주로 사슬알균(연쇄구균), 포도알균(포도구균), 젖산균 등의 조건무산소성(통성혐기성)세균과 흑색색소 생산성 그람음성 막대균(간균)군, *Fusobacterium*속, *Actinomyces*속, *Veillonella*속 등의 무산소성(혐기성) 세균이다. 최근 흑색색소 생산성 그람양성균 중 하나인 *P. endodontalis*는 *P. gingivalis*와 유사하지만 트립신형 활성과 적혈구 응집능이 없고 최종산물로서 페닐초산(페닐아세트산, phenylacetic acid)을 생산하지 않는 점에서 다르다.

근관부위에서 질환을 일으키는 세균은' 치수와 치근단 조직에 손상을 주는 암모니아, 황화수소, 독성 아민류 및 유기산 등의 최종 대사산물을 형성한다. 또한 치수와 치근단 감염부위에서 분리된 세균은 질환이 진행되는 과정에서 많은 효소를 생산한다. 치근단 병소에는 많은 양의 IgE를 생성하는 세포가 존재하며 병소부위에는 T세포, B세포, 대식세포 및 다형핵백혈구 외 비만세포가 존재하기 때문에 I형 알레르기 반응[과민(증)이 일어난다. 더욱이 면역복합체(항원-항체복합체)의 존재나 다형핵백혈구의 침윤으로부터 III형 과민증도 성립한다.

CHAPTER

27 기타 구강 감염질환

학/습/목/표

1. 구강 내 화농성 질환 원인균의 특성을 설명할 수 있다.
2. 치성 병소감염의 개념과 특성을 설명할 수 있다.
3. 타액선염의 증상과 원인균의 특성을 설명할 수 있다.

1 구강 영역의 화농성(고름성) 질환

구강에 있어 화농성 질환은 급성 염증을 포함해 내인성 감염에 의한 발병이 대부분이고, 따라서 원인균 또는 병소분리균은 구강상주균이 대부분을 차지하고 있다. 또 우식–치수염–치근단병소를 거쳐 발병하는 것이 많다. 병소가 치수강을 거쳐 구강과 연결되어 있거나 누공을 형성하고 있으면 구강의 상주균이 혼입되어 검출된다. 보통 사람에는 화농성 질환을 일으키는 용혈성 사슬알균(연쇄구균)인 *S. pyogenes*와 용혈성 포도알균(포도구균)인 *Staphylococcus aureus*(황색포도상구균)가 많다. 그러나 구강의 급성 화농성 질환에서 분리되는 용혈성 사슬알균(연쇄구균)의 대부분은 *S. pyogenes*와 생화학적 성상이 상당히 달라 용혈성을 제거한다면 오히려 용혈의 사슬알균(연쇄구균)에 가까운 성상을 나타낸다.

치료법으로는 외과적 처치와 항생제의 투여가 유효하다. 주로 사용되는 항생제로는 페니실린계, 세팜계, 매크로라이드계 또는 피리돈, 카르본산계의 푸루오로이킨제 등이 있고 유효성이 높다. 최근 다제내성균에 더하여 메티실린 내성 *S. aureus* (MRSA)에 의한 원내감염이 주목되고 있다.

2 치성 병소감염

세균 감염에 의한 만성 염증성 질환이 1차 병소(primary focus)가 되고, 직접적인 인과관계를 확인하기 어려운 원격의 장기와 조직에 일정한 기질적 조직 변화나 기능적 장애를 초래하는 2차 병소(secondary focus)를 일으키는 것을 병소감염이라 한다. 그리고 1차 병소가 구강에 존재하여 2차 병소가 성립할 경우 치성 병소감염(odontogenic [dental] focal infection)

이라고 한다.

치성 병소감염의 1차 병소로 될 수 있는 것은 감염근관, 치근농양이나 치근단 육아종 및 치근낭과 같은 치근단병소, 치주염, 만성 악골골수염 등의 만성 구강질환이다. 2차 질환으로서는 류마티스열, 아급성 세균성 심내막염(선천성 심내막염), 심근염, 혈관의 병변, 신장염, 신경염, 홍채모양체염 등 눈의 병변, 홍반성 낭창 등 피부의 병변, 빈혈 등이 보고되어 있다.

1) 치성 균혈증

혈관 내에서 증식하여 패혈증을 일으키는 것도 있지만 대부분은 기회감염으로 미생물의 체내 전파의 원인으로 된다. 구강 영역에서는 발치나 치은절제 등의 수술 후 치주염이나 치근단병소가 있는 구강의 치은 마사지, 스케일링, 칫솔질 또는 저작 후 등에 용혈성의 사슬알균(연쇄구균)을 주체로 하는 기회감염의 균혈증이 생긴다.

분리 세균종은 *Streptococcus*속이 대다수를 차지하고, 그 외에 *Staphylococcus*속, *Corynebacterium*속, *Actinomyces*속, *Porphyromonas(Bacteroides)*속, *Veillonella*속 등이 보고되어 있다. 균혈증은 수술 전의 항생제 투여에 의해 예방할 수 있기 때문에 심장질환 등이 있는 환자의 발치 시에는 적절한 예방적 처치를 하여야 한다.

3 타액선 감염

타액선(침샘, salivary gland)에 감염되어 염증을 일으키는 것으로 세균성 감염과 바이러스성 감염이 있다. 세균성 감염에는 급성 화농성 이하선염과 악하선염, 신생아 화농성 이하선염 및 유년기 재발성 이하선염이 있으며 바이러스성 감염에는 유행성 이하선염과 사람면역결핍바이러스 감염에 의한 염증이 있다.

1) 타액선의 세균성 감염

(1) 급성 화농성 이하선염(세균성 타액선염)

건강한 사람에서는 타액의 유출로 인해 구강내 세균이 타액관을 통해 침입하는 것을 막아 준다. 그러나 타액선 기형을 지닌 성인은 타액 유출이 크게 감소되거나 정지되어 타액관을 통한 역행성 감염이 나타난다. 이하선의 편측 또는 양측성 종창은 수일에서 수 주 동안 지속될 수 있으며, 심한 감염일 경우 귀의 전방 및 후방 부위까지 국소적으로 확장될 수 있다. 화농성 타액 분비, 개구장애, 열, 오한 및 백혈구증가증이 나타난다.

치료법은 비경구적 항생제 투여로 amoxicillin이 효과적이며, penicillin에 과민성이 있는 환자에게는 erythromycin을 투여한다. 만약 급성 세균성 이하선염이 치료되지 않으면 호흡기 폐색, 얼굴과 목의 봉와직염, 안면골의 골수염, 패혈증 및 사망까지 발생할 수 있다.

(2) 악하선염

악하선염(턱밑샘염, submandibular sialadenitis)은 대부분 폐쇄성 관질환과 관련이 있으며 급성 화농성 세균성 이하선염보다는 발병률이 낮으며 치료법은 같다.

(3) 신생아 화농성 이하선염 및 유년기 재발성 이하선염

신생아 화농성 이하선염 및 유년기 재발성 이하선염(neonatal suppurative parotitis and recurrent parotitis of childhood)은 사춘기 이전에 관찰되는 질환으로 재발성 이하선염에서는 반복적이고, 급성으로 발생하는 통증을 수반하는 이하선 종창이 나타난다.

원인은 도관계(ductal system)의 선천성 기형, 선행된 이하선염, 이하선관의 이물질 및 치과 교정장치로 인한 외상 등이 제시되고 있다. 치료는 대부분 사춘기가 되면 자연적으로 치유되므로 원인 물질의 제거, 대중요법 및 항생제 치료 등이 있다.

2) 타액선의 바이러스성 감염

(1) 유행성 이하선염

유행성 이하선염(귀밑샘염, mumps)은 볼거리라고도 하며 RNA paramyxovirus에 의하여 발생되며 주로 급성발열성전염병이다(그림 27-1).

이 바이러스는 혈액을 따라 퍼져 타액관 상피세포를 표적으로 삼아 감염시키고, 타액으로 흘러간 다음 혈류로 퍼져서 바이러스혈증(viraemia)을 일으킨다. 잠복기는 약 2-3주이며, 임상적 증상으로 발열, 인후통, 백태가 낀 혀, 개구장애 및 이통(earache)이 흔히 나타난다. 저작 시 통증이 있고 하악각(아래턱각)의 하방에서 위쪽으로 압력을 가하면 통증과 압통이 있다. 또한 다른 타액선이나 조직의 감염으로 인한 합병증으로 뇌수막염(30%)과 고환염(성인 남성의 25%)이 많이 나타나며, 드물게는 갑상선염, 난소염, 췌장염 및 신장염이 나타난다.

(2) 사람면역결핍바이러스

사람면역결핍바이러스(human immunodeficiency virus, HIV)의 감염 환자에서 타액선질환이 발생할 수 있다(그림 27-2). 주로 구강건조증과 타액선의 종창이 나타나는데 AIDS환자의 약 10%는 구강건조증이 나타나고, 이하선 및 악하선 비대가 나타나며, 조직학적으로는 림프구성 타액선염, 타액 림프절의 증식, 카포시 육종 및 림프종 등 다양하게 나타난다. 또한 쇼그렌(Sjögren) 증후군과 같은 질환이 동반되기도 한다.

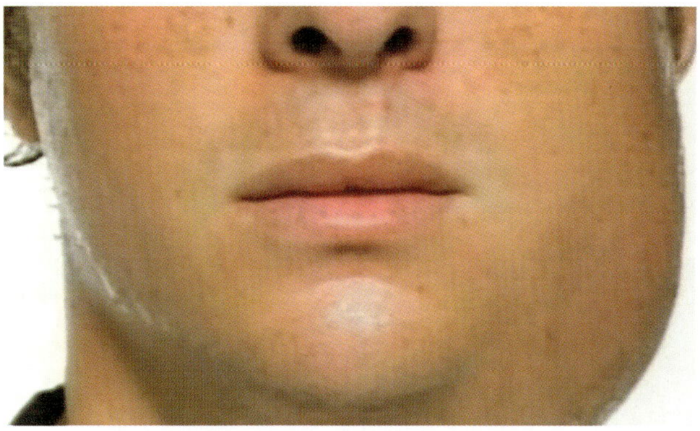

그림 27-1. 유행성 이하선염

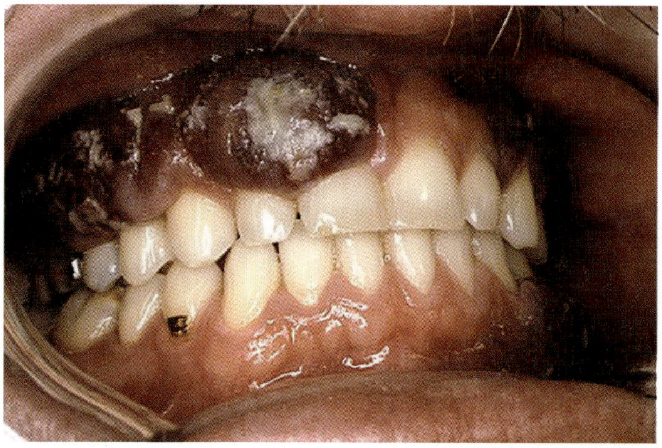

그림 27-2. AIDS환자의 카포시육종(Kaposi's sarcoma)

3편

바이러스학

CHAPTER 28

바이러스의 개요와 일반성상

학/습/목/표

1. 바이러스의 일반적인 특징과 성상에 대하여 설명한다.
2. 핵산형에 따른 바이러스의 분류에 대하여 설명한다.
3. 박테리오파지의 일반적인 특징에 대하여 설명한다.

1 바이러스학(virology)의 역사

전염병 병원체에 대하여 알지 못했던 시대에 각종 병원미생물이 발견되어 세균학의 시대를 맞이하였고, 오늘날 미생물학이 눈부신 발전을 하였다. 그러나 바이러스학에 관해서는 그 병원체에 대하여 전혀 불명이었던 시기인 1798년, Jenner에 의해 종두가 실시되었다. 그 후, 1884년 Pasteur에 의해 광견병 백신의 연구가 진행되었다.

또한, 1892년 Iwanowski(그림 28-1)는 담배 모자이크병에 감염된 잎의 추출물이 세균여과기를 통과한 후, 그 여과액이 건강한 담배 잎을 감염시키는 것을 관찰하고, 독소성 활성물질의 감염성을 추정하였다. 이어, 1898년 Beijerinck(그림 28-2)는 담배 모자이크병에 감염된 잎의 추출물이 세균여과기를 통과한 것은 감염성을 가지지만, 가열에 의해 상실되는 점, 광학현미경에서 관찰할 수 없는 점, 인공배지에서 증식할 수 없는 점으로, 이것을 감염성을 가지는 액체(contagium vivum fluidum)라고 예상하였다. 이것이 오늘날 식물바이러스로써, 바이러스의 최초 발견이다. 한편, 동물바이러스로는 1898년에 Löeffler(그림 28-3)와 Frosch가 가축의 구제병(foot and mouth disease)의 병원체가 여과성인 것을 증명하였고, 1901년 Walter Reed 등이 유행 중이었던 황열의 병원체가 여과성이라고 보고하였다. 이와 같이 세균여과기를 통과하는 미생물을 여과성 바이러스(filterable virus)라고 하였다. 그 후 새로운 바이러스가 발견되어 바이러스(virus)로 통일하게 되었다.

1931년 Elford는 일정한 구경을 가진 그라도콜 막(gradocol membrane)에 의한 여과성을 이용하여 바이러스가 일정한 크기를 가진다는 것을 처음으로 확인하였다. 이와 같이 바이러스의 감염성이나 크기 등은 추측되었으나, 인공배양이 불가능하다는 것이 불확실하여, 바이러스의 배양에 대한 많은 연구와 노력이 있었다. 1930년 Theiler는 황열 바이러스의 마우스 세포 배내 접종에 의해 분리에 성공하였고, 1931년 Woodruff, Goodpasture는 부화란을 이용하여 계두바이러스가 장뇨막상에서 증식하는 것을 확인하였다. 또한 오늘날 바이러스의 연구에 불가피한 조직배양법이 1928년 Maitland 등에 의해 처음으로 바이러스의 증식에 응용되었다.

1949년에는 Enders가 원숭이, 사람 등의 조직배양법을 이용한 폴리오바이러스의 분리배양에 성공하였고, 그 후 많은 연구자에 의해 새로운 다수의 바이러스가 분리 동정되는데 이르렀다. 더욱이 세균바이러스로는 1915년 Twort(그림 28-4)가 우무배지상의 포도알균(구균) 집락이 용균하는 것을 발견하였고, 이어서 1917년에 d'Herelle는 이질 환자의 설사변을 세균여과기에 통과시킨 후 여액을 이질균의 배양액에 가하여 방치하면, 그 배양액이 투명하게 되어 용균이 일어나는 것을 확인하였고 이를 박테리오파지(Bacteriophage)라고 명명하였다. 단순히 파지(Phage)라고 불리기도 하며, 그 후 많은 파지(Phage)가 발견되었다.

바이러스는 원래부터 유전학 등 분자생물학적인 연구의 진보에도 공헌하였다. 1981년 AIDS가 보고되었고, 1983년 AIDS의 원인균인 바이러스, 즉 인체면역결핍 바이러스(HIV)가 발견되었다. 지금 전 세계로 AIDS가 급속도로 퍼지고 폭발적으로 유행되고 있어서 그 예방대책이 급선무이다.

2 바이러스의 일반성상

1) 바이러스의 특성

① 바이러스는 세균여과기를 통과할 수 있는 가장 작은 감염인자로서, 크기가 약 15~200nm 정도이므로 광학현미경으로는 관찰이 불가능하고 전자현미경으로 형태나 구조를 관찰할 수 있다.

② 바이러스의 기본적인 구조는 핵산(nucleic acid)과 이것을 둘러싸는 단백질의 외피(protein coat, capsid)로 되어 있다. 동물바이러스 및 세균바이러스의 핵산은 DNA나 RNA 중 한 종류의 핵산을 가지며, 식물바이러스는 DNA만을 가지고 있다.

③ 바이러스는 특정의 살아있는 세포 안에서만 증식한다. 이로 인해, 사람 등에서 자연감염 외에 실험실에서는 조직배양, 발육란 혹은 실험동물을 이용하여 증식시킨다. 바이러스가 대사생활을 가지고 있지 않기 때문에 무세포의 인공배지에서는 증식할 수 없다.

④ 현재의 테트라사이클린, 클로람페니콜 등의 항균

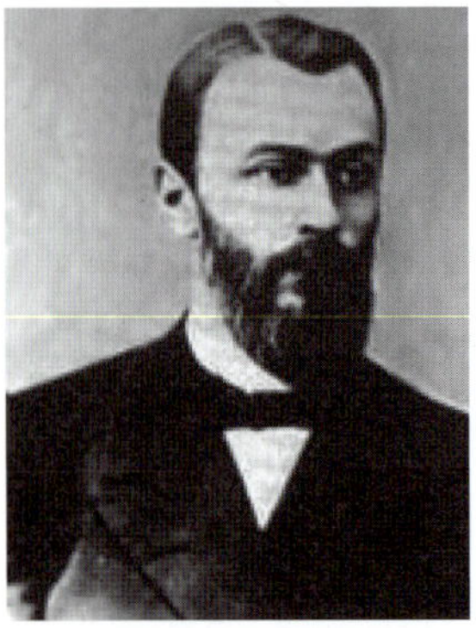

그림 28-1. Dmitri Iwanowski

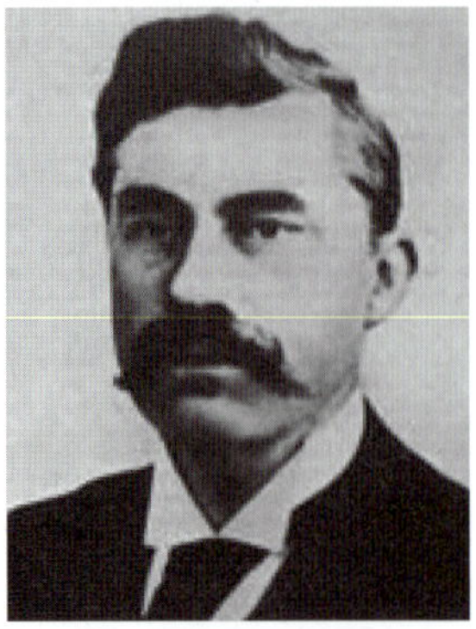

그림 28-2. Martinus Beijerinck

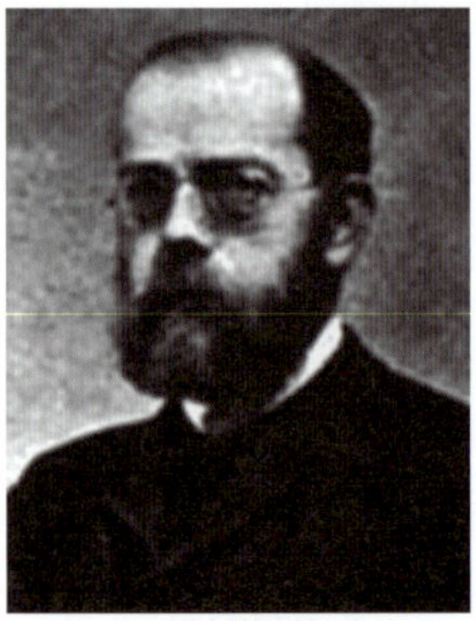

그림 28-3. Freidrich Löeffler

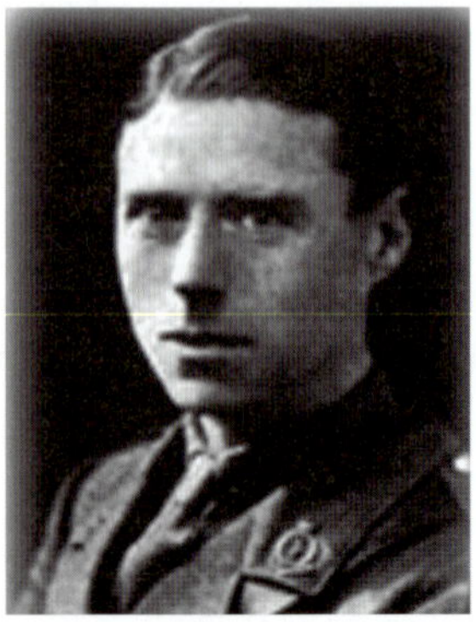

그림 28-4. Frederick Twort

제는 감수성이 없으며, 항바이러스제의 개발이 진행되고 있다.

2) 바이러스의 구조

바이러스의 구조나 형태의 관찰은 전자현미경과 X-선 회절에 의해 실시되고 있다.

바이러스 입자의 기본구조는 입자의 핵심부(core)에 바이러스 유전을 담당하는 DNA 또는 RNA로 구성된 핵산이 위치하고 그 주위를 단백질로 구성된 외각인 캡시드(capsid)가 둘러싸고 있는 입체구조 형태이다. 이와 같이 핵산과 핵산을 둘러싼 캡시드로 이루어진 바이러스 입자를 뉴클레오캡시드(nucleocapsid)라고 한다. 캡시드는 다수의 캡소미어(capsomere)로 되어 있고, 각각의 캡소미어는 서로 공유결합으로 연결되어 있다. 전자현미경에서 캡소미어의 형태학적 배열은 X-선 회절에 의해 폴리펩티드 분자 배열의 대칭성이 관찰된다.

바이러스의 형태는 뉴클레오캡시드의 대칭성에 따라 형태학적 배열을 기초로 하여 ① 입방 대칭형(cubic symmetry), ② 나선 대칭형(helical symmetry), ③ 복합형 구조(complex structure)로 구분한다. 입방 대칭형은 정20면체로 나타나는데, 정삼각형 20개가 면으로 배열되어 12개의 꼭짓점을 이루며 대칭면이 세 부분으로 나타난다. 나선 대칭형은 캡소미어가 핵산을 사이에 낀 형태로 나선 모양을 나타내고, 나선의 길이는 크기와 모양 등에 따라 다르게 나타나지만 핵산의 길이에 따라 결정된다(그림 28-5). 복합형은 뉴클레오캡시드의 구조가 입방형이나 나선 대칭형이라고 규정하기 어려운 복합구조를 보이고 있다.

외피(envelope)는 바이러스가 증식했던 숙주세포의 세포막이나 핵막에서 유래된 것이 대부분이다. 많은 바이러스들은 숙주세포 내에서 증식하고 성숙되어 세포 밖으로 나올 때 출아과정을 통하여 세포막을 뒤집어쓰고 나오기 때문에 뉴클레오캡시드 외층에 당지질 막으로 형성된 외피를 갖게 되며, 외피의 외측으로는 당단백질로 구성된 돌기(spike 또는 progections)가 밖으로 뻗어 있다. 이와 같은 형태학적 · 화학적 특징은 바이러스 분류학상 중요한 기준이 된다.

3) 바이러스 구조의 물리·화학적 특성

(1) 핵산

바이러스는 DNA 또는 RNA 중 한 종류의 핵산을 가진다. 바이러스에 한하여 DNA 뿐만 아니라 RNA도 유전정보를 담당하고 있다.

바이러스의 DNA 또는 RNA는 단일가닥을 가지는 경우와 이중가닥을 가지는 경우가 있다. 대개 DNA 바이러스는 이중가닥을 가지고 있고, RNA 바이러스는 단일가닥을 가지고 있으나, 예외적으로 DNA 바이러스 중 파르보바이러스(parvovirus)가 단일가닥을, RNA 바이러스 중 레오바이러스(reovirus)가 이중가닥을 가

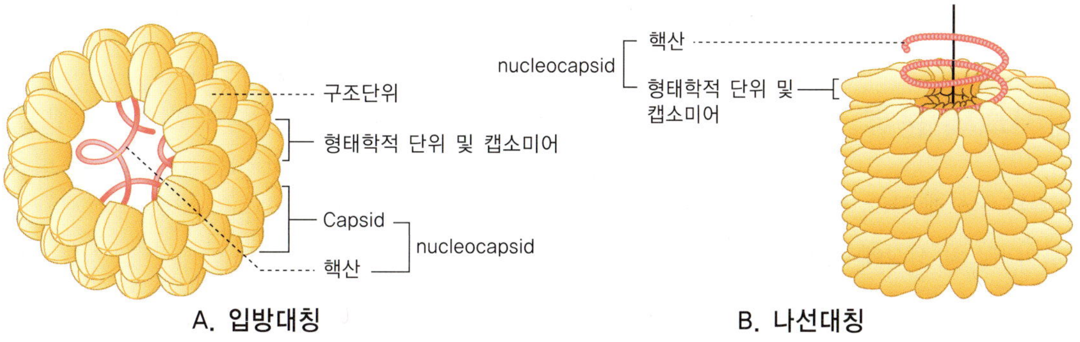

그림 28-5. 바이러스의 형태

지고 있다. 바이러스 핵산의 분자량은 바이러스에 따라 대단한 차이가 있으나, $1.6 \sim 160 \times 10^6$ dalton 정도이며, 보통 대형 바이러스는 많은 핵산을 가지고 있다.

(2) 단백질

바이러스의 주된 구성성분은 단백질이며, 핵산을 둘러싸서 보호하고 있다. 또 바이러스 입자 표면의 단백질은 그 바이러스에 대한 감수성 세포의 표면수용체(receptor)에 흡착되는 특이한 친화성이 있다. 바이러스 입자의 단백질은 1개 내지 수개 이상의 폴리펩티드로 되어 있다. 대부분의 단백질은 캡소미어를 구성하고 일부는 핵산과 핵심(core)을 형성하고 있다. 일부 대형 바이러스는 구조 단백질 외에 바이러스 특이단백으로써 polymerase, nuclease, neuraminidase 등의 효소를 가지는 것도 있다.

(3) 지질

어떤 종류의 바이러스는 숙주세포에서 출아할 경우에 세포막 성분을 뒤집어쓰고 나와 외피를 형성하는데, 주요 성분은 지질이 된다. 외피를 가지는 바이러스는 인플루엔자바이러스, 풍진 바이러스 등이며, 에테르, 클로로포름, 담즙산염 등의 지질 용해성이 있는 약제에서 불활성화되므로 바이러스의 감별에도 응용된다.

(4) 탄수화물

외피를 가지는 바이러스는 핵산분자 내의 당 외에 소량의 탄수화물을 가지고 있다.

3 바이러스의 분류

바이러스학의 진보에 따라 바이러스의 분류는 임상적 분류에서 바이러스의 성상에 기초를 둔 분류로 확립되어 왔다.

바이러스는 그 감염과 증식되는 숙주에 따라

① 동물바이러스(animal viruses)

② 식물바이러스(plant viruses)

③ 세균바이러스(bacterial viruses) 또는 박테리오파지(bacteriophage 또는 파지, phage)로 분류한다. 여기에서 취급하는 것은 주로 동물바이러스를 중심으로 한다.

1) 임상적 분류

바이러스가 일으키는 질환이나 장기 친화성(세포 친화성)에 따른 임상적 분류가 종래부터 실시되고 있으며, 바이러스를 임상적으로 이해하는 데 편리하다. 그러나 동일 바이러스가 각종 장기조직 등의 감염부위에 다양한 임상 증상을 보이거나, 같은 임상 증상이 다른 바이러스에 의해 발병되는 경우가 있어, 생물 분류학자들에게는 적당하지 못한 분류일 경우가 많다.

(1) 전신성 바이러스

바이러스혈증(viremia) 등에 의해 전신에 바이러스가 퍼져 많은 장기가 침습을 받아 전신질환을 일으키는 것이다. 두창(천연두), 백시니아, 홍역, 풍진, 수두-대상포진, 황열, 뎅기열, 리사열, 마르부르크병 등의 바이러스가 여기에 속한다. 또한 콕사키바이러스(coxsackie virus)나 에코바이러스(echovirus) 등의 엔테로바이러스(enterovirus)도 전신감염을 일으키는 것이 있다. 이러한 바이러스는 종종 출혈진이나 발진 등의 증상을 보이는 수가 많다.

(2) 장기 친화성 바이러스

바이러스 감염은 국소 뿐만 아니라 전신, 림프관 혹은 혈액 등을 통하여 친화성이 있는 특별한 장기에 침입하여 질병을 일으킨다.

① 신경친화성 바이러스(neurotropic viruses)

주로 중추신경계 등의 감염증을 일으키는 바이러스

이다. 예를 들면, 폴리오바이러스(마비), 콕사키바이러스나 에코바이러스(무균성 수막염, 마비 등), 광견병 바이러스, 일본뇌염 바이러스, 단순헤르페스바이러스, 멈프스바이러스(mumps virus), 홍역 바이러스 등과 SSPE (subacute sclerosing panencephalitis), PML (progressive multifocal leucoencephalitis), Kuru, 크로이츠펠드 야콥병(Creutzfeldt-Jakob disease) 등을 일으키는 지발바이러스(slow virus) 감염증의 원인 바이러스 등이 포함된다.

② 폐친화성 바이러스(pneumotropic viruses)

바이러스성 호흡기 감염증을 일으키는 것으로, 예를 들면, 인플루엔자 바이러스, 파라인플루엔자 바이러스, RS 바이러스, 아데노바이러스, 엔테로바이러스, 리노바이러스(rhinovirus), 코로나바이러스(coronavirus), 레오바이러스(reovirus) 등이 있다. 임상적으로는 비염, 인두염, 후두염, 기관지염, 모세기관지염, 폐렴 등 여러 가지 임상 증상을 보이므로, 바이러스 검사를 통해서만 확실한 진단을 할 수 있다.

③ 피부친화성 바이러스(dermotropic viruses)

피부, 점막의 감염증을 일으키는 바이러스로, 두창(천연두), 단순헤르페스(구강, 성기 등), 수두-대상포진, 전염성 연우종, 사마귀 등의 원인 바이러스가 속한다. 또한 엔테로바이러스 71형이나 콕사키바이러스(16형)에 의한 수족구병, 콕사키바이러스(A군 바이러스) 등에 의한 포진성구협염(herpangina)도 여기에 포함된다.

④ 기타

㉠ **안감염 바이러스**: 결막염이나 인두결막염의 원인으로서 아데노바이러스 3, 7형, 유행성결막염의 원인으로서 아데노바이러스 8형, 급성출혈성 결막염은 엔테로바이러스 70형 등에 의해 감염된다.

㉡ **간염 바이러스**: A형간염 바이러스, B형간염 바이러스 혹은 비A비B형간염 바이러스, C형간염 바이러스, D형간염 바이러스 등이 있다.

㉢ **타액선감염 바이러스**: 멈프스바이러스(mumps virus), 거대세포바이러스(cytomegalovirus) 등이 있다.

㉣ **설사증 바이러스**: 엔테로바이러스나 아데노바이러스가 알려져 있었으나, 최근에는 소아에게 구토, 설사증을 일으키는 로타바이러스(rotavirus)와 성인의 급성 위장염을 일으키는 파보바이러스(parvovirus) 등이 주목되고 있다.

㉤ **출혈성 방광염**: 아데노바이러스 11형이 알려져 있다.

㉥ **심근염, 심낭염**: 엔테로바이러스 특히 콕사키바이러스-A, B군이 최근에 주목되고 있다.

㉦ **선천기형**: 수직감염이 많은 바이러스로서, 풍진바이러스, 거대세포바이러스 등이 있다.

2) 바이러스학적 분류

현재 바이러스의 분류 기준이 되는 성상은 다음과 같다(그림 28-6).

① 핵산형 : DNA, RNA, 단일가닥, 이중가닥
게놈형 : 환상, 선상, 환상 초나선상
그 외 게놈의 수, 분자량, G+C 등

② 크기와 형태 : 캡시드 대칭성, 캡시드 형성부위, 외피 존재의 유무, 입자의 직경

③ 물리 · 화학적 요인에 대한 감수성 : 특히 에테르에 대한 감수성 유무

④ 혈청학적 성상

⑤ 자연계의 감염경로

⑥ 숙주, 조직, 세포호성

⑦ 병리, 봉입체 형성

⑧ 임상적인 문제 등이 참고가 된다.

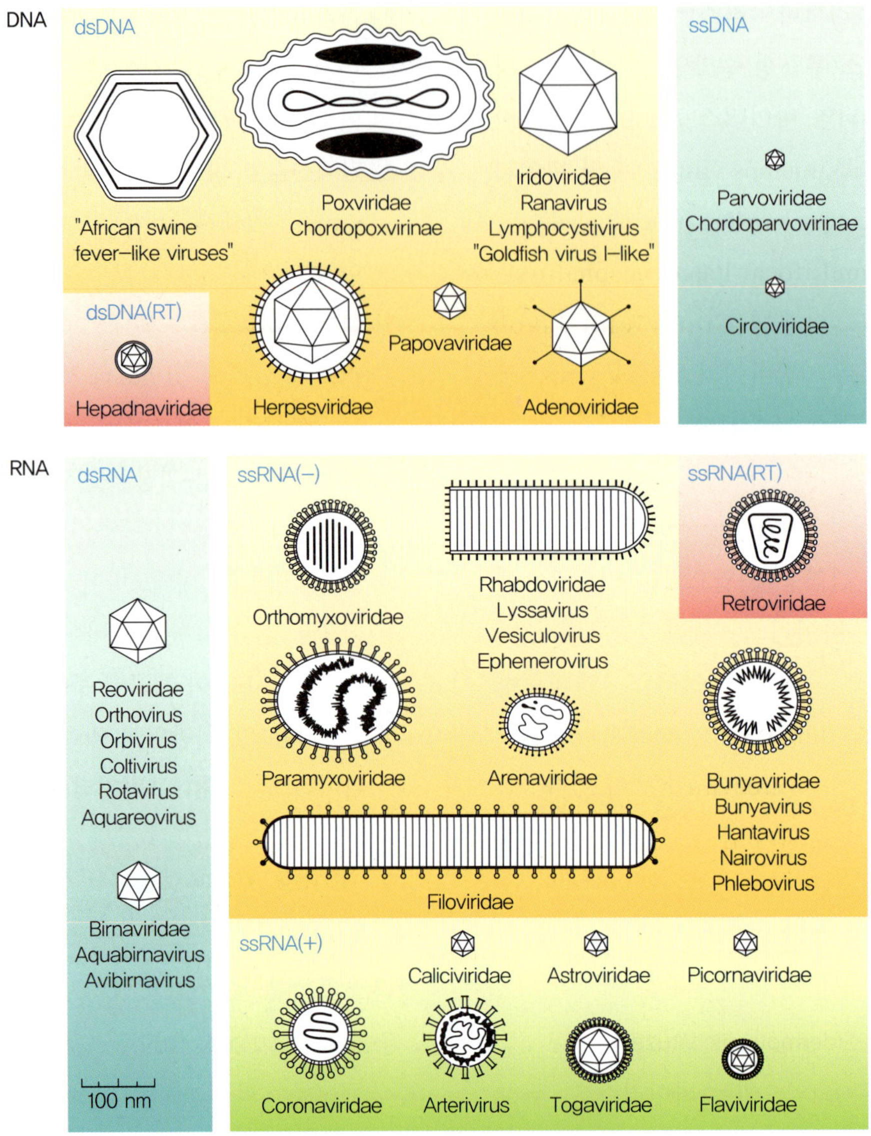

그림 28-6. 바이러스 종류와 형태

(1) DNA 바이러스

① 파르보바이러스과(parvoviridae)

가장 작은 바이러스로서, 정20면체이며 외피 비보유 단일가닥 DNA 바이러스이다.

㉠ 파르보바이러스속(parvovirus)

㉡ 아데노위성바이러스속(adeno-associated virus)

㉢ 덴소바이러스속(densovirus)

② 파필로마바이러스과(papillomaviridae)

외피비보유 DNA 바이러스로, 72개의 캡소미어로 구성된 정20면체이고, 척추동물세포의 핵 내에서 증식한다. 사람 유두종바이러스(human papilloma virus)가 포함되고, 폴리오마바이러스(polyomavirus) 및 시미안바이러스 40(simian virus 40 : SV 40) 등이 종양바이러스로서 주목된다.

㉠ 파필로마바이러스속(papillomavirus)

㉡ 폴리오마바이러스속(polyomavirus)

③ **아데노바이러스과(adenoviridae)**

정20면체, 외피비보유 바이러스로, 동물세포의 핵 내에서 증식한다. 사람에서는 호흡기감염이나 안감염 등 특징적인 증상을 보인다.

㉠ 마스터데노바이러스속(mastadenovirus)

㉡ 아비아데노바이러스속(aviadenovirus)

④ **헤르페스바이러스과(herpesviridae)**

외피로 둘러싸인 정20면체 핵심부를 가진 구형 바이러스로, 감염세포의 핵 내에서 증식한다. 단순헤르페스바이러스(herpes simplex virus), 수두-대상포진바이러스(varicellazoster virus), 거대세포바이러스(cytomegalovirus), EB바이러스(Epstein Barr virus) 등이 있다. 각기 단순포진, 수두·대상포진, 거대세포바이러스 감염증, 전염성단핵구증 및 Burkitt 림프종의 병원체로서 알려진다.

㉠ 헤르페스바이러스속(herpesvirus)

⑤ **이리도바이러스과(iridoviridae)**

바이러스 증식은 세포질 내에서 실시되며, 에테르 감수성이다.

㉠ 이리도바이러스속(iridovirus)

⑥ **폭스바이러스과(poxviridae)**

바이러스 중 크기가 가장 큰 230×200nm 정도의 벽돌모양으로, 외피를 보유하는 이중가닥 DNA 바이러스이다. 세포질 내에서 증식한다. 사람에 감염되어 두창(smallpox, 천연두), 소두창(alastrim), 전염성 연우종(molluscum contagiosum) 등을 일으킨다.

㉠ 오소폭스바이러스(orthopoxvirus)

㉡ 아비폭스바이러스(avipoxvirus)

㉢ 카리폭스바이러스(capripoxvirus)

㉣ 레포리폭스바이러스(leporipoxvirus)

㉤ 파라폭스바이러스(parapoxvirus)

㉥ 엔토모폭스바이러스(entomopoxvirus)로 나뉜다.

⑦ **헤파드나바이러스과(hepadnaviridae)**

B형간염 바이러스가 여기에 속한다.

(2) RNA 바이러스

① **정20면체 대칭**

㉠ 피코르나바이러스과(picornaviridae)

정20면체의 뉴클레오캡시드와 단일가닥 RNA 유전체로 이루어진 외피 비보유 바이러스로, 세포질 내에서 증식한다.

사람의 병원체로서 바이러스는

ⓐ 엔테로바이러스속(enterovirus, 장내바이러스)

ⓑ 리노바이러스속(rhinovirus)으로 대별한다.

엔테로바이러스는 더욱 폴리오바이러스(polioviruses)의 세가지형, 콕사키바이러스(Coxsackie viruses) A, B군을 합하여 30형 및 에코바이러스(echovirus)의 33형, 다시 엔테로바이러스 68, 69, 70, 71, 72형 등으로 나뉜다. 리노바이러스도 114 이상의 형이 있다.

엔테로바이러스는 장내바이러스로서 마비, 무균성 수막염, 상기도염을 시작으로 다양한 임상 증상을 보인다. 리노바이러스는 감기증후군의 병원체로서 알려져 있다.

㉡ 레오바이러스과(reoviridae)

정20면체의 뉴클레오캡시드와 이중가닥 RNA 유전체로 이루어진 외피 비보유 바이러스로, 세포질 내에서 증식한다.

ⓐ 오로비바이러스속(orbivirus)

ⓑ 레오바이러스속(reovirus)

ⓒ 로타바이러스속(rotavirus)

오르비바이러스속은 절지동물 매개성이고, 레오바이러스는 호흡기, 장관에서 분리되며, 로타바이러스는 동물의 설사증과 관계가 있으며, 또한 소아설사 증에서 조직배양이나 전자현미경으로 검출되고 있다.

㉢ 토가바이러스과(togaviridae)

ⓐ 알파바이러스속(alphavirus)

ⓑ 루비바이러스속(rubivirus)

새로 풍진 바이러스도 여기에 속한다.

㉣ 플라비바이러스과(flaviviridae)

ⓐ 패스티바이러스속(pestivirus)

ⓑ 플라비바이러스속(flavivirus)

과거에 B군 알보바이러스라고 하였으며, 모기가 매개하는 일본뇌염바이러스, 뎅기열바이러스, 황열바이러스 등이 있다.

② 나선 대칭

㉠ 오르소믹소바이러스과(orthomyxoviridae)

인플루엔자 A와 B 바이러스 및 인플루엔자 C 바이러스속이 있다.

㉡ 파라믹소바이러스과(paramyxoviridae)

ⓐ 뉴모바이러스속(pneumovirus)

ⓑ 파라믹소바이러스속(paramyxovirus)

ⓒ 모르비리바이러스속(morbillivirus)

RS바이러스, 파라인플루엔자바이러스, 홍역 바이러스, 멈프스바이러스 등이 있다.

㉢ 랍도바이러스과(rhabdoviridae)

외피가 있는 나선형 바이러스로, 단일가닥 RNA를 가지고 있으며, 캡시드는 탄환형이다.

ⓐ 베시쿨로바이러스속(vesiculovirus)

ⓑ 리사바이러스(lyssavirus)

광견병 바이러스(rabies virus)가 속한다.

③ 기타

㉠ 레트로바이러스과(retroviridae)

AIDS바이러스(HIV)가 포함된다.

ⓐ 온코바이러스아과(oncovirinae)

마우스유암바이러스, 백혈병바이러스, 마우스백혈병바이러스 등이 있다.

ⓑ 스푸마바이러스아과(spumavirinae)

종양을 유발하지 않으며 사람, 원숭이에 합포체 감염이나 포말세포를 형성한다.

ⓒ 렌티바이러스아과(lentivirinae)

㉡ 아레나바이러스과(arenaviridae)

ⓐ 아레나바이러스속(arenavirus)

라싸열바이러스나 림프구성 맥락수막염바이러스가 포함된다.

㉢ 코로나바이러스과(coronaviridae)

태양의 'corona'를 닮은 클럽 모양의 spike를 가지고 있는 단일가닥 RNA 바이러스이다.

ⓐ 코로나바이러스속(coronavirus)

사람 코로나바이러스나 조류 전염성 기관지염바이러스 등이 속한다.

㉣ 분야바이러스과(bunyaviridae)

ⓐ 분야바이러스속(bunyavirus)

4 바이러스의 증식

바이러스 증식(multiplication)의 기전은 박테리오파지에 대한 세균세포의 감염과정 연구에 의해서 진행되었으며, 일반증식곡선(one step growth curve)에 대한 연구수기, 전자현미경 특히 초박절편에 의한 박테리오파지의 증식 등의 연구에서 크게 진전되었다. 그리고 최근에는 DNA형 바이러스 혹은 RNA형 바이러스의 증식 기전이 명확히 알려지고 있다(그림 28-7, 8, 9).

이러한 바이러스의 증식 기전은 다음의 순서대로 진행되고 있다.

① 흡착(attachment)

바이러스와 숙주 세포는 물리적 운동, 즉 브라운(Brown) 운동에 의해 충돌이 일어나고, 이어서 정전기적 이온결합에 의해 흡착이 일어난다. 세포의 표면과 바이러스 사이에 친화성이 강하면, 그 흡착은 세게 일어나게 되고 그 부위를 수용체(receptor)라고 부른다. 예를 들면, 폴리오바이러스는 사람이나 원숭

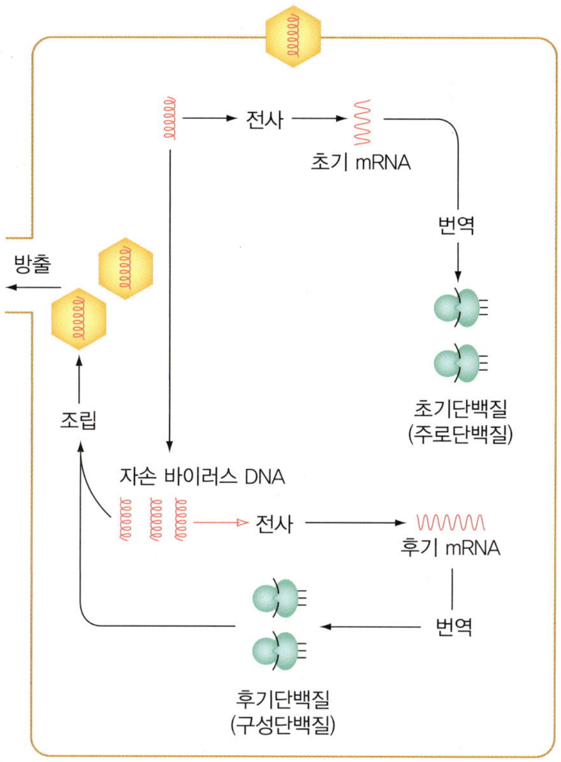

그림 28-7. **DNA 바이러스의 증식의 도해**

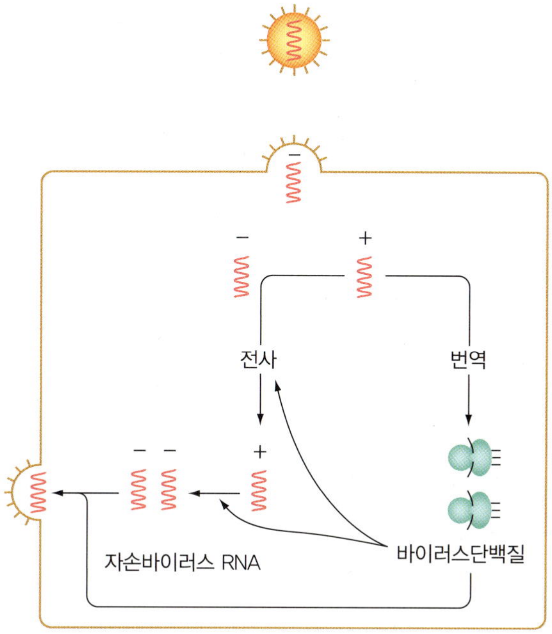

그림 28-9. **음성(-)가닥 RNA 바이러스의 증식 도해**

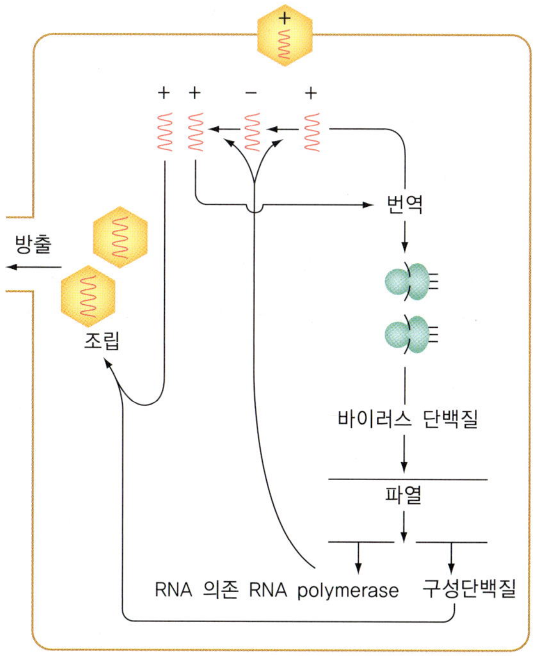

그림 28-8. **양성(+)가닥 RNA 바이러스의 증식 도해**

이 등의 세포에는 잘 흡착하지만, 그 외의 동물세포에는 흡착하지 않는다. 이것은 수용체의 존재 유무에 의한 것으로 판명되었다. 또한 인플루엔자 바이러스의 흡착에도 수용체가 중요하며, 이것은 RDE (receptor-destroying enzyme)로 파괴하면 흡착되지 않는다.

② **침입**(penetration)

바이러스에 따라 차이가 있는데, 세포의 수용체에 흡착된 바이러스는 능동적 또는 수동적으로 세포 내에 침입하여 캡시드나 외피를 제거하고 핵산이 유리된다. 수용체에 흡착된 바이러스 입자가 세포막을 통과하는 방법은 세포내침입과 외막 융합으로 나눈다.

③ **탈외각**(uncoating)

세포 내에 침입한 바이러스는 즉시 캡시드로부터 유리된다. 탈외피가 끝나면 세포를 파괴해도 감염력을 가진 바이러스는 검출되지 않는다. 바이러스의 종류에 따라 지속시간이 다른데, 몇 시간 후에 다음 세대의 바이러스가 나타나기 시작하여 대수적으로 증식하고,

이 다음 세대의 바이러스가 검출될 때까지의 기간을 암흑기라 한다. 이 기간은 바이러스 증식에 매우 중요한 과정이며 바이러스의 유전정보가 세포에 전달되어 있다.

④ **전사와 번역**(transcription and translation)

탈외피한 바이러스 핵산은 DNA 바이러스인 경우에는 세포의 DNA 의존성 RNA polymerase에 의해 전사되어 mRNA를 만들고, RNA 바이러스는 직접 mRNA가 되는 경우(picornavirus)와 RNA polymerase에 의해 상보성 RNA를 합성하여 mRNA가 되는 경우(대부분의 RNA 바이러스)가 있다. 어느 경우든지 mRNA는 ribosome에서 번역되어 바이러스 핵산, 구성단백 및 기타 필요한 효소 등을 합성한다.

⑤ **복제**(replication)

바이러스의 DNA 또는 RNA가 각각 합성된다.

⑥ **조립**(assembly)

바이러스 핵산과 단백질이 집합하여 성숙입자로 된다.

⑦ **방출**(release)

새로운 바이러스 입자가 세포외로 방출된다. 그러나 어떤 바이러스는 장기간에 걸쳐 방출되지 않고 세포 내에 존재하는 것도 있다. RNA 바이러스 중 외피를 가지는 바이러스는 세포의 원형질막을 쓰고 발아(budding)의 모양으로 방출한다.

위와 같이 바이러스의 증식은 각 과정이 복잡하고, 연속적으로 반복되면서 진행된다.

5 박테리오파지(Bacteriophage)

박테리오파지(bacteriophage)는 세균을 숙주로 하는 바이러스이다. Twort(1915)는 우무배지에서 포도알균(구균) 집락이 용균되는 것을 발견하였고 d'Herelle(1917)은 이질 환자의 대변에 이질균을 투명하게 용균시키는 성분이 있음을 발견하였다. 이러한 현상은 세균을 먹는다는 뜻으로, 박테리오파지(bacteriophage)라고 명명하였고, 단순히 파지(phage)라고도 부른다.

1) 형태

머리와 꼬리로 된 정자모양과 구형(정20면체) 또는 섬유모양이 있다(그림 28-10, 11). 그 내부에는 DNA 혹은 RNA를 가지며 머리는 보통 지름이 30~100 nm의 크기이며 꼬리는 길이 10~300 nm 정도이다.

2) 감염 · 용균

숙주는 한정되어 있기 때문에 대장균 파지는 주로 대장균에 감염되고, 항산성균 파지는 항산성균에 감염된다. 정자모양 파지는 꼬리의 선단으로, 세균의 표면에

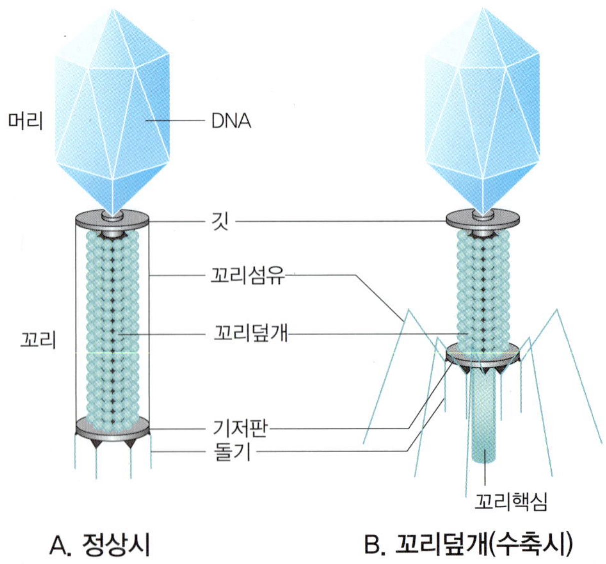

그림 28-10. T_2 파지의 모형

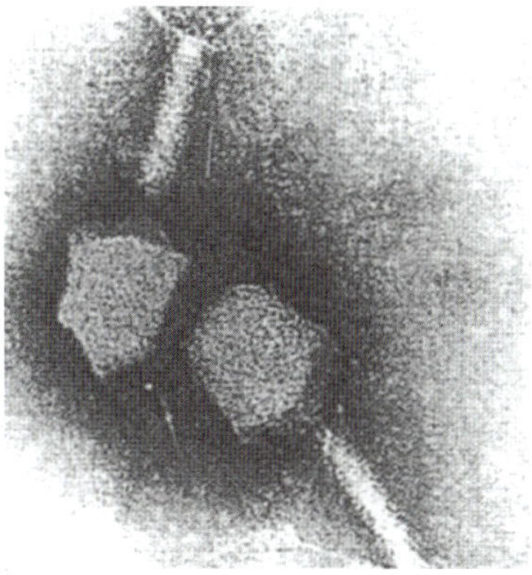

그림 28-11. T_2 파지

흡착하여, 세포벽을 용해시켜 머리의 DNA를 균체 내에 주입한다(그림 28-12, 13). 여기서부터 암흑기에 들어가, 일정 시간 후에 균체 내에 재차 다수의 파지 입자가 형성되어, 마침내는 용균을 일으켜, 파지는 밖으로 방출된다(그림 28-14).

3) 용원균(lysogenic bacteria)

용원균(lysogenic bacteria)이란, 외부의 감염이 없음에도 불구하고 파지를 생성하는 유전적인 성질(prophage)을 가진 세균으로, 프로파지 유전자는 세균의 유전자와 행동을 함께하여 자손에 전해진다. 용원균은 때때로 스스로 용균하여 파지를 방출한다. 이러한 파지를 잠재성 파지(temperate phage)라고 하며, 상대의 균을 용균하지만, 경우에 따라서는 용균하지 않고 용원균으로 변한다(용원화, lysogenization)(그림 28-15). 용원화된 균은 성질이 변하기도 하고 독성을 생산할 때도 있다. 예를 들면, 디프테리아균의 독소 생성이나 용혈성 연쇄상알균의 성홍열 발적독소 생성 등이 있으며, 이와 같이 용원화되어 유전적 성질의 변화가 초래되는 것을 용원화 변환(lysogenic conversion)이라고 한다.

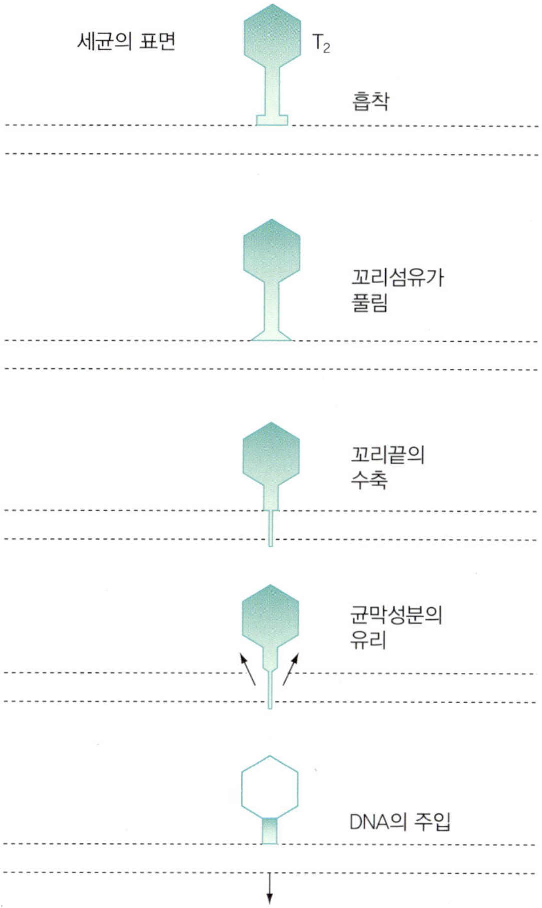

그림 28-12. T_2 파지의 흡착과 DNA주입

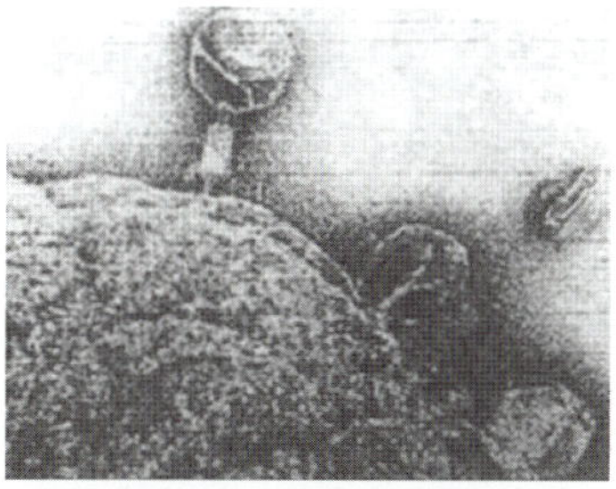

그림 28-13. 대장균 표면에 흡착된 T_2 파지

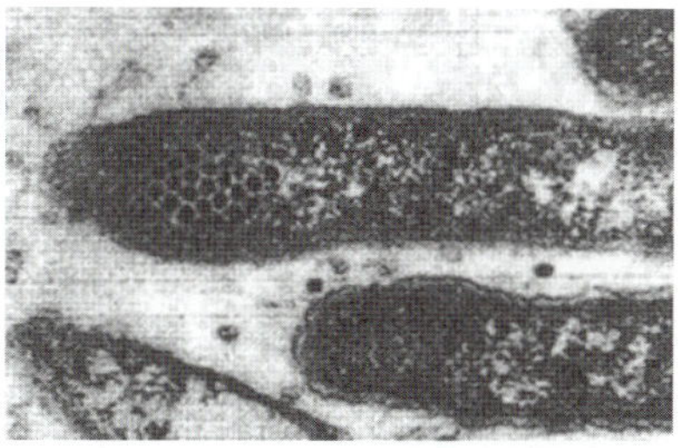

그림 28-14. T_2 파지의 균체 내 증식

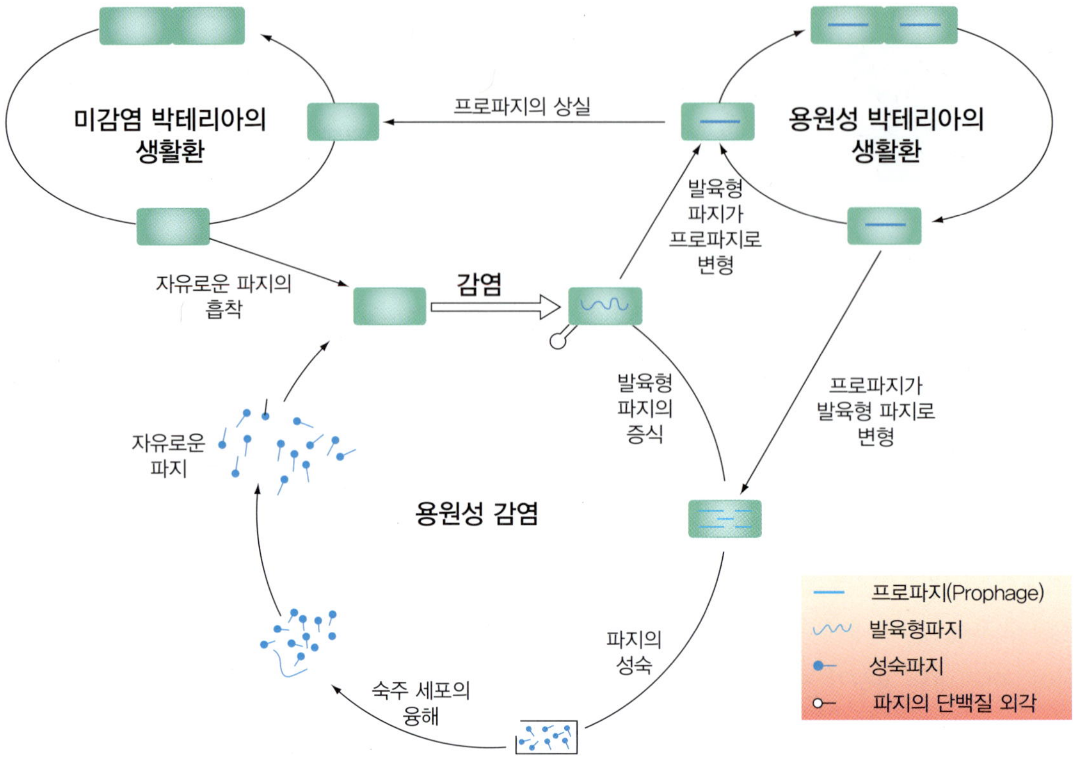

그림 28-15. 파지와 숙주의 생활환

4) 응용

박테리오파지는 숙주를 용균하는 성질이 있으나, 현재 치료에 사용하지 않는다. 동일한 세균에 대해서도 숙주 특이성이 있어 특정한 균주만을 용균하는데, 이 성질을 이용하여 생화학적 또는 혈청학적 방법으로도 구별되지 않는 균주를 분류할 수 있다. 이 방법을 파지형별(phage typing)이라고 하며, 감염원이나 감염경로의 추이 등 역학적 연구에 사용되고 있다. 그 밖에, 바이러스 증식의 연구, 숙주 대 바이러스 상호간의 연구 모델로 사용되고 있다. 또 파지에 따라 세균의 유전자가 변환되거나, 특정 형질이 도입되므로 유전학의 중요한 연구 모델이 되고 있다.

CHAPTER

29 바이러스와 감염증

학/습/목/표

1. DNA 바이러스의 일반적인 특징과 병원성에 대하여 설명한다.
2. RNA 바이러스의 일반적인 특징과 병원성에 대하여 설명한다.

1 DNA 바이러스

1) 폭스바이러스과(poxviridae)

폭스바이러스(poxvirus)에 포함되는 것에는 두창 바이러스(smallpox virus), 종두 바이러스(vaccinavirus), 전염성 연우종 바이러스(molluscum contagiosum virus) 등이 있다.

크기는 100×240×300 nm이고, 핵산은 DNA만을 포함한 복잡한 대형 바이러스이다. 바이러스 입자는 염색에 따라 현미경으로 관찰되며 난원형 또는 벽돌모양이다(그림 29-1). 두창 및 우두바이러스에서는 바이러스 입자와는 다른 호산성 봉입체(Guarnieri 소체)가 세포질 내에서 관찰된다.

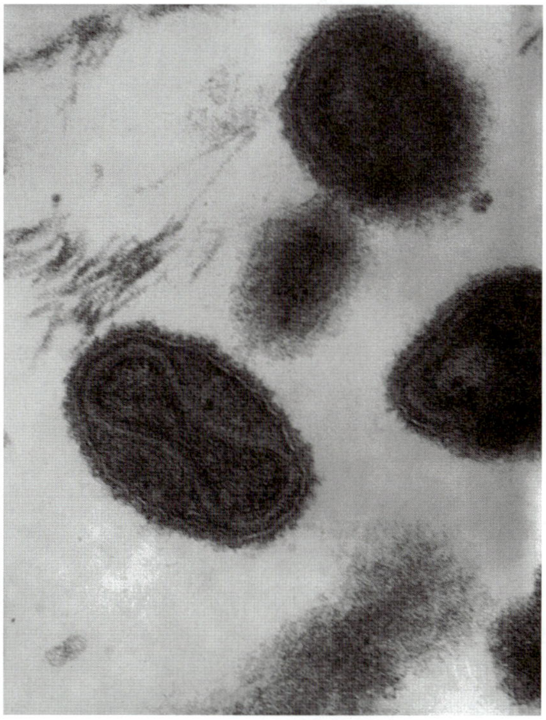

그림 29-1. 두창바이러스(smallpox virus)의 전자현미경 사진

(1) 두창 바이러스

두창(천연두, variolla, smallpox)은 아프리카, 인도 및 동남아시아에서는 정착된 유행병이었지만 현재

는 WHO의 두창 박멸계획에 따라 모두 사라졌다. 이 바이러스의 감염형식은 환자의 피부병과 부스럼 딱지나 농즙의 직접 또는 간접접촉에 의해 일어난다. 바이러스혈증을 일으켜 발열한다. 잠복기는 10~12일간이다. 혈청 중의 바이러스가 피부상피에 여기저기 흩어지면 두창을 만든다.

① 저항성

60℃, 30분간으로 불활성화 된다. 그러나 건조, 저온에는 저항성이 강하고, 건조한 부스럼 딱지(가피) 중의 바이러스는 실온에서 1년 이상 전염력이 존재한다. 소독제에는 비교적 저항성이 강하고, 50% 알코올에서는 1시간으로 불활성화 되지만 0.5~1% 석탄산(phenol)에서는 수개월 이상도 생존할 수 있다.

② 바이러스 진단법

병소재료를 전자현미경으로 보면 특유한 형태의 폭스 바이러스(poxvirus)를 관찰할 수가 있다(그림 29-1). 또한 보체결합반응에 의해 혈청학적 진단이 가능하다.

③ 예방

특효적인 치료법이 없기 때문에 종두를 맞아서 예방해야 한다. 그러나 현재 두창은 박멸되었으므로 종두의 필요성은 없어졌다.

④ 부작용

종두의 부작용으로써는 전신성 백시니아, 종두후 뇌염, 자가접종 등이 있다.

(2) 전염성 연우종 바이러스

소아에 많으며 얼굴, 눈과 눈꺼풀, 어깨 등에 전염성의 부드러운 사마귀(물사마귀라고도 한다)를 만드는 바이러스이다(그림 29-2). 직접 접촉에 의해 전염하지만 감염된 수건과 같은 간접적인 접촉 전염에 의해 퍼지는 수도 있다. 바이러스는 피부상피의 기저층의 세포에서 발견된다. 성행위 감염증의 하나로써 성인의 음부에 보일 때가 있다.

2) 헤르페스바이러스과(herpesviridae)

크기는 지름 180 nm의 외피 중에 110 nm의 캡시드로 싸여진 형태로 외피는 지질과 당단백으로 되어 있다. 에테르에 의해 외피가 파괴되면 전염성이 없어진다. 뉴클레오캡시드는 단백질과 DNA로 된 구형(정십이면체)의 입자이다. 사람의 헤르페스바이러스로서는 단순헤르페스바이러스, 수두-대상포진바이러스, 거대세포바이러스, EB바이러스가 있다. 단순헤르페스바이러스는 수포액 중에 발견될 수 있고, 잠복감염을 하는 특징이 있다. 따라서 기회감염의 주된 병원체이다.

(1) 단순헤르페스바이러스(Herpes simplex virus)

이 바이러스에는 1형과 2형이 있다. 모두 초기 감염은 불현성인 경우가 많다. 바이러스는 유아기에 구강내 감염되는 수가 있다. 치육구내염을 일으키거나, 불현성 감염을 경과한 바이러스는 3차 신경절에 잠복감염이 된다. 감기 등의 열성질환 또는 생리변화가 있으면, 잠복감염 되어 있던 바이러스가 활동을 시작하여

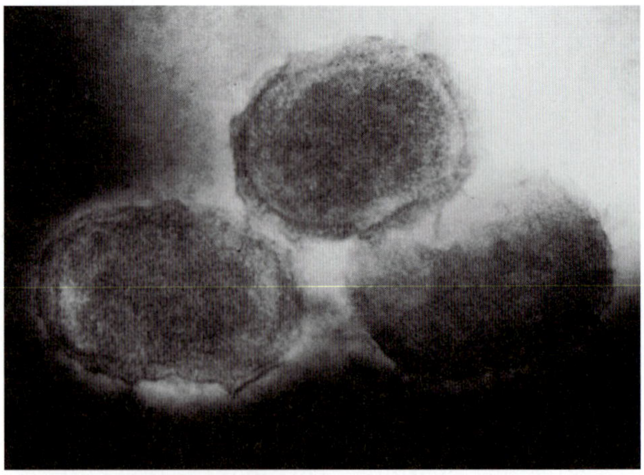

그림 29-2. 전염성 연우종 바이러스(molluscum contaginosum virus)의 전자현미경 사진

여러 가지 질환을 만든다. 가장 많이 보이는 것은 구순 헤르페스로, 입술의 피부와 점막으로 이행하여 소포진이 생기고, 그 주위가 발적하여 궤양을 형성한다. 또한 각막 헤르페스도 발생하는데, 각막 실질혼탁을 초래하여 실명할 수도 있다. 또한, 뇌염을 일으키는 수도 있다. 신생아의 전신감염은 치명적이다. 최근 항체음성의 성인이 증가하기 때문에 의료종사자가 감염원이 되는 수가 있으므로 주의해야 한다. 성교에 의해 감염되면 외음질염을 일으키고, 선수 신경절에 잠복감염의 형태로 지속감염하여 음부 헤르페스를 일으킨다. 초기감염은 1형과 2형에 대하여 특히 호발부위는 없다. 그러나 하반신의 신경절에 잠복감염하는 것은 주로 2형이며 상반신의 신경절에 잠복감염하는 것은 주로 1형이다. 따라서 재발의 경우 구순 헤르페스는 1형이고, 음부 헤르페스는 2형이다.

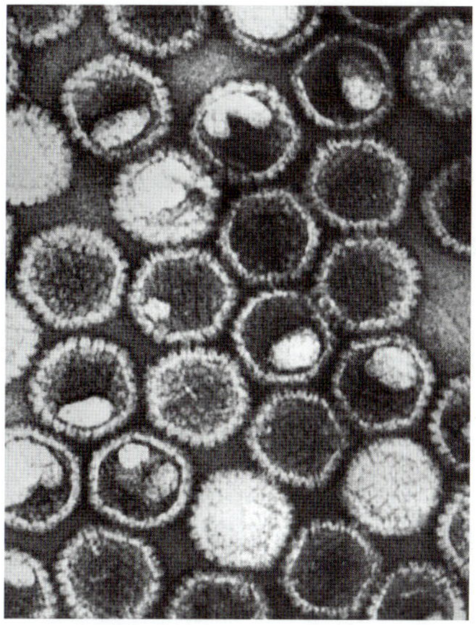

그림 29-3. 단순헤르페스바이러스(Herpes simplex virus)의 전자현미경 사진

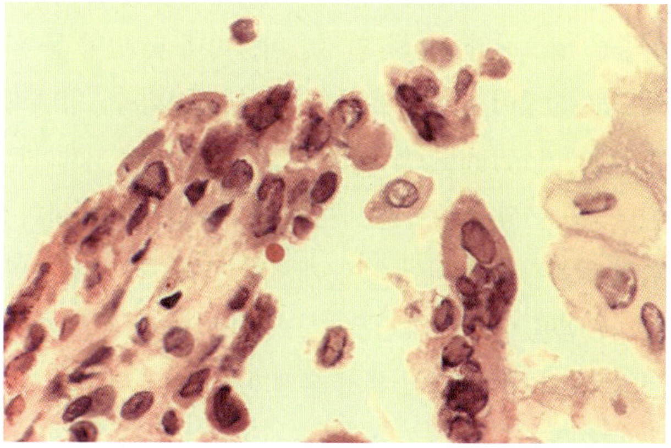

그림 29-4. 식도상피세포 내의 단순헤르페스바이러스

① 바이러스 진단법

환자재료를 배양조직에 접종하여 바이러스를 분리할 수가 있다(그림 29-3). 감염세포 내에서 특유의 핵 내 봉입체가 보인다(그림 29-4). 혈청학적 검사로 1형과 2형이 구별된다. 또한 형특이적 형광항체에 의해서도 형별이 가능하다. 바이러스 DNA의 해석에 의해 균주의 감별이 가능하다.

② 치료

각막 헤르페스는 IDU나 아시크로빌 연고가 사용된다. 뇌염에는 아시크로빌이나 ara-A의 전신투여가 유효하다.

(2) 수두-대상포진 바이러스 (varicella-zoster virus, VZV)

VZV에 의해서 수두(varicella, chicken pox)와 대상포진(herpes zoster)이 생긴다. 초기감염에는 소아의 피부 점막에 수포를 발생하는 바이러스이다. 수두가 치유된 후 바이러스는 지각 신경절에 잠복한다. 성인이 되어 면역저하 등의 원인이 작용하면 대상포진이 발생한다. 이것은 지각 신경절에 잠복하고 있던 바이러스가 활성화되어 지각 신경절을 따라 수포를 발생하는 병으로 종종 신경통과 발열을 동반한다. 신경통은 치료 후에도 남는 경우가 있다.

① 바이러스 진단법

감염세포 내에는 특유의 핵 내 봉입체가 관찰된다. 수포 내용물을 조직배양 세포에 접종하여 분리할 수 있으며 형광항체법으로 진단할 수 있다. 대상포진이나 중증의 수두에는 아시크로빌이나 ara-A에 의해 치료되고 있다.

(3) 거대세포바이러스(cytomegalovirus, CMV)

이 바이러스의 감염세포는 거대세포로, 그 세포 내에서 바이러스성 봉입체를 만든다. 동물 · 사람의 타액선이나 요중의 세포 가운데 거대세포를 많이 관찰 할 수 있다. 우리나라 및 아시아 여러 나라에서는 생후 1~2년에 70~90%가 초기감염을 경험한다.

초기감염은 타액, 요, 자궁경관 분비액이 감염원이고, 대부분은 불현성 감염이며 그 이후에는 많은 장기에 잠복감염한다. 임산부가 초기감염이 되면 바이러스는 태반을 통과하여 태아에 감염되고 거대세포 봉입체증을 일으킨다. 출생 후 간, 비장비대 및 빈혈 등 외에 중추신경이 침해되어 소두증, 뇌내석회화, 망맥락막염(chorioretinitis)을 일으켜 정신운동 발달 지체아로 된다. 또한 생후 수년간 바이러스뇨를 계속 배설한다. 한편 잠복감염이 되어 있는 개체의 저항력이 약해지면 기회감염을 일으켜 폐렴을 일으킨다. 면역억제를 필요로 하는 장기이식에서 특히 문제가 된다.

(4) 엡스타인-바 바이러스(Epstein-Barr virus, EBV) (그림 29-5, 6)

이 바이러스의 발견자인 엡스타인(Epstein)과 바르(Barr)의 두문자를 따서 이름을 붙였다.

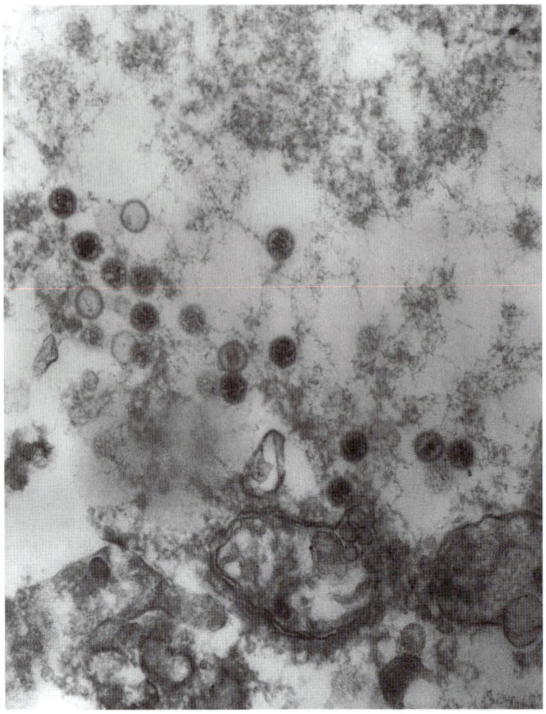

그림 29-5. 엡스타인-바 바이러스의 전자현미경 사진

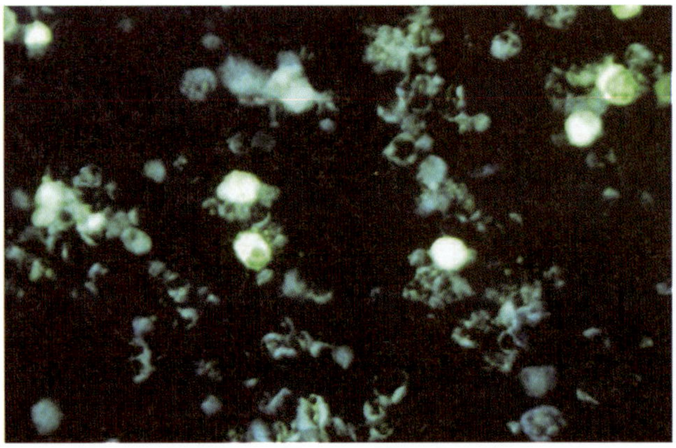

그림 29-6. 형광항체염색에 의한 엡스타인-바 바이러스

① 전염성단핵구증(infectious mononucleosis)

EBV는 전염성단핵구증의 병원체이며, 초기감염은 사춘기에 경구적으로 전염된다. 이 질환은 림프절의 종창이나 발열과 함께 간, 비장, 신장의 종창을 동반하고 말초혈액에 림프구가 다수 나타난다.

우리나라 및 아시아 여러 나라에서는 유아기에 초기감염이 되기 때문에 전염성단핵구증이 되는 일은 매우 드물다. 환자 혈청 중에 면양 적혈구에 대한 이호성 항체가 나타나 37℃에서 면양 적혈구를 응집한다. 이것을 폴-번넬(Paul-Bunnell) 반응이라고 한다. 정상인의 혈청 중에도 이 응집소가 있으나 역가가 낮고 동시에 기니피그 신장의 조직으로 흡수된다. 여기에 대해 환자의 것은 역가가 높고 기니피그 신장에서는 흡수되지 않는다.

② 버킷림프종(Burkitt's lymphoma) 및 상인두 암

버킷림프종은 중부 아프리카의 5~10세의 유아에 다발하는 인후두 림프종으로, 안면종창을 동반하는 악성 종양이다. 상인두암은 중국 성인의 후비강에 다발하는 림프상피종이다. 이들의 종양세포 내에서 EB바이러스가 발견되는 것으로, 사람의 악성종양 원인 바이러스라고 간주되고 있다. 그러나 그 원인에 대해서는 아직 분명하지 않다.

3) 아데노바이러스과(adenoviridae)

이 과의 바이러스는 존재하고 있어도 질병을 일으키지 않는다. 그러나 급성호흡기 질환이나 인두결막염을 일으키는 수가 있다. 크기는 직경 70~80 nm의 정20면체이며 핵산은 DNA이다(그림 29-7). 외피를 갖지 않으며, 사람 이외에 동물을 숙주로 하는 바이러스도 있다.

(1) 사람 아데노바이러스

바이러스는 환자의 눈, 인두, 변에서 배출되어 경구 또는 접촉감염에 의해 전염된다. 여름에서 가을에 걸쳐 인두염, 결막염, 고열을 주 증상으로 초등학교 어린이에서 많이 발생하며, 폐렴 등의 경우에는 비말감염도 생각해야 한다. 혈청형 3은 전형적인 인두결막염을 일으키고, 혈청형 8은 유행성 각결막염을 주 증상으로 한다. 혈청형 11은 급성 출혈성 방광염을 일으키며, 그 밖에 설사증, 바이러스성 폐렴 등을 일으킨다. 혈청형 12, 18, 31 등은 햄스터에 주사하면 암을 만드는 성질이 강하나, 사람에게는 암의 원인이 되지 않는다. 저항성은 상당히 강하고, 4~36℃ 사이, pH는 6~9 사이에서 극히 안정되어, 장시간 불활성화 되지 못한다. 그러나 60℃, 30분에 파괴되며, 강산, 강알칼리에서는 쉽게 파괴된다.

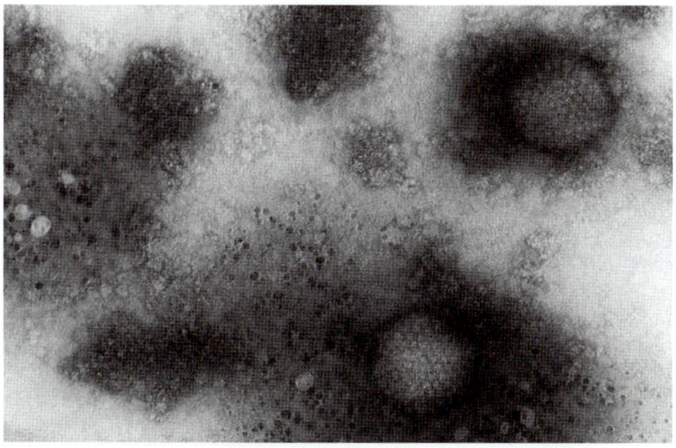

그림 29-7. 아데노바이러스의 전자현미경 사진

4) 파필로마바이러스과(papillomaviridae)

파필로마바이러스과는 과거에는 Papovaviridae에 속해 있었다. DNA를 포함한 소형 바이러스로 직경 약 50 nm의 구형이며, 에테르에 내성이다.

① 사람 파필로마바이러스(human papilloma virus)는 편평 사마귀(verruca plana), 심상성 사마귀(verruca vulgaris), 첨규콘딜로마(condyloma acuminatum)의 병원체이다. 자궁경부암과의 관련도 주목되고 있다.

5) 폴리오마바이러스과(polyomaviridae)

폴리오마바이러스에는 BK 및 JC 바이러스가 알려져 있다. BK 바이러스는 면역억제제를 사용한 신장이식을 받은 환자의 요에서 분리되었지만 사람에 대한 병원성은 아직 확실하지 않다. JC 바이러스는 진행성 다소성 백질뇌증(progressive multifocal leukoencephalopathy, PML) 환자의 뇌 조직에서 분리되었기 때문에 이 질환의 원인으로 생각하고 있다(그림 29-8).

6) 파르보바이러스과(parvoviridae)

매우 작은 DNA 바이러스로 지름 약 20~25 nm의 정20면체의 구형 바이러스이다(그림 29-9).

사람에서는 설사의 병원체로서 알려져 있으며, 가장 일반적인 임상 증상으로는 전염성 홍반(fifth disease)

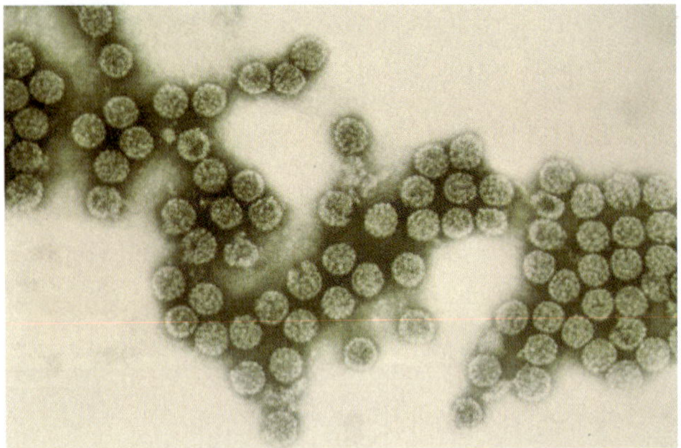

그림 29-8. 폴리오마바이러스의 전자현미경 사진

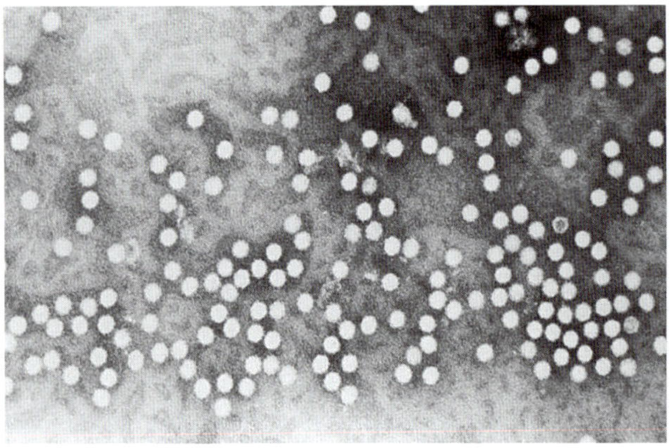

그림 29-9. 파르보바이러스의 전자현미경 사진

이라고 알려진 소아의 발진성 열병으로 적혈구에 감염되는 질병이다.

7) 헤파드나바이러스과(hepadnaviridae)

환자혈액이 오염된 주사침을 불완전하게 멸균하여 사용하였을 때 전파되는 것으로 알려졌으며, 이것이 현재의 B형간염 바이러스(hepatitis B virus, HBV)로 헤파드나바이러스과에 속한다. 또한 오염된 음식물에 의한 경구감염으로 전염성 간염을 일으키는 A형간염 바이러스(hepatitis A virus, HAV), A형도 B형도 아닌 비A비B형(non-A · non-B)간염 바이러스, B형간염 바이러스의 감염세포에만 감염(중복감염, 혹은 결손 바이러스 감염)되는 D형간염 바이러스가 발견되어, 현재 인간의 간세포에서 증식하며 감염을 일으키는 것은 네 가지 종류가 있다.

2 RNA 바이러스

1) 오르소믹소바이러스(orthomyxoviridae)

지름 80~120 nm의 대형 RNA 바이러스이다. 외피에 싸여 있으며, 외피의 표면에는 지름 20Å의 미소돌기가 치밀하게 나와 있다. 이 미소돌기는 hemagglutinin (HA)와 neuramidase (NA)이며 감염과 관계있다. 에테르에 감수성이다. RNA는 단백질과 뉴클레오캡시드를 만들며 끈 모양으로 되어 존재한다. 이 뉴클레오캡시드의 폭은 오르소믹소바이러스는 9 nm이며 파라믹소바이러스는 18 nm이다. 오르소믹스바이러스는 뉴클레오캡시드가 8개로 분절하고 있다 (그림 29-10).

(1) 인플루엔자 바이러스(influenza virus)

유행성 감기(인플루엔자, influenza)를 일으킨다. 고열, 두통, 근육통 및 관절통이 중요한 증상이다. A형, B형 및 C형의 3종으로 나눈다. A형은 국제적 대유행을 일으키고, B형의 유행은 약간 적으며, C형은 지역적으로 산발한다. A형은 외피의 성분인

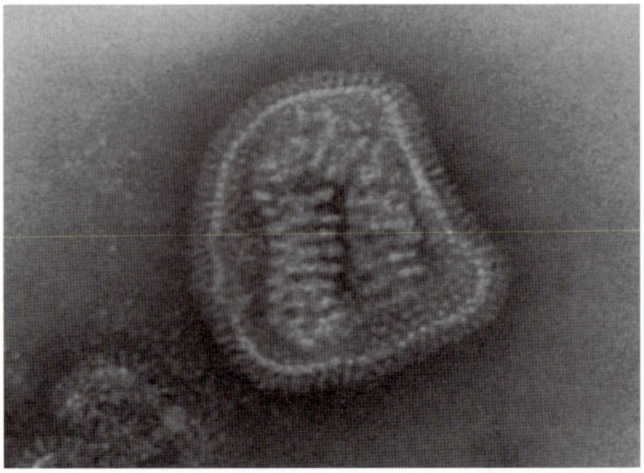

그림 29-10. 인플루엔자 바이러스의 전자현미경 사진

hemagglutinin (HA)와 neuraminidase (NA)의 항원성의 차이에 따라 H1N1, H2N2 및 H3N2 등의 아형으로 분리된다(표 29-1). A형 인플루엔자는 표 29-1과 같이 순환하며 유행하고 있다. 바이러스의 항원구조는 유행 때마다 변이되어 조금씩 다르다. 스페인 감기, 푸에르토리코 감기, 이탈리아 감기는 H1N1과 H2N2 및 H2N2와 H3N2 사이의 불연속 변이이며, 변이의 정도는 크다. 새로운 아형의 바이러스가 나타나면 면역을 가진 사람이 없으므로 대유행한다. 감염은 상기도에 일어나며 감기 증상이 시작되고, 상기도의 염증은 더욱 진행되어 폐렴을 일으키는 수가 있다. 폐렴은 세균의 2차 감염을 유발하여 더욱 악화될 수 있다.

① 바이러스 진단법

바이러스의 분리는 감기 증상이 시작된 3일 이내에 인후도찰물, 인후세척물, 비인두 세척물 등을 부화란에 접종한다. 혈청학적 진단법으로써는 혈구응집반응이 이용되고 있다.

② 치료

특히 유효한 것은 없으나 아만다진이 어느 정도의 효력을 보이고 있다.

③ 예방

불활성화 인플루엔자 백신의 접종에 의한 예방법이 실시되고 있다. 백신은 최근 유행된 A형 및 B형 균주의 다가백신이다. 항원 구조가 다른 새로운 아형의 바이러스가 발견되면 대유행을 일으킬 가능성이 크므로 다가백신에 추가해야 할 필요가 있다. 인플루엔자의 유행은 세계적인 규모로 예방해야 하므로, 세계보건기구(WHO)가 세계 각지의 신종 바이러스를 관리하여 예방에 공헌하고 있다. 대유행을 예방하기 위하여 매년 가을에 초·중·고등학교, 보육원, 유치원에 정기적으로 백신 접종을 해야 한다. 백신의 종류, 접종 방법에 대하여 항상 개량이 실시되고 있다.

2) 파라믹소바이러스과(paramyxoviridae)

이 바이러스는 오르소믹소바이러스에 비하여 약간 대형으로, 지름이 100~300 nm이고, 다형성이다. 구조는 거의 오르소믹소바이러스와 같으나, 뉴클레오캡시드의 폭이 크며 18 nm이다. 뉴클레오캡시드는 1개이며 분절되어 있지 않다.

(1) 멈프스바이러스(mumps virus)

볼거리, 볼치기 등 우리말 고유의 명칭이 있으며 우리나라에서는 제2종 법정전염병으로 규정되어 있다. 멈프스바이러스는 유행성 이하선염의 병원체이며, 보균자 또는 이환자의 비말 또는 공기감염에 의해 전염된다. 일반적으로는 18~21일간의 잠복기를 두고 발열하며, 한쪽 또는 양쪽 이하선의 종창, 동통을 주된 증상으로 한다. 이하선뿐만 아니라, 악하선, 설하선도 같이 침범된다. 5~15세의 소아가 가장 이환되기 쉽다. 사춘기 이후의 성인은 합병증으로써 고환염, 난소염을 동반하며, 남성 불임의 원인이 된다. 이밖에

표 29-1. A형 인플루엔자 유행주의 변천

연도	유행성의 항원성	통칭
1918~1930	H1N1	스페인 감기
1930~1946	H1N1	푸에르토리고 감기
1946~1957	H1N1	이탈리아 감기
1957~1968	H2N2	아시아 감기
1968~1978	H3N2	홍콩 감기
1978~	H3N2 또는 H1N1	홍콩 감기와 소련 감기

수막염이 일어나는 수도 있다. 봄부터 여름에 많이 발병하며, 한번 감염된 후에는 강한 면역이 생긴다.

① 바이러스 진단법

타액, 척수액, 요 등에서 바이러스를 부화란을 통하여, 또는 배양세포를 통하여 분리할 수가 있다. 혈청학적으로는 보체결합반응, 적혈구 응집저지 반응을 이용한다.

② 예방

예방은 약독화 생백신을 이용한다. 우리나라에서는 1차 접종은 12~15개월 이하의 영유아에게 피하로 접종하며 대개 유행성 홍역과 풍진 백신과 함께 접종이 이루어진다. 2차 접종은 4~6세부터 11~12세 사이에 시행되며 예방효과는 95% 정도 된다.

(2) 홍역 바이러스(measles virus)

홍역은 홍진, 제구실, 강진 등 20여 종의 명칭으로 알려진 전염병으로써 우리나라에서는 제2종 법정 전염병으로 규정되어 있다. 이 질환은 급성 전염성으로 전신에 발생하며, 고열이 발생한다. 이 바이러스는 환자의 비인강 분비물의 비말감염에 의해 전염되는데, 3~4세의 영유아에게 산발적으로 유행하고 있다.

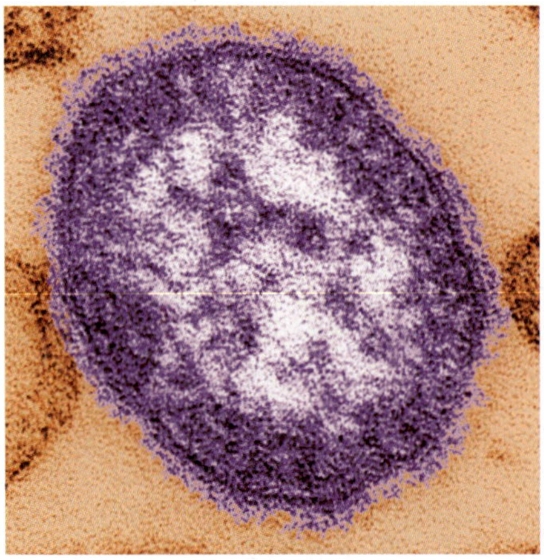

그림 29-11. 홍역 바이러스의 전자현미경 사진

7~12일간의 잠복기 이후, 상기도에 카타르성 염증을 만들고, 다음에 바이러스혈증을 이행한다. 구강점막에 코플릭 반점(Koplik spots)이 생기고, 전신에 발진이 발생한다. 드물게 폐렴, 뇌염이 발병하는 수가 있고, 합병증으로 중이염, 뇌염, 아급성 경화성 범뇌염(subacute sclerpsing panencephalitis, SSPE)과 뇌병증 등이 있다.

① 바이러스 진단법

발진이 나타난 후 24시간 이내에 환자의 비인강 분비물에서 배양세포를 사용하여 바이러스를 분리할 수 있다. 회복기 환자의 혈청 중에서 중화 항체 및 보체결합 항체를 검출할 수 있다.

② 예방

약독화 생백신은 효과적이며 부작용이 거의 없다. 접종시기는 15개월 된 영유아에게 대개 풍진과 유행성 이하선염 백신과 함께 피하 접종한다. 이 백신은 15개월 이전의 영유아에게 투여하면 안 되는데, 그 이유는 영유아의 모성항체가 접종된 바이러스를 중화시켜 면역반응을 저하시키기 때문이다. 생백신이기 때문에 면역이 손상된 사람이나 임산부에게 투여하면 안 된다. 이 백신의 사용으로 홍역의 발생빈도가 현저하게 감소되었다.

③ 치료

회복기 환자의 글로불린을 근육 내에 주사하여 수동면역을 실시한다. 그 밖에 세균성 2차 감염을 예방하는 의미로 항균제가 사용되고 있다.

(3) 파라인플루엔자바이러스(parainfluenza virus)

상기도 감염증을 일으키는 바이러스로, 5형의 혈청형으로 분류되어 있고, 사람에 질병을 일으키는 것은

1-3형이다. 이 바이러스는 포유동물 및 닭의 적혈구를 잘 응집하고 원숭이 신장세포에서 잘 증식하지만 부화란에서는 거의 증식하지 않는다. 1형은 별명이 센다이 바이러스(Sendai virus) 또는 HVJ (hemagglutinating virus of Japan)라고 불린다. 2형은 CA (croup-associated) 바이러스로, 유아의 급성후두 기관지염을 일으키고, 때때로 폐렴을 일으키는 경우도 있다. 3형도 유아 상기도염의 병원 바이러스로 때때로 산발성의 유행을 일으키기도 있다.

(4) RS 바이러스(respiratory syncytial virus)

침팬지의 감기에서 분리되었으나 유아의 폐렴에서도 분리되었다. 유아폐렴, 기관지염의 가장 주요한 병원 바이러스로, 6개월 이내의 유아의 기관지염 및 폐렴에서 20~40%의 빈도로 이 바이러스가 분리된다.

3) 랍도바이러스과(rhabdoviridae)

바이러스의 크기가 직경이 70 nm, 길이가 180 nm로, 한쪽 끝은 편평하고 한쪽 끝은 둥근 탄환형의 형태이다. 사람에게 병원성이 있는 것은 광견병 바이러스(rabies virus)이다.

(1) 광견병 바이러스(rabies virus)

대부분의 포유동물에 병원성이 있다. 중남미의 흡혈박쥐가 자연계의 병원소(reservoir)로 생각되고 있다. 개, 고양이에게 물린 상처에 의해 바이러스가 지각신경을 통하여 중추신경에 전해진 후, 다시 말초신경을 통하여 타액선 기타의 세포에 전달된다. 개에서는 10일~6개월간의 잠복기 후에 때때로 발열하여 불안상태가 계속되는 전구기를 지나 발병기에 들어간다. 자극에 대해 민감하고 인후두 근육의 경련으로 발작적인 연하곤란을 일으키며, 군침을 흘리고 앞뒤 분별없이 달려들다가 최후에는 마비기에 들어가 사망한다. 발병에서 죽음에 이르기까지는 3~7일간이다.

감염동물의 대뇌 해마각의 신경세포 내에 2~10 μm 크기의 네그리소체(negri body)가 1~수개 관찰된다 (그림 29-12).

① 사람에 대한 병원성

광견의 타액 중에 바이러스가 있으므로, 물리면 3~9주간, 길게는 반년 간의 잠복기를 거쳐 전구증상(발열, 두통, 흥분상태)이 2~8일간 계속되다가 발병기에 들어간다. 중추신경의 이상항진이 보여 반사운동이 높아지며 연하곤란이 두드러져 물을 마시려고 해도 이두절의 경련에 의해 마실 수가 없다. 이 상태를 공수증이라고 한다. 이 기간은 1~4일 간으로 최후에 마비기에 들어가 사망한다.

② 바이러스 진단법

사람이 개에 물렸을 때 광견병이 의심되면, 그 개를 도살하고, 무증상의 경우는 10일 정도 관찰하여 그 개가 발병하지 않으면 수액선에 바이러스가 나오지 않았다고 판정하여도 좋다. 수액선, 뇌를 재료로 하여 마우스 뇌내에 접종하면 바이러스 분리가 가능하며, 이것으로 항원을 제작하여 기지 혈청과의 보체결합 반응으로 진단이 가능하다.

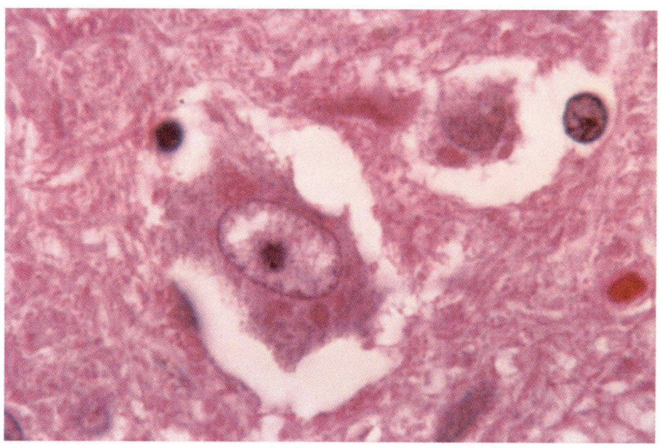

그림 29-12. 신경세포 내 네그리소체(H & E 염색)

③ 예방

야생 동물의 접촉을 피하고, 기르는 개는 백신 접종을 해야 한다. 감염동물에 물린 직후 백신을 접종해도 효과가 있는데 이것은 잠복기간이 비교적 길기 때문이다. 닭 또는 사람의 섬유아세포로 증식시킨 바이러스의 불활성화 백신이 사용된다.

4) 필로바이러스과(filoviridae)

(1) 에볼라바이러스(ebolavirus) (그림 29-13)

에볼라 출혈열(Ebola hemorrhagic fever)은 필로바이러스과에 속하는 에볼라 바이러스에 의한 감염증으로, 처음 발견된 아프리카 콩고 공화국(이전의 자이레)의 강 이름을 따서 붙여졌다. 치사율은 50~90%로 상당히 높으며 자연계 숙주는 불명이고 백신 및 치료제도 없다. 에볼라 출혈열은 1976년 아프리카 콩고 공화국에서 최초 발생한 이후, 가봉, 콩고 공화국, 수단, 우간다 등 주로 아프리카 중부 지역에서 발생하였으나, 최근 2014년 이후에는 서아프리카 3개국(라이베리아, 시에라리온, 기니)에서 감염자 및 사망자가 지속적으로 발생하고 있다. 자연계에서 바이러스 매개체의 존재와 서식처 등이 확실치 않아 에볼라 출혈열 예방에 큰 어려움이 있으며, 특별한 예방 대책이 없는 실정이다. 그러므로 에볼라 출혈열 유행지역을 여행하게 될 경우 바이러스에 감염되지 않도록 주의하는 것이 최선의 예방책이다.

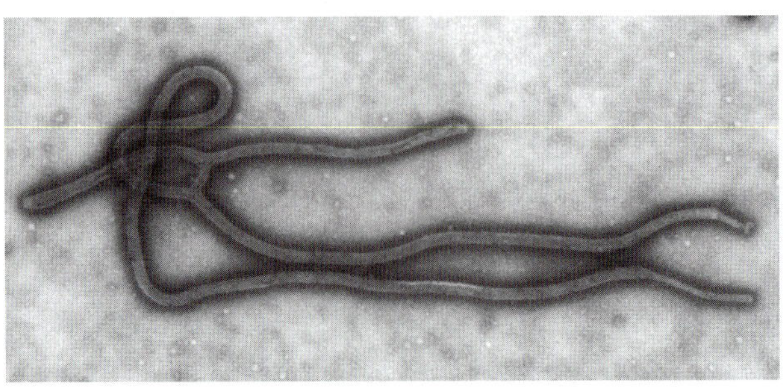

그림 29-13. 에볼라바이러스의 전자현미경 사진

5) 피코르나바이러스과(picornaviridae)

피코르나바이러스(picornavirus, pico=small; rna=RNA)란 작은 RNA 바이러스라고 하는 말에서 유래하였다. 생물학적인 모든 성상에서 다음과 같이 분류한다.

(1) 사람 피코르나바이러스(human picornavirus)

① 폴리오바이러스(Poliovirus)

② 콕사키-A 바이러스(Coxsackie A virus)

③ 콕사키-B 바이러스(Coxsackie B virus)

④ 에코바이러스(Echovirus)

⑤ 엔테로바이러스(Enterovirus) 68, 69, 70, 71, 72…(최근은 a-d와 같이 분류하지 않고 엔테로바이러스에 번호를 붙인다.)

⑥ 리노바이러스(Rhinovirus)

(2) 동물 피코르나바이러스(animal picornavirus)

구제병 바이러스(foot and mouth disease virus), 그 밖에 원숭이, 소, 돼지, 닭 등의 장내 바이러스이다.

① 폴리오바이러스(poliovirus)

척수전각의 운동신경근을 파괴하여 마비를 발생하는 급성 회백수염(폴리오, poliomyelitis)을 일으키는 바이러스로 1960년대까지 세계에서 맹위를 떨치고 있었다. RNA 바이러스이고 지름 28 nm의 구상 바이러스로, 55℃, 30분간 처리하거나 포르말린, 클로라인 및 자외선에서는 급속히 불활성화된다. 잠복기는 1~3주 간이고, 구인두 분비액은 발병 전후 1주간 정도, 대변은 장기간 바이러스가 검출되며, 비말감염도 일으킬 수 있다. 감염된 바이러스는 인후두 점막, 장관 점막에 감염되어 림프계를 통해서 혈액 중에 들어가 바이러스혈증을 일으킨다. 또한 전신의 감수성 조직에 감염되어 바이러스혈증을 일으키거나 국소의 신경절을 통하여 중추신경계에 감염을 일으킨다(그림 29-14).

이 질환은 여름철에 많이 발생하고 불현성 감염이 많으며 마비를 일으키는 것은 약 1,000명에 1명 정도라고 한다. 주로 15세 이하, 특히 1~3세 소아에서 많이 발생하며 사망률은 1~5% 정도이다.

㉠ 바이러스 진단법

이 바이러스는 항원성에 의해 1, 2, 3형의 3종류로 분류된다. 대변 및 인두분비액, 척수액에서 배양세포, 원숭이 신장세포를 사용하여 바이러스를 분리할 수 있다. 혈청학적 진단은 발병 초기 및 회복기의 혈청에 대하여 중화항체, 보체결합 항체를 조사한다. 중화항체는 형특이성이 강하고 일단 생기면 영구적이다.

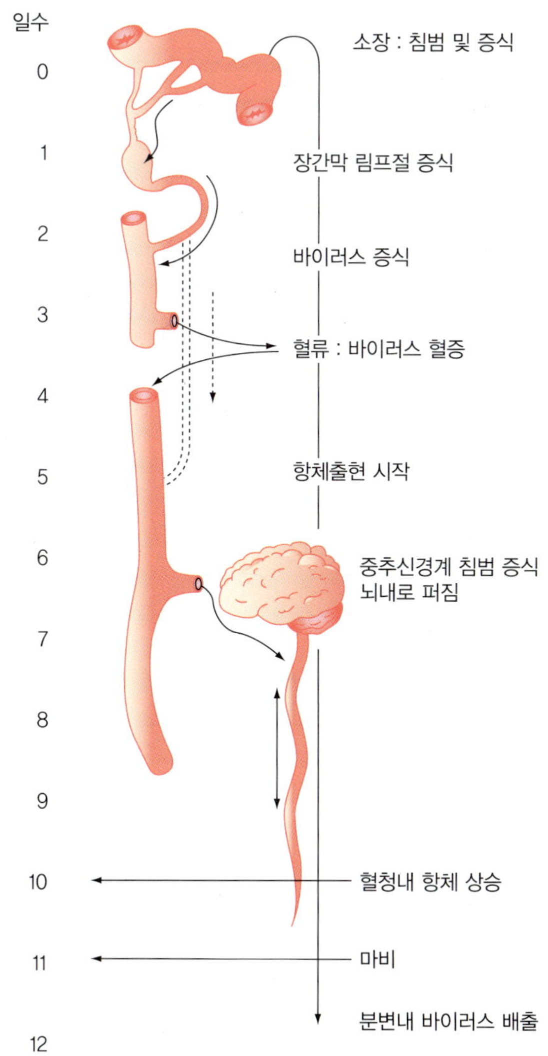

그림 29-14. 폴리오바이러스의 소화관 침입 후의 경과

㉡ 예방

폴리오 백신에는 불활성화사균백신과 약독화 생백신이 있다. 접종하면 거의 100%가 면역이 성립된다. 생백신은 체액성 면역과 세포성 면역 모두 성립되지만 사백신은 체액성 면역만 성립된다. 사백신은 세포성 면역이 되지 않으므로 5년마다 재접종해야 한다.

② 콕사키바이러스(coxsackievirus)

이 바이러스는 처음으로 분리된 뉴욕 주의 콕사키 지방의 이름에서 유래되었다. 병원성에 따라 A군, B군으로 구별하였고, A군은 1~24형, B군은 1~6형의 혈청형으로 구분하였다. 이 바이러스에 의한 감염증은 다양하다.

㉠ 포진성구협염(헤르팡기나, herpangina)

종종 1~4세의 영유아에 이환되어 발열과 감기양 전신증상을 수반하며, 인두에 홍훈을 보이는 소수포가 나타나고 얕은 궤양을 만들지만 해열과 함께 치료된다. A군 바이러스에 의한다.

㉡ 수족구병(hand-foot-mouth disease)

소아에 발열과 함께 구강 내, 손바닥, 족저에 수포를 만든다. 예후는 좋다. 주로 A16형 및 엔테로바이러스 71에 의한다.

㉢ 흉막통(pleurodynia)

유행성근육통 혹은 Bornholm 질환이라고도 불리는 이 질환은 돌연히 흉통, 복근통과 호흡곤란이 되는 수가 있다. 발열, 인두통, 식욕부진 등을 동반하고 1주간 정도에서 치유된다. B군 바이러스에 의한다.

㉣ 무균성 수막염(sterile meningitis)

심한 두통, 항부경식 등의 수막자극증상이 있으나 수막에서 세균을 증명할 수 없으므로 무균성의 이름이 붙여져 있다. 폴리오와 같이 사지의 마비가 일어날 수가 있으나 대체로 예후는 양호하다. A군, B군 모두 무균성 수막염의 원인 바이러스이다.

③ 에코바이러스(ECHO virus, echovirus)

에코바이러스는 enteric cytopathogenic human orphan virus의 머리글자를 따서 이름을 명명하였다. 혈청형에 의해 33형으로 나누어진다. 건강한 소아, 성인의 대변에서 많이 분리되는 바이러스로, 널리 분포하고 있어 불현성 감염의 형태로 존재하지만 때로는 병원성을 발휘한다. 그 증상은 폴리오양마비, 운동실조증, 무균성 수막염 등 중추신경 질환, 클론성 폐렴, 상기도염의 호흡기계 질환, 설사증 등의 장관계 질환 등 다양하다(표 29-2).

④ 엔테로바이러스 70(enterovirus 70)

급성출혈성결막염의 원인 바이러스로 1971년에 분리하였다. 이 급성출혈성결막염은 1969년에 가나에서 처음 발생하여 1969~1971년까지 아프리카, 동남아시아, 일본, 인도, 영국 등에서 수백만 명에게 유행하였다. 우리나라에서는 1971년 여름에 전국적으로 유행하여 많은 환자가 발생하였다. 1969년에 아폴로 11호의 우주선이 발사되어 달에 착륙되었던 시기에 질병이 처음 발생하였기 때문에 아폴로 11 눈병(apollo 11 conjuctivitis)이라고 불렀다. 잠복기는 짧고(24~36시간) 눈에 통증을 동반하는 결막하 출혈이 있는 결막염으로, 가벼운 전신증상을 동반할 수도 있다.

⑤ 리노바이러스(rhinovirus)

보통 코감기 바이러스로 인두와 콧물에서 분리된다. 잠복기는 2~5일간이고, 4~6일간은 감기증상이 지속된다. 겨울과 봄에 잘 걸리며 사람에 따라서는 1년에 4~5회나 걸린다.

6) 레오바이러스과(reoviridae)

약 70 nm의 크기로 이중가닥의 RNA 바이러스이며 에테르에는 내성이다. 항원성에 따라 세 가지 속으로 나누어진다. 이 중 로타바이러스(rotavirus)는 소아 설사증의 병원체이다. 외피는 없으나 캡시드는 2층으로 되어 있으며 전자현미경에서 특징적인 수레바퀴 모양을 하고 있다(그림 29-15).

7) 토가바이러스과(togaviridae) 및 플라비바이러스과(flaviviridae)

이 바이러스군은 절지동물 매개성 바이러스군(아르보바이러스, arbovirus)이 대부분이지만 비매개성 바이러스군도 포함되어 있다. 플라비바이러스(flavivirus)는 아르보바이러스의 성질을, 토가바이러스는 알파바이러스의 성질을 가진다. 아르보바이러스는 절지동물(주로 모기, 때로 진드기)의 매개에 의해 동물에서 사람(드물게 사람에서 사람)에 전염되는 바

표 29-2. 장내 바이러스와 주요 증상

	폴리오	에코	콕사키-A	콕사키-B
무균성 수막염	+	+	+	+
마비	+	+	+	+
발진성발열		+	+	+
헤르팡기나		+	+	
심근염	+			+
상기도염		+	+	
폐렴		+		
설사		+		
흉막통				+
수족구병			+	

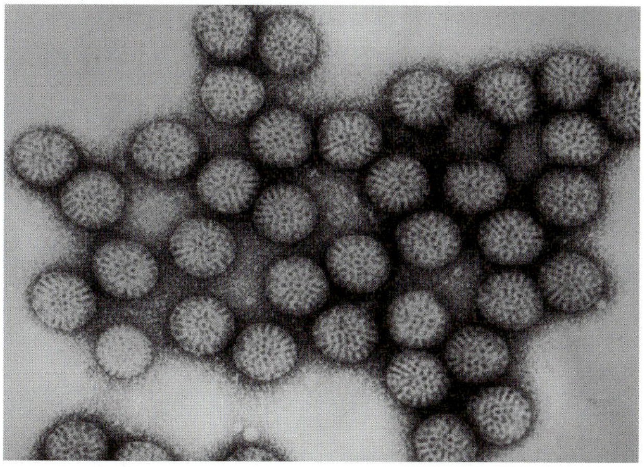

그림 29-15. 로타바이러스의 전자현미경 사진

이러스로, 절지동물(매개체)의 체내에서 증식하는 것이 특징이다. 비절지동물매개성 바이러스로는 풍진 바이러스가 있다.

- 알파바이러스(alphavirus): 서부 말 뇌염(western equine encephalitis), 베네수엘라말뇌염(venezuelan equine encephalitis)
- 플라비바이러스(flavivirus): 일본뇌염(Japanese encephalitis), 황열(yellow fever), 뎅기열(dengue fever), 센트루이스뇌염(St. Louis encephalitis), 머레이계곡뇌염(murray valley encephalitis), 러시아춘하뇌염(Russian spring summer encephalitis)

(1) 일본뇌염 바이러스(Japanese encephalitis virus)

일본뇌염의 병원체로 38~40 nm의 소형 RNA 바이러스이다. 빨간집모기(*Culex tritaeniorhynchus*)가 매개체이고 그 체내에서 증식하며, 감염된 모기가 물었을 때 전염된다. 사람은 약 2,000명에 한 사람의 비율로 발병하며, 이 중 30~45%는 높은 사망률을 보이거나 심각한 후유증을 남긴다. 우리나라의 경우, 빨간집모기의 발생은 8월 중에 최고에 달하며 환자발생은 농촌지역이 많다. 자연계에서 바이러스의 병원소는 말, 양, 소, 돼지 및 박쥐가 있다. 주요 증상은 고열 및 수막염으로 급격히 발병하며, 두통, 구토, 의식 및 정신장애를 동반한다.

① 바이러스 진단법

환자의 혈액에서의 바이러스 분리는 바이러스의 생쥐 뇌내주사에 의해 실시하나 쉽지는 않다. 혈청학적 진단은 중화반응, 보체결합반응 및 혈구응집반응으로 할 수가 있다.

② 예방

생쥐의 뇌내 접종에 의해 바이러스를 증식시켜 정제하며 불활성화한 것이 백신으로 사용된다. 완전한 예방은 백신의 접종과 모기의 완전한 구제에 의해 이루어진다.

(2) 황열 바이러스(yellow fever virus)

크기는 40 nm의 RNA 바이러스이다.

황열은 고열을 동반한 전신의 출혈성 황달과 단백뇨를 주요 증상으로 하는 바이러스성 질환이다. 아프리카, 남미 등의 열대, 아열대 지방의 질병으로 우리나라에는 없다. 열대숲모기에 의해 매개되지만 모기의 구제에 의해 현재 도시에서 유행은 거의 없어졌다(도시형 황열). 그러나 정글에서는 원숭이나 기타의 포유동물이 보유하여 바이러스의 박멸은 어렵다(정글형 황열). 예방에는 약독성의 생백신이 유효하다.

(3) 뎅기열바이러스(dengue fever virus)

뎅기열은 발열, 여러 부위의 통증, 발진 및 백혈구감소를 주요 증상으로 하는 바이러스성 질환으로, 열대숲모기, 흰줄숲모기에 의해 매개된다. 아프리카, 인도, 동남아시아, 카리브제도가 유행지이다. 동남아시아에서는 심각한 뎅기출혈열을 일으키고 치명률은 30~50%라고 한다. 뎅기열의 백신이나 항바이러스제를 이용한 치료는 없다.

(4) 지카바이러스(zikavirus) (그림 29-16)

지카바이러스는 뎅기열와 치쿤구니야열을 유발하는 바이러스와 동일한 플라비바이러스과에 속하고, 1947년 우간다의 지카(Zika) 숲에 사는 붉은털 원숭이에게서 바이러스가 처음 발견되어 '지카 바이러스'라고 이름이 붙여졌다. 지카바이러스 감염증은 모기의 흡혈 과정을 통해 옮겨지는 감염병으로, 주로 아프리카와 동남아시아에서 유행하는 것으로 알려진 질병이었으나, 최근 태평양 섬으로 유행지역이 확대되었고, 2015년에는 중남미 국가에서 많은 감염 사례가 보고되었다. 최근 들어 지카바이러스 감염의 증가로 인한 소두증 신생아 출산 증가와 길랑바레증후군 증가 경향이 보고되어, 원인 여부에 대해 조사가 진행 중이다. 지카바이러스는 아직 예방 백신은 없기 때문에 현재로서는 모기에 물리지 않도록 하는 것이 가장 중요하다.

(5) 풍진 바이러스(rubella virus)

이 바이러스는 절지동물 매개성이 아니다.

풍진은 홍역과 비슷하여 소아에 많으며 가벼운 발진과 림프절에 종창을 동반하기 때문에 '삼일 홍역'이라고도 한다. 겨울부터 봄에 걸쳐 유행하며, 임신 초기 3개월 이내에 감염되면 바이러스가 태반을 통과하여 태아에 감염되어 선천성 백내장, 농아, 정신지체 및 심장질환 등의 선천성 기형이 나타나는 경우가 많다. 이것을 선천성 풍진 증후군이라고 한다. 보통의 감염은 비말감염에 의한다.

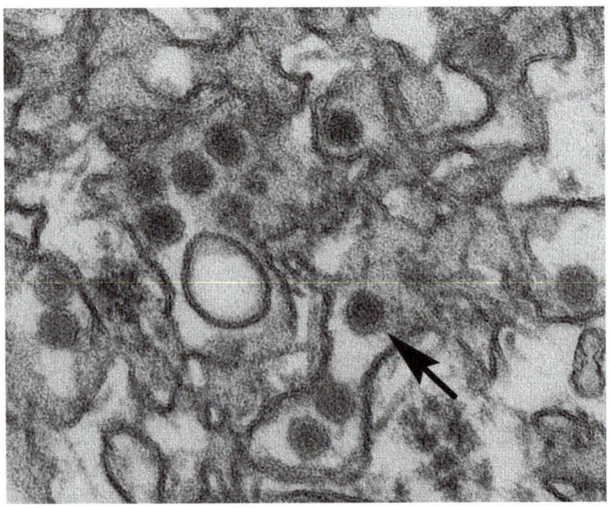

그림 29-16. 지카바이러스의 전자현미경 사진

① 바이러스 진단법

배양조직 세포를 사용하여 바이러스 분리가 가능하다. 중화반응, 보체결합반응 및 혈구응집억제반응 등이 이용되고 있다.

② 예방

약독화 생백신으로 예방할 수 있다. 우리나라에서는 생후 15개월 된 영유아에게 MMR(홍역–멈프스–풍진, measles-mumps-rubella) 혼합백신을 접종한다. 임신하지 않은 면역성이 없는 젊은 여성들에게 접종하며 3개월 동안은 피임하여야 한다. 풍진은 자연치유되며 항바이러스제를 이용한 치료는 없다.

8) 분야바이러스과(bunyaviridae)

절지동물 매개성 바이러스가 많다. 이 바이러스에 속하는 것은 아프리카 중부의 리프트 계곡열 바이러스(rift valley fever virus), 동부 지중해 연안의 모래파리열바이러스, 남미의 오로퓨스바이러스 등 풍토병의 원인으로써 존재하며 매개는 모기, 파리 등에 의한다.

(1) 신증후 출혈열(hemorrhagic fever with renal syndrome)

분야바이러스과인 한탄바이러스(Hantan virus)는 신증후 출혈열 또는 한국형 출혈열, 유행성 출혈열로 알려진 질병의 원인체이다. 세계의 이목을 집중시킨 것은 한국전쟁 중 약 3,200여 명의 유행성 출혈열 환자가 발생한 것이다. 1976년 이호왕 교수가 경기도 동두천의 한탄강 유역에 서식하는 야생 등줄쥐의 폐에서 원인 바이러스를 분리하는데 성공하였고, 1980년에는 바이러스를 발견한 한탄강의 이름을 따서 한탄바이러스라고 명명하였다.

① 임상경과 및 질병

신증후 출혈열의 잠복기는 대개 5~42일(평균 2~3주)이고 고열과 피부출혈 및 단백뇨를 주요 증상으로 하는 질환으로, 쥐에 의해 매개된다. 임상경과에 따라 다음과 같이 다섯 단계로 구분할 수 있다.

㉠ 발열기(febile phase) : 3~7일
㉡ 저혈압기(hypotensive phase) : 수시간~2일
㉢ 핍뇨기(oliguric phase) : 3~7일
㉣ 이뇨기(diuretic phase) : 수일~수주
㉤ 회복기(convarescent phase) : 2~7개월

② 바이러스 진단법

전형적이고 심한 임상증상을 나타내는 신증후 출혈열 환자의 임상진단은 비교적 용이하나, 비전형적인 임상증세를 나타내는 환자는 혈청학적 진단이 요구된다. 발병 1주일 이내의 환자 혈액을 등줄쥐 및 Vero-E6 세포에 접종하면 바이러스를 분리할 수 있으나 성공률은 30~50%이며 많은 경험이 요구된다.

③ 예방

우리나라에서 Hantavax라는 예방 백신이 개발되었다. 자연 숙주인 야생쥐와 집쥐의 박멸, 가을에 야외로 외출할 때 풀밭에 누우면 설치류의 배설물에 감염될 수 있기 때문에 외출 후 깨끗이 씻는 것이 중요한 예방책이며, 유행지역에 접근하지 않는 것이 최선의 예방책이다.

9) 코로나바이러스과(coronaviridae)

약 100 nm 지름의 구형 바이러스로, 외피에 태양의 'corona'를 닮은 클럽모양의 표면 돌기를 가진다. 사람의 상기도염에 의해 분리된 것으로 감기 증후군을 일으킨다. 그 밖의 동물에서는 마우스 간염 바이러스, 닭의 전염성 기관지염 바이러스 등이 여기에 속한다.

(1) 중동호흡기증후군(Middle East Respiratory Syndrome, MERS)

MERS-CoV에 의한 바이러스성 호흡기 감염증이다. 2012년 사우디아라비아에서 최초로 메르스 감염 환자가 발견되었고, 주로 중동 지역(사우디아라비아, 아랍에미리트 등)을 중심으로 유행하여 '메르스'라는 이름이 붙여졌다. 메르스 코로나 바이러스는 박쥐에서 유래한 베타코로나 바이러스이고, 낙타나 박쥐 등의 동물이 바이러스의 주요 매개체로 추정된다.

메르스에 감염되면 평균 5일(2~14일)의 잠복기를 거쳐 증상이 나타난다. 발병하면 38℃ 이상의 발열과 기침, 호흡곤란 등의 호흡기 증상을 보이는 것이 일반적이다. 대부분은 중증 급성하기도 질환과 같은 증상을 일으키나, 일부는 증상이 전혀 나타나지 않거나 가벼운 감기 증상을 보인다.

① 바이러스 진단법

메르스코로나 바이러스의 진단을 위해 객담, 기관지 폐포세척액, 폐조직과 혈액 등이 검사시료로 사용된다. 현재 국내에서는 real-time RT-PCR을 이용한 메르스코로나 바이러스 특이유전자 검출 또는 ELISA와 IF, 중화항체 검사법 등이 메르스코로나 바이러스 검출방법으로 이용되고 있다.

② 예방

메르스에 대한 예방 백신이나 치료제는 없다. 메르스 감염 예방을 위해서는 일반적인 감염병 예방 수칙을 준수해야 한다. 물과 비누로 손을 자주 씻고, 비누가 없으면 알코올이 함유된 손 세정제를 사용한다. 만약 불가피하게 중동지역을 방문해야 한다면 낙타와의 접촉은 피한다.

(2) 코로나바이러스-19(COVID-19)

2019년 12월 중국 우한에서 처음 발견된 새로운 유형(신종)의 코로나바이러스이다. 코로나바이러스 감염증-19는 감염자의 비말이 눈, 코, 입의 점막을 통해 호흡기계 감염을 일으킨다고 알려져있다.

2~14일의 잠복기를 거친 후 발열, 기침, 호흡곤란과 같은 증상이 나타나지만 무증상 감염사례로 드물게 보고되고 있다. WHO는 2020년 1월 30일 '국제적 공중보건 비상사태(PHEIC)'를 선포하였다.

① 바이러스 진단법

일반적으로 PCR결과와 염기서열 분석 일치 여부를 통해 확진검사를 진행하며 이 진단법은 1~2일 소요된다. 우리나라는 현재는 real-time RT-PCR을 이용해 COVID-19를 특정하여 진단하며 6시간 이내에 신속하게 결과를 확인할 수 있다.

② 예방

현재 COVID-19에 대한 예방백신이나 치료제는 없다. 30초 이상 흐르는 물에 손씻기, 마스크 착용과 같은 일반적인 감염병 예방수칙을 준수해야 한다.

10) 아레나바이러스과(arenaviridae)

설치류에 지속 감염되고 그 중에는 사람에게 병원성을 가지는 것이 있다.

(1) 림프구 맥락수막염 바이러스 (lymphocyte choriomeningitis virus, LCM)

설치류(생쥐, 쥐, 햄스터 등)에서 사람에게 감염되어 무균성 수막염을 일으킨다. 잠복기는 2~3주이며 일반적인 증상은 열, 두통, 사경, 정신 이상이 나타난다.

(2) Lassa열 바이러스(Lassa fever virus)

자연 숙주는 작은 설치류인 집쥐이며 평생 지속되는 만성 감염증을 일으킨다. 감염경로는 동물의 소변으로 오염된 음식물과 물을 통하여 사람에게 전염되고 증상은 심한 출혈열을 보이며 치명률도 높다. 진단은 바이러스를 분리하거나 항체가의 상승을 증명함으로써 이루어진다. 백신은 이용되지 않으며 예방센터에서 감염억제를 행하고 설치류를 통제한다.

11) 레트로바이러스과(retroviridae)

직경 100~120 nm의 RNA 바이러스로 역전사효소(RNA를 주형에 DNA를 합성하는 효소)를 가지고 있으며, 외피에 둘러싸여 있다. 동물에 백혈병, 육종, 유방암, 종양 등을 유발하는 oncovirus와 면역결핍을 유발하는 lentivirus가 포함된다. Lentivirus 속에는 양의 진행성 폐렴을 유발하는 바이러스와 사람면역결핍바이러스(human immunodeficiency virus, HIV)가 있다.

(1) 사람 T-세포 백혈병 바이러스 (human T-lymphotropic virus type Ⅰ, HTLV-Ⅰ 혹은 adult T-cell leukemia virus, ATLV)

사람 T-세포 백혈병 바이러스(HTLV-I 혹은 ATLV)는 사람 T-세포 백혈병(ATL, adult T-cell leukemia) 환자의 말초 T-세포에서 분리된 바이러스로, 이 질환의 병원체이다. 그러나 이 바이러스에 감염되어 있는 사람(보균자) 중에서 실제로 백혈병이 발병하는 사람은 극히 일부이다. 또한 주로 일본 규슈 지역에서 많이 발병되는 HAM (HTLV-I associated myelopathy)이라고 불리는 척수장애도 이 바이러스의 감염이 원인이다. 감염경로는 B형간염 바이러스와 비슷하며 수직감염(부모-어린이), 성적감염(남자-여자), 비경구적(약물 사용, 수혈) 전파에 의해 감염된다. 보균자의 혈청에는 항 ATLV 항체가 검출된다.

(2) HTLV-II

HTLV-I에 있어서 발견된 사람 레트로바이러스(retrovirus)로, 세포 백혈병 환자의 말초 혈액에서 분리되었다.

(3) 사람 면역결핍바이러스 (human immunodeficiency virus, HIV)

사람 면역결핍바이러스(human immunodeficiency virus, HIV)는 후천성 면역결핍증(acquired immunodeficiency syndrome, AIDS)의 원인 바이러스이다. (1)과 (2)의 바이러스와는 달리 백혈구를 파괴하지만 백혈병은 일으키지 않는다. 1981년 에이즈(AIDS)라는 질환이 보고되었고, 1983년 프랑스와 1984년 미국의 연구진에 의해서 AIDS 환자 및 보균자에서 바이러스가 분리되어 LAV (lymphadenopathy-associated virus) 또는 HTLV-III (human T-lymphotrophic virus type III)라고 알려졌으나, 1986년 HIV라고 명칭이 통일되었다.

HIV는 역전사효소활성을 나타내며, 전자현미경 형태는 RNA 종양 바이러스와 유사하였고, 특히 사람의 CD_4 T-세포에 친화성을 나타내었다. HIV는 감염된 후 CD_4 T-세포를 사멸시켜 세포 매개성 면역 기능이 상실되므로 숙주가 기회감염에 노출된다. HIV 감염자 중 무증상 보균자나, 에이즈관련 복합 증후군을 보이는 사람도 있으며, 에이즈(AIDS)를 발병하는 것은 10~20%이다. AIDS의 두 가지 특징적인 현상은 *Pneumocystis carnii* 폐렴과 카포시 육종(Kaposi sarcoma)이며, 악성종양, 에이즈 치매증후군 등의 중추신경 증상을 보이고 사망하게 된다. 현재 아지드티미딘(AZT) 등의 약에 의해 병세의 진행을 억제하는 시도가 되고 있다. 감염경로는 혈액제제(특히 혈우병에 사용되는 응고인자제제)의 사용, 동성 및 이성 간 성접촉, 모자감염이 문제가 되고 있다. 현재 효과적인 예방 및 치료법은 사실상 없기 때문에 AIDS에 대한 올바른 지식에 기초한 감염예방이 가장 중요하다. 건전한 성도덕 및 윤리관을 확립함으로써 성적접촉을 통한 HIV의 감염기회를 낮출 수 있으며, 오염혈액이나 혈액제제의 철저한 검사를 통해 이들의 유입으로 인한 감염사고의 위험성을 최소화시킬 수 있다. 현재 많은 연구진에 의해서 예방백신과 치료제가 개발 중에 있다. AIDS의 근본적인 치료법은 없으나 특정감염증에 따른 적절한 치료가 적용될 수 있다.

3 기타의 바이러스

1) 간염 바이러스(hepatitis virus)

간염을 일으키는 바이러스로써 A형간염 바이러스(hepatitis A virus, HAV), B형간염 바이러스(hepatitis B virus, HBV), 비A비B형간염 바이러스(nonA · nonB hepatitis virus) 및 D형간염 바이러스(hepatitis D virus, HDV)가 있어 분류상의 위치도 각기 다르다(표 29-3).

(1) A형간염 바이러스(hepatitis A virus, HAV)

지름 27 nm의 정20면체 캡시드를 가지며 단일가닥의 RNA를 가지고 있는 외피 비보유 바이러스이다. 1973년 피코르나바이러스과로 엔테로바이러스 72번으로 분류되었으나, 현재는 hepatovirus속에 재분류되었다.

산에 대한 저항성이 강하고 60℃, 1시간의 가열에 견디지만 100℃에서는 5분에 불활성화 된다. HAV는 오염된 음식, 식수, 대변-구강 경로로 전염되며 수혈 등에 의한 혈액 감염은 드물다. 잠복기는 5~40일로, 38℃ 전후의 발열을 동반하여 발병하며, 황달, 간 종창이 나타나기도 한다. 경과는 대개 양호하며, 2~3주로 증상은 진정되지만 간 기능 저하는 오래 계속되는 경우가 있다.

표 29-3. A형간염 · B형간염 및 비A비B형간염

분류체계	A형간염	B형간염	비A비B형간염
병원바이러스	27 nm RNA Picornavirus	42 nm DNA Hepadnavirus	
항원	HA항원	HBs, HBc, HBe항원	
바이러스의 출현	변	혈액	혈액
감염경로	주로 경구	주로 비경구	수혈, 경구, 비경구
잠복기	15~50일	50~160일	15~180일
발증	갑자기 38℃이상 발열	서서히, 발열 거의 없음	서서히
γ-글로불린에 의한 예방	유 효	HB글로불린이 유효	

(2) B형간염 바이러스(hepatitis B virus, HBV)

① 일반성상

A형간염은 발병 후 모두 회복되나, B형간염 바이러스에 감염되면 상당수가 지속감염 상태로 만성간염, 간경화 및 간암 등으로 진행되어 치명적이다. 또한 만성 보균자는 계속 바이러스를 배출함으로써 병원소(reservior) 역할을 한다. B형간염(혹은 혈청간염이라고도 한다)의 병원체로 수혈 후 감염될 수 있다. 헤파드나바이러스과(Hepadnaviridae)로 분류되며, 지름 42 nm의 외피보유 바이러스로 부분적인 이중가닥의 나선형 DNA 유전체를 포함하는 정20면체 뉴클레오캡시드 코어(core)를 가진다(그림 29-17).

② 항원성

이 바이러스는 항원적으로 HBsAg, HBcAg, HBeAg의 3종으로 나눈다. 각각의 항원은 병소에서 바이러스 입자를 구성하는 것과 바이러스와는 별개로 생성되어 혈액 중에 배출되고 있다. HBsAg에 환자혈청을 반응시켜 전자현미경으로 관찰하면 구형과 실모양의 세 가지 유형의 입자가 관찰되는데, 이들은 면역원으로서 모두 표면 항원으로 구성되어 있다. 이 중 가장 흔한 것이 지름이 22 nm인 구형 입자인데 모두 HBsAg으로 되어 있다. 42 nm의 구형 입자(Dane 입자)는 드물게 관찰된다. HBcAg과 HBeAg는 핵심부(core)에 위치하지만 항원성은 다르다. HBeAg는 중요한 전염성의 지표이다.

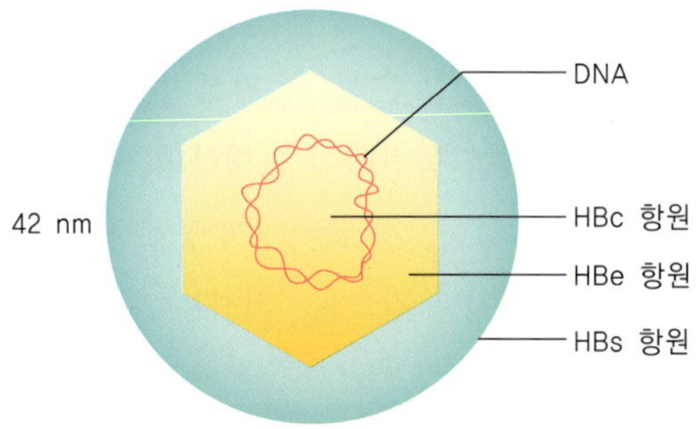

그림 29-17. B형간염 바이러스 입자(Dane 입자)

③ 저항성

바이러스는 37℃에서 60분 처리해도 안정하고, 25℃에서 1주일을 두어도 감염성을 유지한다. 그러나 100℃에서 1분간 처리하거나 60℃에서 10시간 처리하면 파괴되기 시작한다. HBsAg은 pH2.4에서 6시간 처리해도 안정하지만 0.5% 차아염소산나트륨(NaOCL, 락스)에서는 3분 내에 항원이 파괴된다. HBsAg은 자외선 조사에 파괴되지 않으며 바이러스의 감염성도 소실되지 않는다.

④ 병원성

우리나라에는 지속감염자가 존재하고 있다. 이 바이러스는 수직감염을 일으켜 출산 시에 임산부에서 신생아에게 감염된다. 수직감염자는 죽을 때까지 지속감염 상태로 되어 재차 수직감염을 일으킨다. 수평감염은 비경구적으로 수혈, 오염된 주사기나 주사침에 의한 감염이다. 잠복기간은 50~180일(평균 60~90일)로 비교적 길며 발열, 황달을 주요 증상으로 시작하여 2~3주간 계속되고 간기능 저하는 2~3개월 지속된다. 또한 성접촉도 수평감염의 기회가 될 수 있다. 성인의 감염에서 소수는 만성 간장질환(간경변 · 간종양)으로 이행되므로 주의를 해야 한다.

⑤ **예방과 치료**

황달 환자나 HBsAg 양성 환자의 혈액은 수혈이나 혈액제제(백신제외)에 사용해서는 안 된다. 의료종사자는 환자의 치료에 사용한 기구와 재료의 소독을 충분히 하고, 과오로 다른 사람에게 상처를 입히지 않도록 세심한 주의를 해야 한다. HBsAg 양성자(보균자)에서 HBsAg을 정제하여 백신이 제조되고 있다. 수직감염 예방 목적으로 HBeAg 양성의 임산부에서 출생한 아이는 HB 글로불린 투여 및 백신접종을 해야 한다.

비A · 비B형간염

HBsAg 음성 혈액을 수혈함에도 불구하고, 수혈 후 소수에서 간염이 일어나고 있다. 이것은 A형, B형간염 바이러스 이외의 바이러스에 의한 것으로 추정되고 있다. 이와 같은 간염을 비A、비B형간염이라고 한다. Delta virus도 그 중 하나이다. 현재 수혈 후 간염의 90% 이상이 비A、비B 간염 바이러스(nonA、nonB hepatitis virus) 에 의한다.

2) 광우병(mad cow disease)과 크로이츠-펠트 야콥병(Creutzfeldt-Jakob disease, CJD)

광우병(mad cow disease)은 원래 소해면양뇌증(bovine songiform encephalopathy)이라고 불리는 질환으로 대부분 3년 이상 성장한 소에서 나타나는 퇴행성 신경성 질환이다.

신경병리학적 소견으로는 오래 전부터 양이나 염소에서 자연적으로 발생된 스크래피(scrapie) 질환 및 사람에서 발생되는 크로이츠펠트-야콥병과 거의 동일한 소견을 나타낸다. 이 질환은 1985년 Dr. Well에 의해 발견되었는데 영국 Isles 지방에서 광적인 이상행동을 보이는 소가 나중에 운동신경 실조현상을 보이다가 사망하게 되며, 부검결과 중추신경계에 전반적인 공포(vacuolation) 현상이 발견됨으로서 이를 소해면양뇌증 혹은 광우병이라고 명명하게 되었다. 사람이 광우병에 걸린 소를 먹게 될 경우 CJD의 발생원이 된다는 가설이 제기되면서 학자들 간의 논란이 거듭되어 왔으며 1996년 영국 정부가 그 가능성이 인정된다는 공식적인 발표 후에 세계적으로 큰 문제를 제기하게 되었다. 파푸아뉴기니의 원주민의 크루(Kuru)나, 문명사회에 존재하는 크로이츠펠트-야콥병(Creutzfeldt-Jakob disease, CJD)도 중추신경계 질환이지만, 뇌의 해면양변성을 특징으로 한다. 소해면양뇌증의 병인체에 대해서는 여러 학설이 있지만 변형 프리온 단백질(PrPsc 또는 PrPres)이라 여겨지고 있다. 열 · 자외선 · 약품에 대한 저항성이 대단히 높고 정상의 온도의 고압증기멸균(autoclave, 121℃, 15 Lb, 15~20분)에서는 2시간 이상의 처리를 필요로 한다. 포르말린에는 완전히 내성이며, 차아염소산에서는 불활성화 된다. 이들 질환을 확진하는데 가장 큰 어려움은, 혈액이나 뇌척수액을 이용하여 진단할 수 없으며, 생검이나 뇌조직이 있어야 가능하다는 것이다. 현재까지 알려진 진단 순서는 다음과 같다. 첫째로는 생검된 뇌조직의 일부를 이용한 신경병리학적 검사가 있고, 둘째로는 Scrapie associated fibril (SAF)의 검출과, 셋째로는 Western blot에 의한 변형 프리온 단백질의 검출이 있으며, 넷째로는 염기서열분석을 이용한 PRNP 유전자 점돌연변이 검출법 등이 있다.

CHAPTER 30

바이러스 감염증의 진단과 치료

학/습/목/표

1. 바이러스 검체의 채취와 수송 및 보존에 대하여 설명한다.
2. 바이러스 감염증의 치료에 대하여 설명한다.

1 바이러스 감염증의 실험실 진단법

1) 실험실 진단의 방침

우선 바이러스 감염증의 의심이 될 경우, 임상과 검사실에서 충분한 정보교환과 검체의 채취, 수송, 검사법에 대하여 협의할 필요가 있다. 적절한 방법에 의하면 대부분의 바이러스 감염증의 검사는 목적한 대로 달성하는 것이 많다. 바이러스 감염증일 때, 각종의 증상에서 그 병원체를 추정하여 검체를 채취한다.

2) 검체의 채취와 수송 및 보존

발병 후 되도록 조기에 바이러스를 분리하는 것이 중요하다. 3일 이내의 것이 바람직하다.

인두세척액, 대변 및 혈액은 통상적으로 반드시 채취한다. 기타 감염이 의심되는 부위, 뇌척수액, 수포 또는 농포의 내용물, 요, 비강액, 결막찰과액, 천자액 등을 채취한다. 부검 시에는 폐, 간, 비장, 신장, 뇌, 심장, 혈액 등이 검체가 된다. 채취한 재료는 예를 들면, 척수액 등은 직접 멸균 소시험관에 1~3 mL 정도씩 분주한다. 인두세척액이나 대변 등은 0.5% bovine albumin이 들어 있는 veal infusion broth에 2~3 mL 정도를 가한다. 멸균 소시험관에 채취용 면봉을 넣어 충분히 적시고, 바이러스 분리용에는 penicillin, streptomycin, 혹은 kanamycin 등의 항균제를 50~100 μg/mL를 넣어둔다. 세균이나 Mycoplasma를 분리할 경우는 항균제를 첨가하지 않는 것을 이용한다. 또한 직접 배지에 도말하거나 0.5% 젤라틴을 가한 Hank's BSS 등을 이용한다. 이 소시험관에는 반창고 등을 붙이고, 필요사항을 기입한다. 고무마개를 한 후 소량의 드라이아이스를 넣은 비커에 아세톤 또는 알코올을 넣고, 먼저 소시험관을 넣어 급속히 검체를 동결한다. 이것을 검사실에 동결된 그대로 수송한다(그림 30-1). 일반적으로 바이러스는 초저온에서 동결하여 초저온고(−70℃)에 보관하면 오래 보존할 수 있다(그림 30-2).

혈청진단을 위한 혈청의 채취방법으로써는 가급적 공복 시에 무균적으로 3~5 mL 정도 채혈하여 소시험관에서 응고시킨 후 혈청을 분리한다. 혈청은 발병 후 조기의 급성기 혈청과 1~2주 후의 회복기 혈청을 채취하고 유의한 항체 상승을 측정하여 진단에 이용한다. 혈청은 냉장고에 보존하여도 좋으나, 일반적으로 동결 보존한다.

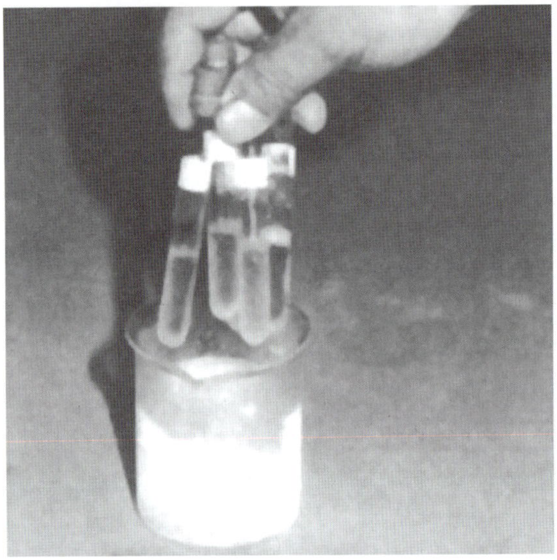

그림 30-1. 바이러스 검체의 동결조작

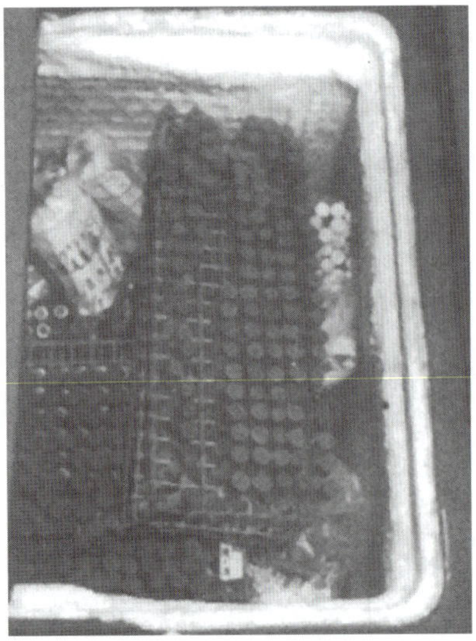

그림 30-2. 검체의 동결 보관

2 바이러스 감염증의 치료

바이러스 감염증의 치료는 세균감염증 등과 달리 치료예후가 늦다. 이것은 바이러스 증식이 세포 내 기생에 의해 숙주세포의 대사계에 의존되어 있으므로, 바이러스 증식 저해제(항바이러스제)는 숙주세포의 대사저해에 관련되기 때문이다. 일단 숙주체 내에서 증식하면 현재의 항바이러스제제만으로는 바이러스를 완전히 억제하는 것이 곤란한 때도 있다. 바이러스 증식 과정의 어느 단계를 저해하는 것이 항바이러스 화학요법의 기본이다. 또한 인터페론에 의한 치료도 시도되고 있다.

(1) 화학요법제(항바이러스제)

① 아만타딘과 유도체(1-adamantanamine hydrochloride, amantadine · HCl) (그림 30-3)

각종 바이러스의 시험관 내 및 생체실험을 실시한 결과, 특히 인플루엔자바이러스 A2형에 유효한 것이 확인되어 예방, 치료에 사용되고 있다. 인플루엔자바이러스 A2형의 탈외각 과정을 억제하는 것으로 알려져 있다. 기타 α-mehtyl-1-adamantanemethylamine-HCl (rimantadine-HCl), N-methyl-adamantane spiro-3'-pyrrolidine-HCl 등의 유도체도 인플루엔자바이러스 A2형에 유효하다.

② 티오세미칼바존 유도체 (그림 30-4)

isatin-β-thiosemicarbazone (IBT) 및 N-methylisatin-β-thiosemicarbazone (Marboran 또는 Methisasome)이 강한 바이러스 백신 작용으로 천연두의 예방효과가 판명되었는데, 특히 종두에 의한 피부 합병증(종두성습진, 진행성 백시니아)의 치료 등에 유효하다.

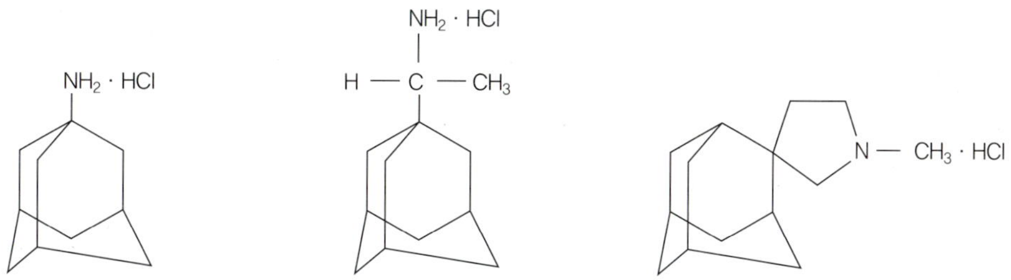

1 · adamantanamine · amantadine · HCl

α–methyl–1–adamantanemethylamine · HCL (rimantadine · HCl)

N–methyladamantane · spiro · 3'–pyrrolidine · HCl

그림 30-3. 1-adamantanamine·HCl과 그 유도체

thiosemicarbazide

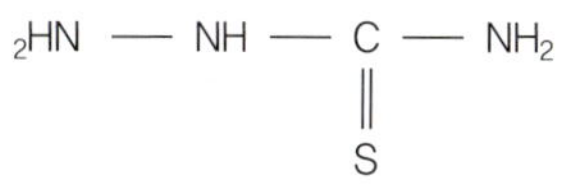

isatin–β–thiosemicarbazone (IBT)

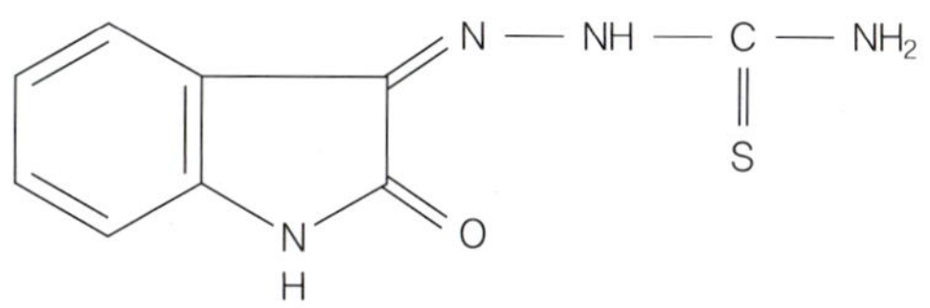

N–methyl–isatin–β–thiosemicarbazone (Marboran)

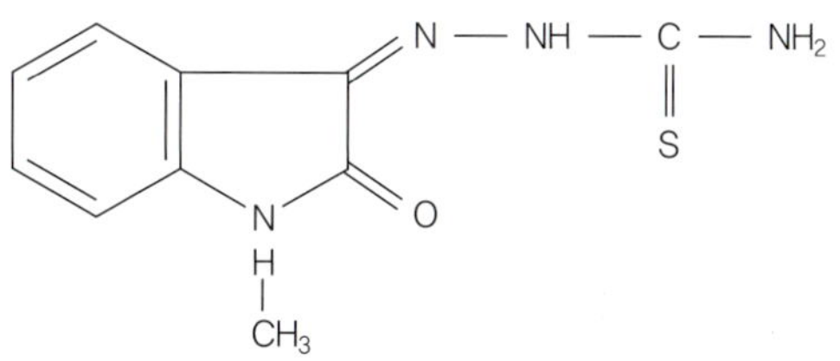

그림 30-4. thiosemicarbazide와 그 유도체

(2) 아라비노실 · 뉴클레오시드(그림 30-5)

Arabinosyl nucleoside 중 9-β-D-arabinofuranosyl-adenine (araA) 및 1-β-D-arabinofuranosyl-cytosine (araC)이 DNA 바이러스에 대한 항바이러스 작용을 한다. 특히 araC는 헤르페스바이러스 감염증에 유효하다. araA는 독성이 약하여 전신 투여하여도 강한 부작용은 없다. 작용기전은 DNA 합성을 저해한다고 생각된다.

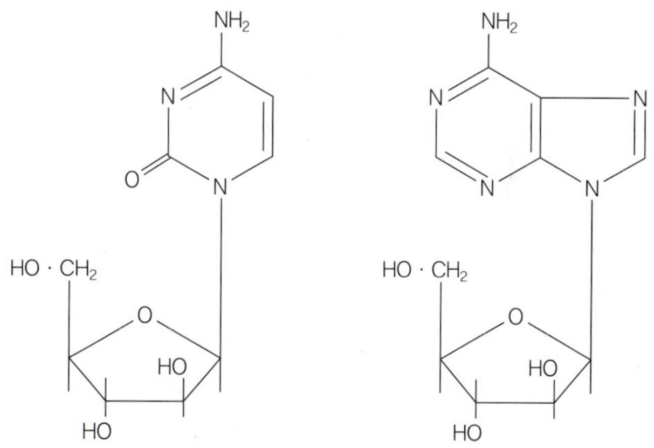

1–β–D–arabinofuranosyl–cytosine (ara C)

9–β–D–arabinofuranosyl–adenine (ara A)

그림 30-5. Arabinosyl nucleosides

① 5-iodo-2' -deoxyuridine

5-iodo-2'-deoxyuridine (IUDR, IDU)이 헤르페스바이러스 감염증 중 헤르페스 각막염, 구진 헤르페스증, 수두 및 대상포진 등에 유효하다. 일반적으로 국소적으로 투여되며, DNA 합성 저해제이다.

② Ansamycin

rifampicin, streptovaricin 등의 항바이러스 작용으로, 특히 RNA 종양 바이러스의 증식 억제 효과가 알려져 있다.

③ Acyclovir (그림 30-6)

Acyclovir은 단순헤르페스바이러스 감염증이나 수두 및 대상포진 바이러스 등에 유효한 항바이러스제로, 헤르페스 뇌염, 성기 헤르페스, 신생아 헤르페스 감염증 등에 유효하다.

④ 기타

피코르나바이러스, 리노바이러스의 증식을 억제하는 guanidine-HCl, 2-(α-hydroxybenzyl)-benximidazol (HBB), 인플루엔자바이러스의 증식을 억제하는 N', N'anhydrobis-β-hydroxyethyl biguamide (ABOB) 등이 있다. 특히 AIDS에 대해 athidothimidine 등 긴급히 세계적으로 항바이러스제의 연구가 진행되고 있다.

(3) 인터페론

바이러스 감염증에 특효적인 화학요법제가 적은 관계로 인터페론(interferon)의 응용이 권장되고 있다. 인터페론은 광범위한 항바이러스성을 가지는 것으로 매우 주목되고 있다. 또한 항종양작용을 보이기 때문에 종양 치료에 응용되고 있다.

인터페론을 직접 투여하는 방법과 인터페론의 유도물질(IF-inducer)을 투여하여 숙주 자체에서 인터페론을 생성시키는 방법이 있으며, 인테페론 유도물에는 Polyl : C 등이 있다.

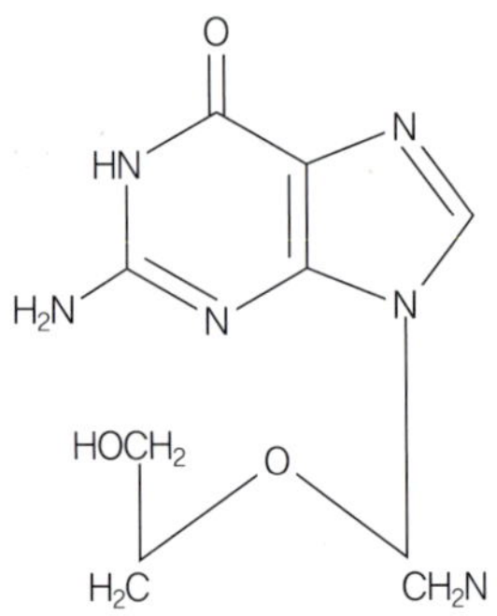

그림 30-6. Acyclovir

4편

진균학

CHAPTER 31

진균의 일반적인 특징과 분류

학/습/목/표

1. 진균의 일반적인 특징에 대하여 설명한다.
2. 진균증의 임상적 분류에 대하여 설명한다.

진균(fungi)은 약 20만 종이 존재하는 것으로 알려져 있으며 우리들의 생활환경에 널리 분포하고 있다. 형태학적 증식 및 생화학적 성상을 다른 미생물과 비교하면 매우 특이한 존재이다. 생물학적 성상으로 양조, 발효, 항생물질의 생성 등은 인류에 많은 이익이 되고 있다. 한편 동식물을 포함하여 사람에게 감염증을 일으키며, 진균과 2차적 대사산물에 의한 사람에 대한 유해물질로써 mycotoxin 등 수 종이 있다. 진균의 곰팡이 포자는 알레르겐(allergen)이 되어 기관지천식, 기관지폐 아스페르길루스증, 과민성 폐장염 등의 원인과도 연관이 있다. 진균학(mycology)은 의학영역에서 폭넓게 다른 영역에 관계되고 있다. 진균은 생물계에 있어서 필수의 존재이고, 유해작용도 보이는 것을 염두에 둘 필요가 있다.

1 진균학의 역사

1835년 Bassi는 누에병(silkworm disease)이 곰팡이(fungi)에 의해 일어나는 것을 발견하였고, 1839년 사람에게 황선, 백선, 아구창이 곰팡이에 의해 일어나는 것을 알게 되었다.

진균의 형태학적 관점에서 진균의 영역과 명명은 Sabouraud에 의해 이루어졌으며, 그 명저『Les Teignes』(1910)가 진균학을 계통적으로 세운 저작이다. 그 후 피부진균증에서 내기관 진균증에의 전개가 있다. Darling이 Histoplasma증을 명확하게 하였고, Brumpt가 진균종(mycetoma)을, 그 후로 색소분아진균증(chromoblastomycosis), Paracoccidioides증(South American blastomycosis)의 발견에 이어져 1925년대를 경계로 하여 의학진균학이 Conant Emmons 등의 노력에 의해 확립되었다고 할 수 있다.

2 진균의 일반성상

진균류는 원생생물, 동물 및 식물과는 다른 독립된 생물군의 하나로 분류되어 있다. 1969년 Whittaker는 전체 생물을 5계인 원핵생물(Monera)계, 원생생물(Protista)계, 식물(Plantae)계, 동물(Animalia)계 및 진균(Fungi)계로 분류하였다. 20만 종을 넣는 진균(fungi) 가운데서 사람에 대하여 병원성을 보이는 것은 약 50종이라고 한다. 그 대부분은 불완전균류에 속하고 있다.

진균(fungi)은 조류(algae)와는 달리 탄소원, 질소원을 포함한 유기화합물을 영양원으로써 증식하는 종속영양형(heterotrophic) 미생물이지만 세균류와 달리 형태도 크고, 보다 복잡한 형상과 증식형태를 취하고 있다. 분아(budding)되는 타원형 세포와 긴 관상(tubelike), 분절되는 균사(hyphal)가 첨단 내지 측쇄에서 자라서 분화되어 가고, 포자나 접합자(zygote)로 증식하고 있다. 세균류와 달리 세포벽 중의 펩티도글리칸(peptidoglycan)이 없다. 진균의 세포벽을 유지하고 있는 것은 키틴(chitin)이다. 효모(yeast)는 글루칸(glucan)으로 되어 있다. 진균의 세포벽에는 다당체, 단백을 포함하고, 일부 효모는 지질을 포함하고 있다.

3 진균의 분류

진균의 분류는 표 31-1과 같으나, 형태학적 분류에 의한 것은 다음과 같다.

1) 사상균(Mold)

피부 진균 혹은 백선을 감염시키는 진균은 사상균에 속한다. 1개의 긴 관상(tubelike) 형태의 균사(hyphae)가 증식되어 균사체(mycelium)를 형성하고 있다. 균사의 폭은 보통 1~10 μm이며, 각 균종에 따라 거의 일정한 폭을 가지고 신장한다. 균사는 배지의 내부에 증식하여 영양분을 흡수하는 영양균사(vegetative hyphae)와 배지의 표면 공중에 발육하여 포자를 생산하는 기중균사(aerial hyphae) 또는 생식균사(reproductive hyphae)로 되어 있다.

표 31-1. 진균(문)의 분류(5아문)

편모균류(Mastigomycotina)
접합균류(Zygomycotina)
자낭균류(Ascomycotina)
담자균류(Basidiomycotina)
불완전균류(Deuteromycotina)

사상균은 배지에서 집락의 육안 관찰을 통해 균종의 특징(포자의 색, 배지의 색 등)을 확인할 수 있다. 배지에 균사가 깊이 침투해 있으므로 세균과 같이 집락을 백금이로 취하여 생리식염수에 현탁하기는 힘들지만 균사, 포자의 현탁은 가능하다. 그러나 이러한 방법으로 형태학적 관찰에 의한 특징을 파악, 동정하는 것은 어렵다. 일반적으로 동정을 위해서는 SDA 또는 corn meal agar를 이용한 슬라이드 배양을 실시하면 형태 관찰이 용이하다.

2) 효모(Yeast)

효모는 구형, 난원형, 레몬형, 모자형, 술병 모양 등의 단세포이며 크기는 2~20 μm로 다양하다. 효모의 증식은 출아 또는 분아(budding)에 의해 딸세포를 생산하고, *Candida*와 같은 효모는 분아한 세포가 연결된 채로 길게 뻗어 균사형으로 보이는 가성균사 또는 위균사(pseudohyphae)를 형성한다.

효모는 SDA (Sabouraud dextrose ager)에서 세균과 유사한 집락의 성상을 보인다. 단일집락의 색과 성상을 관찰하면 효모의 종류를 동정하는데 도움이 된다. 백금이로 집락을 취하여 생리식염수에 현탁하기 쉽고, 그것을 검경하면 분아포자(blastospore) 또는 분아(budding)를 하고 있는 효모를 관찰할 수 있다.

3) 두형태성 진균 또는 이형진균 (Dimorphic fungi)

두형태성 진균은 사상형(mold)과 효모형(yeast)의 두 가지 증식 형태를 가진 진균을 말한다. 배양에 의해 통상은 사상형(25~30℃)이며, 생체 내에서는 효모형(35~37℃)을 보이고 있다. 생체 내에서는 효모형이고 분리배양에서는 균사형으로 된다. 대부분의 이형진균들은 치명적인 전신성 질환을 일으키며, 대표적인 예로 *Histoplasma capsulatum*, *Blastomyces dermatitidis*, *Paracoccidioides brasiliensis*, *Coccidioides immitis, Sporothrix schenckii*가 있다.

4 진균증의 임상적 분류

진균증은 ① 백선과 같은 피부병변을 주로 하는 표재성 진균증(superficial mycosis) ② 오염된 식물이나 가시 등에 의해 피하조직이나 임파절 주변에 국소적으로 감염되는 피하 진균증(subcutaneous mycosis), ③ 내기관(폐 감염이 가장 많으나)을 침해하는 진균증, 즉 전신성 진균증(systemic mycosis) ④ 비병원성 진균이 감염을 일으키는 기회감염 진균증(opportunistic mycosis)으로 구별하였다(표 31-2). 그러나 광범위 항균제의 사용, 만성 대사 장애나 종양 환자에게 면역 억제제나 세포독성 약품을 투여함으로 인해서 불분명해졌고, 비병원성 진균(*Aspergillus fumigatus*, *Zygomycetes* 및 *Candida* 등)에 의한 감염이 늘어나고 있다.

우리나라에서 임상적으로 볼 수 있는 것은 주로 기회감염 진균증(opportunistic mycosis)이며, 두형태성(dimorphic) 진균에 의한 전신성 진균증은 북미대륙 및 일부 남미의 특정지역에 보고 되고 있다.

표 31-2. 진균증의 임상적 분류

표재성 진균증	피하진균증	전신성진균증	기회감염 진균증
피부사상균증 두부백선 체부백선 안면부백선 족부백선	방선균증 색소 분아진균증 진균종 노카디아증 색소 진균증 스포로트라쿰증	Blastomyces증 Coccidioides증 Histoplasma증 Paracoccidioides증	Aspergillus증 Penicillium증 Candida증 Geotrichum증 방선균증(Actinomucosis)

CHAPTER

32 진균과 감염증

학/습/목/표

1. 피부사상균의 일반적인 특징과 병원성에 대하여 설명한다.
2. 전신성 진균증의 일반적인 특징과 병원성에 대하여 설명한다.
3. 기회감염 진균증의 일반적인 특징과 병원성에 대하여 설명한다.

1 피부사상균(dermatophytes)의 성상

피부진균증(dermatophytosis)의 병원진균에는 *Microsporum*(그림 32-1), *Trichophyton*(그림 32-2), *Epidermophyton*(그림 32-3)의 속이 있다. 모발, 피부, 손톱 등의 검체를 10~40%의 potassium hydroxide (KOH)액이나 LPCB 염색액으로 슬라이드의 검경(직접검사)을 통해 임상진단을 실시하고 있다.

1) *Trichophyton*

*Trichophyton*의 대분생자(macroconidia)는 현미경 관찰 시 드물거나 거의 없다. 이것은 연필모양이며 세포벽은 매끄럽고 얇다. 소분생자는 대단히 많으며 균사의 측면에 불규칙한 덩어리로 배열된다.

*T. rubrum*과 *T. tonsurans*의 소분생자(microconidia)는 균사를 따라 한 개씩 생성하는 반면에 *T. mentagrophytes*는 다수 또는 소수의 소분생자가 포도송이처럼 덩어리져 보인다. *T. schoenleinii*는 균사가 '사슴뿔' 모양으로 되어 있고, *T. mentagrophytes*는 '거미줄' 모양의 균사가 현저하다.

배양은 cycloheximide와 chloramphenicol을 함유한 Sabouraud-dextrose agar에서 실온으로 2주간 배양

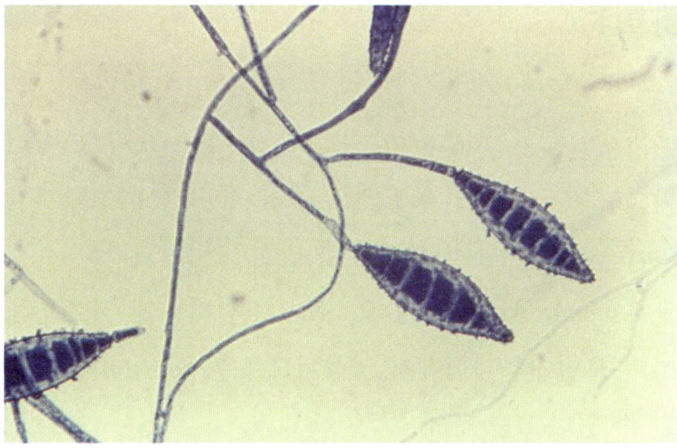

그림 32-1. *Microsporum canis*의 대분생자

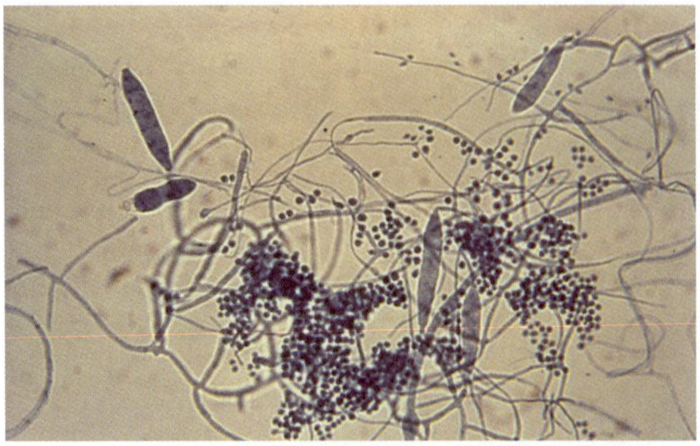

그림 32-2. *Trichophyton mentagrophytes*의 대분생자와 소분생자

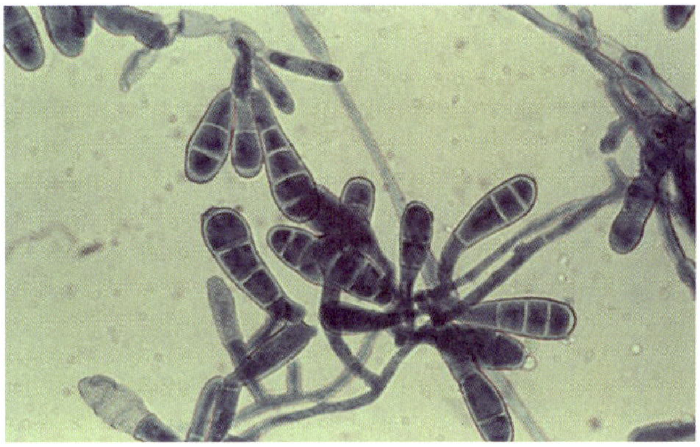

그림 32-3. *Epidermophyton floccosum*의 대분생자

하고, 다시 순배양을 한다. 배양 후, 슬라이드에 기중 균사의 부분을 살짝 따서 LPCB (lactophenol cotton blue)를 한 방울 얹고, 균사를 살며시 푼 다음 cover glass를 덮어 형태를 관찰한다. 집락은 가루모양이며, 핑크색이다. 그러나 집락의 표면성상은 종류에 따라 다르다.

Trichophyton 중에서는 *T. mentagrophytes*, *T. rubrum* 및 *T. tonsurans*의 3종이 가장 흔히 분리된다. 앞의 두 종은 무좀에서 가장 흔히 분리된다. *T. tonsurans*는 두부백선에 검은 반점이 나타난다.

*T. mentagrophytes*는 요소(urea)를 빠르게 가수분해하며 모발천공시험에서 양성이므로 *T. rubrum*과 감별할 수 있다(그림 32-4).

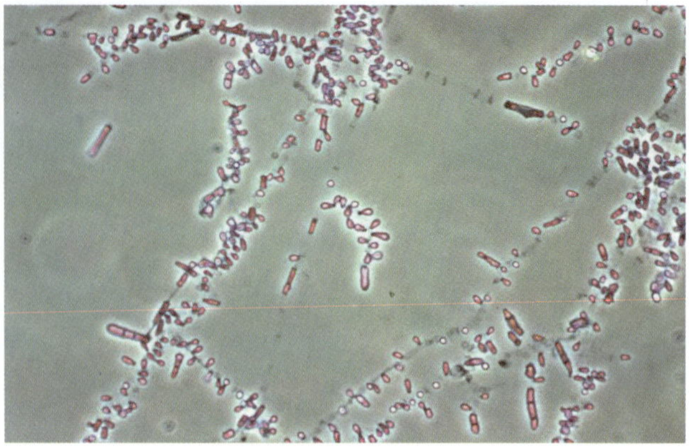

그림 32-4. *Trichophyton rubrum*의 소분생자

2) *Microsporum*

Microsporum 중에서는 *Microsporum audouinii*, *M. canis* 및 *M. gypseum* 3종이 가장 흔하다. 이 3종을 감별하는 것은 임상적으로 중요하다.

*M. audouinii*는 어린이의 머리에 윤선(ringworm)을 일으키는데, 이것은 전염되므로 두부백선의 중요한 병원진균이 된다. *M. canis*는 주로 개나 고양이와 접촉하여 감염되고, *M. gypseum*은 토양에서 감염된다. *M. canis*와 *M. gypseum*은 크고 다세포이며, 세포벽이 거친 대분생자(macroconidia)를 형성한다(그림 32-5). 이것은 타원형 또는 방추상이고 균사에서 생긴 짧은 포자낭병 위에 한 개가 생긴다. 소분생자(microconidia)는 대개 수가 적고 균사를 따라 한 개씩 존재한다.

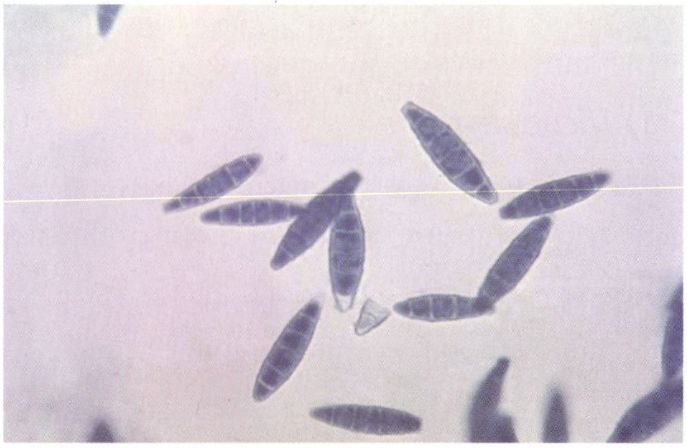

그림 32-5. *Microsporum gypseum*의 대분생자

3) Epidermophyton

*E. floccosum*은 손톱을 침범하나, 모발은 침범하지 않는다. 배양에서 다수의 대분생자(macroconidia)를 생성한다. 대분생자는 큰 곤봉모양으로 세포벽이 매끄러우며, 2~5개의 세포를 가지고 있다. 소분생자는 없다.

2 피부진균증의 임상

1) 두부백선(Tinea capitis)

두부백선은 *Microsporum* 중 특히 *M. audouinii*에 의해 일어나며, 어린이에게 감수성이 높다. 어린이의 두부에 둥글고 흰 반점이 보이는 백선은 집단발생하기 쉬운 경향이 있다. 피부에서 발병하여 모발로 퍼지는데, 모근부의 약한 부위를 침범하여 모발이 파괴되고, 흑색 반점성 윤선이 나타난다. *M. audouinii*의 감염은 사춘기에 자연 치유되는 것이 보통이나, 치료하지 않으면 성인이 되어도 계속되는 경우가 있다. *M. canis*, *M. gypserum*에 의한 감염증은 종종 현저한 염증반응을 나타내고 일부 환자에서는 독창(kerion)이 되는 수도 있다. *T. tonsurans*에 의한 감염은 전형적인 '흑색 반점'이 두피에 보이는 경우가 있다(그림 32-6).

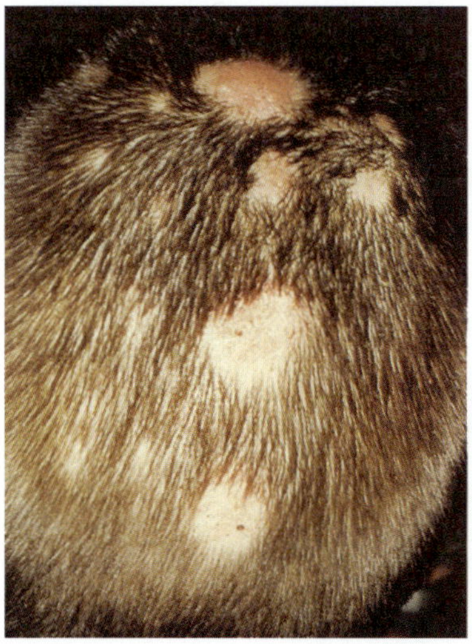

그림 32-6. *T. tonsurans*의 감염에 의한 두부백선

2) 체부백선(Tinea corporis)

동물백선과 함께 사람에게는 각종 체부 백선을 일으키고, 일부는 두부백선에서 파급되어 발생한다. 병소는 전형적인 환상이며, 적색의 진행성 경계를 가진 윤선(ring worm)이 생긴다(그림 32-7). 중심부가 치유되어 건조한 피부가 노출되어 있다.

3) 안면부백선, 백선성 모창(Tinea barbae)

*T. mentagrophytes*나 *T. verrucosum*에 의해 안면부와 목의 수염 부분에 감염된 것이다(그림 32-8). 또한, 모낭염이나 독창(머리가 빠지는 증상)을 일으키기도 한다. 심부에 미치는 병소는 모창(sycosis)이라고 한다.

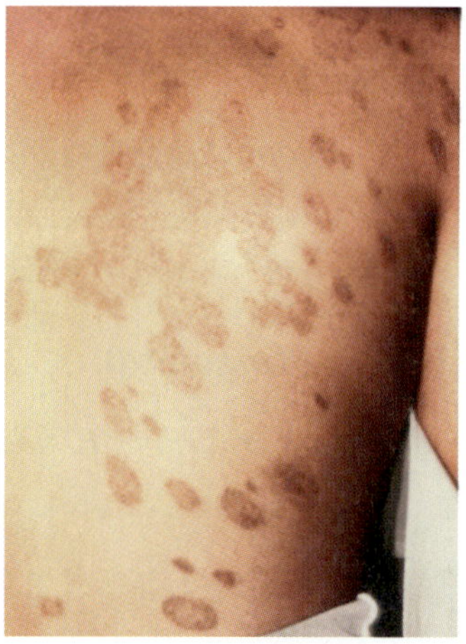

그림 32-7. *T. verrucosum*의 감염에 의한 체부백선

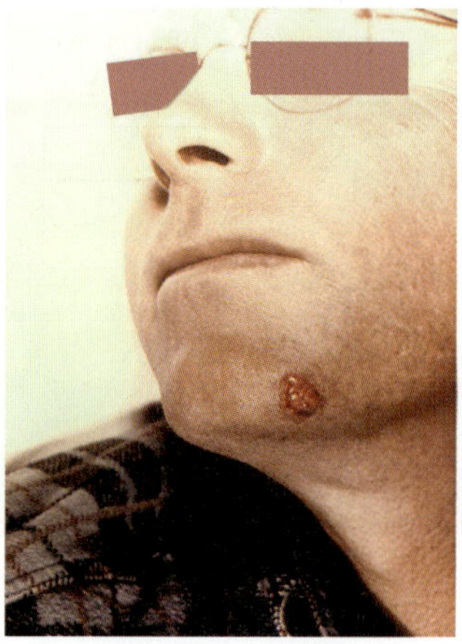

그림 32-8. *T. verrucosum*의 감염에 의한 안면부 백선

4) 황선(Favus, tinea favosa)

*T. schoenleinii*에 의해 종종 일어난다. 감염은 대부분 두부에 나타나지만, 표피, 손톱에도 발생한다. 모공에 침입하여 균사체 껍질(scutulum)을 형성하고 특유의 냄새를 갖는 특징이 있다.

5) 족부백선(Tinea pedis), 무좀

족부백선은 *T. mentagrophytes*와 *T. rubrum*이 흔히 일으키고, 드물게 *E. floccosum*도 감염시킨다. 신발과 양발을 통해서 감염되기 쉬우며, 통상 성인에서 흔히 볼 수 있다(그림 32-9).

6) 서혜부백선(Tinea cruris)

서혜부, 회음부 및 항문 주위와 음낭 주위에 가려움증이 동반된 진균 감염증이다. 주요 원인균은 *E. floccosum*이고, *Trichophyton*균속에 의해서도 감염된다.

7) 조갑백선(tinea unguium)

T. mentagrophytes, *T. rubrum*, *E. floccosum*에 의해 발생되는데, *T. rubrum*이 주요 원인균인 경우가 많다. 감염이 진행되면 탈색되어 유백색 또는 황색이 되고 비후되어 부서지기 쉬운 상태가 된다(그림 32-10).

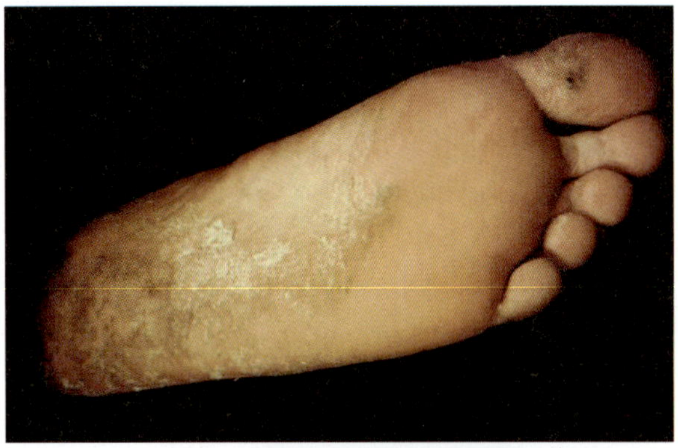

그림 32-9. *T. rubrum*의 감염에 의한 족부백선

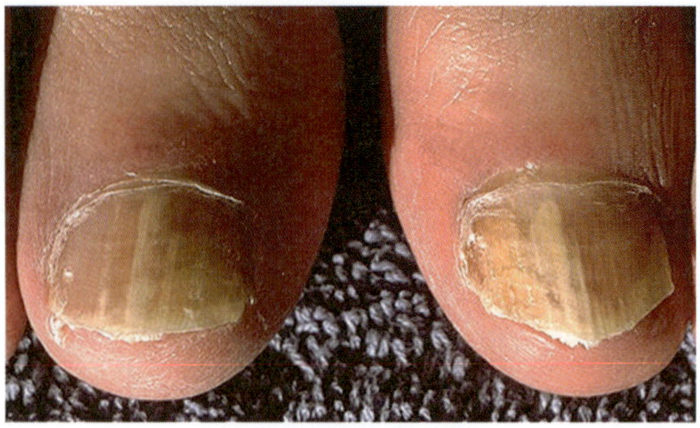

그림 32-10. *T. rubrum*의 감염에 의한 조갑백선

3 전신성 진균증의 임상

1) 칸디다 균종과 감염증 (*Candidia* species and Candidiasis or Candidosis)

(1) 칸디다 균속(Genus *Candida*)

Candida 균속은 배양조건에 따라 가성균사(pseudohy-phae)와 후막포자(chlamydospore)를 형성(*C. albicans*만이 corn meal agar에서 후막포자를 형성)하는 효모형 진균이다(그림 32-11, 12).

Candida 균속에서 인체병원성균종의 대부분을 차지하는 것은 *C. albicans*이며, 그 밖의 균종으로는 *C. tropicalis*, *C. parapsilosis*, *C. stellatoidea*, *C. krusei*, *C. parakrusei*, *C. pseudotropicalis*, *C. gulliermondii*, *C. glabrata*가 드물게 검출된다. Sabouraud dextrose agar에서 37℃로 증식이 양호

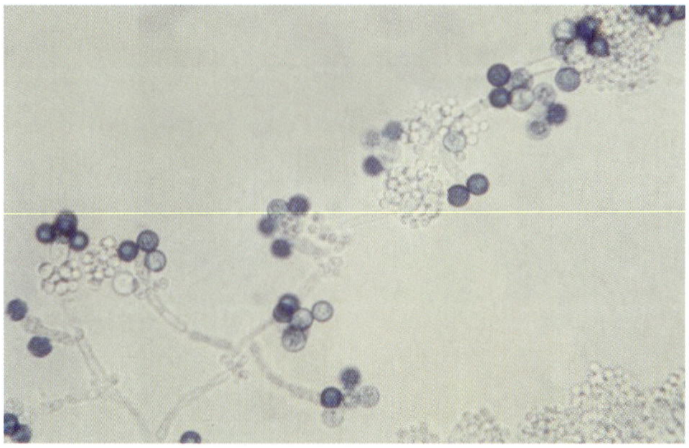

그림 32-11. *C. albicans*의 가균사와 후막포자, 분아포자 관찰

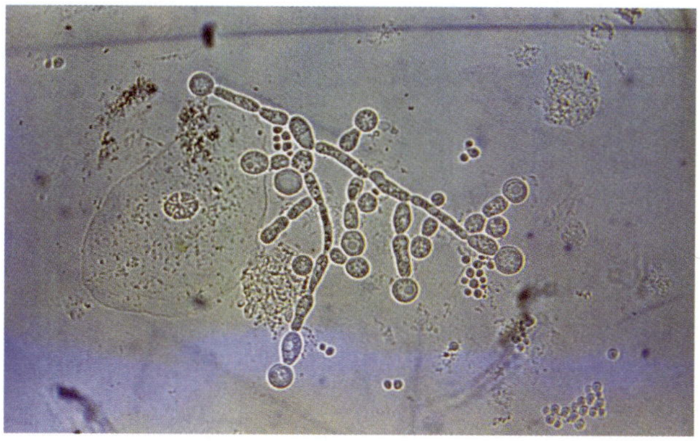

그림 32-12. 폐 칸디다증 환자의 객담에서 관찰된 *C. albicans*의 가균사와 후막포자

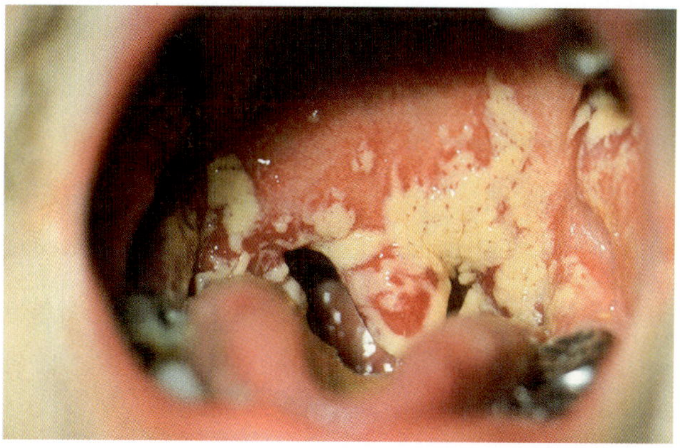

그림 32-13. *C. albicans*의 감염에 의하여 발생한 아구창

하며, 특징적인 효모 발효냄새를 가지고 있다. 타원형의 효모는 3×6 μm 크기로 분아(budding)로 증식된다. 칸디다의 분류 및 동정은 가성균사의 형성, 후막포자의 유무, glucose를 비롯하여 maltose, sucrose, lactose 등의 당 발효(fermentation)와 동화(assimilation)시험으로 확인한다.

(2) Candida증의 임상적 증상

점막의 칸디다증(candidiasis)으로써 아구창(oral thrush)이 발생하며, 소아나 만성 소모성 상태에 있는 성인 환자에서 구강과 혀에 두꺼운 백태가 퍼져 식욕부진에 빠지기 쉽다(그림 32-13). 칸디다성 질염과 외음부염은 부인과에서 많은 질환이다(그림 32-14). 피부 칸디다증에는 손톱주위염, 간찰진(intertrigo)이 있다.

정상균무리인 *Candida* 균속이 침습성 병변을 보이는 것은 항생제의 대량 투여로 인한 균교대증 혹은 스테로이드제나 항종양제의 사용에 의한 면역억제 상태에서 기회감염으로 발병된다. 또한 각종 기초질환(악성종양 등)의 2차 감염으로 발생한다. 식도, 소화관 점막으로 정착, 증식, 침습하여 때때로 칸디다증을 나타내고, 전신 장기에 산재성의 증식소를 형성하여 부검 후, PAS 염색에 의해 발견되는 수가 많다.

폐 칸디다증도 있으나 임상증상이 뚜렷하지 않기 때문에 진균학적 진단에 관심을 기울여야 한다. 칸디다

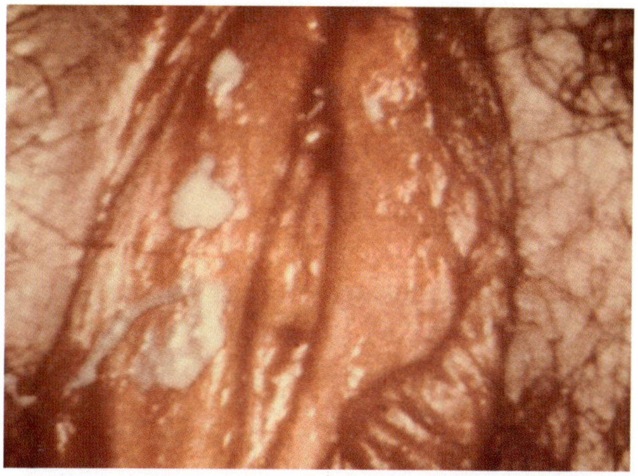

그림 32-14. *C. albicans*의 감염에 의하여 발생한 외음부 질염

증 심내막염은 심장판막 수술 후나 장기간 정맥 카테터 삽입 후에 발생하기 쉽다.

만성 점막 피부 칸디다증은 세포성 면역 부전증에 기인하여 발생하는 것으로 내분비 이상을 합병하고 있거나, 칸디다성 육아종을 형성하고 있다.

2) 크립토코커스와 크립토코커스증
(*Cryptococcus neoformans and Cryptococcosis*)

(1) *Cryptococcus neoformans*

완전한 효모형이며 분아에 의해서 증식한다. 직경 4~20 μm에서 거의 원형이며, 특유의 두꺼운 협막(capsule)으로 싸여 있다(그림 32-15). 협막의 두께는 불규칙하고 다당체로 구성되어 있다. Sabouraud dextrose agar에서 실온에 잘 발육하며, 3~7일간 배양하면 발효냄새를 가진 크림색의 집락을 형성한다.

*C. neoformans*는 토양에 존재하고 있으나, 조류, 특히 비둘기의 배설물에서 쉽게 분리되고 있다. 고온에 약한 이 진균은 체온이 높은 새나 동물에서의 자연감염은 없다. 토양 중의 크립토코커스는 조류의 배설물에서 증식하며, 사람에게 비말에 의한 흡입으로 감염된다(그림 32-16).

(2) *Cryptococcus*증의 임상적 증상

원발성 폐 감염이나 수막염도 있으나, 면역 억제상태에 따른 2차 감염의 증례가 많다. 크립토코커스의 수막염은 격심한 두통, 구토, 고열, 기타 수막 자극증상이 있다. 척수액 소견은 결핵성 수막염과 유사하므로 척수액 침사의 먹물표본법에서 두꺼운 협막을 가진 *C. neoformans*의 검출이 진단에 중요하다. 치료하지 않으면 예후가 좋지않다. 폐에 육아종성 병소가 생성되는 것은 무증상이지만, 경우에 따라 벌집모양의 많은 공동을 만들어 기침, 담의 증상을 보이기도 한다.

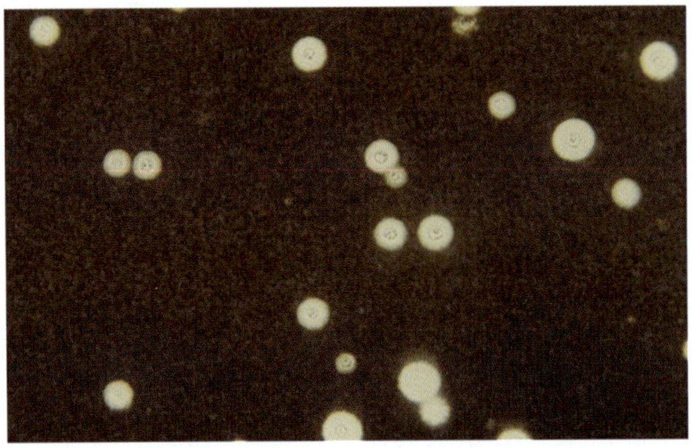

그림 32-15. *Cyptococcus neoformans*의 먹물표본

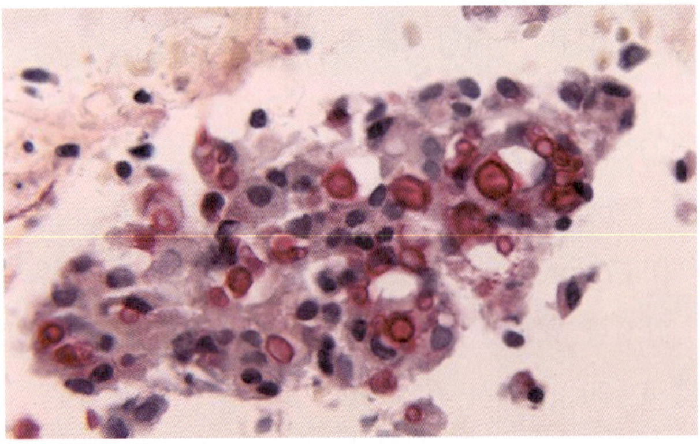

그림 32-16. 폐 조직 중의 *Cryptococcus neoformans* (mucicarmine stain)

3) 아스페르길루스(속)과 아스페르길루스증 (*Aspergillus* and Aspergillosis)

(1) 아스페르길루스속(*Aspergillus spp*)

아스페르길루스속은 공중잡균의 흡입에 의해 주로 발생한다. Sabouraud dextrose agar나 Czapeck-Dox agar에서 발육이 양호하고, 배양하면 균사 위에 분말 같은 포자를 생성하며, 집락의 색은 녹색, 흑색, 황색 등 다양하다. 형태는 그림 32-17과 같이 배지 내에 퍼진 균사(hypha)에서 5~400 μm의 분생자병이 자라 그 첨단이 팽대하며, 그 끝에 병열로 분지한 경자에 3 μm의 포자가 연결되어 자란다(그림 32-18, 19). *Aspergillus fumigatus*가 가장 많은 기회감염을 일으키며 포자의 색이 농녹색이다. 이외에 *A. niger*는 흑색의 포자로 외이도염에 관계가 있고, *A. flavus*는 적갈색이며 상기도염에서 분리되는 수가 있으며, 그밖에 *A. nidulans*, *A. terreus*, *A. sydowi*, *A. clavatus*, *A. glaucus* 등이 있다.

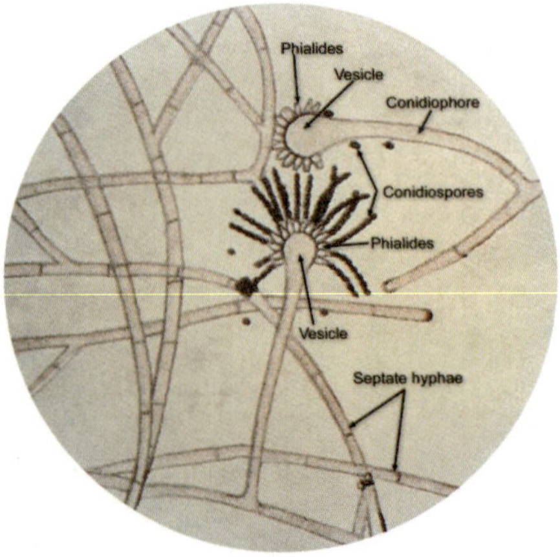

그림 32-17. *Aspergillus*속의 형태

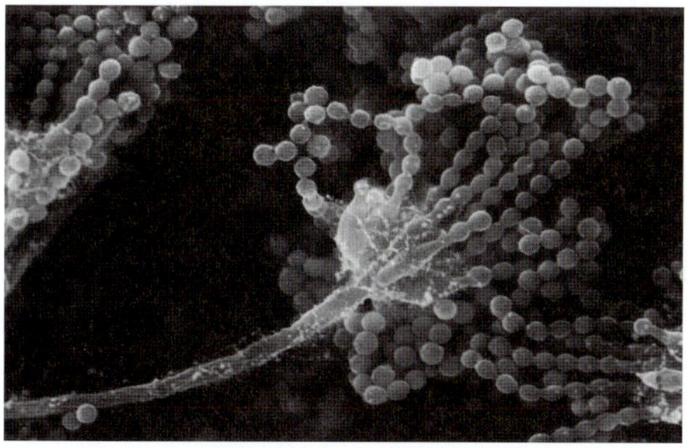

그림 32-18. ***Aspergillus*속의 주사 전자 현미경 사진**

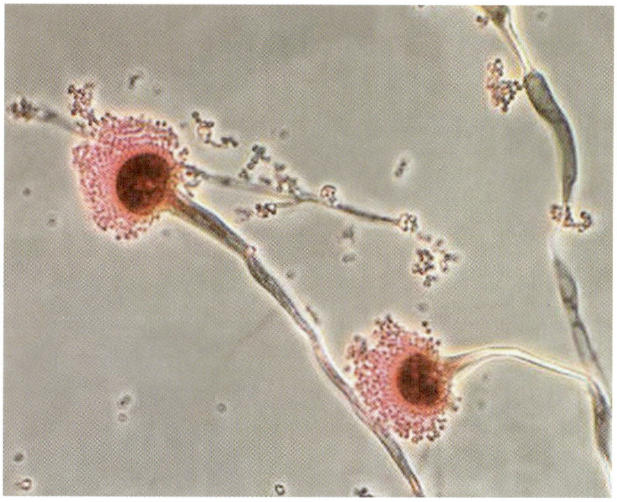

그림 32-19. ***A. fumigatus*의 현미경적 특징**

(2) *Aspergillus*증의 임상적 증상

*Aspergillus*증은 폐 감염이 주로 많지만 기초 질환에 따라서는 전신의 파종형을 보인다. *Aspergillus*의 감염은 아래와 같은 특징을 가지고 있다.

① 손상된 기도나 공동 내에 *Aspergillus*가 정착, 증식하여 아스페르길로마(aspergilloma)와 균구(fungus ball)를 형성한다. X-선 소견에서 구상 덩어리의 주변에 공기층이 있는 것이 특징이다(그림 32-20).

② 포자를 흡입함에 따라 기도에 감작되어 알레르기 반응을 나타내고, 천식과 같은 증상을 나타내는 것이 알레르기성 기관지폐 아스페르길루스증 (allergic broncho-pulmonary aspergillosis)이다. 또한 아토피성 기관지천식(atopic asthma)을 일으키기도 한다(그림 32-21).

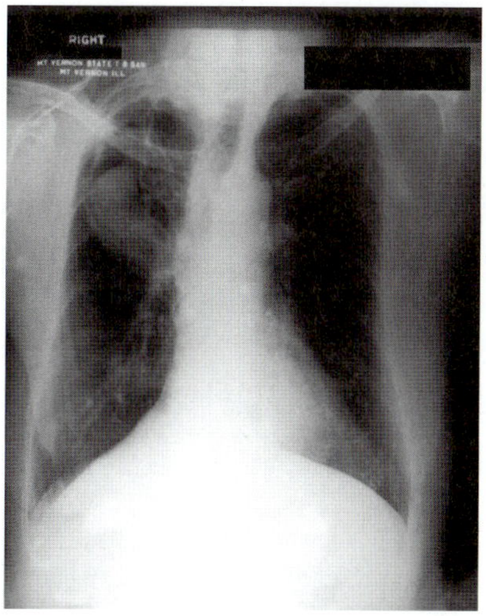

그림 32-20. **아스페르길로마 및 균구가 관찰되는 *Aspergillus*증의 X-선 사진**

③ 주로 *A. flavus*가 땅콩이나 그 밖의 다른 곡물에 감염되어 생성하는 아플라톡신(aflatoxin)은 식중독이나 암의 원인으로 문제가 되고 있다.

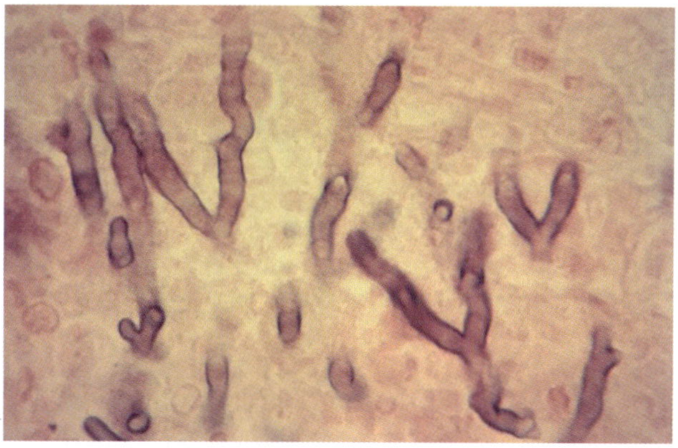

그림 32-21. ***Aspergillus*증 환자의 폐 조직 염색(H-E stain)**

4) 접합균류와 접합균류증 (Zygomycetes and Zygomycosis)

(1) 접합균류(Zygomycetes)

접합균류(Zygomycetes)는 일종의 사상형 진균이며, *Rhizopus*, *Mucor*, *Absidia* 등이 여기에 속한다(그림 32-22, 23). 배양에 의해 성상은 다르지만, 생체 내에서는 동일하여 종류의 구별이 불가능하며, 6~50 μm의 격벽이 없는 두꺼운 균사가 검출된다. 접합균류증(Zygomycosis) 혹은 가장 발병 빈도가 높은 털곰팡이증(mucormycosis)을 일으키고 있다.

(2) 접합균류증(Zygomycosis)의 임상적 증상

접합균류증의 특징은 중증 당뇨병환자, compromised host 혹은 화상, 영양실조에서의 비동, 뇌 감염이며, 부검에 의해 증명된다. 기타 폐, 장관, 피부감염도 있다. 진균은 혈관 내에 색전의 형태를 취하고 있는 것이 많다.

5) 스포로트리쿰증(Sporotrichosis)

*Sporothrix schenckii*는 두형태성 진균으로, 포자에 의해 감염되며, 우리나라에도 존재한다. 피부 및 피하조직의 림프관에 주로 감염되며, 내기관을 침해하는 것은 드물다. 피부 스포로트리쿰증의 병형분류는 림프관형, 고정형(국소형), 중간형, 파종형의 4형으로 나누어져 있다. 주로, 장미가시, 건초 및 나무 그루터기 같은 오염된 물질에 찔림으로써 감염되어, 국소 및 인접의 림프관을 따라 파급, 발적, 종창, 결절 형성을 보인다(그림 32-24, 25). 극히 드물게 혈액에 의해 전신에 피하결절이나 농양, 내장에 병변을 만드는 것도 있다.

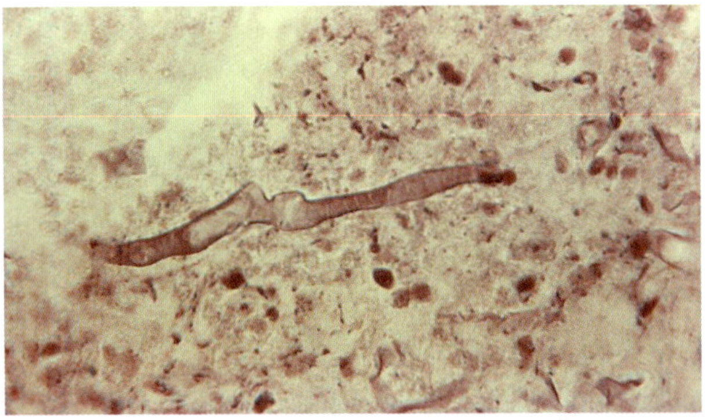

그림 32-22. Zygomycosis 환자에서 검출된 *Rhizopus spp.의* 무격막 균사

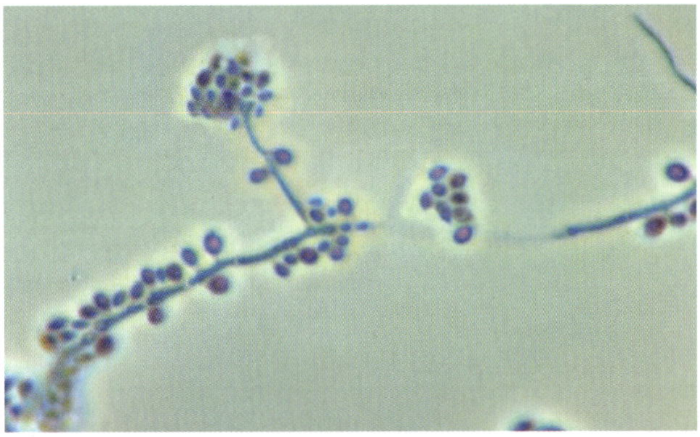

그림 32-24. *S. schenckii*의 현미경적 특징

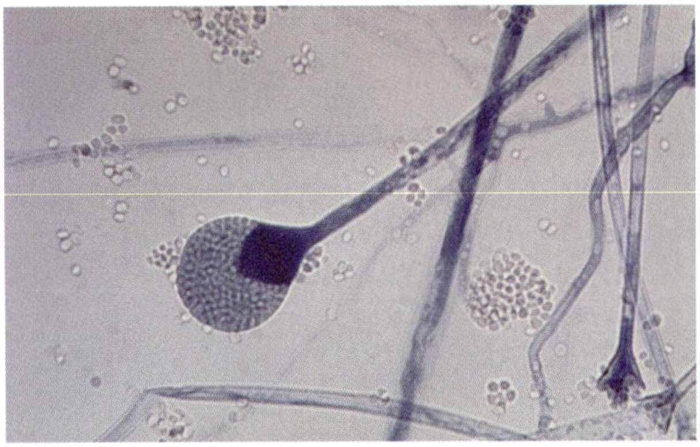

그림 32-23. *Mucor spp.*의 포자낭

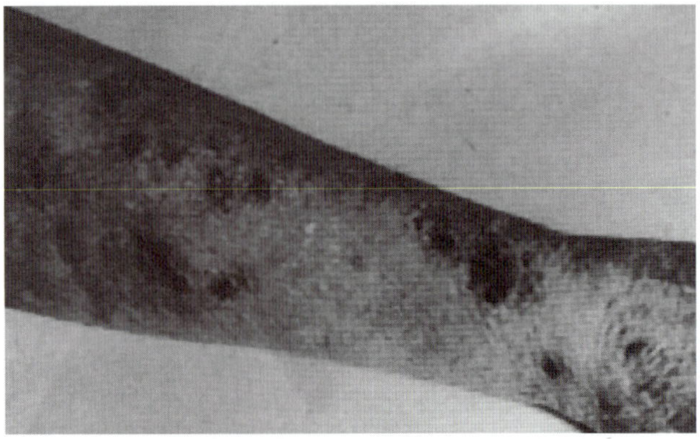

그림 32-25. *Sporotrichosis*의 피부 림프관증

6) 색소분아진균증(Chromoblastomycosis)

흑색진균에 속하는 *Fonsecaea pedrosoi*, *Phialophora dermatitidis*, *P. verrucosa*, *P. gougerti*, *Cladosporium trichoides* 등에 의한 감염증이다(그림 32-26, 27). 주로 피부병변을 일으키지만, 내기관의 감염도 주목되고 있다. 피부병변은 만성궤양을 동반한 융기성의 사마귀 구진이며, 안면, 경부, 어깨, 상·하지의 노출부에서 볼 수 있다. 내기관 병변을 일으키는 장기는 뇌, 폐, 간, 장관, 림프절이며, 모두 육아종성 병변을 만든다.

7) Histoplasma증(histoplasmosis)

*Histoplasma*증의 원인이 되는 *Histoplasma capsula-tum*은 두형태성 진균으로, 북미 미시시피-하류 지역의 지방유행병이다.

생체 내에서는 효모형이지만 배양하면 사상형이다(그림 32-28, 29). 주로 폐에 감염을 일으키고 현저한 석회화를 남긴다. 급성의 폐 Histoplasma증은 폐결핵과 매우 유사하고 경우에 따라 전신에 퍼지기도 한다.

8) 북미분아구증(Blastomycosis, North American blastomycosis)

두형태성 진균인 *Blastomyces dermatitidis*에 의한 감염증으로 북아메리카 동부의 지방병이다. 생체 내에서의 효모형은 원형의 두꺼운 세포벽을 가진 한 개의 분아 딸세포는 모세포와의 결합부위가 넓게 보인다(그림 32-30). 피부감염을 동반한 폐, 뼈 등에서 병변을 보인다.

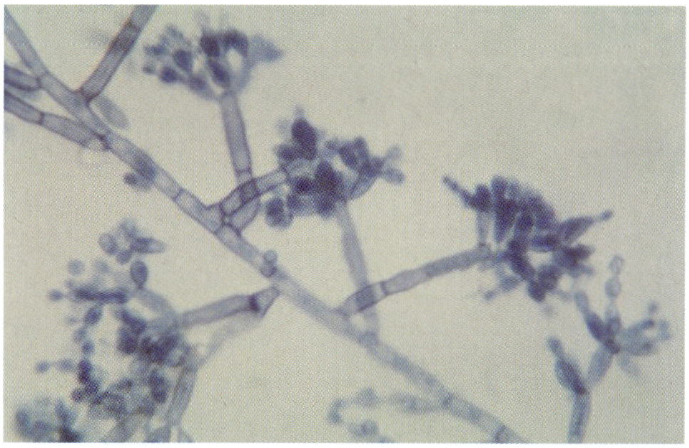

그림 32-26. *F. pedrosoi*의 현미경적 특징

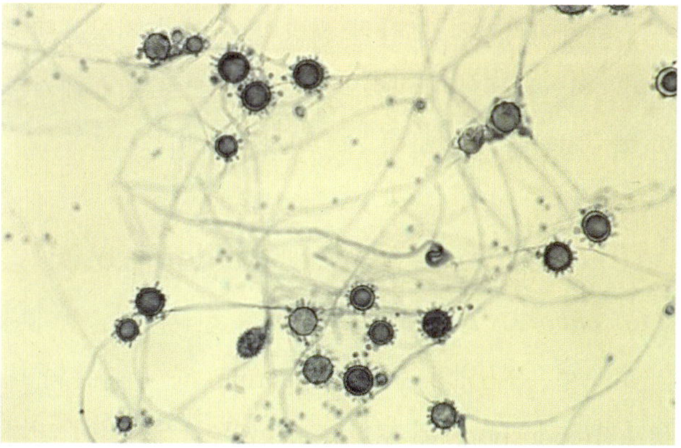

그림 32-28. *H. capsulatum*의 현미경적 특징

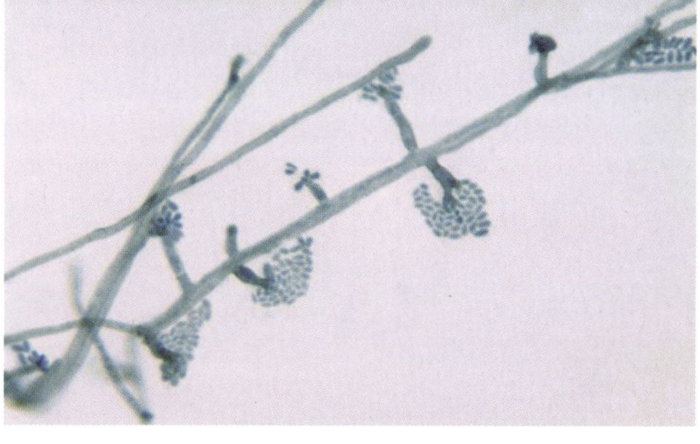

그림 32-27. *P. verrucosa*의 현미경적 특징

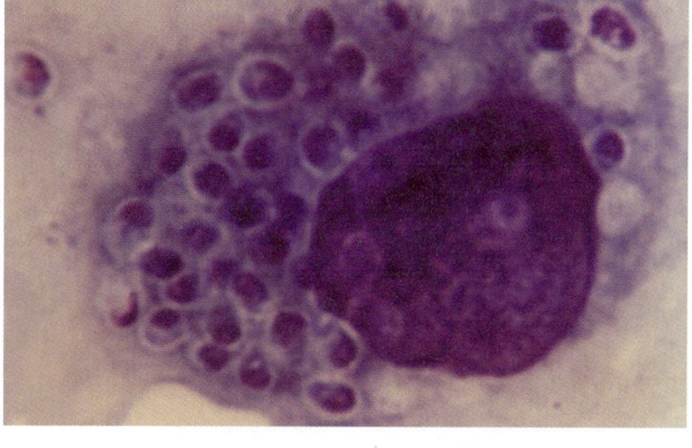

그림 32-29. 조직구 내의 *H. capsulatum*의 효모형

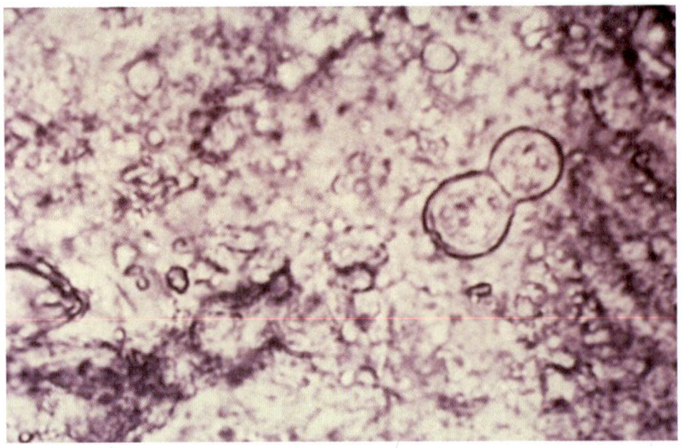

그림 32-30. 발 조직에서 관찰된 *B. dermatitidis*의 효모형

9) Paracoccidioides증 (Paracoccidioidomycosis)

두형태성 진균인 *Paracoccidioides brasiliensis*는 생체 내에서 40 μm의 효모형으로, 주변에 다수의 분아(multiple budding)가 관찰되는 것이 특징이다(그림 32-31). 북아메리카인 브라질 지방이 중심인 지방유행병이며, 비인두부의 궤양화와 림프관염으로부터 내기관인 폐·장관을 침범하여 간·비장종을 만든다.

10) Coccidioides증(Coccidioidomycosis)

*Coccidioides immitis*는 두형태성 진균이며, 생체내의 효모형은 구상의 구상체(spherule) 중에 다수의 내생포자(endospore)를 포함하고 이것이 감염원이 된다(그림 32-32). 토양에서는 균사형으로, 두꺼운 세포벽으로 된 술통모양 또는 사방형 분절포자가 다수 나타난다(그림 32-33). 실험실 내에서 배양조작 중 감염이 될 수 있으므로 생균 취급에는 반드시 안전상자 등에서 취급해야 한다.

미국의 남서부 사막지역에서 유행적으로 발행하며, 중앙 및 남아프리카에서도 증례가 보고되고 있다. 60%는 임상적으로 무증상이지만, 나머지 40%의 대부분은 폐결핵과 유사한 폐 질환을 일으킨다.

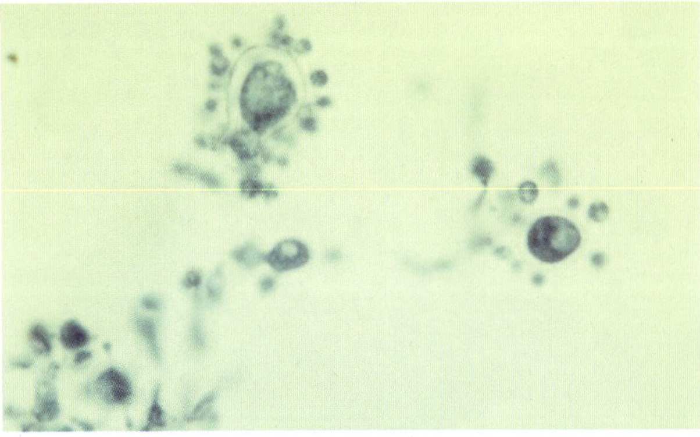

그림 32-31. *P. brasiliensis*의 효모형

4 진균증의 치료

Candida, *Aspergillus* 등의 기회감염은 주로 숙주의 면역력 저하에 의한 2차 감염으로 기초질환의 치료가 중요하다.

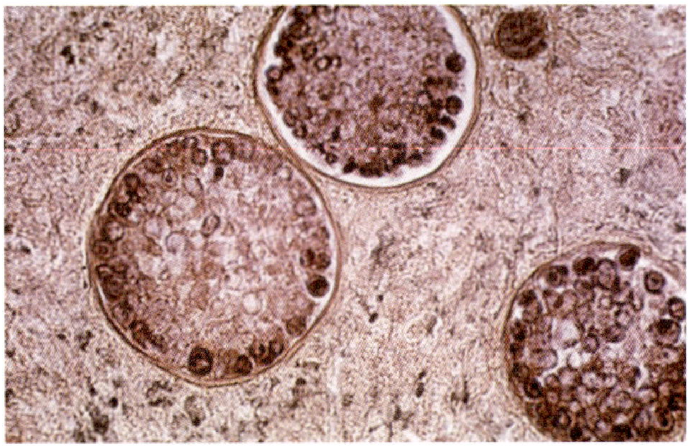

그림 32-32. 조직 내에서 관찰된 *C. immitis*의 구상체

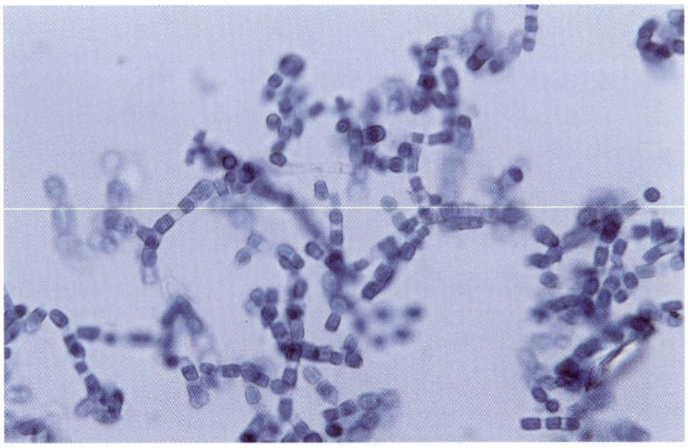

그림 32-33. *C. immitis*의 현미경적 형태

항진균제에는 현재 다음과 같은 것이 있다.

① Griseofulvin

*Penicillium griseofulvum*에 의해 생성되는 항진균 물질로, 피부진균에 효과적이다. 피부진균의 병소에 따라 내복기간이 상당히 장기간에 이르기도 한다. 키틴(chitin)을 세포벽에 가진 진균에 유효하며, 살진균(fungicidal)보다도 정진균(fungistatic) 작용을 가지고 있다. 부작용으로써 일과성의 백혈구 감소가 있다.

② 폴리엔(polyene)계 항생물질

amphotericin B, Nystatin, mycostatin, trichomycin, pimarcin, candicidin 등이 여기에 속해 있으나, 실제 임상에서 주로 이용되고 있는 것은 nystatin, amphotericin B이다. 작용기작으로써 진균 세포막의 ergosterol에 결합하는 작용이 있다. 전신성 진균증 중 cryptococcus증과 두형태성 진균류에 의한 감염증에는 amphotericin B 정맥주사가 사용된다. 그러나 amphotericin B는 신장독성을 비롯한 발열 등의 독성이 크기 때문에 임상 사용상 주의를 해야 한다.

③ 5-fluorocytosine (5-FC)

Fluoropyrimidine의 하나로 *Candida*속, *Cryptococcus neoformans*에 대하여 0.03~1.0 μg/mL의 MIC를 나타낸다. *Candida*증, *Cryptococcus*증에 유효하다. 부작용으로써 백혈구 감소가 있다.

④ Miconazole, Furconazole, Ketoconazole

Azole계의 항진균제이다. Miconazole는 정맥주사용이며, Furconazole은 경구용으로 진균의 ergosterol-생합성의 억제, 즉 막의 지질(lipid) 합성에 작용한다. 광범위의 진균에 감수성을 보이며, 임상에서 사용되고 있다.

(1) 내기관 진균감염에 대하여 유의해야 할 점

① 균종명의 정확한 기재한다.

② 분류상의 위치를 확인한다.

③ 생활환을 알아두고 감염원을 확인한다.

④ 감염부위에서 진균의 검출을 위한 검사재료의 채취 방법과 직접검경에서 검출 가능성과 그 방법을 확인한다.

⑤ 배양방법과 집락, 형태의 특징 관찰한다.

⑥ 병리조직 표본 중에서 진균의 검출법(염색법)과 그 형태의 특징을 확인한다.

⑦ 동물접종의 가능성, 병원성을 확인한다.

⑧ 진균항원, 또는 항체의 혈청학적 진단법, 피부반응(지연형 과민반응과 그 알레르겐(allergen)으로서의 반응)을 확인한다.

⑨ 주사 전자현미경 소견(순배양균의)을 확인한다.

⑩ 균체성분, 대사(당 이용, 발효, 기타 특수반응), 독소성분을 확인한다.

⑪ 항진균제의 감수성과 작용기전을 확인한다.

찾아보기

국문색인

ㅈ

ㅊ

ㅋ

ㅌ

ㅍ

영문색인

A

B

C

D

E

F

N

O

P

Q

R

S

T

U

V

W

Y

Z

보건의료인을 위한

감염관리와 병원미생물학

2023년 3월 2일 인쇄
2023년 3월 6일 발행

저 자 : 권필승 · 김혜란 · 김혜영 · 류재기 · 박영남 · 박창은
박훈희 · 성지연 · 육근돌 · 정선도 · 조혜현 · 허지혜

발 행 자 : 남학순
발 행 처 : 도서출판 고려의학
(02880) 서울 성북구 성북로9길 1 보문빌딩 3층
전화 : (02) 765-0333, 0337 / 팩스 : (02) 743-2288
이 메 일 : kmedbook@daum.net
홈페이지 : www.komb.co.kr
신고번호 : 제 2022-000006호

※ 검인은 저자와의 합의하에 생략합니다.
※ 낙장 및 파본은 교환해 드립니다.

ISBN 979-11-92422-27-5

정가 : 38,000원